四川衛生康復職業学院志

SICHUAN VOCATIONAL COLLEGE OF HEALTH AND REHABILITATION

(1918-2017)

四川卫生康复职业学院　编

方志出版社
Publishing House of Local Records

图书在版编目（CIP）数据

四川卫生康复职业学院志：1918—2017 / 四川卫生康复职业学院编. —北京：方志出版社，2021.12
ISBN 978-7-5144-5120-7

Ⅰ.①四… Ⅱ.①四… Ⅲ.①医学专科学校-概况-四川-1918-2017 Ⅳ.①R-40

中国版本图书馆 CIP 数据核字(2021)第 276216 号

四川卫生康复职业学院志（1918—2017）

编　　者：四川卫生康复职业学院
责任编辑：王　娜
出 版 者：方志出版社
地址　北京市朝阳区潘家园东里 9 号（国家方志馆 4 层）
邮编　100021
网址　http://www.fzph.org
发　　行：方志出版社图书经销中心
电话（010）67110500
经　　销：各地新华书店
印　　刷：成都兴怡包装装潢有限公司
开　　本：889×1194　1/16
印　　张：44
字　　数：633 千字
版　　次：2021 年 12 月第 1 版　2021 年 12 月第 1 次印刷
印　　数：0001~1500 册
ISBN 978-7-5144-5120-7　定价：398.00 元

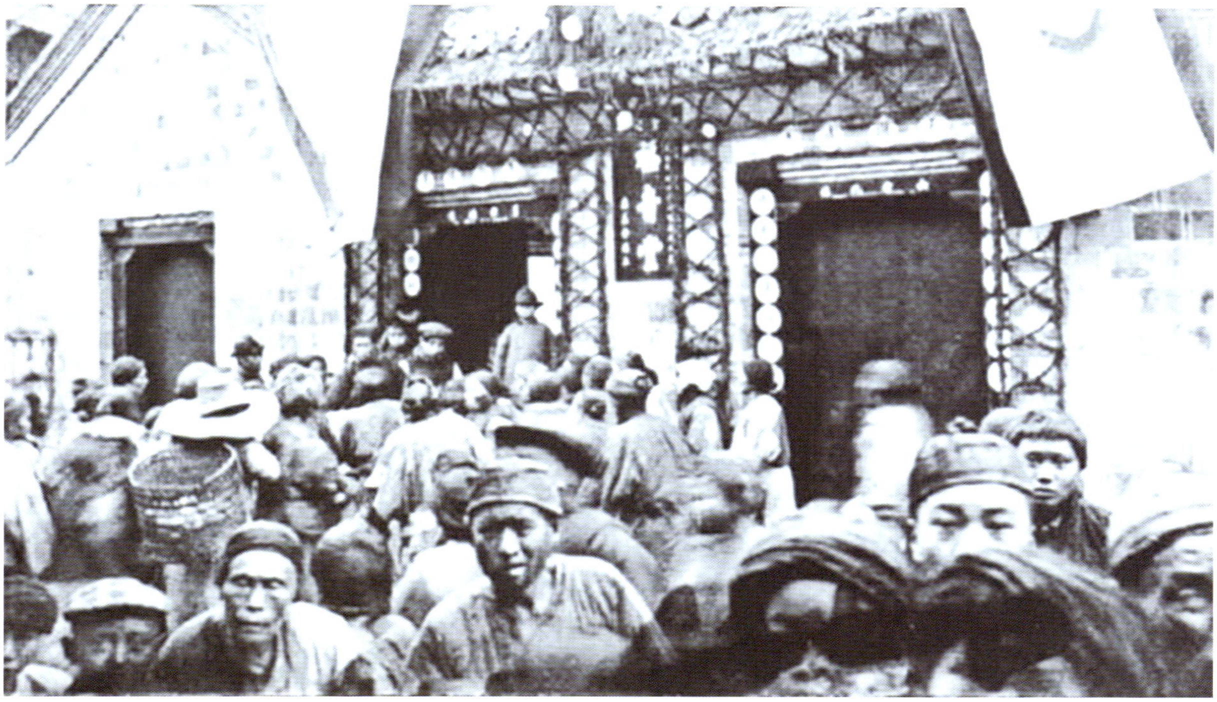

清光绪三十三年（1907），加拿大基督教卫斯理宗传教团（又称英美会）传教士胡祖遗到自流井教区传教。在自流井灯杆坝租两间店铺设立“福音堂”，一面传教，一面免费行医治病，开创西医在自流井地区行医历史，图为福音堂。

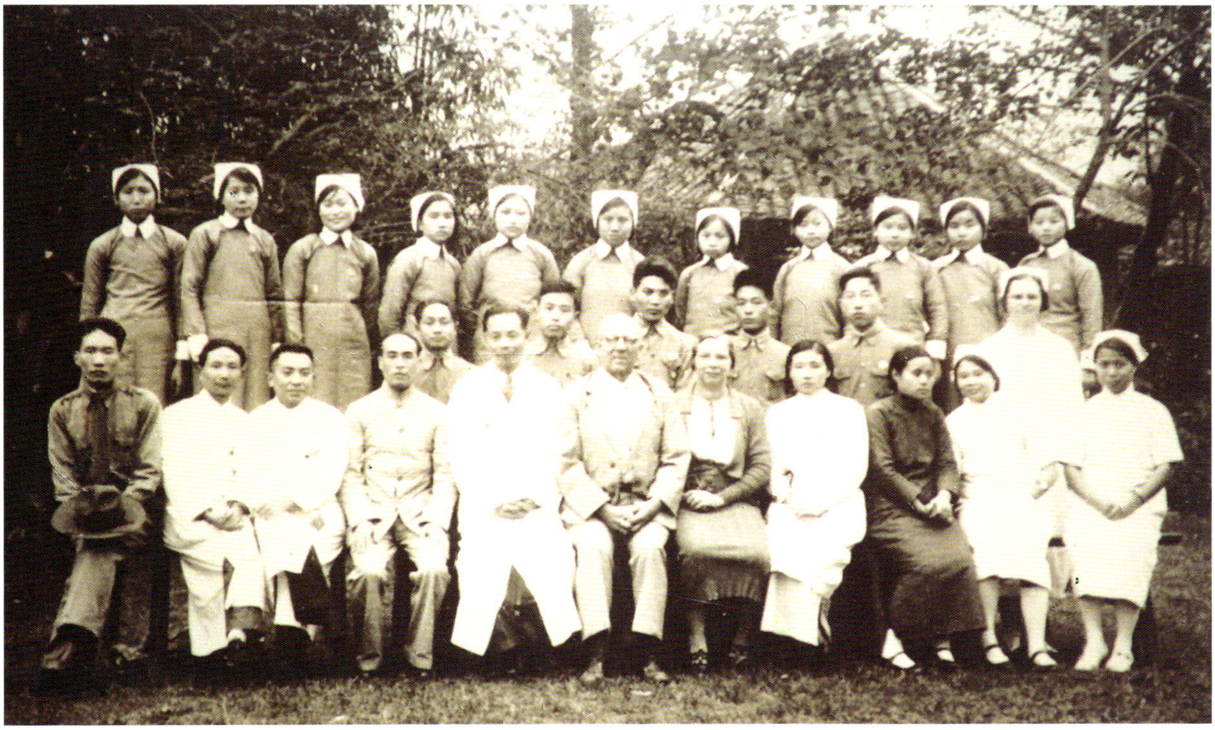

清光绪三十四年（1908），胡祖遗将福音堂迁至自流井桐梓坳，正式开办诊所，时人称洋医馆。桐梓坳诊所开创自流井地区西医医疗机构历史，系仁济医院前身，图中前排左起第六、七位为外籍医师沈德才夫妇

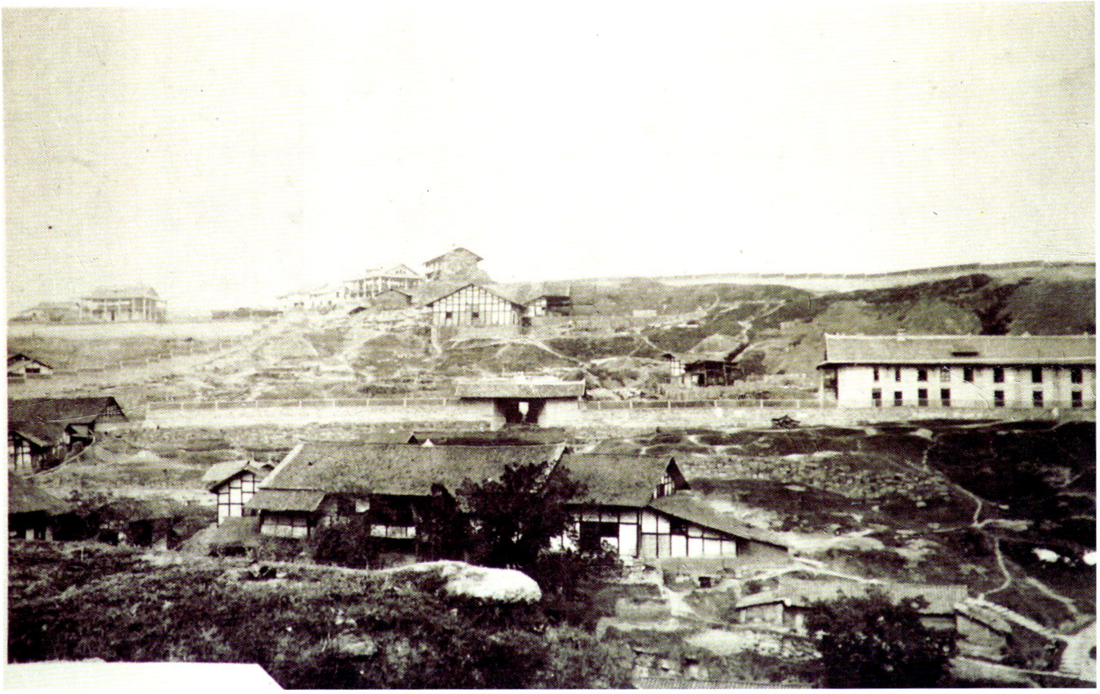

民国 3 年（1914 年）的自流井雨台山医院（围墙内右侧二层楼房），其左侧（北侧）至围墙转折地段后来修建为病房大楼

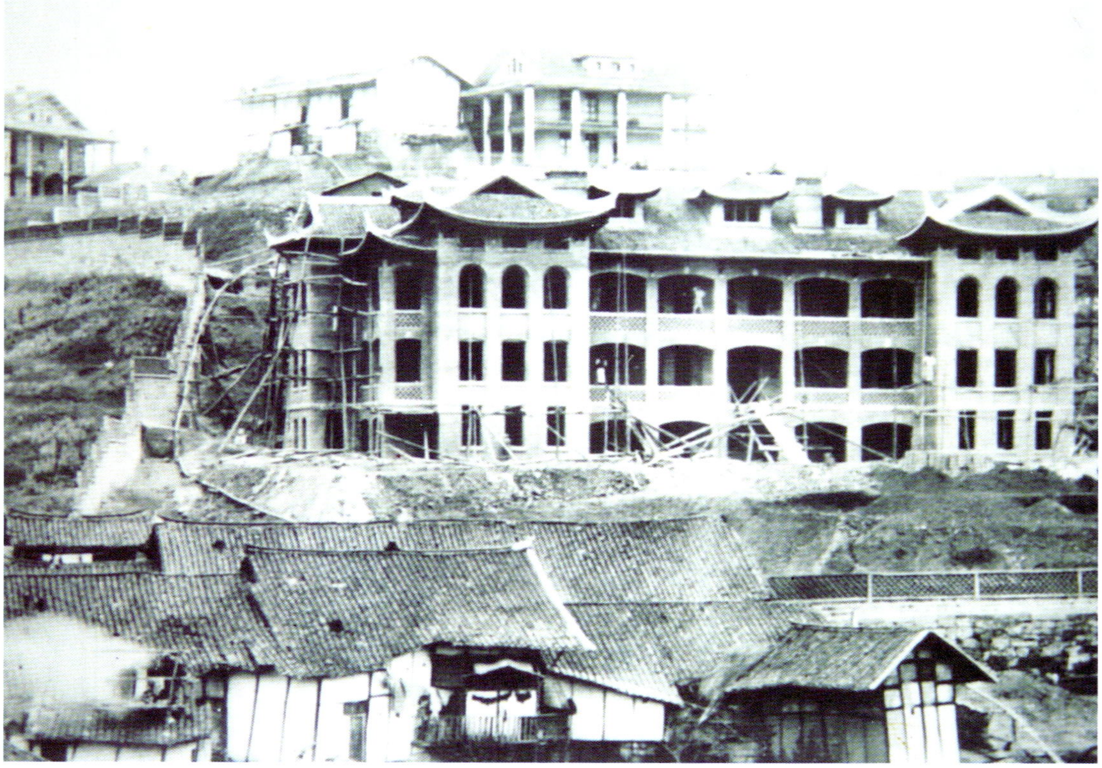

民国 5 年（1916）年初，自流井雨台山医院始建一幢三层楼男病房，由英国建筑工程师叶其蓁设计。图为病房大楼即将修建完工时的情形

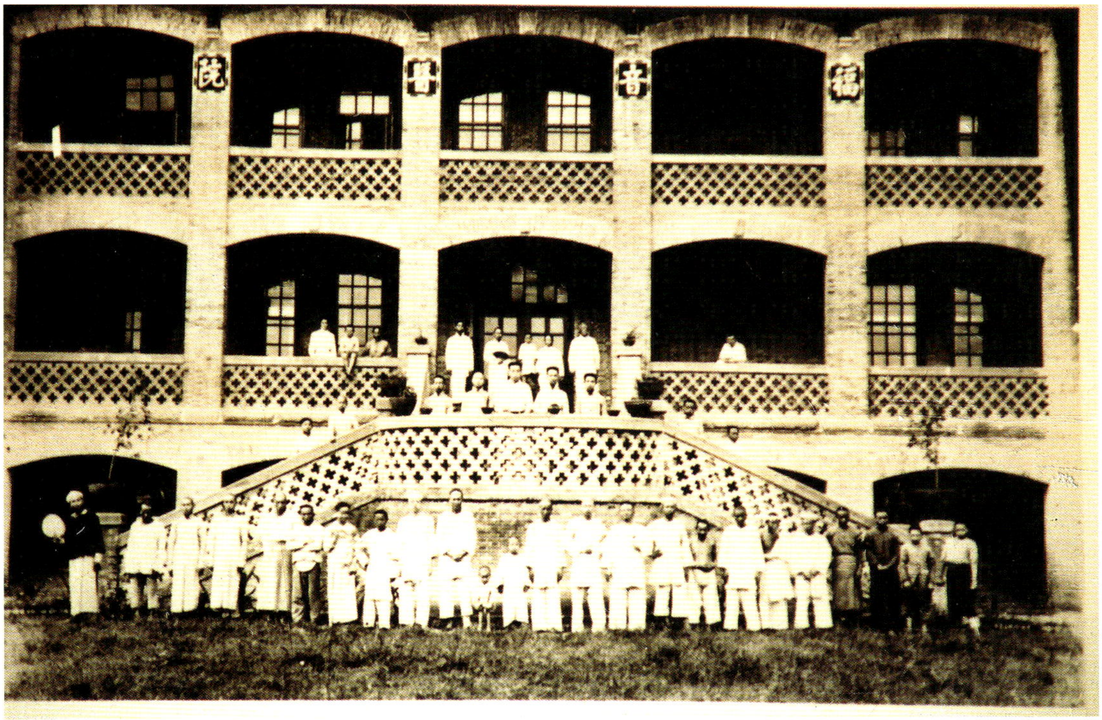

民国 6 年（1917），“雨台山医院”改名“福音医院”，年手术 500 人次，门诊 1 万人次，有病床 60 张

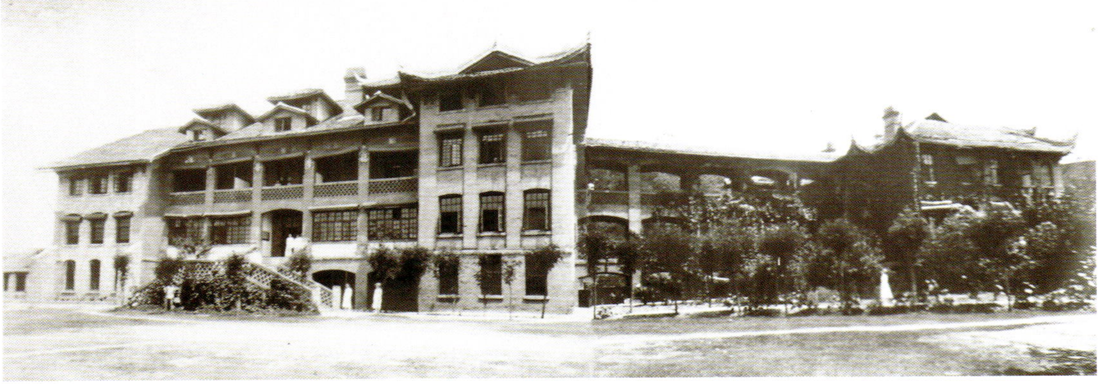

民国 7 年（1918），福音医院女病房竣工，更名为仁济男女医院。照片左为男病房，右为女病房，中为连接的廊桥。医院报中华护士学会备案，正式创办自流井私立仁济高级护士职业学校

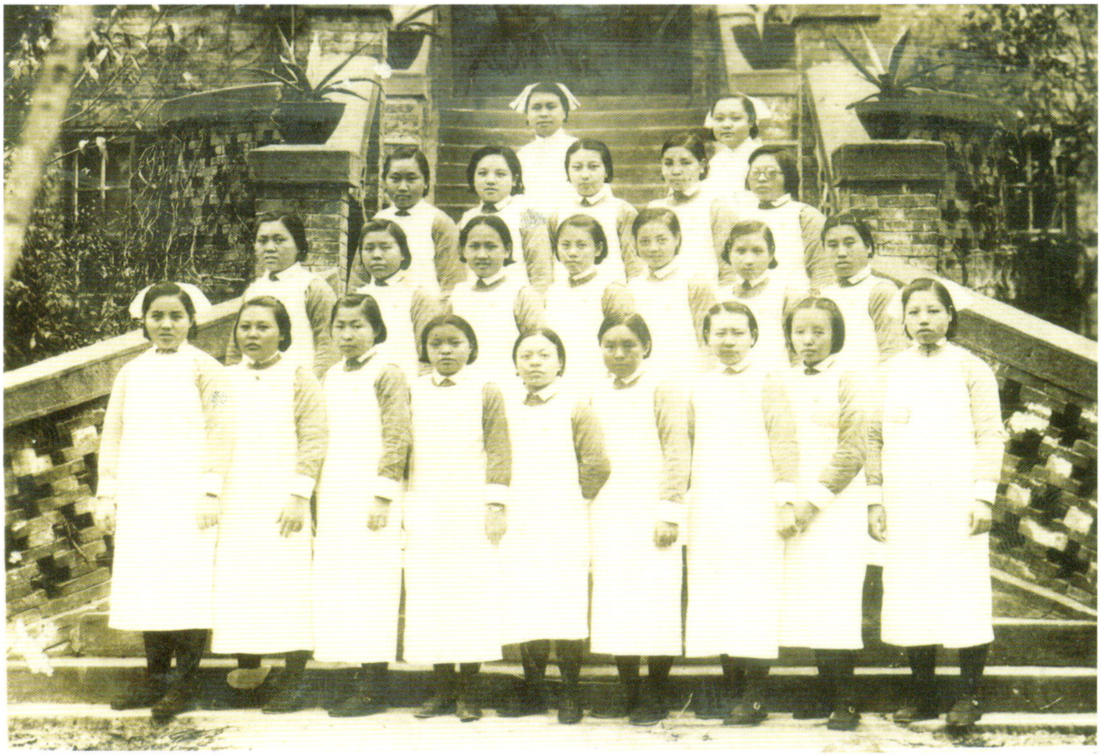

民国 28 年（1939），恢复办学并更名为“自贡市私立仁济高级护士职业学校”。图为是年 9 月 1 日第一班开学学员合影

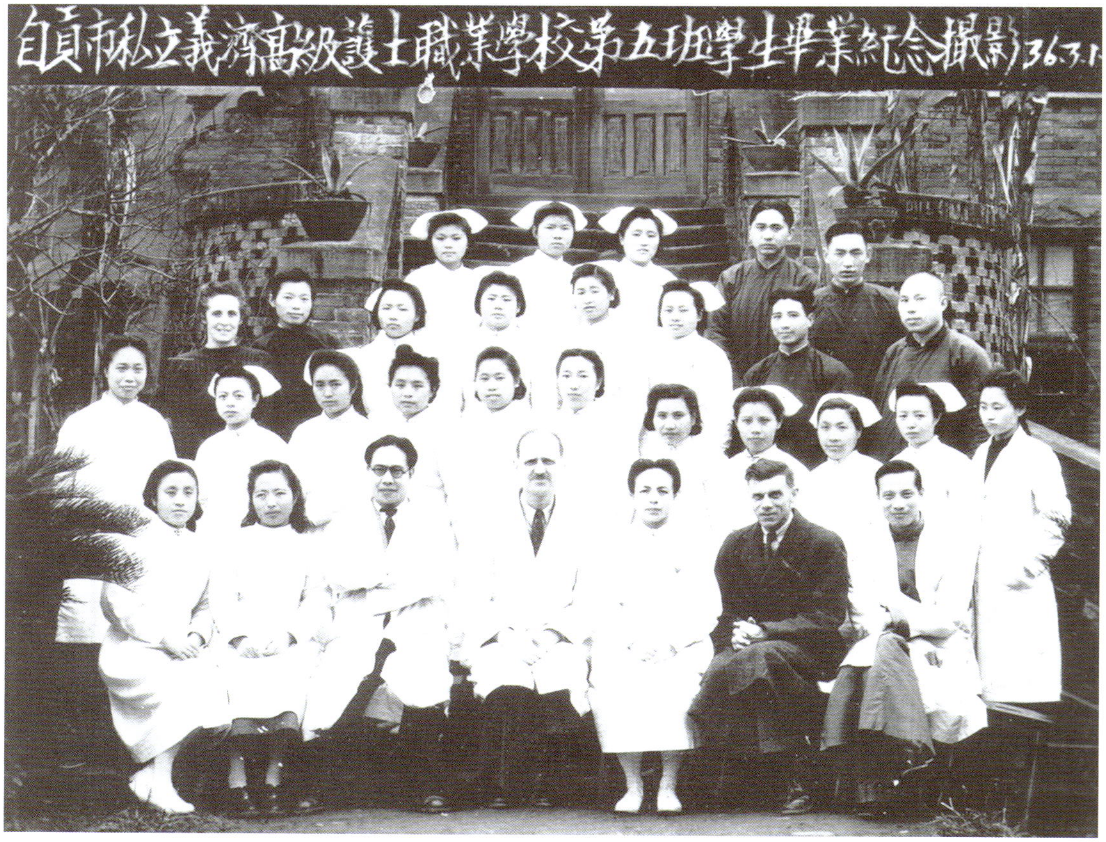

民国 36 年（1947），自贡市私立义济高级护士职业学校第五班学生毕业纪念照

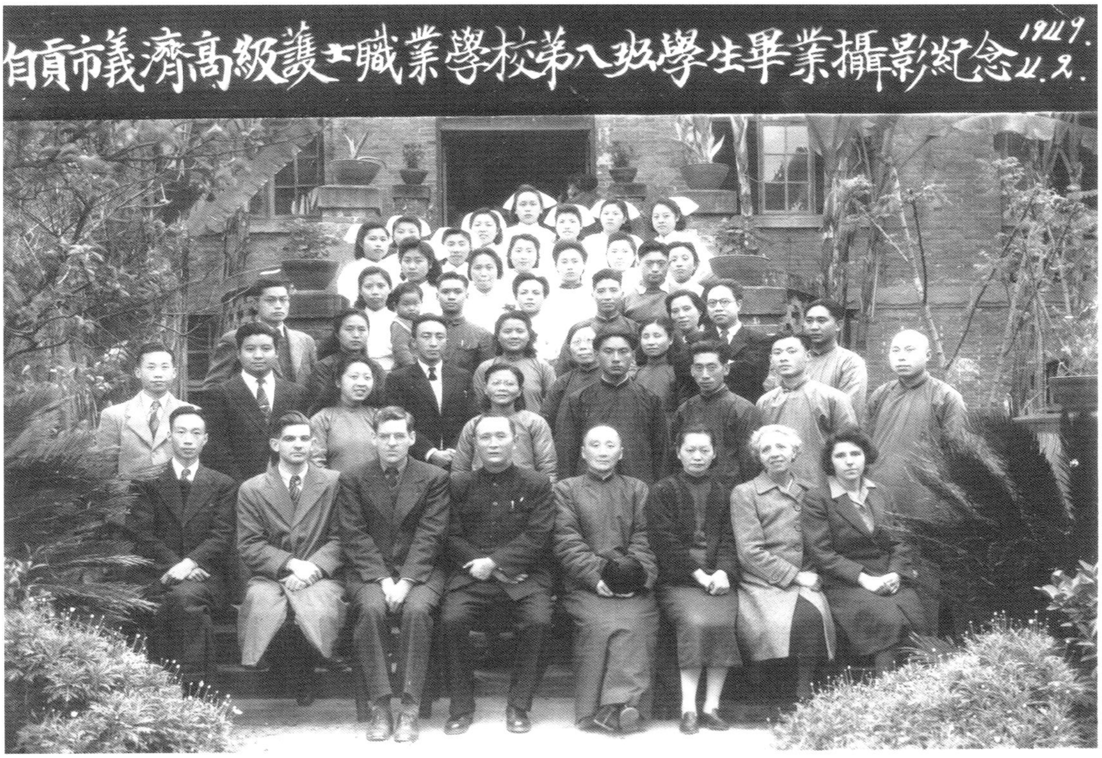

1949 年 4 月 2 日，自贡市义济高级护士职业学校第八班学生毕业纪念照

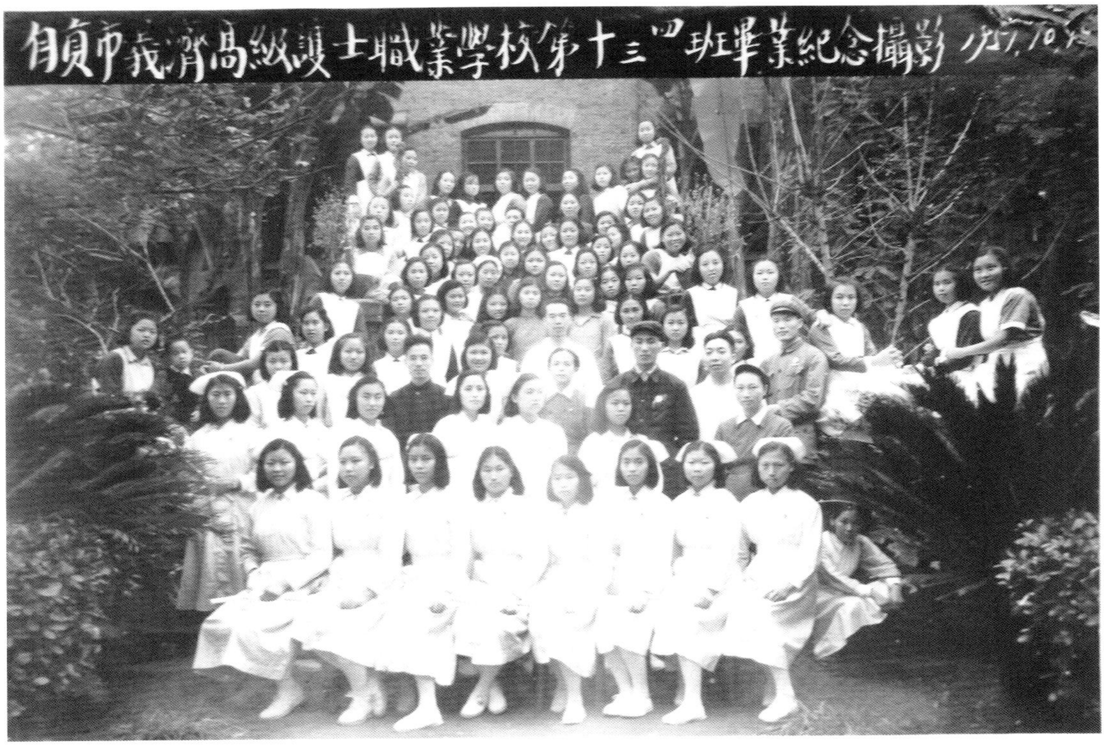

1951 年 10 月，自贡市义济高级护士职业学校第十三、十四班毕业纪念照

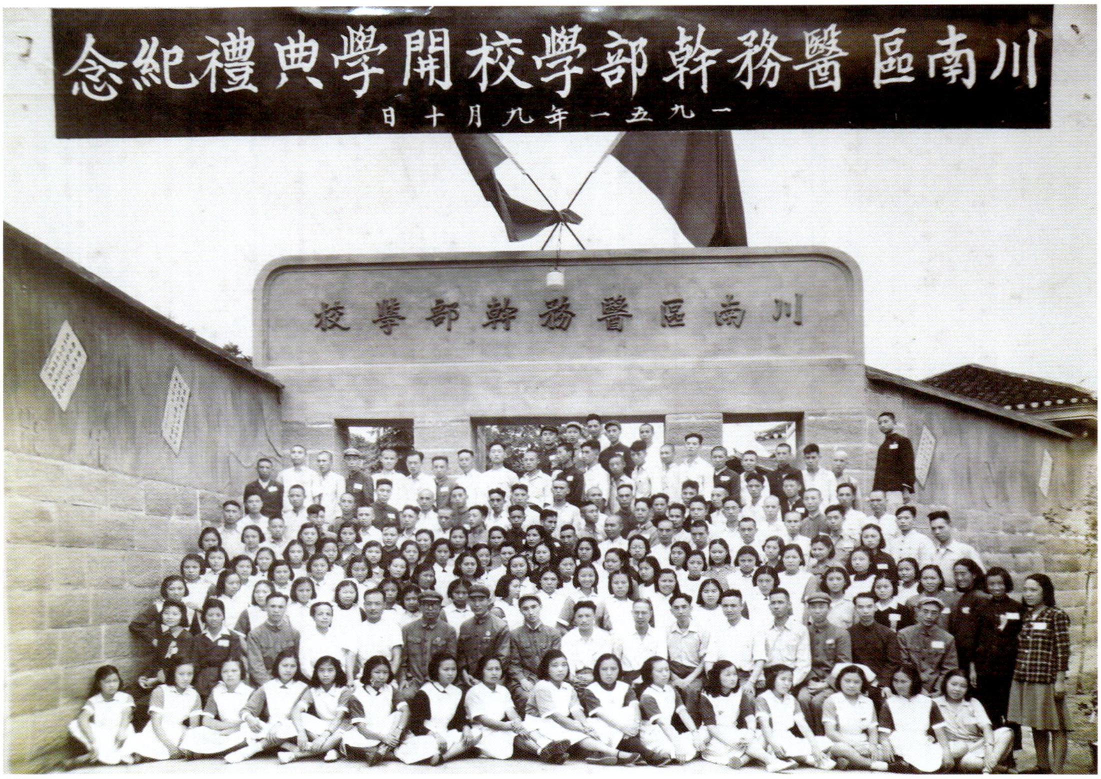

1951 年 9 月 10 日，川南区医务干部学校开学典礼纪念

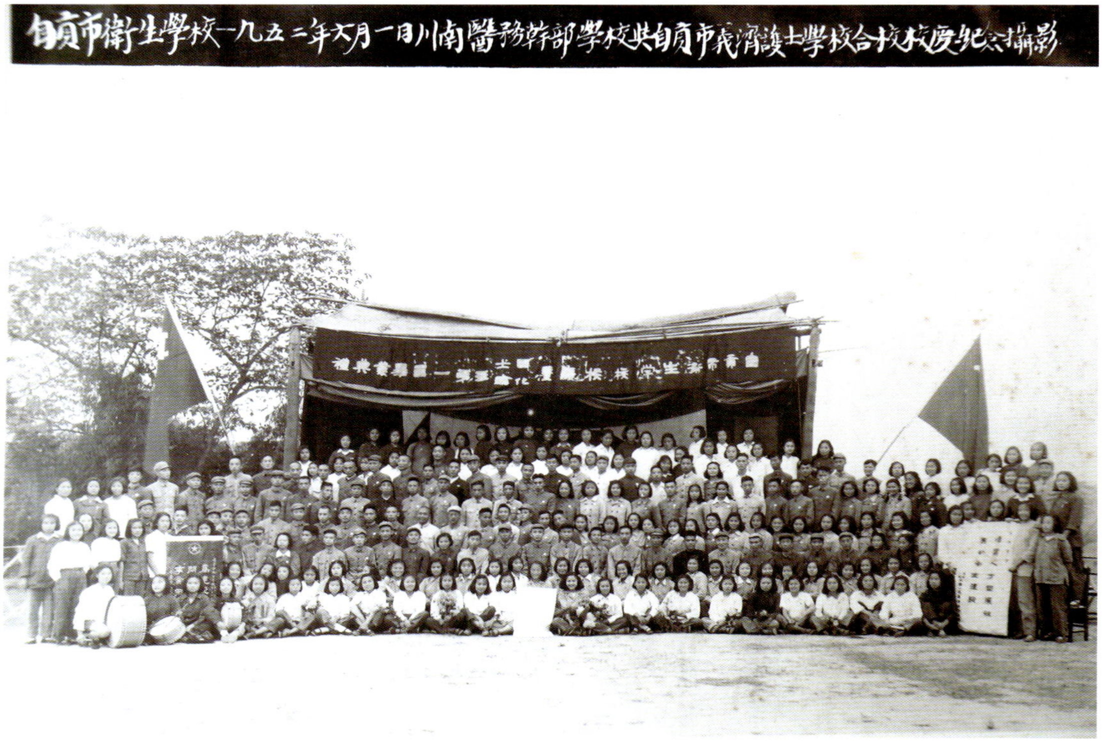

1952 年 6 月 1 日，川南医务干部学校与自贡市义济护士学校合并为自贡市卫生学校留影

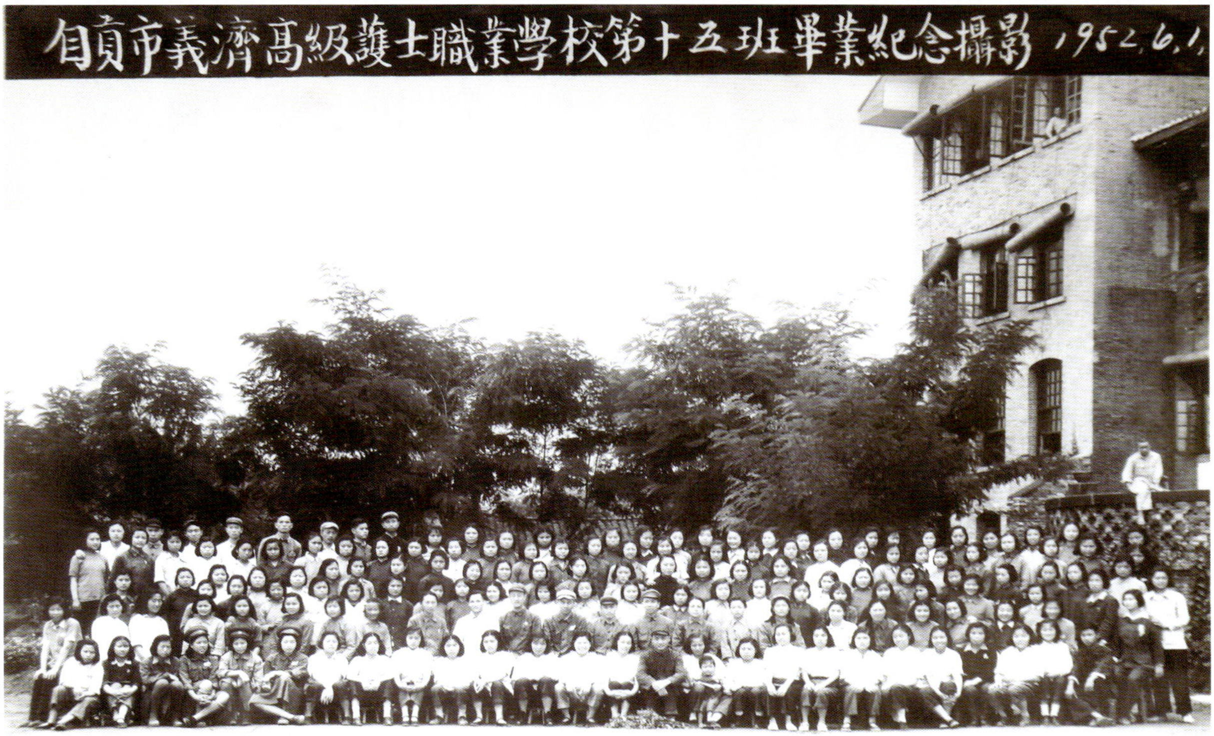

1952 年 6 月 1 日，自贡市义济高级护士职业学校第十五班毕业纪念照

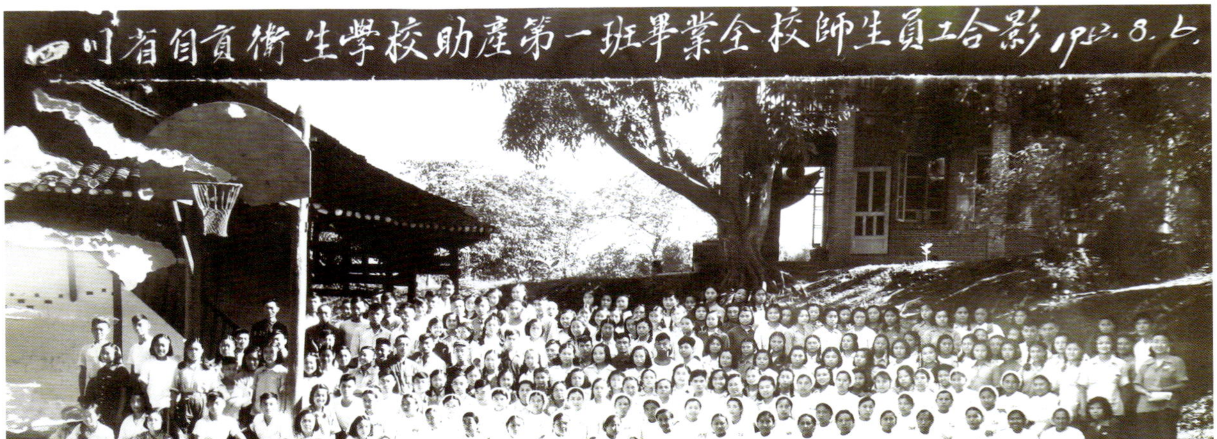

1953 年 8 月 6 日，四川省自贡卫生学校助产第一班毕业全校师生员工合影

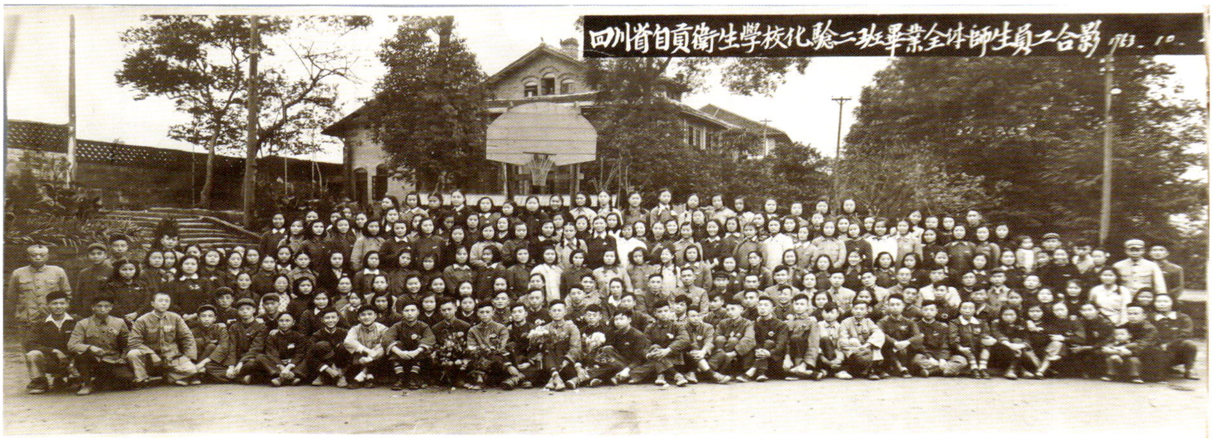

1953 年 10 月，四川省自贡卫生学校化验二班毕业全体师生员工合影

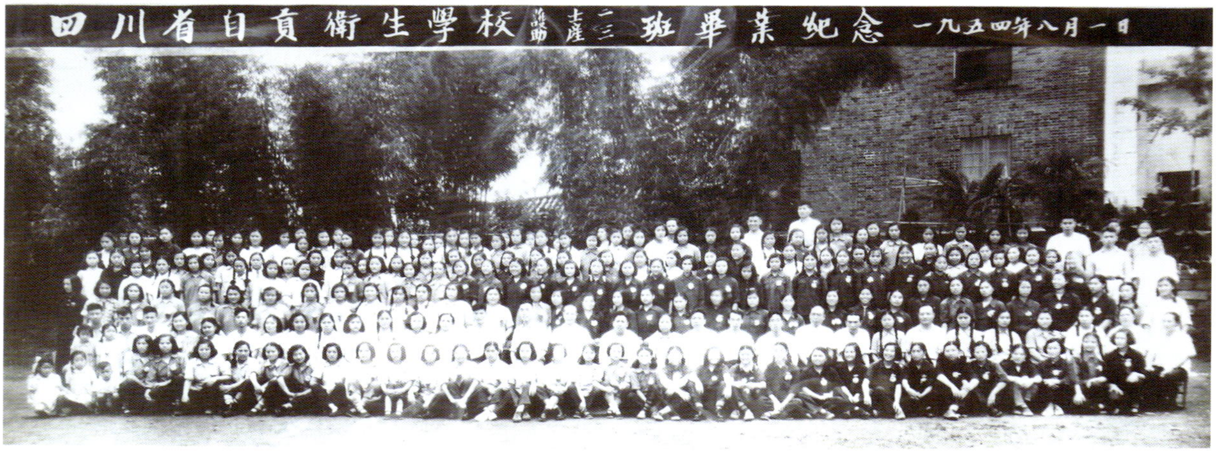

1954 年 8 月 1 日，四川省自贡卫生学校护士一班、助产三班毕业纪念

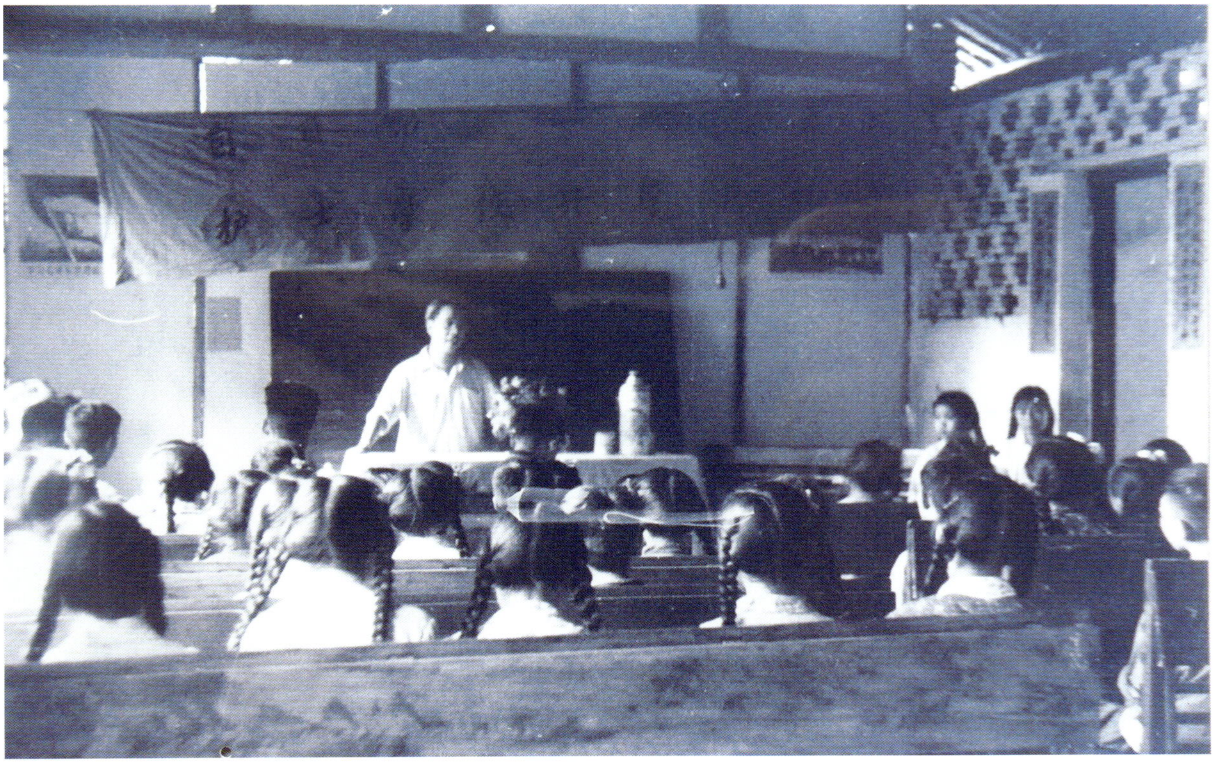

1960 年 8 月，自贡卫校护士班开学典礼

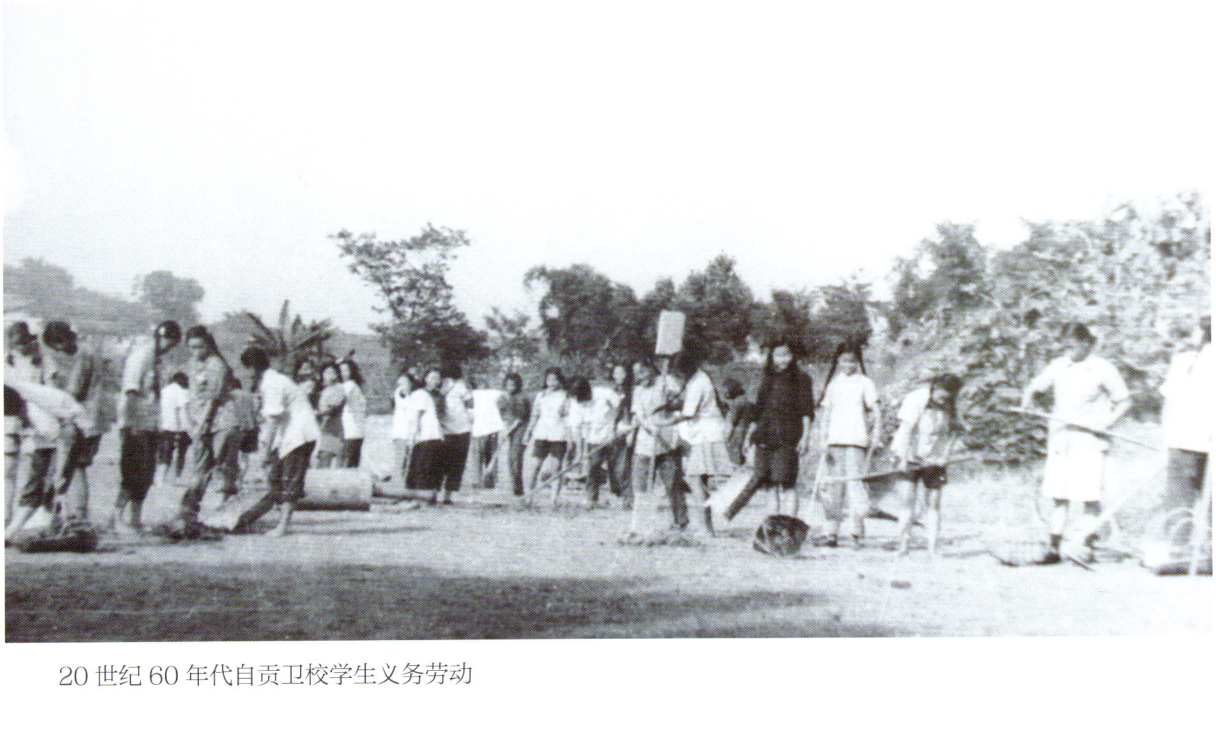

20 世纪 60 年代自贡卫校学生义务劳动

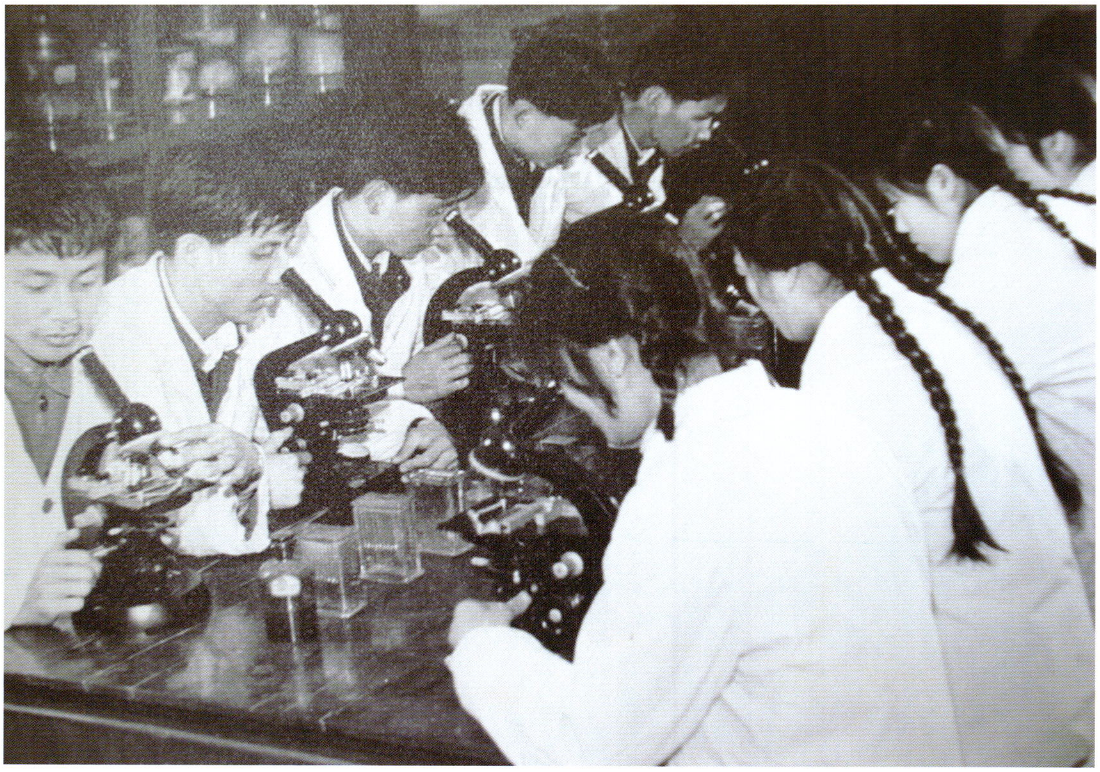

20 世纪 70 年代自贡卫校学生实验课

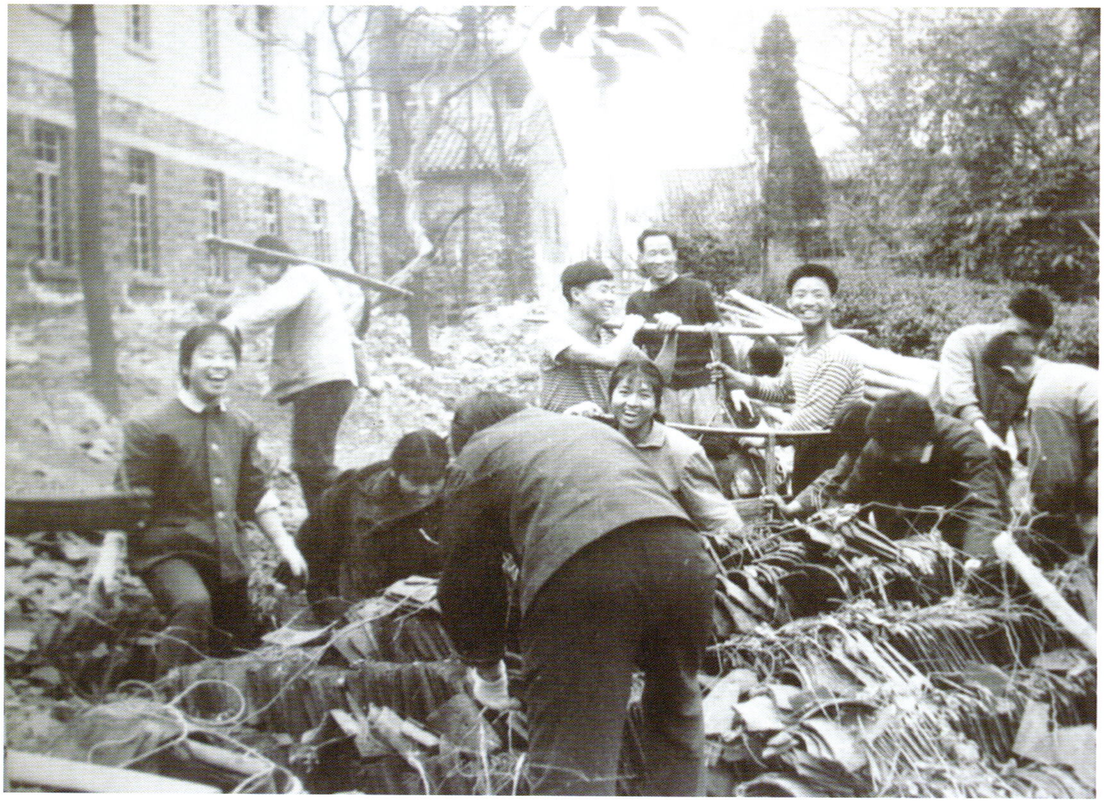

20 世纪 70 年代自贡卫校学生义务劳动

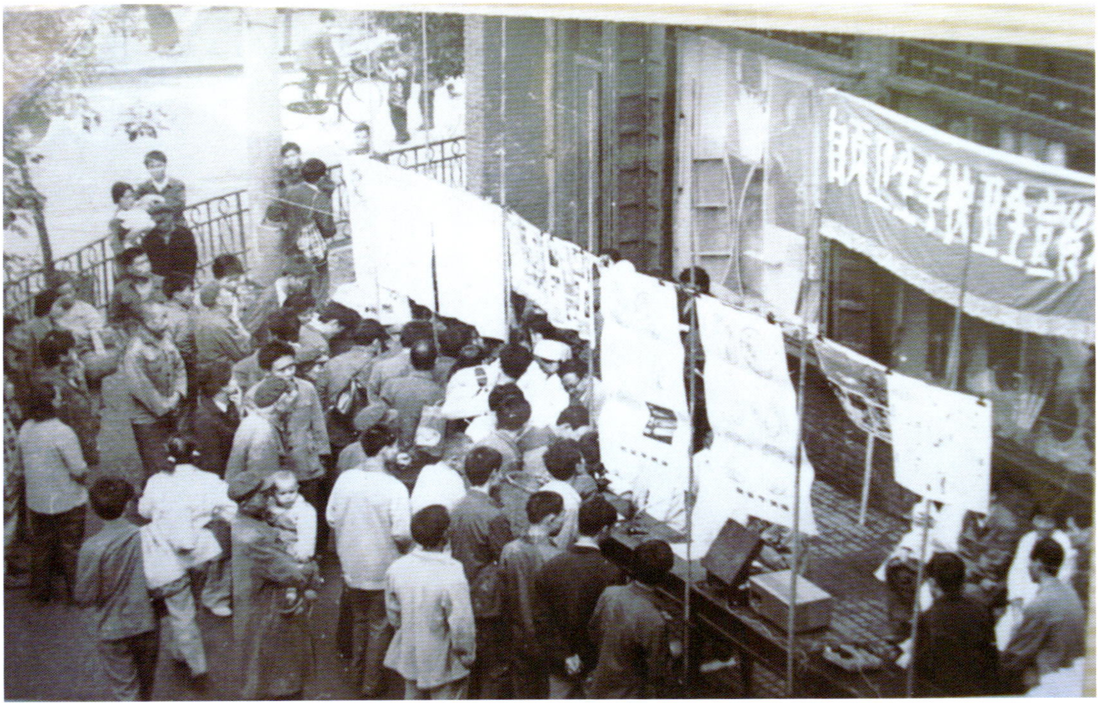

20 世纪 80 年代自贡卫校开展卫生宣传活动

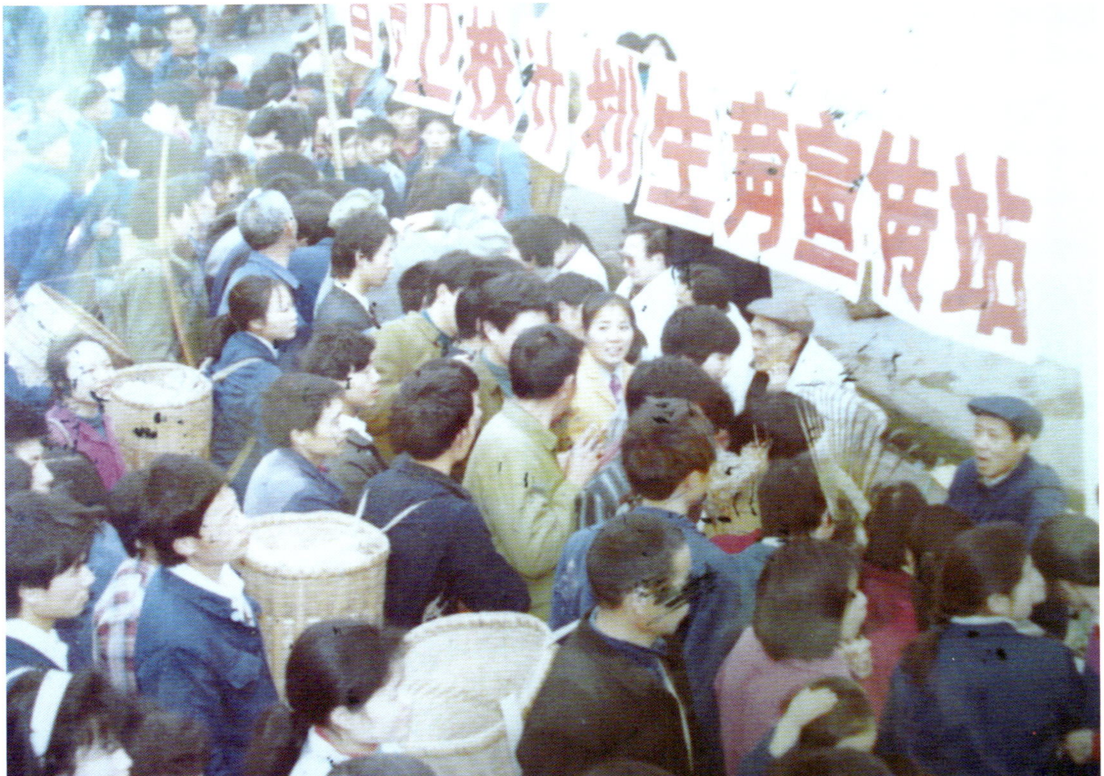

20 世纪 90 年代自贡卫校开展计划生育宣传活动

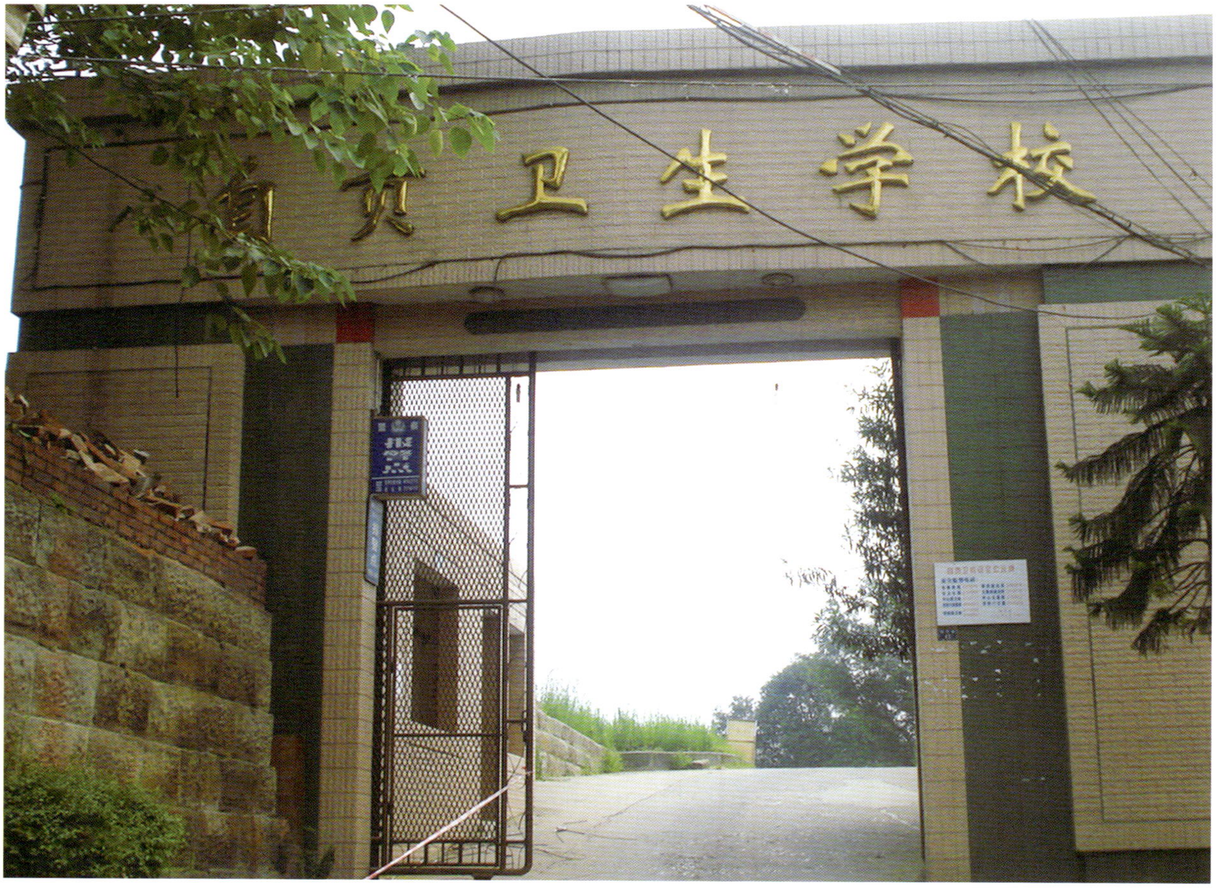
自贡卫生学校

2000 年的自贡卫生学校大门

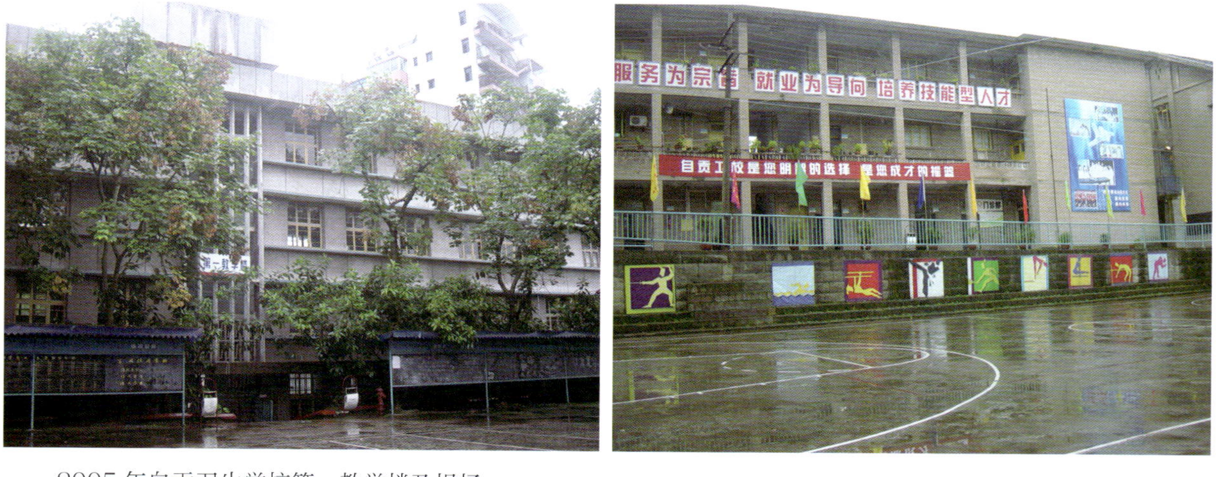
服务为宗旨 就业为导向 培养技能型人才

2005 年自贡卫生学校第一教学楼及操场

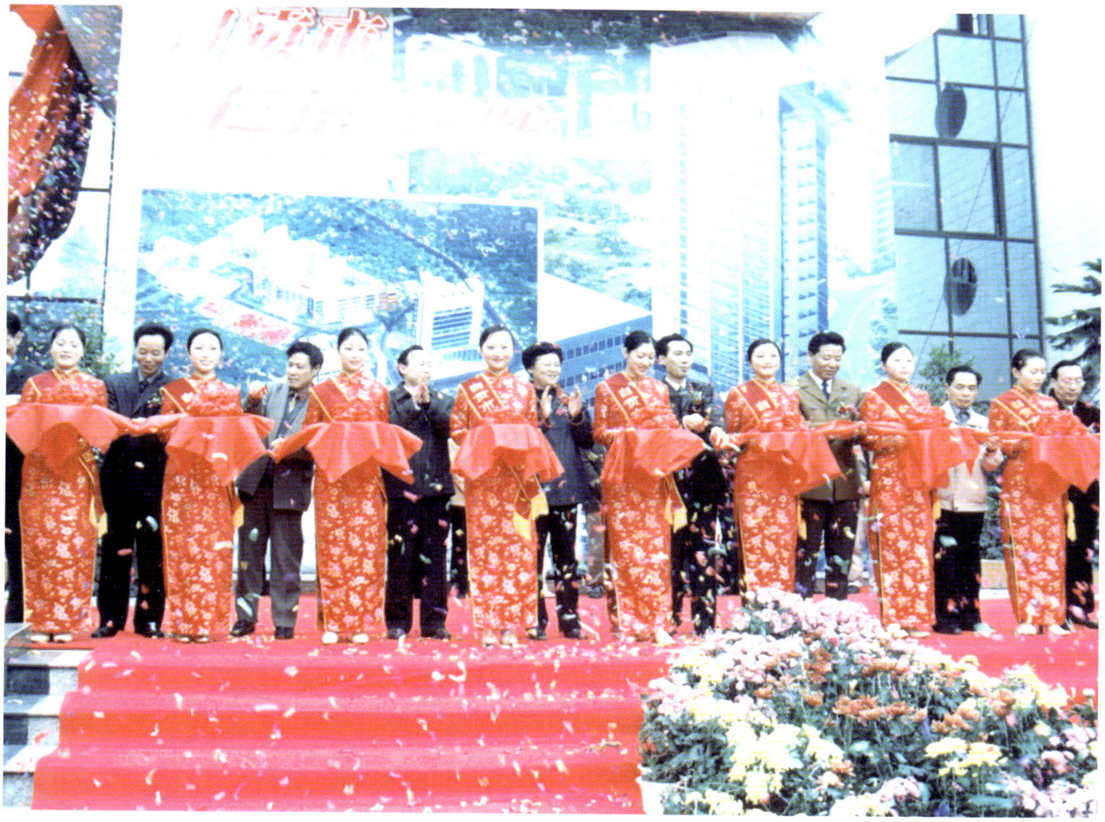

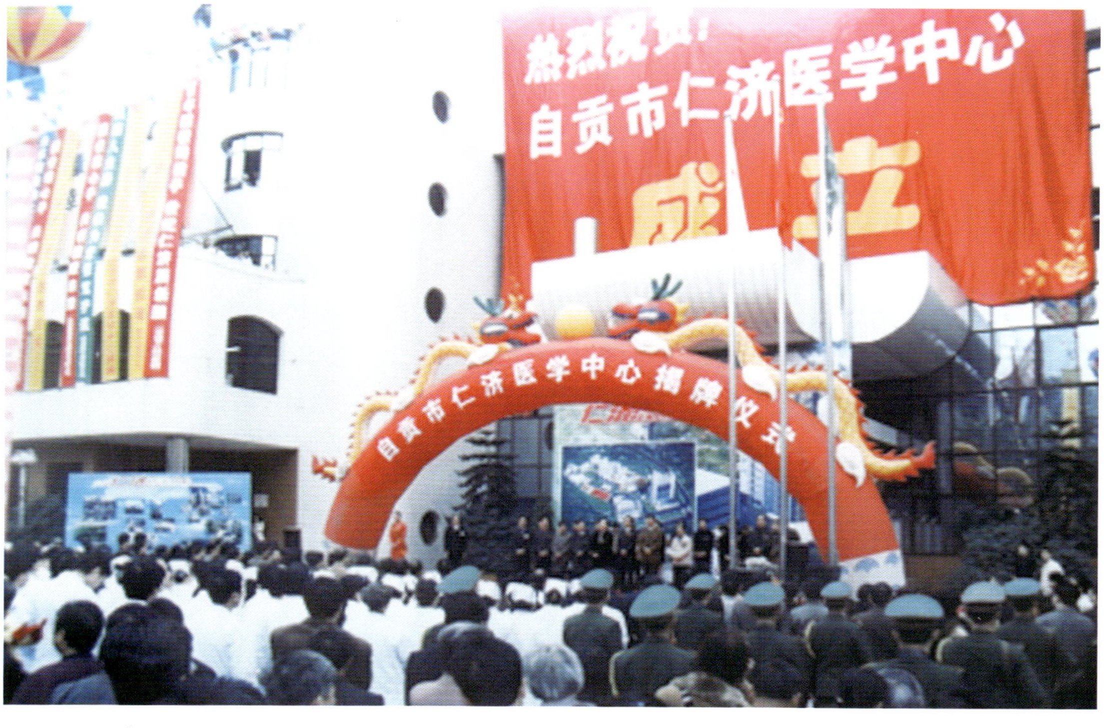

2003 年 11 月 11 日，在一医院门诊广场举行自贡市仁济医学中心成立揭牌仪式

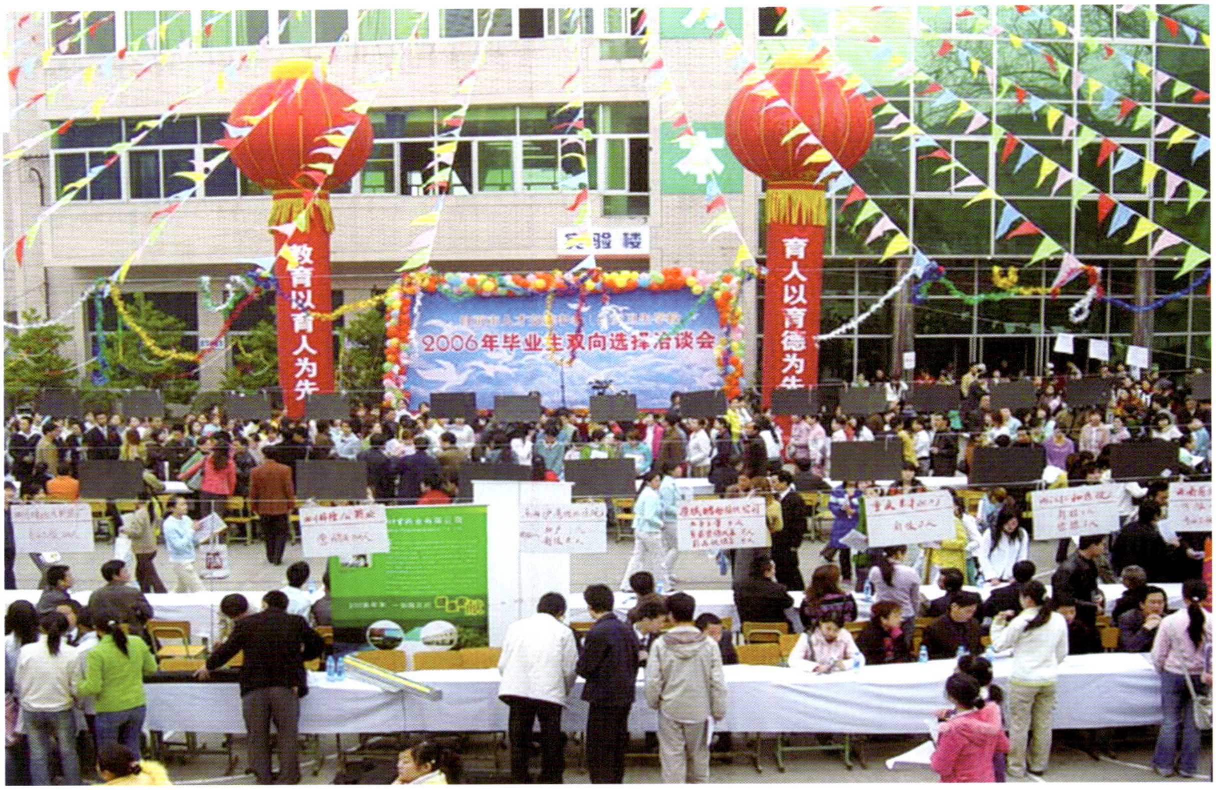

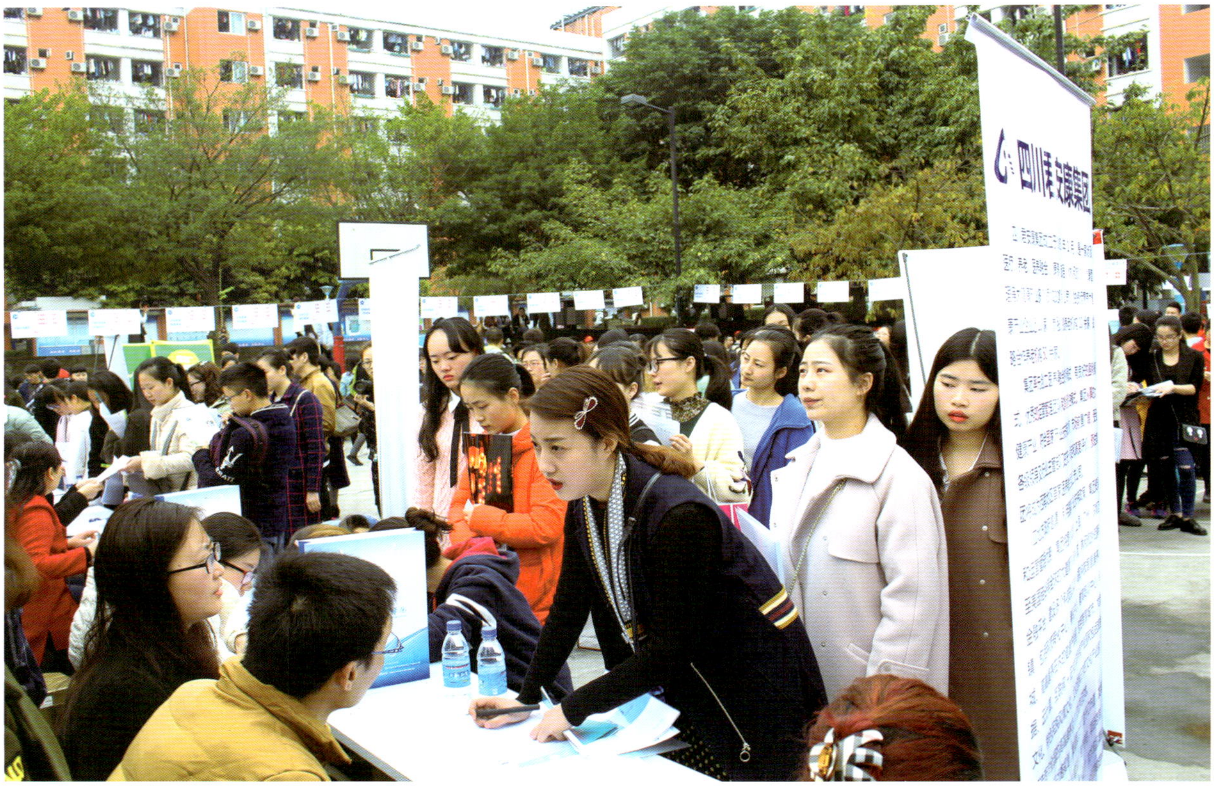

2006 年自贡卫生学校毕业生双向选择洽谈会

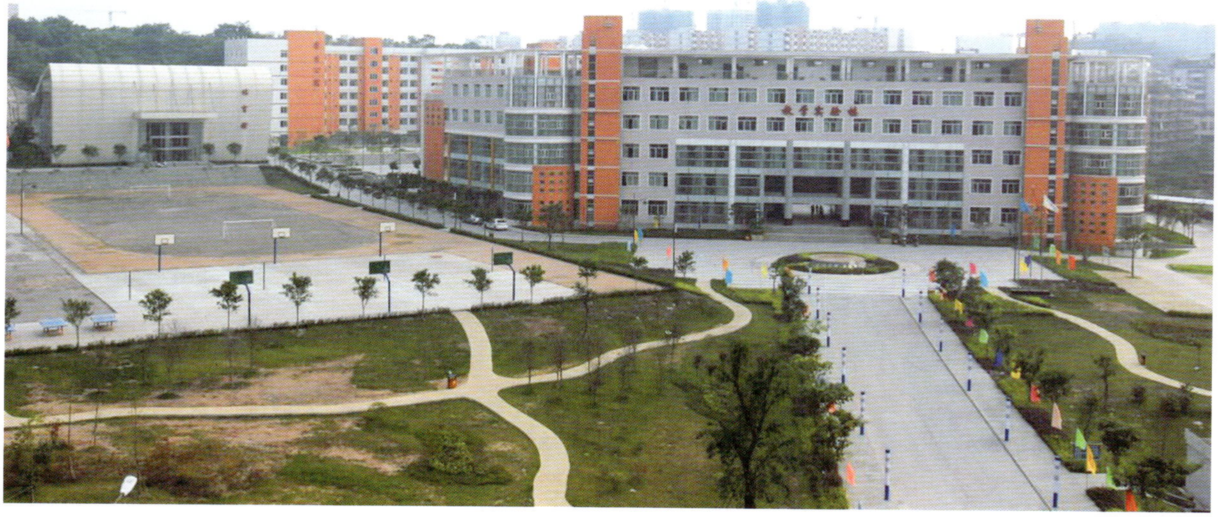

2007 年 8 月 20 日，自贡卫生学校整体搬迁至汇东新校区

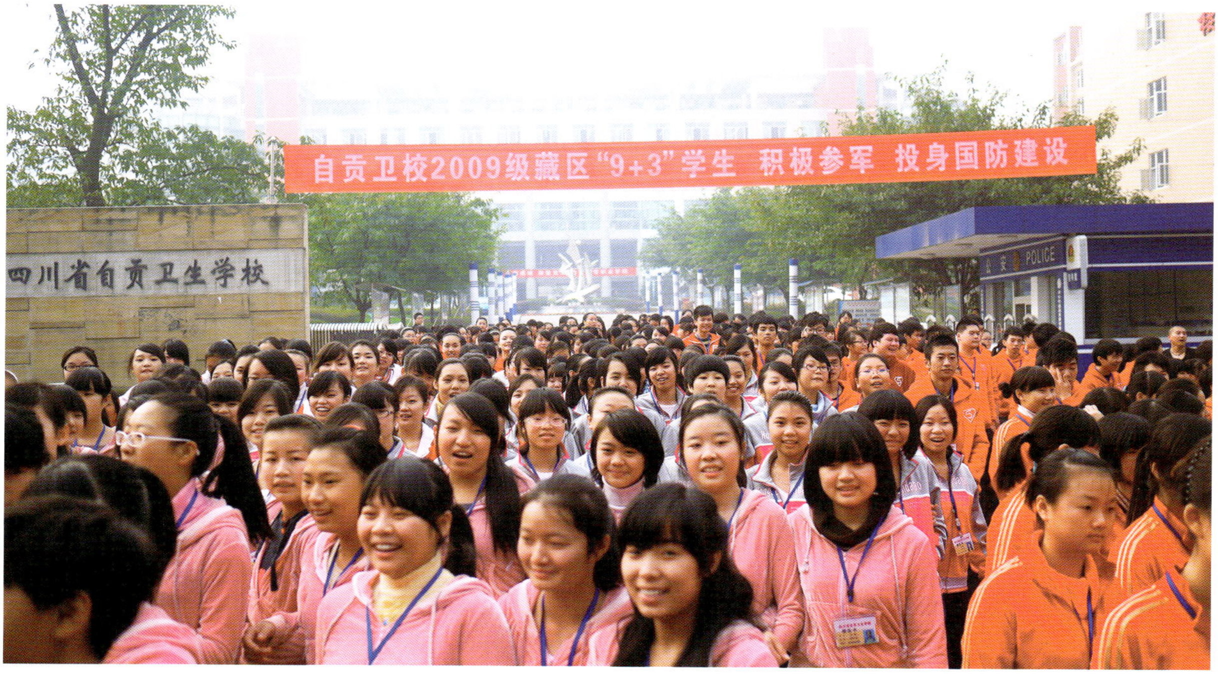
自贡卫校2009级藏区“9+3”学生 积极参军 投身国防建设
四川省自贡卫生学校
POLICE

2009 年四川省自贡卫生学校大门口的学生们

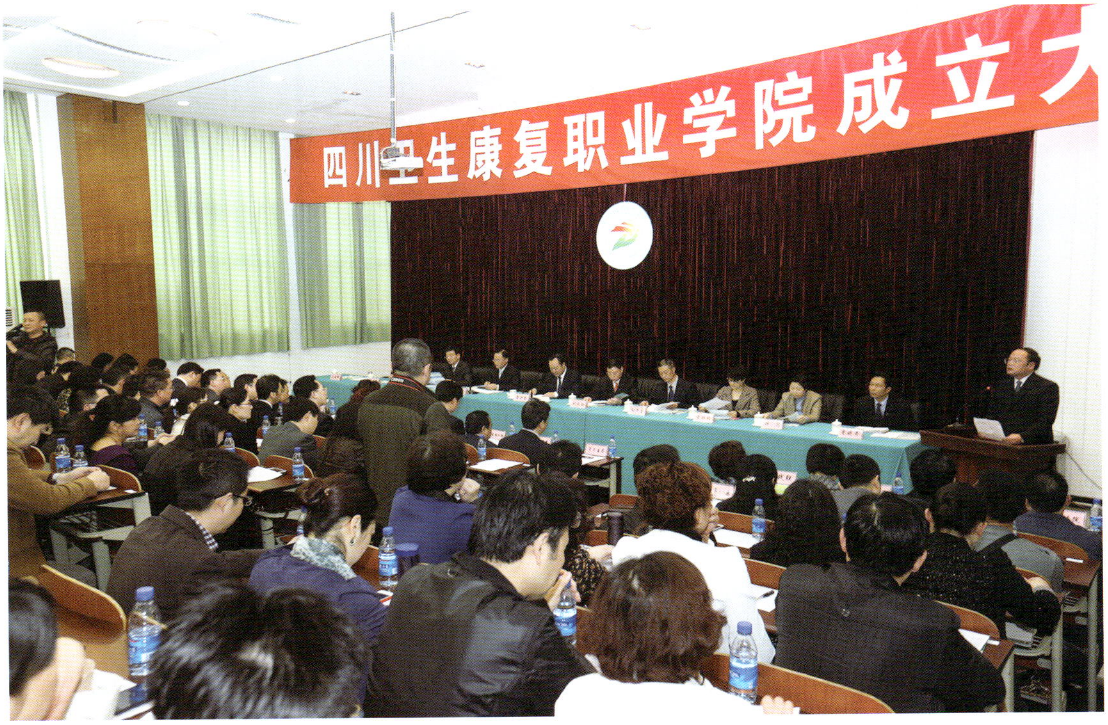

2012 年四川省自贡卫生学校升格为四川卫生康复职业学院

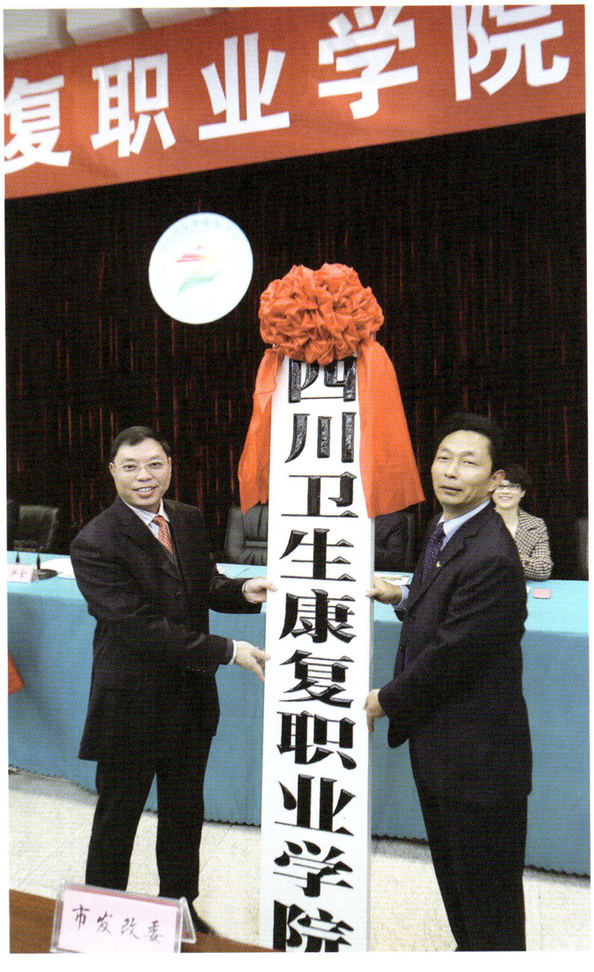

2014 年 3 月 27 日，四川卫生康复职业学院成立大会召开

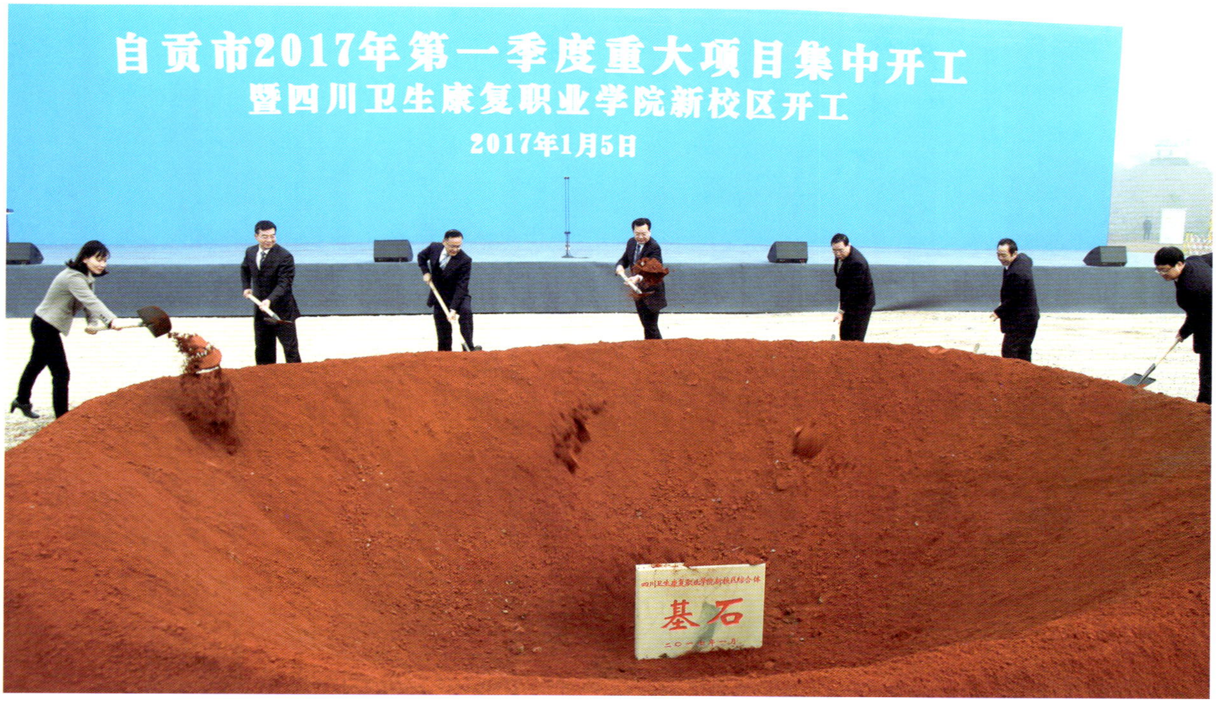
自贡市2017年第一季度重大项目集中开工
暨四川卫生康复职业学院新校区开工
2017年1月5日
基石

2017 年 1 月 5 日，川卫康院新校区开工

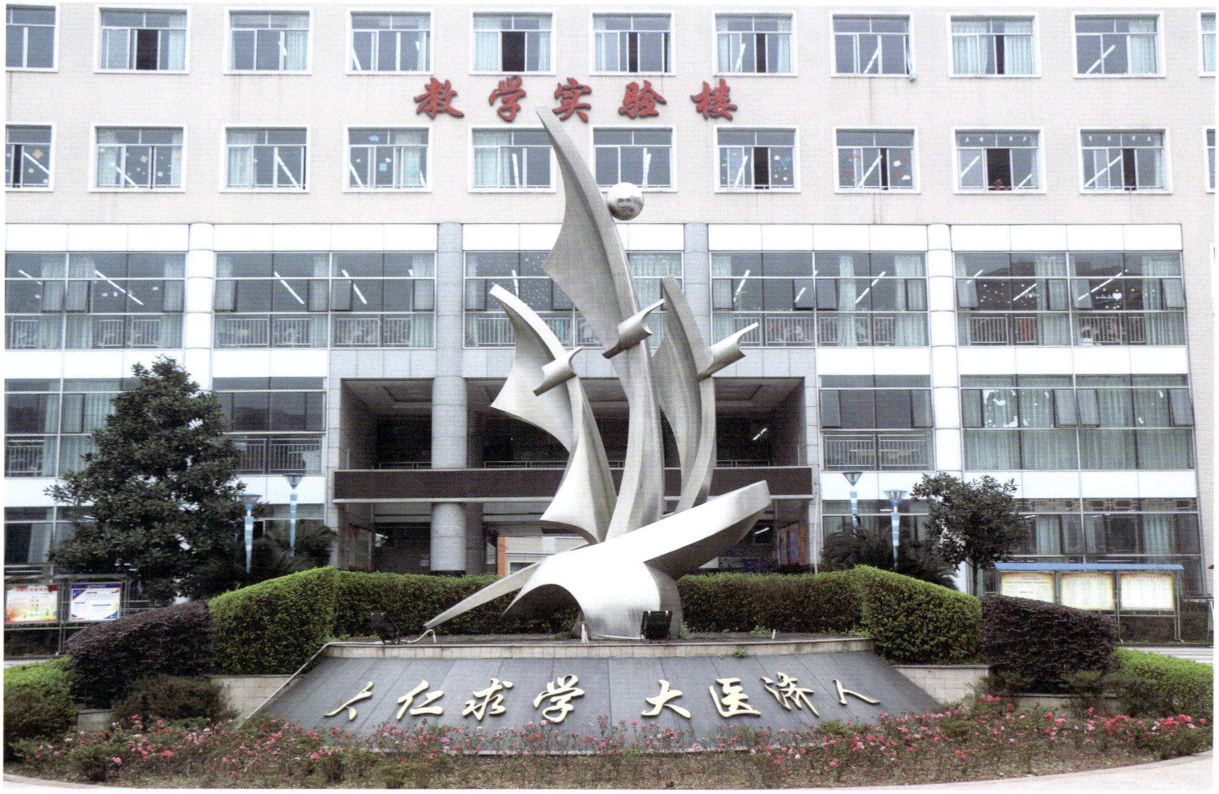
教学实验楼
大仁求学 大医济人

2017 年川卫康院汇东校区教学实验楼

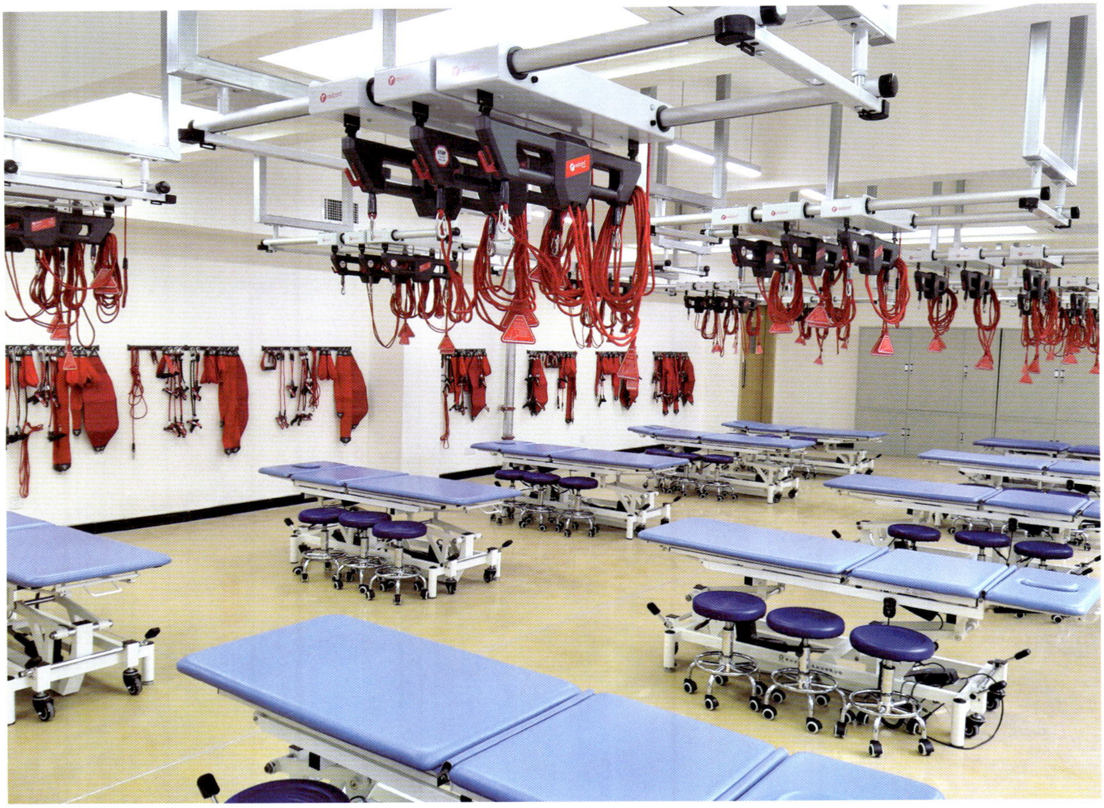

川卫康院物理实训室

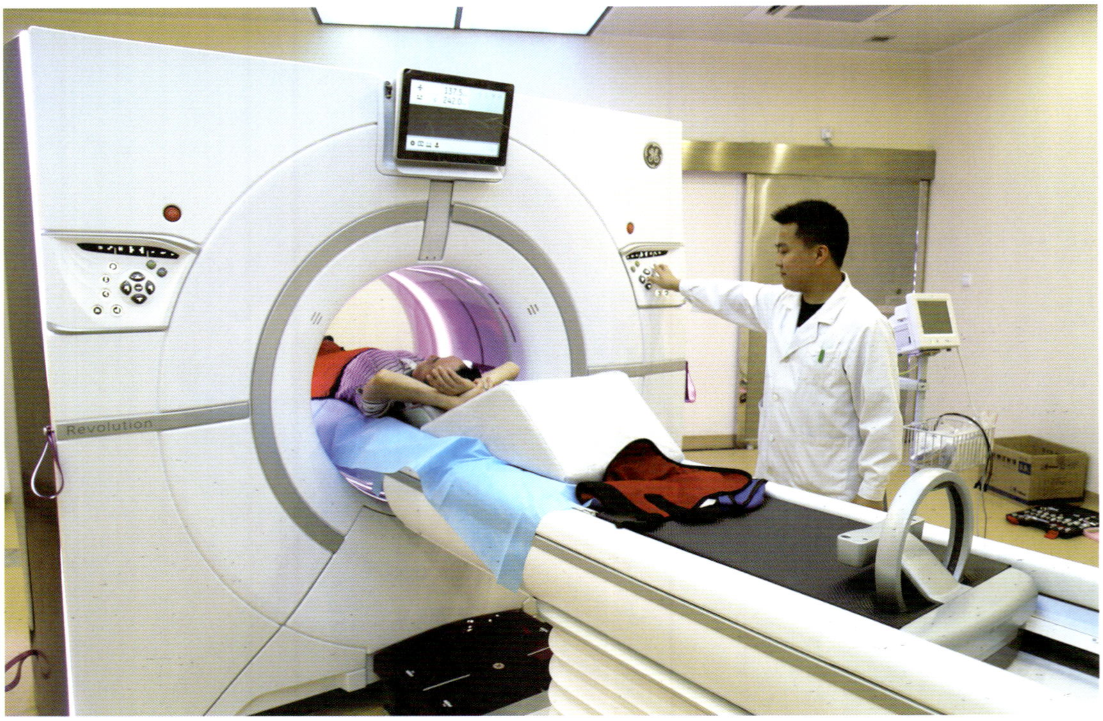

川卫康院附属医院引进的后超高端 CT（Revolution CT）1

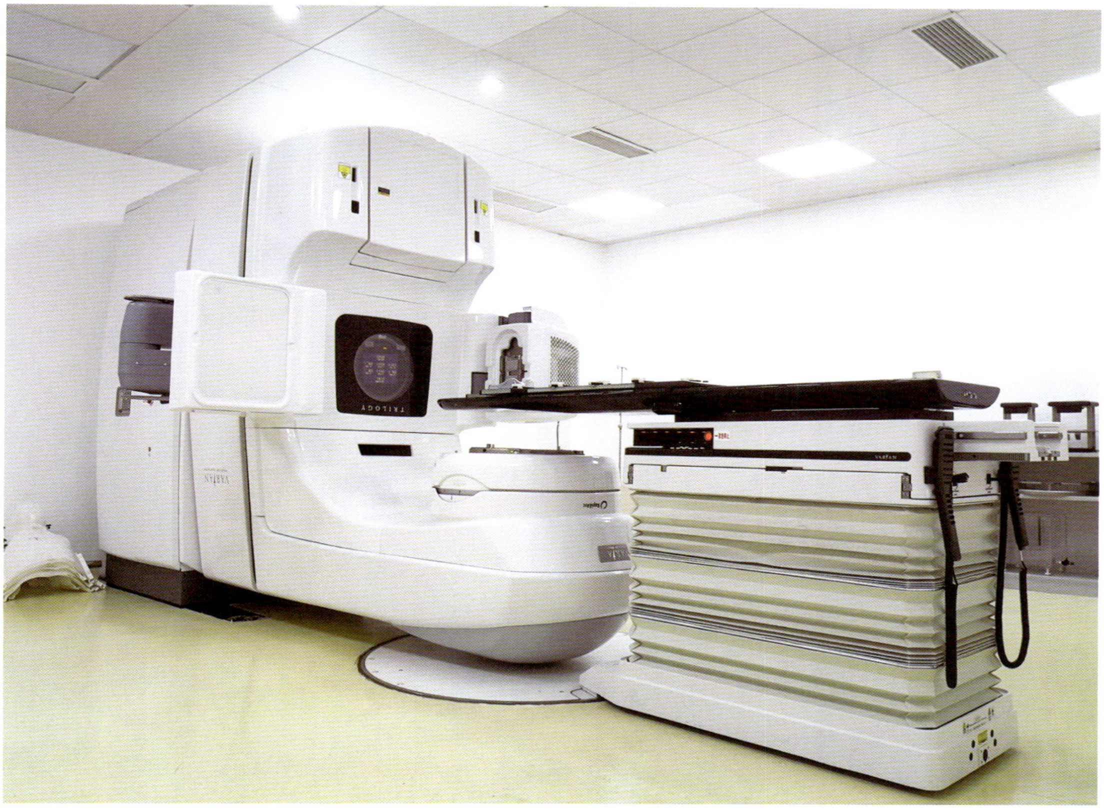

川卫康院附属医院引进的美国瓦里安 Trilogy 直线加速器

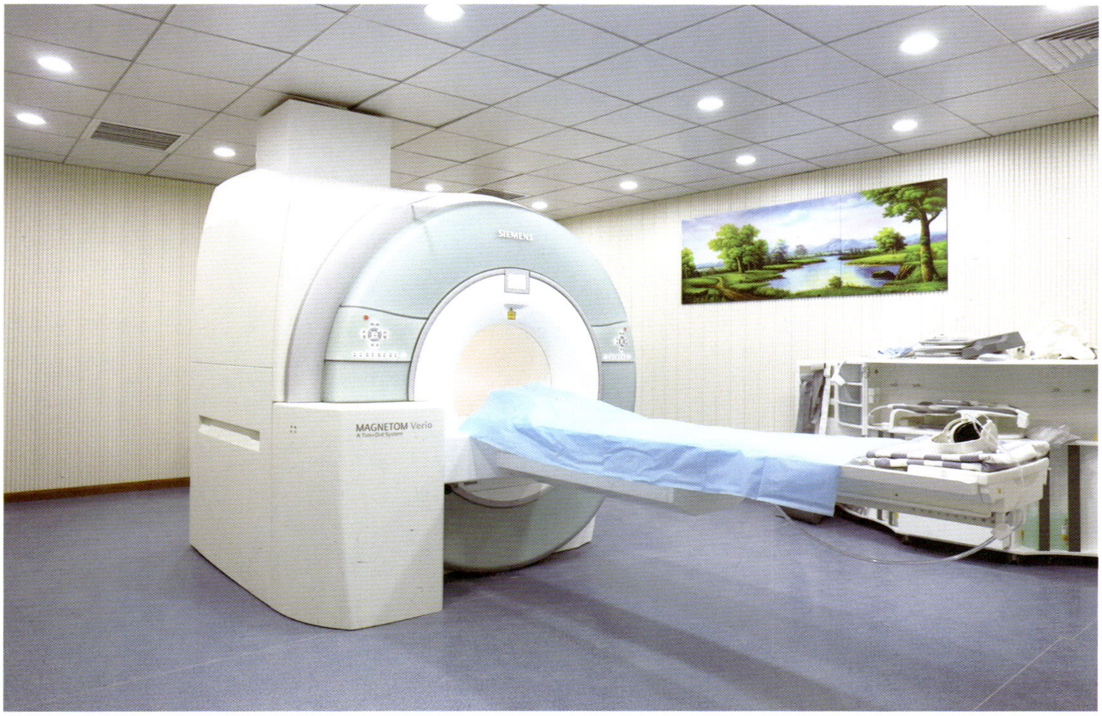

川卫康院附属医院引进的世界顶级西门子全景成像超导核磁共振

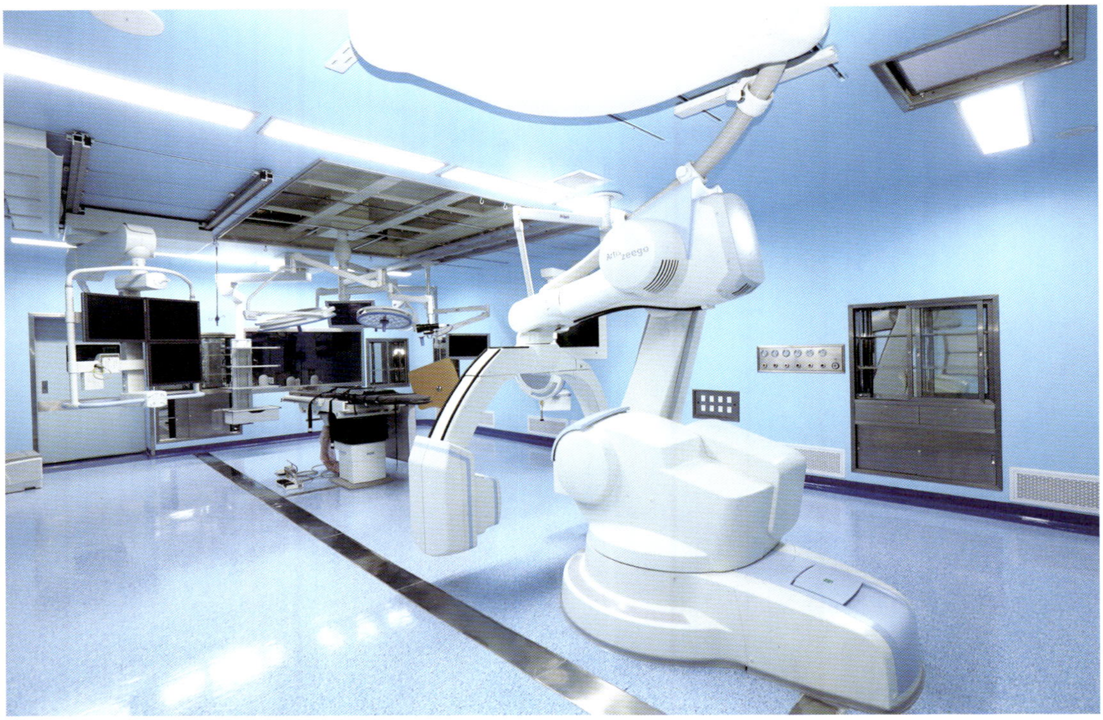

川卫康院附属医院的复合手术室

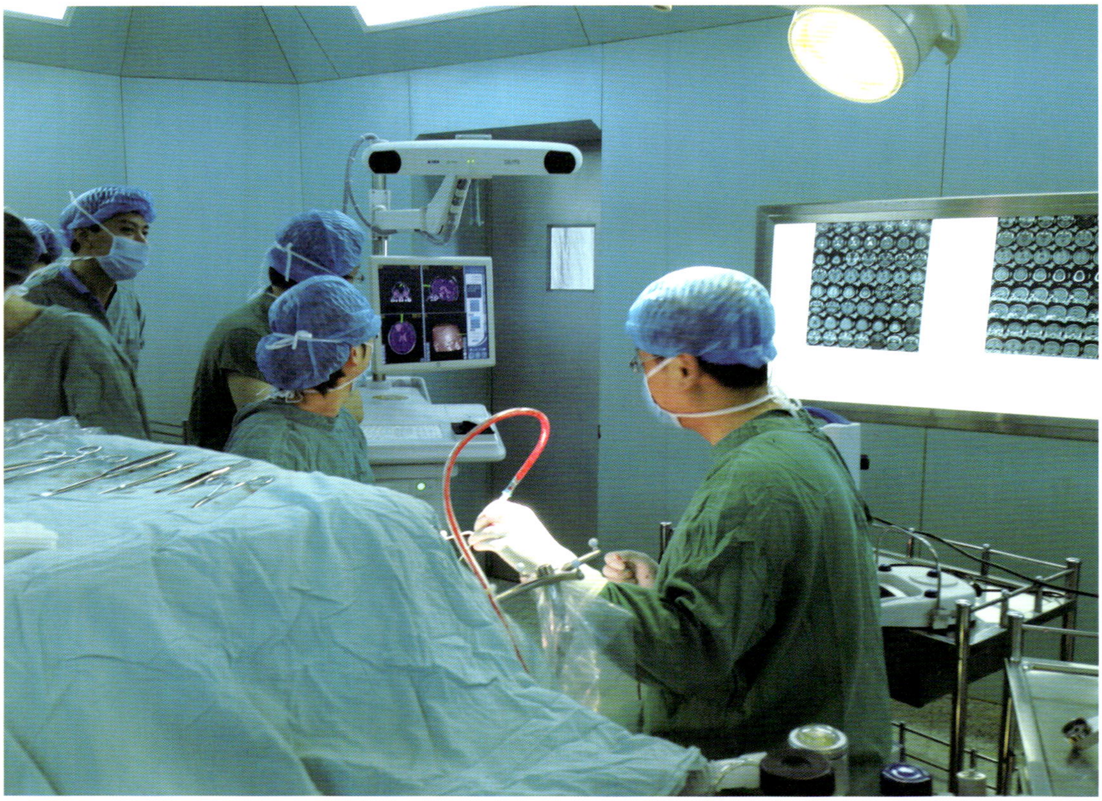

川卫康院附属医院在全省地市州医院中率先引进神经外科手术导航定位系统，并成为当时（2013年）川南地区唯一拥有该设备的医院

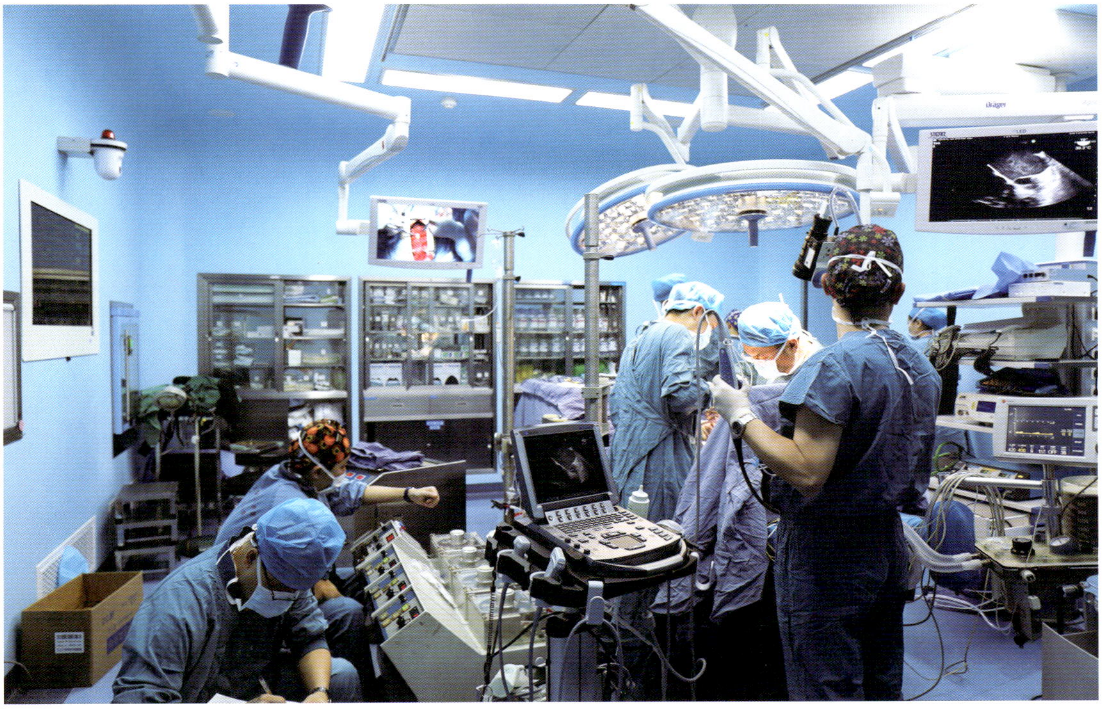

川卫康院附属医院开展体外循环手术

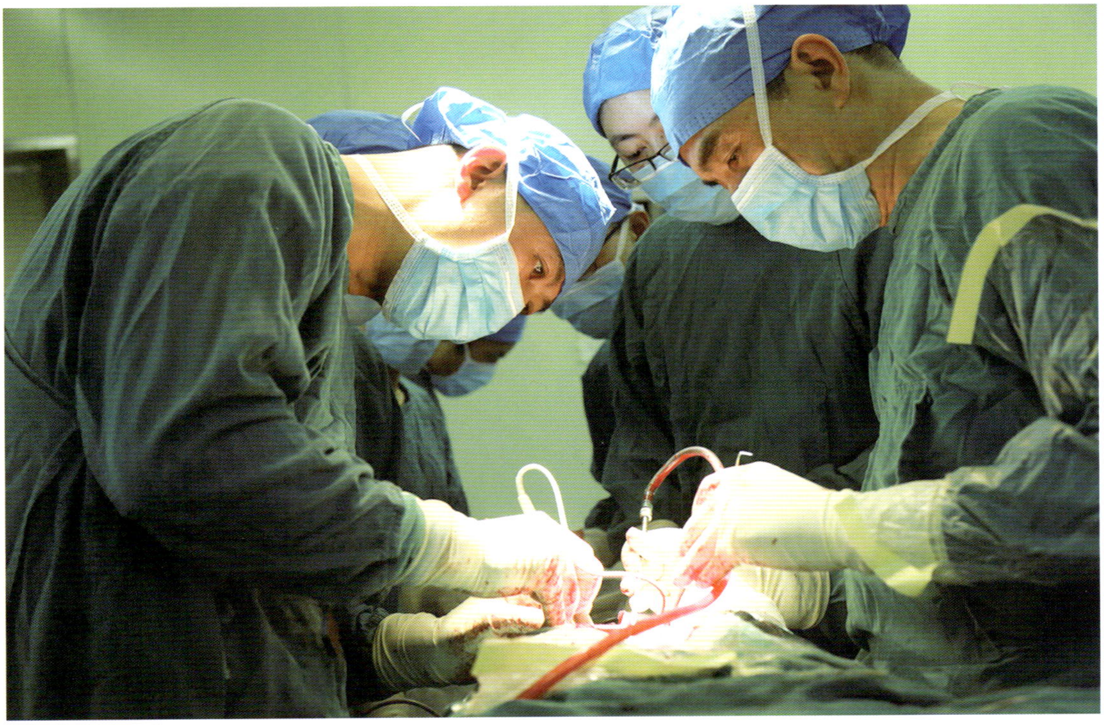

川卫康院附属医院开展高难度技术——强直性脊柱炎后凸畸形手术

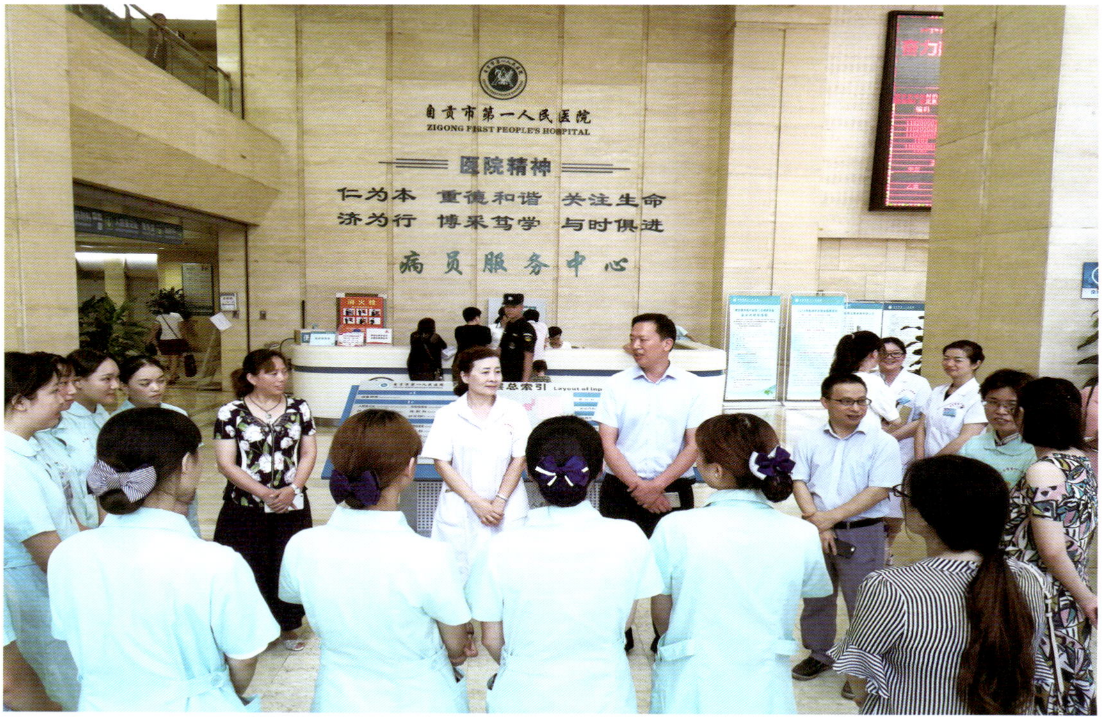

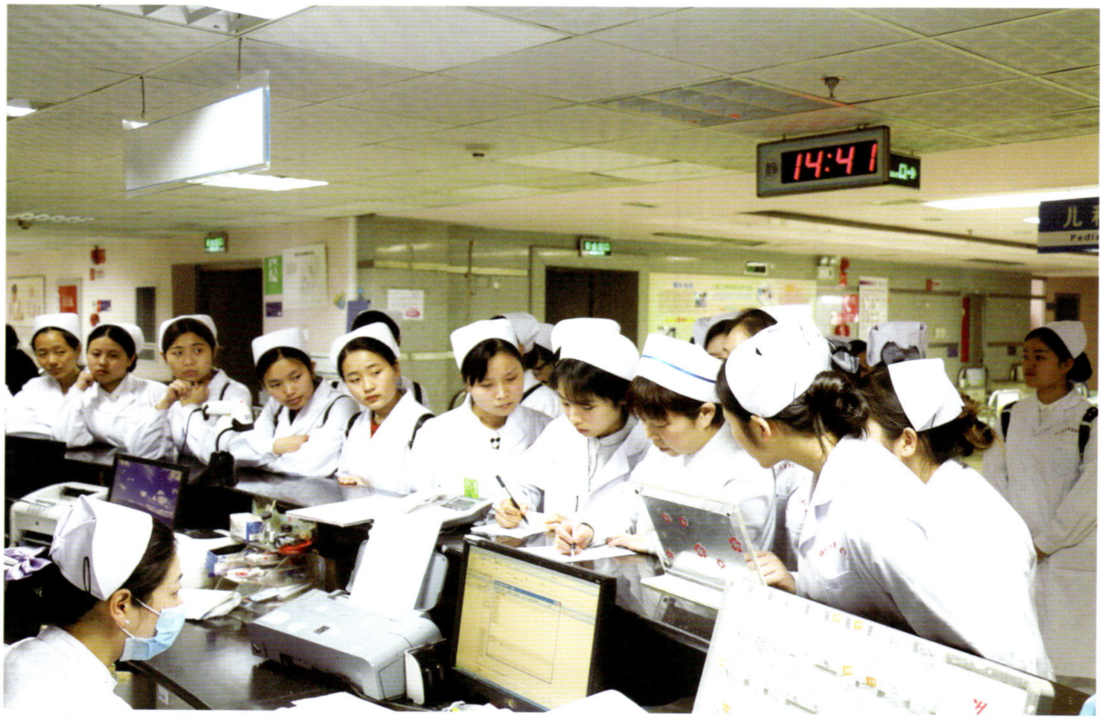

川卫康院学生在附属医院实习实训

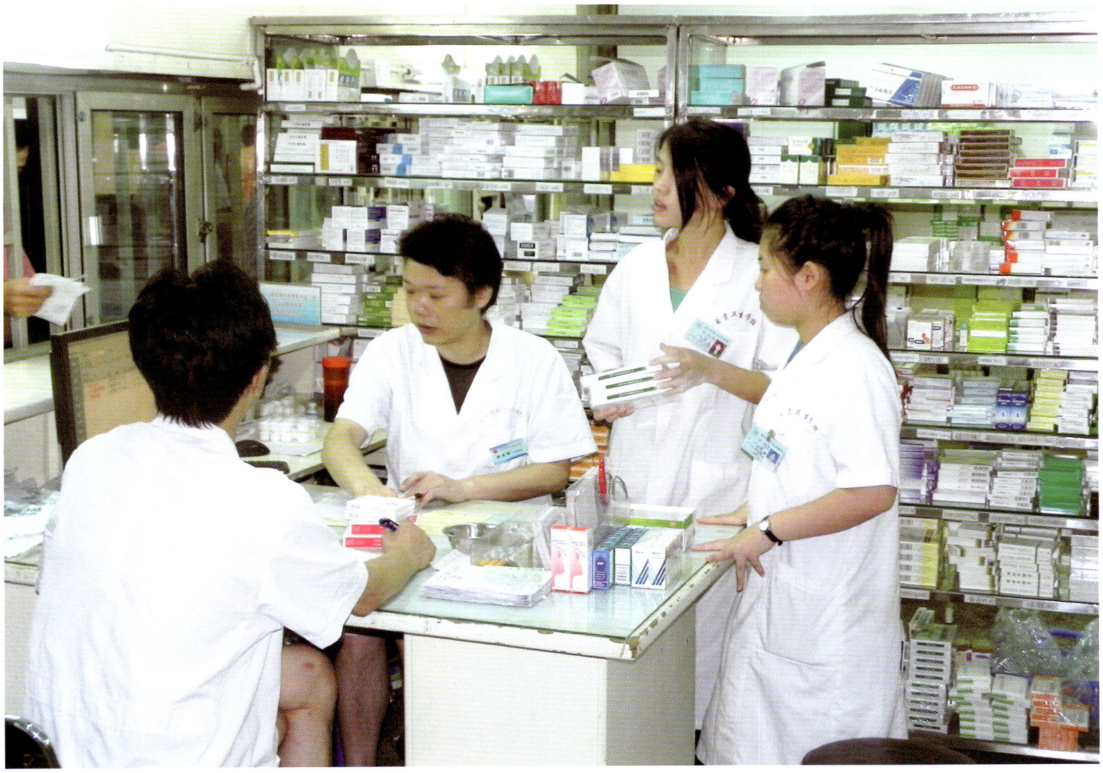

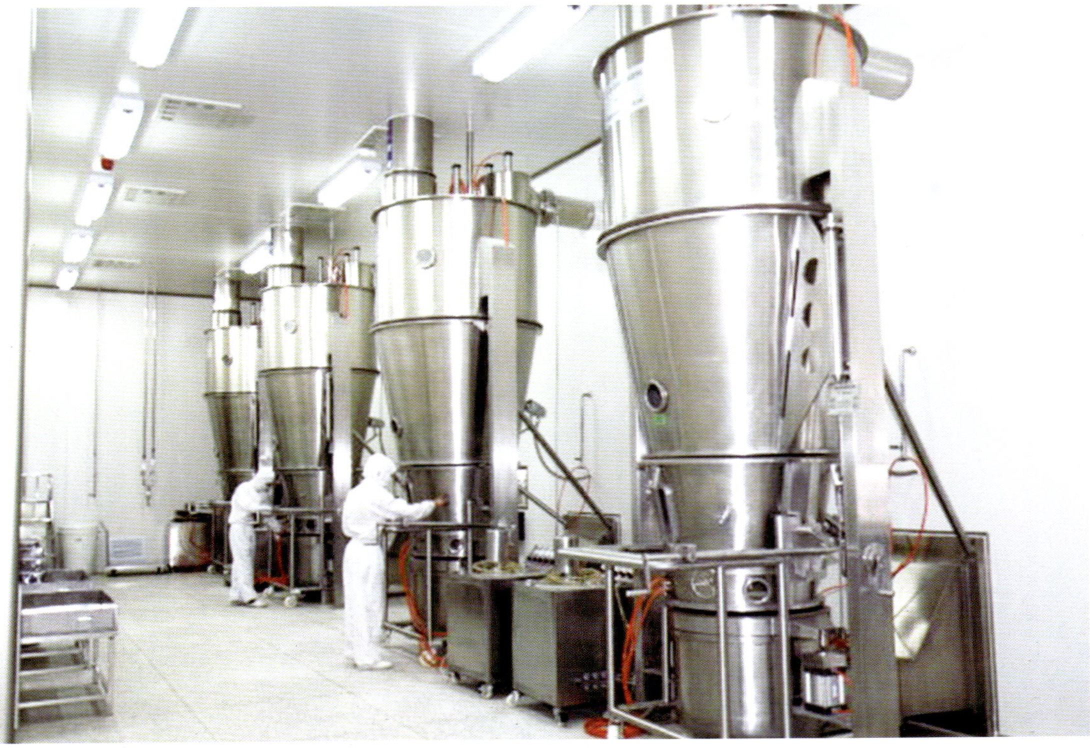

川卫康院学生在附属医院实习实训

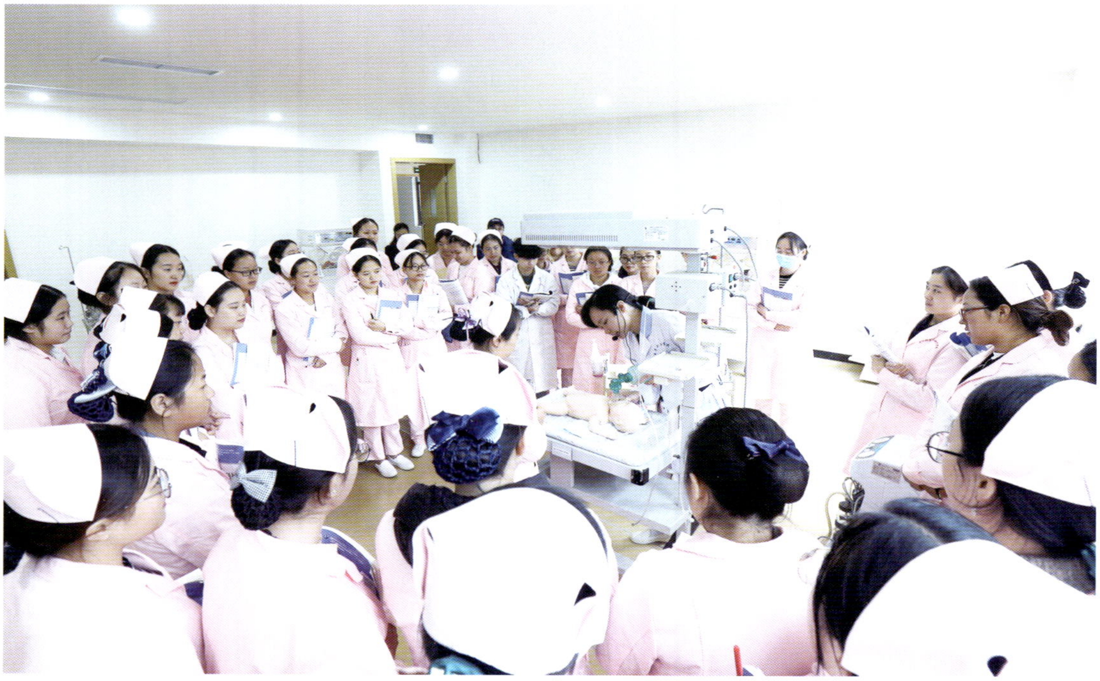

川卫康院护理系助产专业学生实习实训

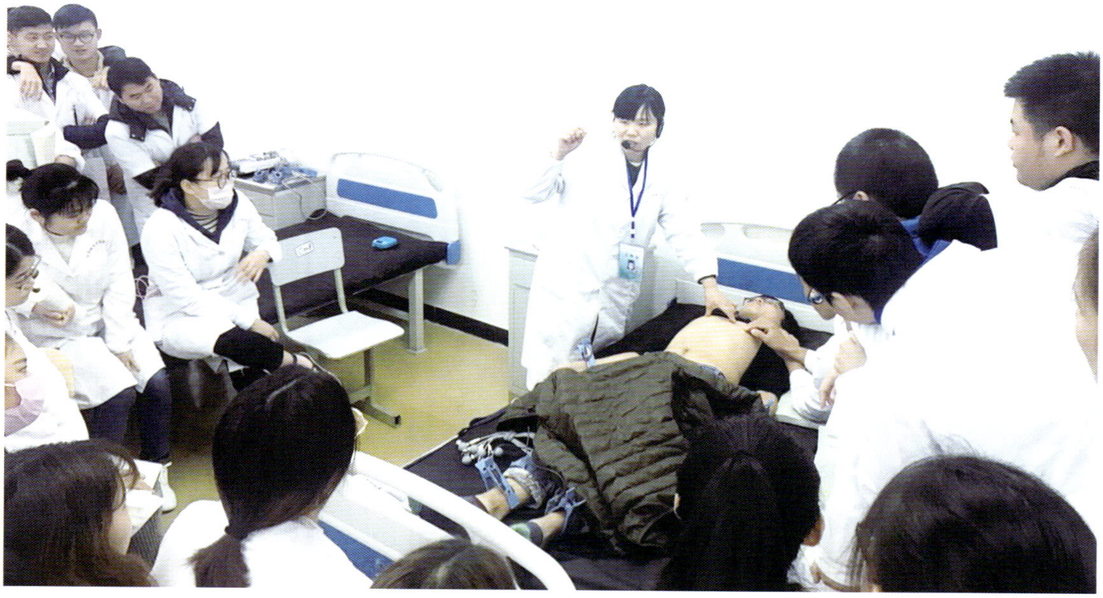

川卫康院临床医学专业学生实习实训

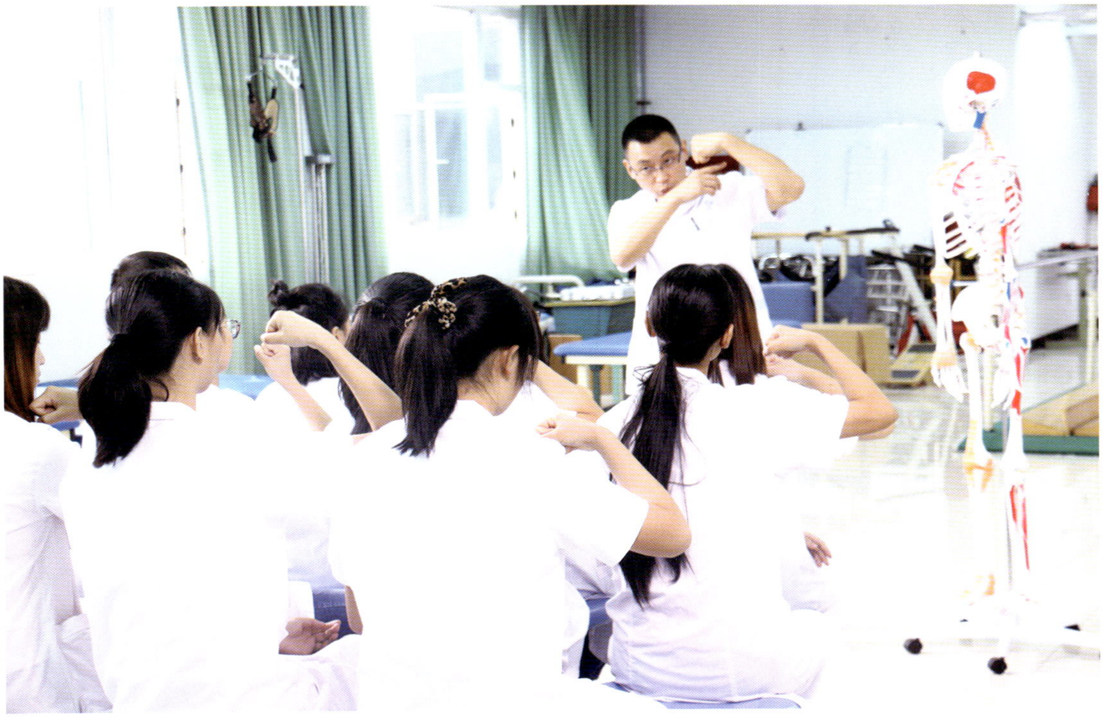

川卫康院康复系针灸推拿专业学生实习实训

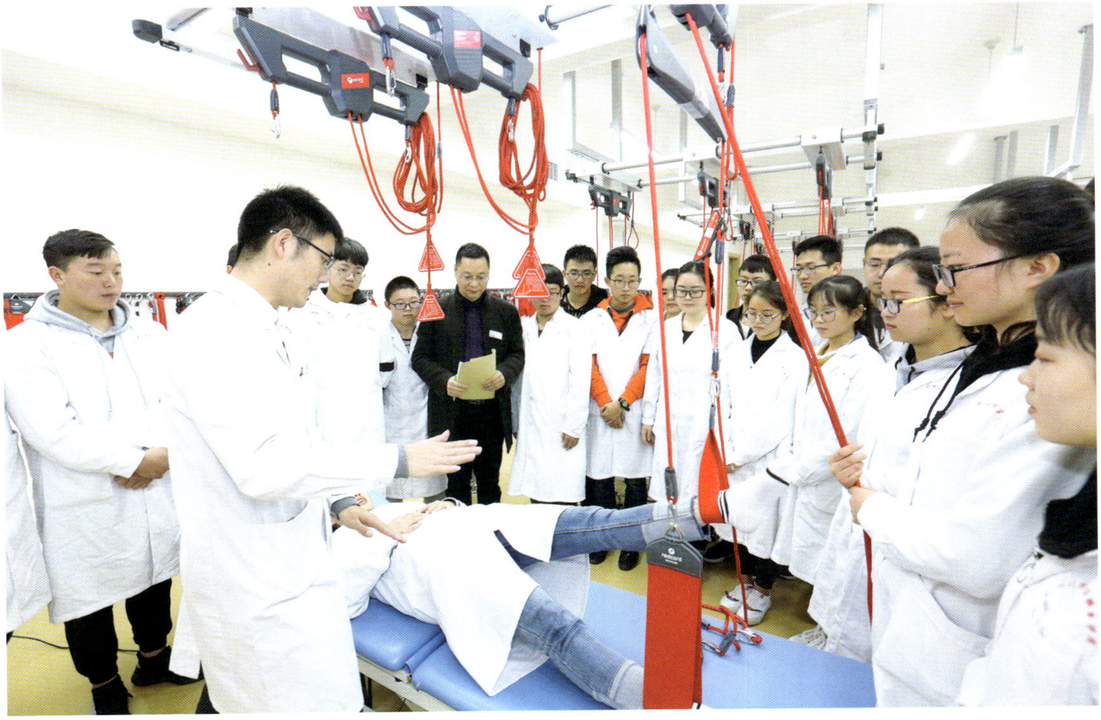

川卫康院康复系康复治疗技术专业学生实习实训

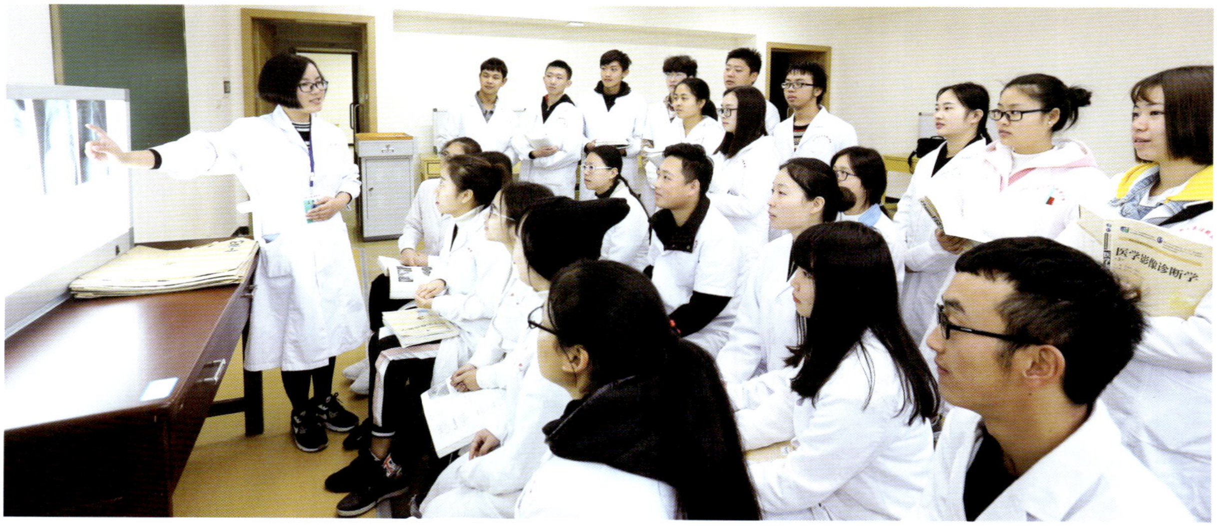

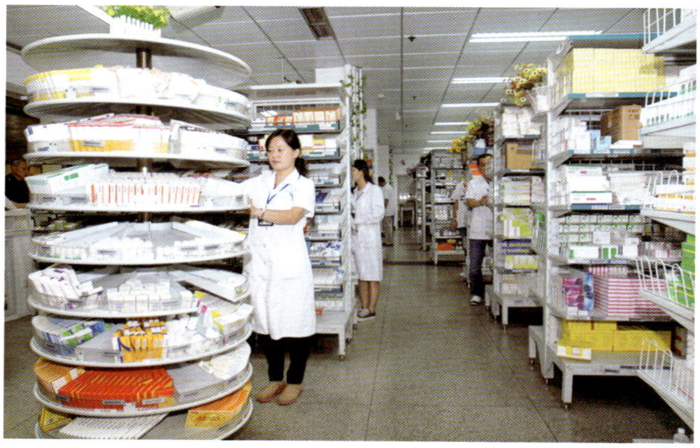

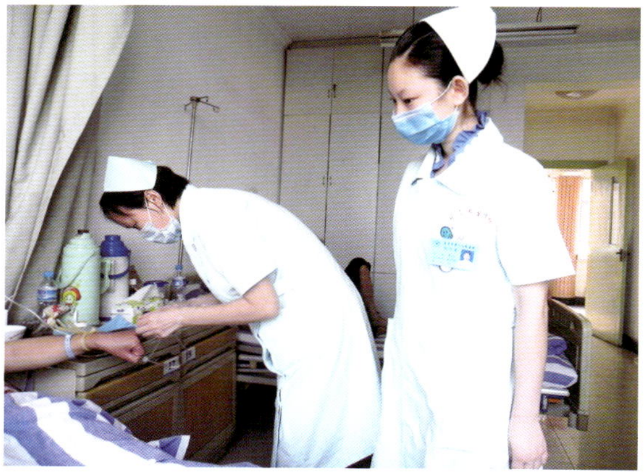

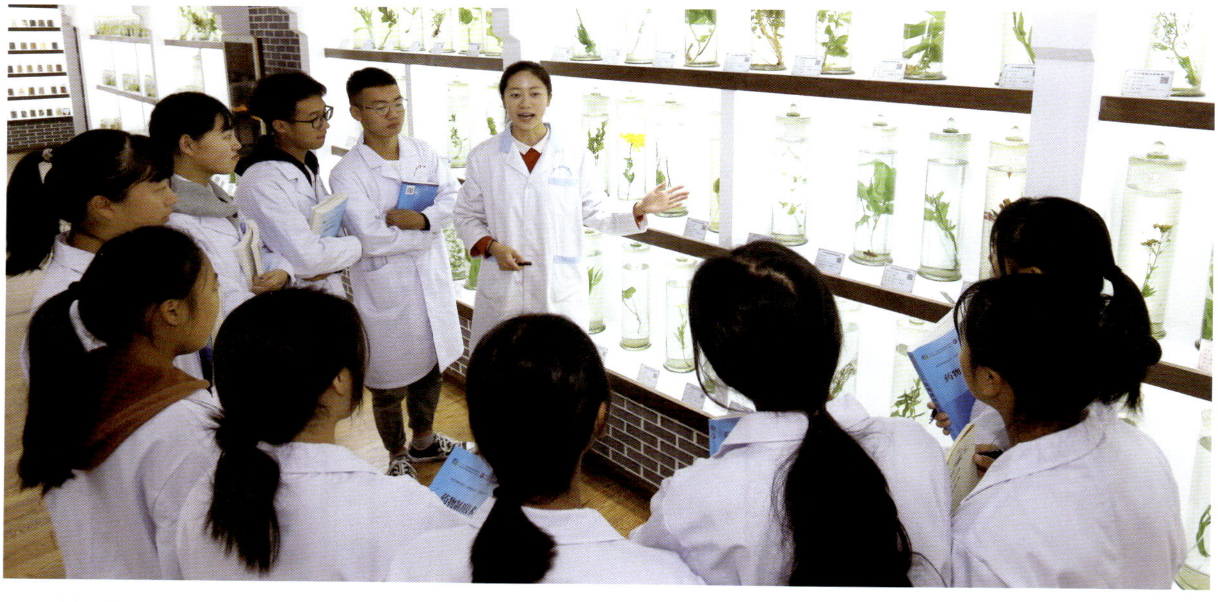

川卫康院学生在附属医院及校内实训室实习实训

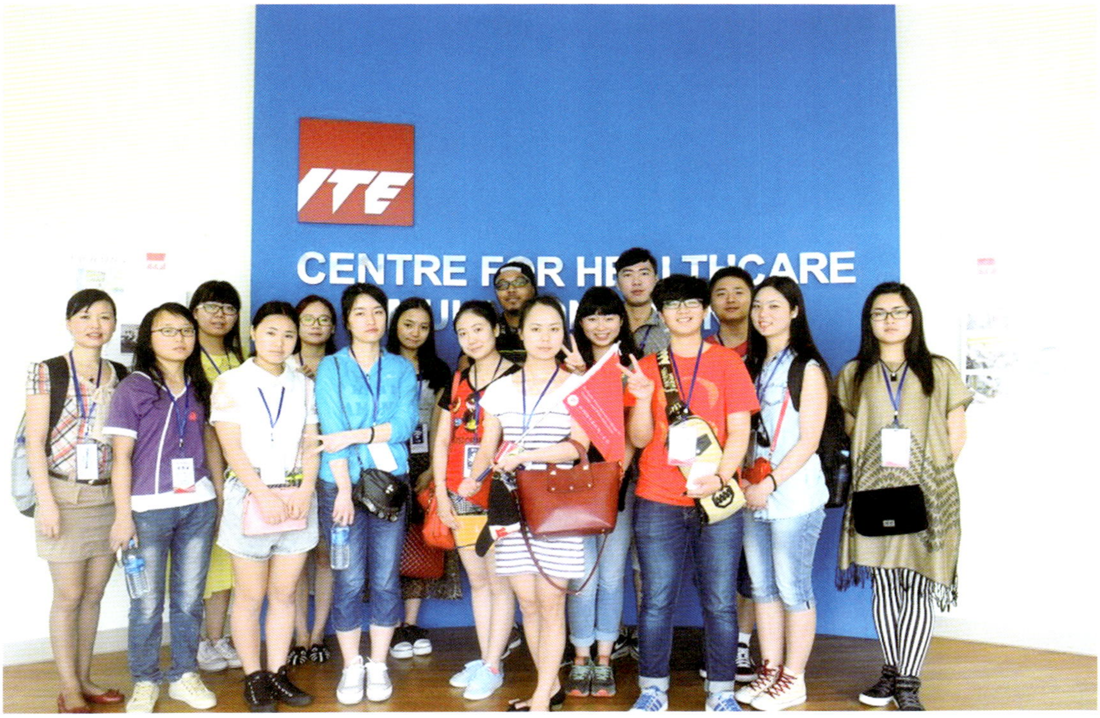

川卫康院学生到新加坡技术教育学院交流

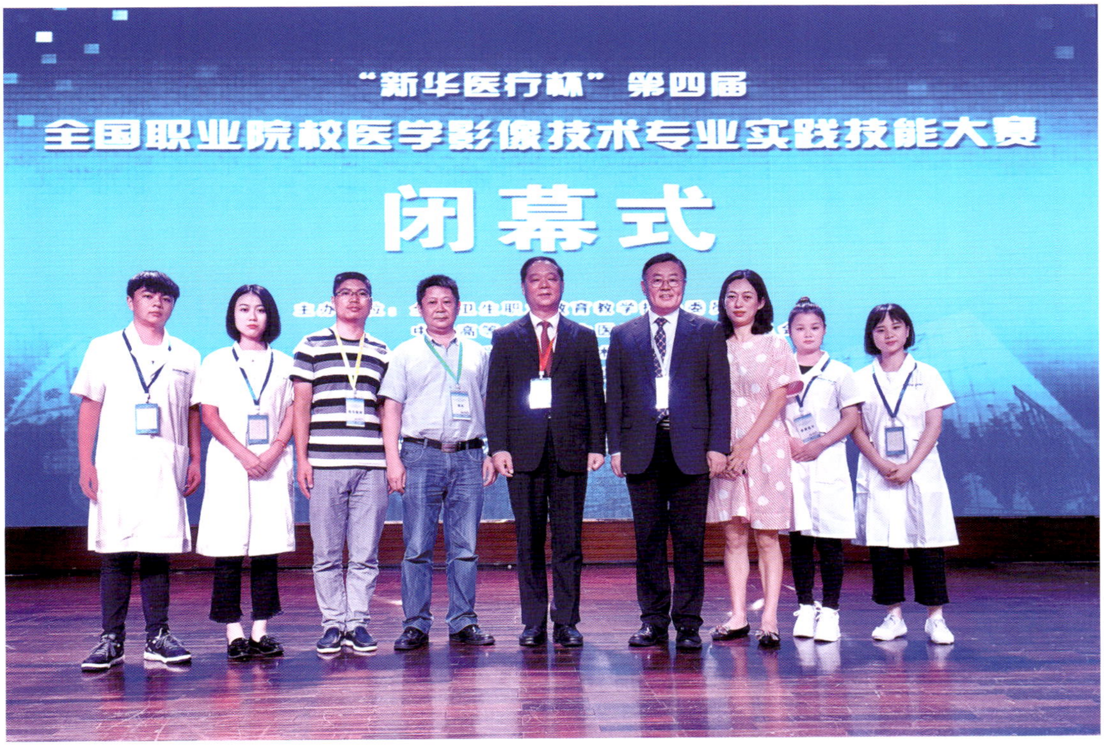

川卫康院学生参加“新华医疗杯”第四届全国职业院校医学影像技术专业实践技能大赛，图为闭幕式合影

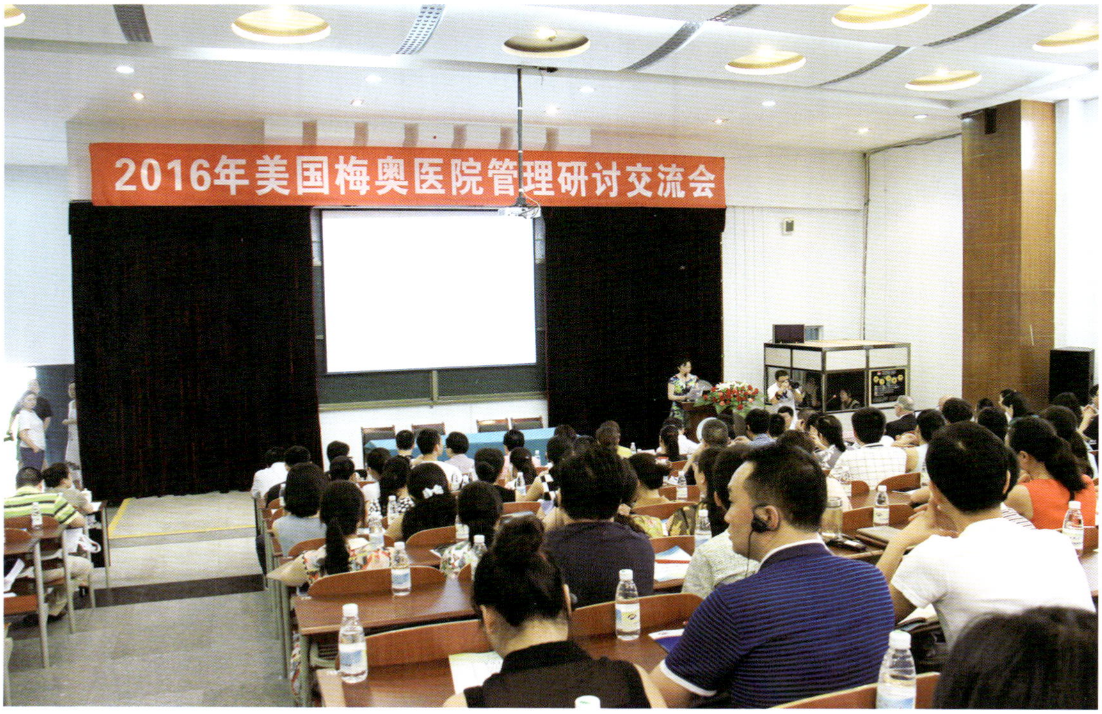

2016 年，川卫康院举办美国梅奥医院管理研讨交流会

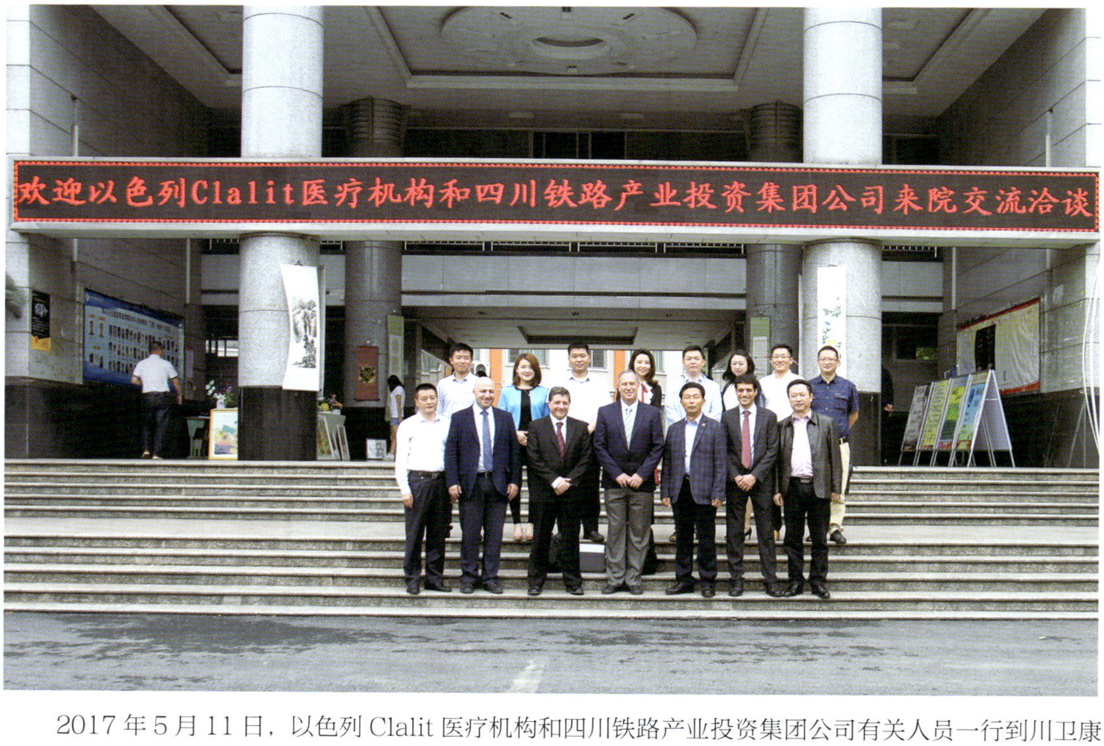

2017 年 5 月 11 日，以色列 Clalit 医疗机构和四川铁路产业投资集团公司有关人员一行到川卫康院交流洽谈

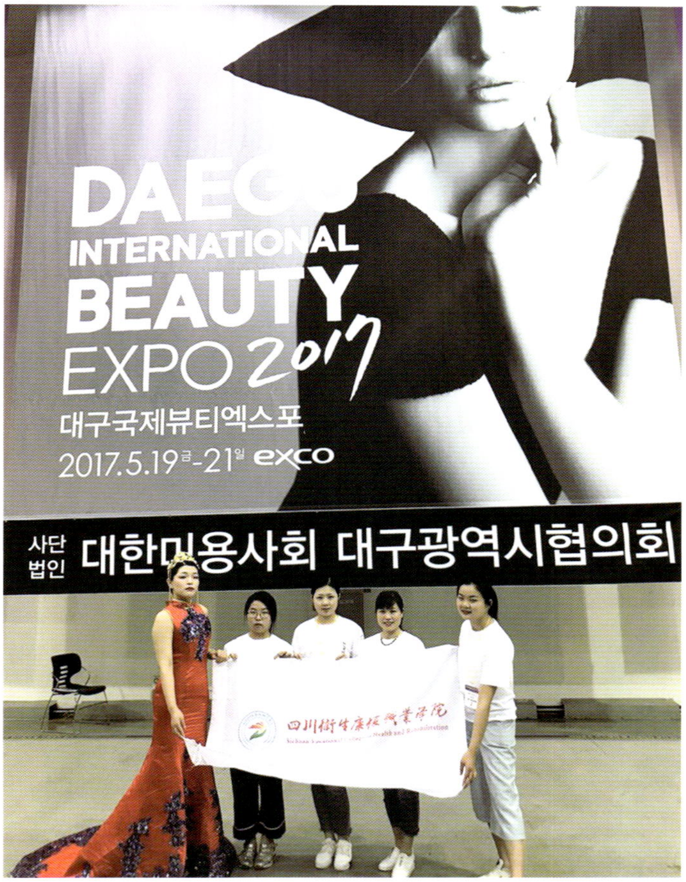

2017 年 5 月 19 日，川卫康院护理系老师徐玲和 3 名学生获韩国大邱国际美容美妆大赛大奖

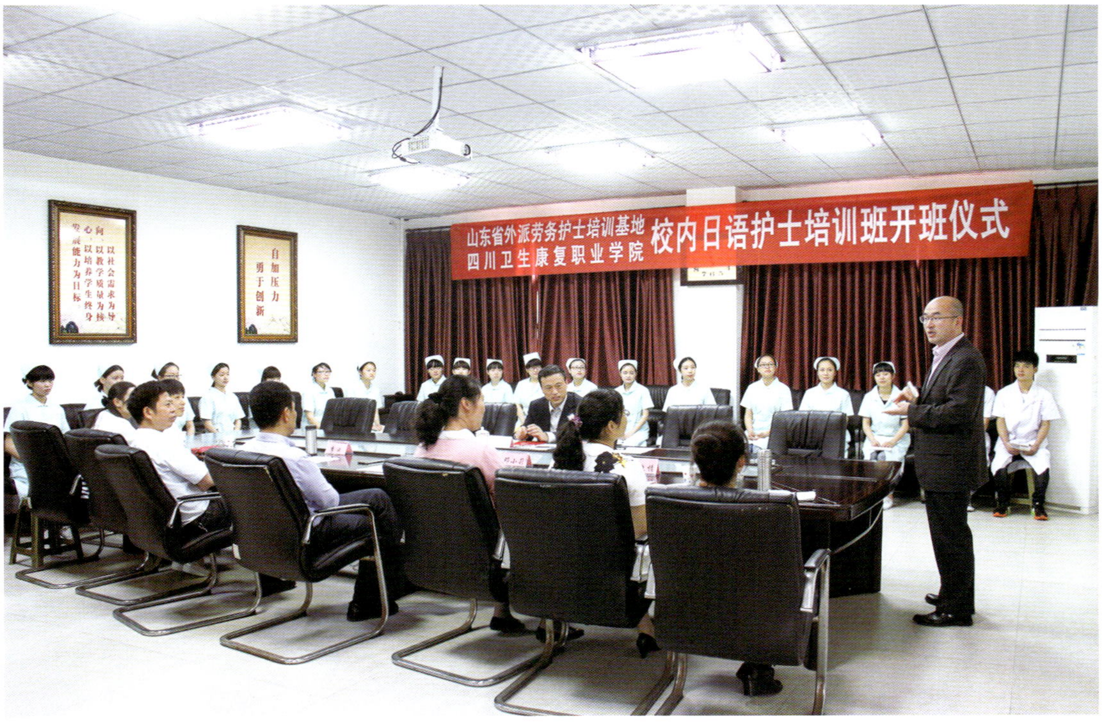

2017 年，川卫康院与山东省外派劳务护士培训基地合作开设校内日语护士培训班

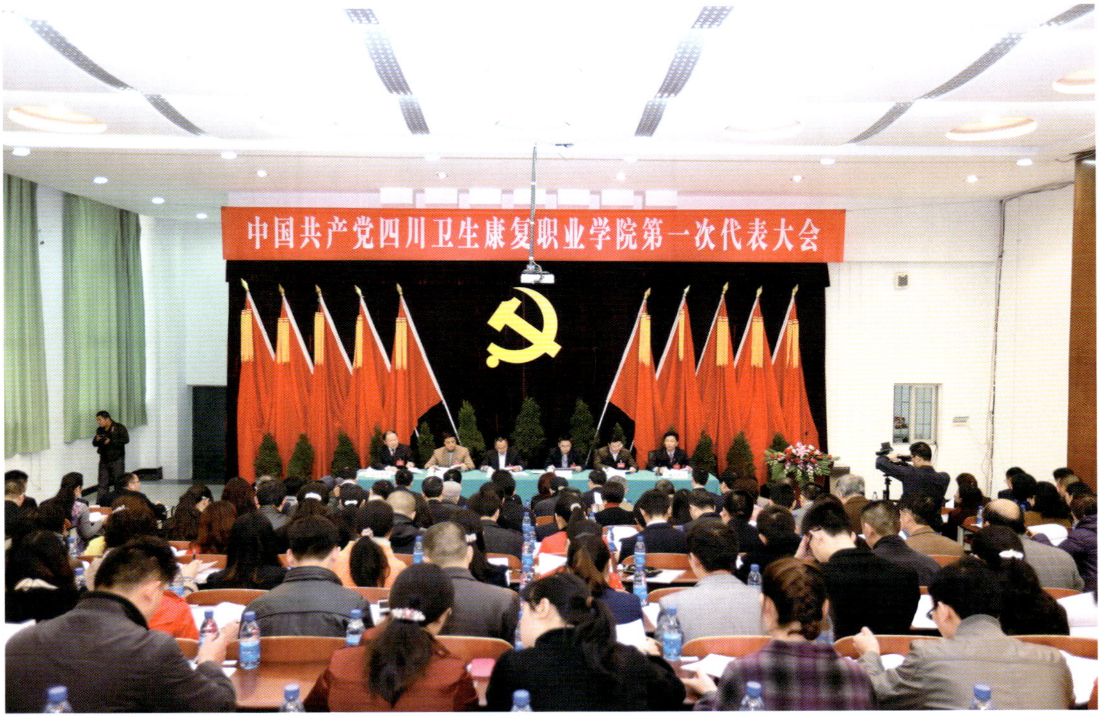

2014 年 9 月，中国共产党四川卫生康复职业学院第一次代表大会

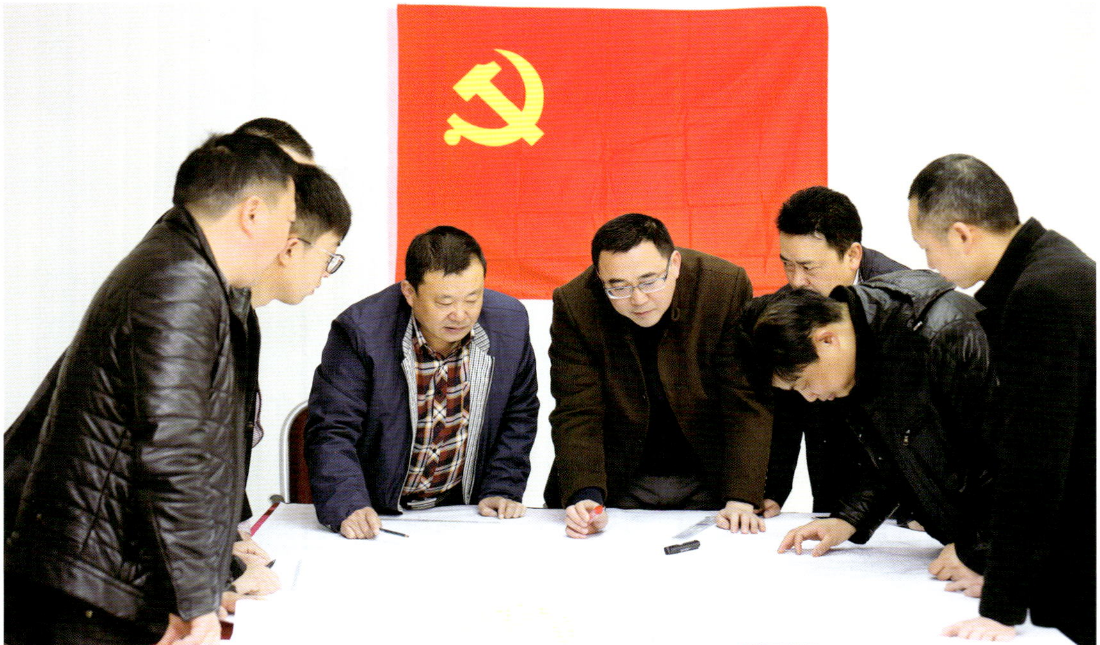

2017 年 3 月 2 日，川卫康院新校区临时党支部开展支部活动

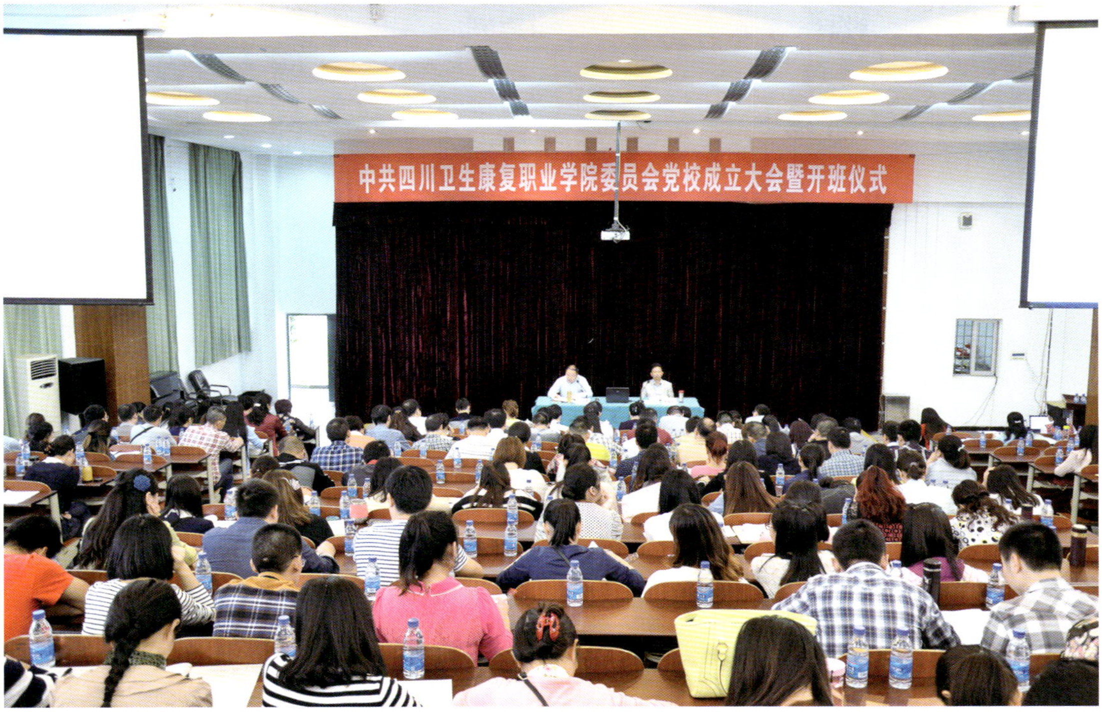

2015 年 8 月 10 日，中国共产党四川卫生康复职业学院委员会党校举行成立大会暨开班仪式

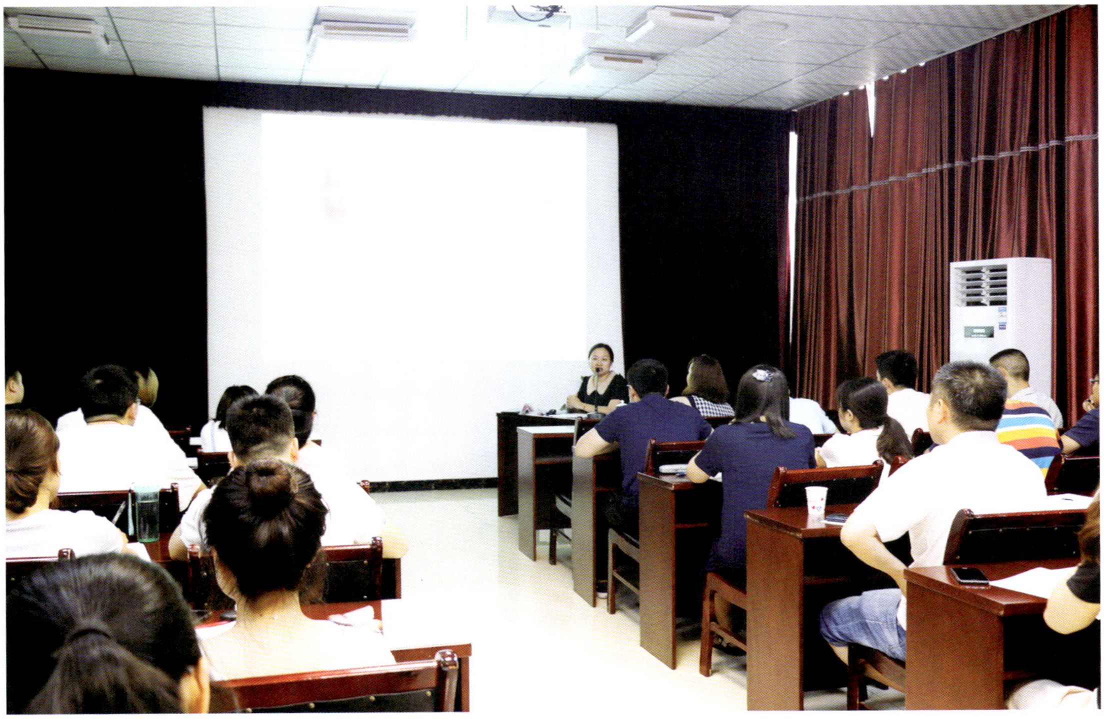

2015 年 9 月 25 日，川卫康院党群党支部与行政党支部邀请专家讲授专题党课

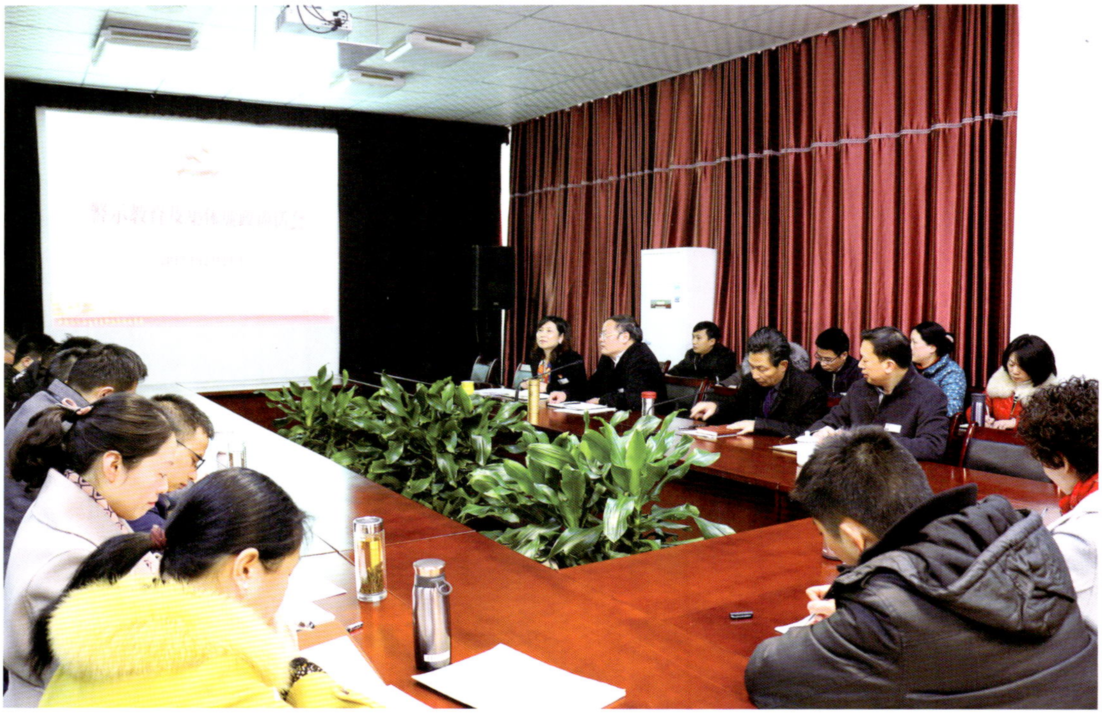

2017 年 12 月 29 日，川卫康院党委举办警示教育及集体廉政谈话会

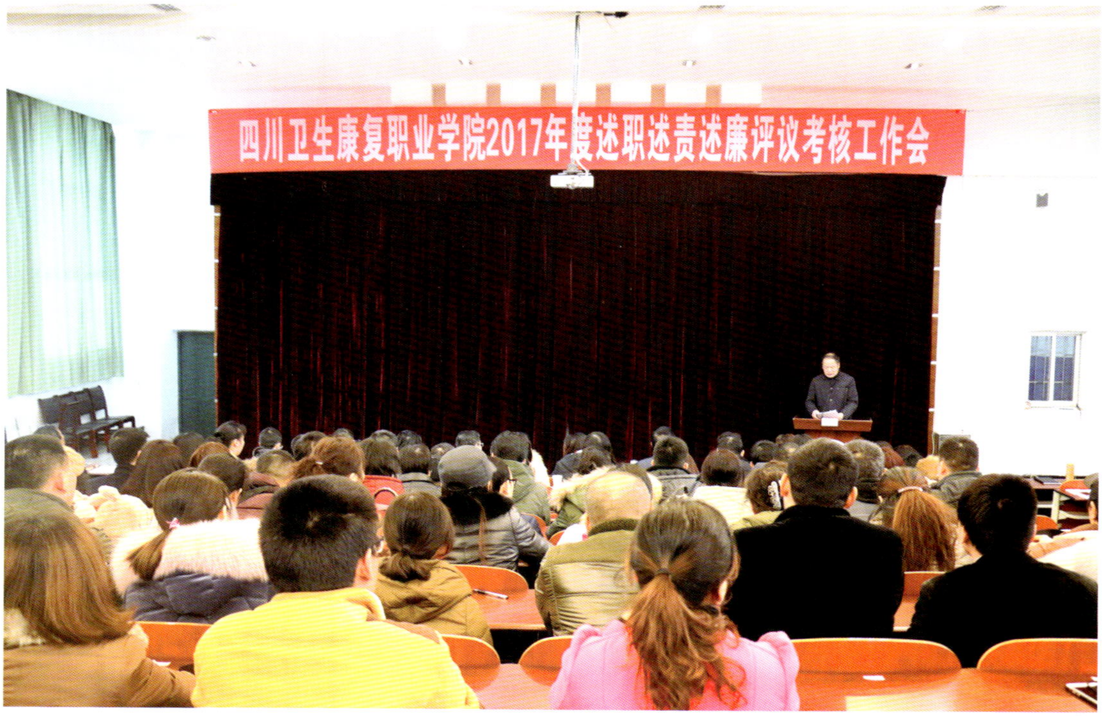

川卫康院 2017 年度述职述责述廉评议考核工作会

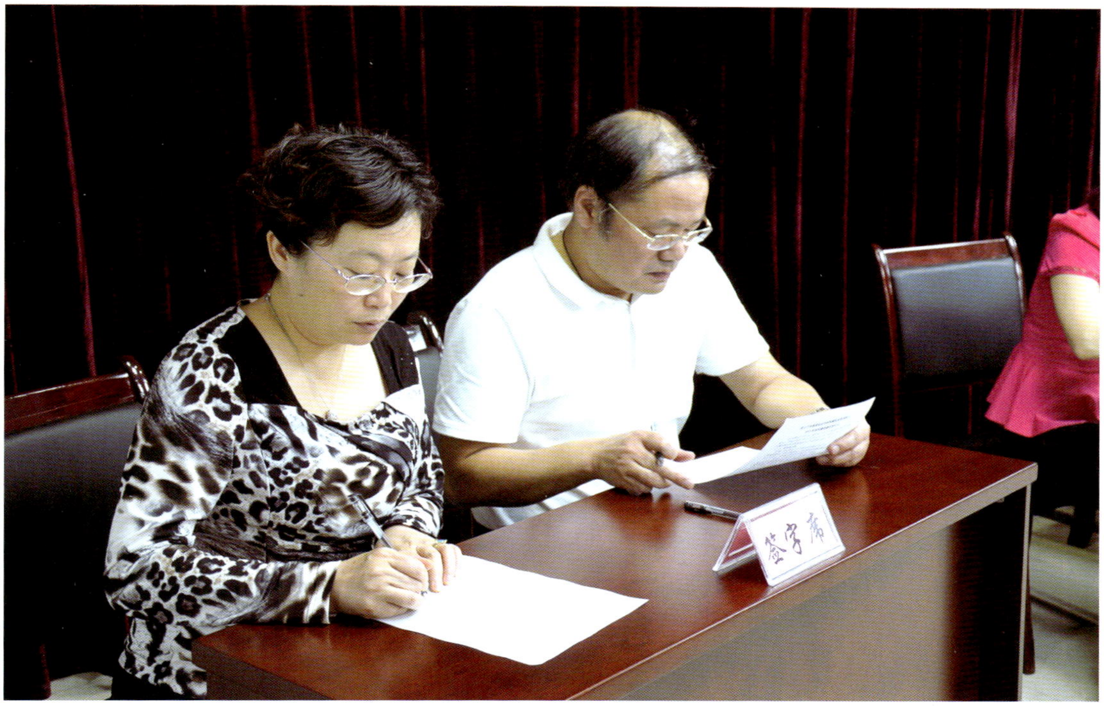
签字席

2017 年，川卫康院组织党员干部签订党风廉政责任书

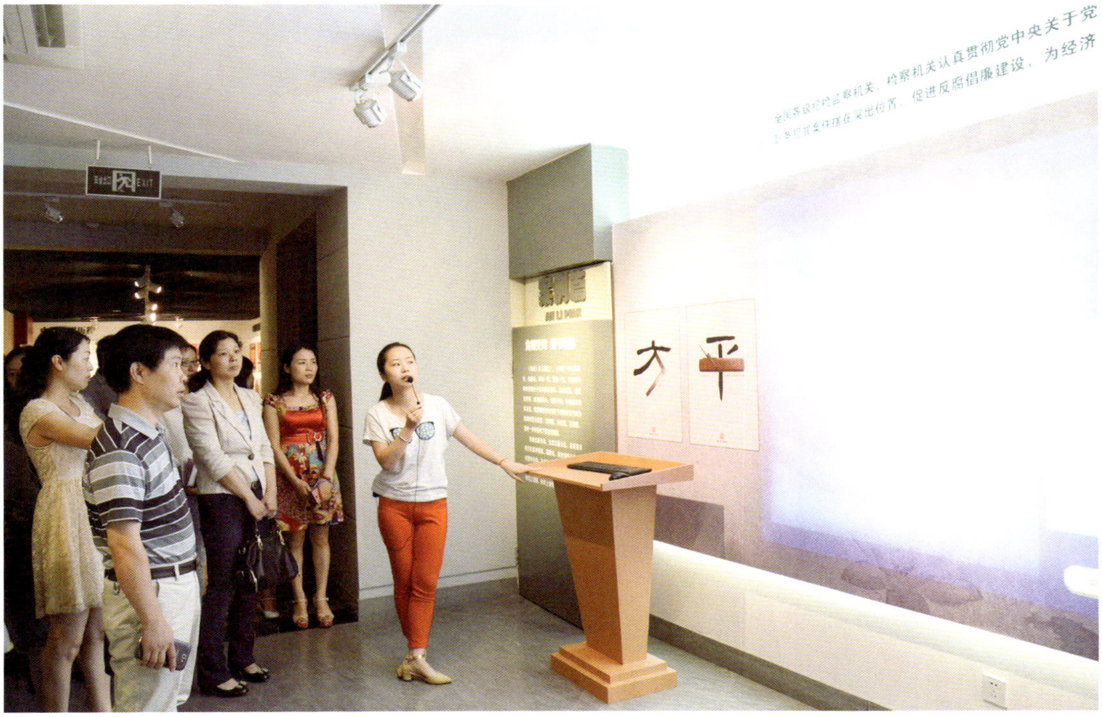
全国各级纪检监察机关、检察机关认真贯彻党中央关于党
促进反腐倡廉建设，为经济
大
平

2017 年，川卫康院组织党员干部参观廉政教育基地

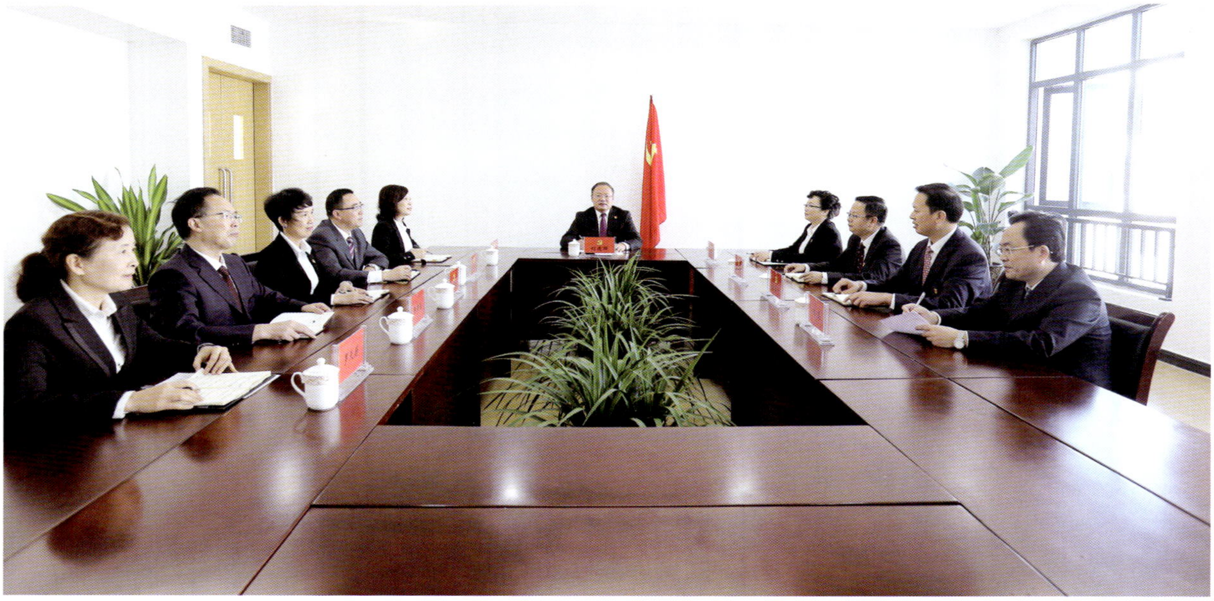

2017 年，川卫康院领导班子

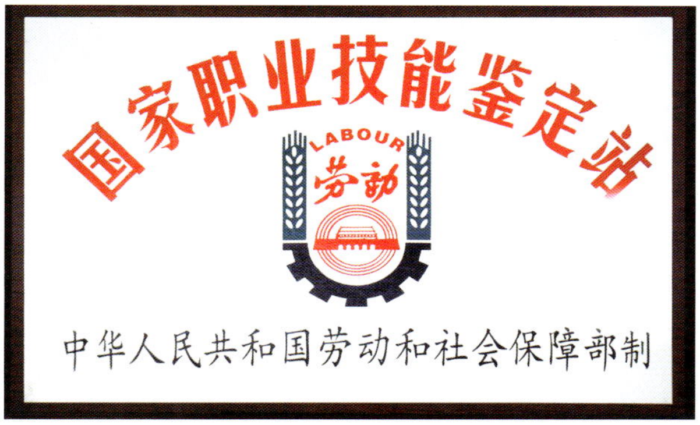
国家职业技能鉴定站
LABOUR
劳动
中华人民共和国劳动和社会保障部制

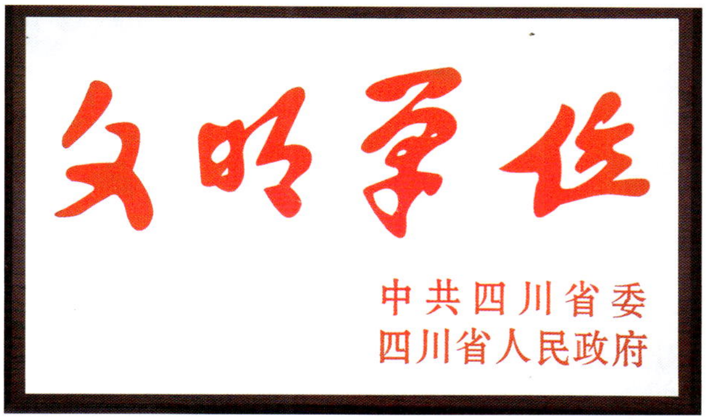
文明单位
中共四川省委
四川省人民政府

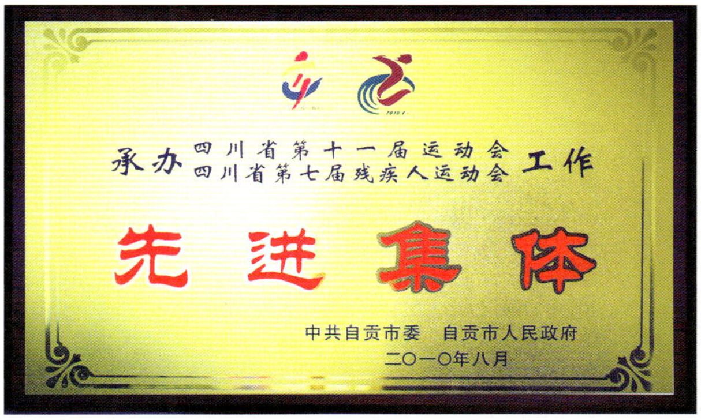
承办 四川省第十一届运动会 四川省第七届残疾人运动会 工作
先进集体
中共自贡市委 自贡市人民政府
二〇一〇年八月

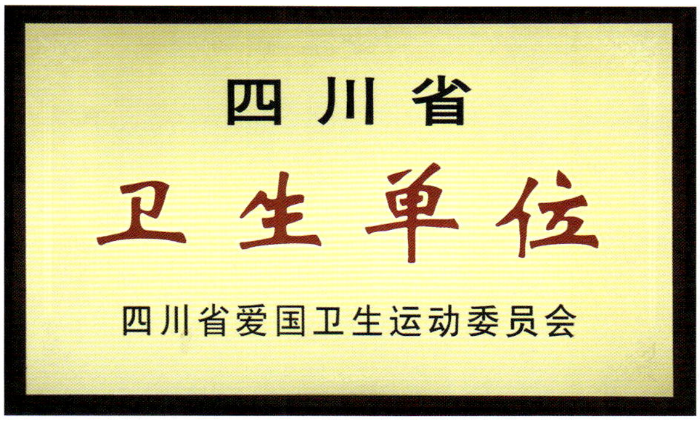
四川省
卫生单位
四川省爱国卫生运动委员会

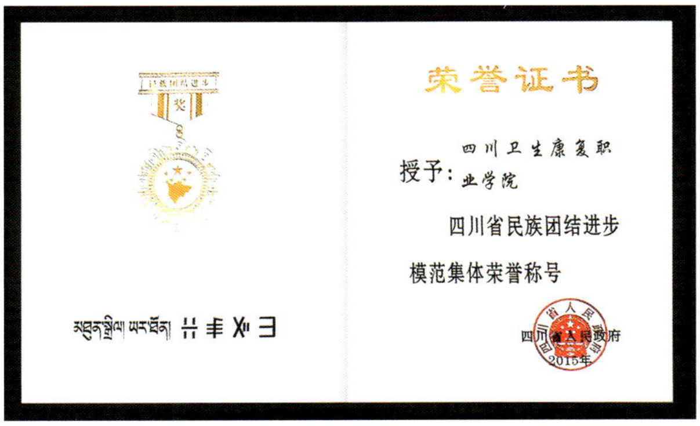
荣誉证书
授予：四川卫生康复职业学院
四川省民族团结进步
模范集体荣誉称号
四川省人民政府
2015年

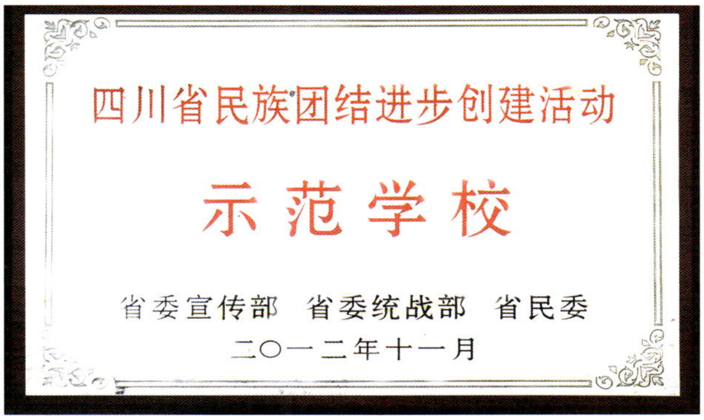
四川省民族团结进步创建活动
示范学校
省委宣传部 省委统战部 省民委
二〇一二年十一月

川卫康院荣誉选辑

《四川卫生康复职业学院志》编纂委员会

主　　任：刘建辉
副 主 任：曾晓奇
委　　员：丁中印　申　奎　李　华　杨　昆　张新高　罗天蔚
姜晓燕　黄昌平　龚祥忠　熊　骥　廖学琴

《四川卫生康复职业学院志》编辑部

主　　编：曾晓奇
执行主编：马应安　罗智凯
执行副主编：刘利英　周　敏　张家斗　李汝高
编辑顾问：冯国贵　刘梓华　陈聪杰　欧学余　黄志国
编辑人员：马应安　李汝高　刘利英　陈庆红　张家斗　杨　蕾
周　敏　罗智凯
责任编辑：巴　骄　游林高　张　鑫

《四川卫生康复职业学院志》采编人员

历光平　王　娟　兰　岚　李　帅　李佳林　陈思雨　杨　怡
张　莉　张晓璐　张　聪　周扬静　林茂然　周　波　费　丽
段晓芳　洪晓静　倪鹏程　梁　乔　谢　倩　喻　洋　蔡珈琦

序

100年前，随着西学东渐的潮流，一颗现代医学教育的种子播撒在千年盐都——自流井地区雨台山上。

动荡而灰色的年代决定了它的成长绝非坦途：东西文化的水土磨合，由冲突到交融；军阀混战，寇机狂轰滥炸；财政窘迫，艰难办学，不改初衷。由此，铸就了它坚韧、包容、咬定青山不放松的独特品格。

扎根在这块既富有千年中华文化积淀，又呈现现代工业生机的厚土中，也是它的幸运：人民的良善，社会各界的厚爱，盐商的慷慨解囊。由此，也造就了它仁爱、宽厚、知恩图报的内在气质。

中华人民共和国成立后，伴随共和国前进的步伐，学校迎来发展的春天，拥有一批以全国、省、市劳模，先进工作者为代表的教师精英团队。3万多名毕业生走向四面八方，为祖国医疗卫生事业的发展做出了不可磨灭的贡献。尤其是影像专业，曾作为全省统筹分配专业，为川、渝地区医学影像事业的发展起到了承前启后的作用。或许，有成功的喜悦，也有错失良机的惆怅，但那颗为人民健康保驾护航的初心从未改变！

随着国家改革开放的深入推进，学校迎来前所未有的发展良机。有两件大事不能不提：一是2003年，自贡市委、市政府决定将自贡卫校和自贡市第一人民医院实质性合并组建“仁济医学中心”，这不仅使医院、学校重续历史亲缘，更使医学教育回归本源。此举为学校的快速发展打下了不可替代的坚实基础。二是2011年，在市委、市政府和相关部门的强力支持下，学校广大师生员工抢抓机遇、勠力同心、众志成城，并于2012年2月经四川省人民政府批准，一举升格成功，建成四川卫生康复职业学院，随后又形成了“一校两附院”的管理体制，学校发展在一个更高的平台上迎来新天地！

回首百年积淀，学校形成了“厚仁广济、笃学躬行”的学院精神和“大仁求学、大医济人”的校训。

立足时代潮头，学校铸就了“以社会需求为导向，以教学质量为核心，以培养学生终身发展能力为目标”的办学理念。

在传承中发展，在发展中创新。

“没有全民健康，就没有全面小康。”今天的川卫康院，正以大健康理念为框架，构建社会需求的专业群，以“一校两附院”管理体制为基石，持续加强内涵建设，向着建设“独具特色、西部一流、全国知名的医药卫生类高等院校”的宏伟目标而大步迈进。

“往事已矣，来日可追”，在笔者起草这篇序言的同时，学校正在搬往占地近千亩的东部新城新校区。新的时代，面临着比传统救死扶伤和为健康事业培养适用人才的新使命，学校应该也必须铸就新的辉煌！

全校同仁们通过数年艰辛努力，《四川卫生康复职业学院志》即将付梓，可喜可贺。正所谓，盛世修志，岂不壮哉！

是为序。

曾晓奇

2018年8月27日

凡 例

一、本志以马克思列宁主义、毛泽东思想、邓小平理论、“三个代表”重要思想、科学发展观、习近平新时代中国特色社会主义思想为指导，坚持辩证唯物和历史唯物主义立场、观点和方法，坚持实事求是，全面客观地记述四川卫生康复职业学院的历史与现状，突出其特点，力求思想性、科学性和资料性的统一。除凡例、序、总述、大事记、附录、后记外，由 8 篇构成。

二、本志上限为 1918 年，下限至 2017 年。为保持事物的连续性和完整性，个别事物上溯或下延。人物及其事迹沿革断至 2017 年。

三、本志记述范围以事物发生时的年代、地名、事务为准。民国及以前，采用年号纪年，民国时期采用民国纪年，并括注对应公元纪年；中华人民共和国建立后，采用公元纪年。

四、本志体裁采用述、记、志、传、图、表、录、索引，以志为主，诸体并用；大事记以编年体为主，以纪事本末体为辅。

五、本志结构按科学分类和社会分工，适当兼顾部门管辖范围分类，横排竖写，以篇、章、节作为记述层次；为增强综合性和著述性，志首设“总述”，篇前或章前可设“无题概述”。

六、本志坚持“生不立传”原则，但对生者用简介、列表记述。立传及简介人物不分本籍、客籍，以出生年月为序。

七、本志文体采用规范的语体文和记述体，用第三人称记述。语言文字、标点符号、计量单位、统计数据的使用和引文注释按国家有关规定执行。对历史上使用的计量单位照实记载，个别在其后括注。

八、本志所记地名、机构、职务等名称，均以记事年代的称谓为准。古今地名有异的，括注今名。人物所属地按2017年区划记述，人名索引标注范围为正文文字记述部分。机构名称第一次出现时用全称（并括注简称），以后可用简称。

九、本志资料来源于档案、报刊以及调查采访等，并经甄别核实，文内一般不再注明出处。

十、本志图照放志前，表格以篇为单位依次排序编号。

目　录

总　述 …… 001
大事记 …… 009

第一篇　建　置 …… 077
第一章　沿　革 …… 078
第一节　校　名 …… 078
第二节　校　址 …… 081
第二章　体　制 …… 084
第一节　办学模式 …… 084
第二节　管理体制 …… 086

第二篇　机　构 …… 093
第一章　中国共产党 …… 094
第一节　组　织 …… 094
第二节　党　务 …… 100
第三节　统一战线 …… 107

第二章 行政机构 …… 110
第一节 中等职业学校时期 …… 110
第二节 高等职业院校时期 …… 118
第三章 群众组织 …… 121
第一节 工 会 …… 121
第二节 共青团 …… 134
第三节 其他社团 …… 139

第三篇 经费·设施 …… 149
第一章 经 费 …… 150
第一节 经费收入 …… 150
第二节 经费支出 …… 153
第二章 设施设备 …… 159
第一节 校 舍 …… 159
第二节 图书馆 …… 162
第三节 教学仪器设备 …… 164

第四篇 教职工 …… 167
第一章 教 师 …… 168
第一节 专任教师 …… 168
第二节 兼职教师 …… 175
第三节 职称评聘 …… 184
第二章 职 工 …… 189
第一节 管理人员 …… 189
第二节 工勤人员 …… 190

第五篇 教育·教学·管理 …… 191
第一章 招生与就业 …… 192
第一节 招 生 …… 192
第二节 毕业与就业 …… 196
第二章 教学与管理 …… 200
第一节 专业设置 …… 200
第二节 课程设置 …… 202
第三节 实训实习 …… 204
第四节 教学质量管理 …… 207
第三章 德育与体育 …… 211
第一节 德 育 …… 211
第二节 体 育 …… 213
第三节 行为规范 …… 215

第六篇 科研·交流 …… 217
第一章 科研成果 …… 218
第一节 科研项目 …… 218
第二节 科研论著 …… 225
第三节 技术发明 …… 252
第二章 交流合作 …… 254
第一节 国内交流合作 …… 254
第二节 国际交流合作 …… 260

第七篇 附属医院 …… 265
第一章 自贡市第一人民医院 …… 266
第一节 沿 革 …… 266
第二节 管理体制 …… 270

第三节　医院建设 …… 276
第四节　人才及技术 …… 285
第二章　自贡市第四人民医院 …… 294
第一节　沿　革 …… 294
第二节　管理体制 …… 296
第三节　医院建设 …… 302
第四节　人才及技术 …… 306

第八篇　人　物 …… 311
第一章　人物传略 …… 312
沈德才（Sheridan W. J., M. D.） …… 312
郭明芳 …… 313
胡祖遗（Wilford E. C.） …… 314
朱素荃 …… 316
李府东 …… 317
刘天健 …… 318
洪乃宽 …… 319
许肇先 …… 320
杨恩和 …… 320
刘慧根 …… 321
武天保 …… 322
滕光辉 …… 323
丁　兰 …… 324
马君牧 …… 325
何玉书 …… 327
雷超群 …… 328
朱兆龙 …… 329

何贵义 …… 329
罗席全 …… 330
张希学 …… 331
李远志 …… 331
唐祖珍 …… 333
谢永昌 …… 333
汤森林 …… 334
龙武开 …… 334
陈惠敏 …… 335
陈希文 …… 336
第二章 人物简介 …… 337
张泛舟 …… 337
袁嘉楷 …… 337
李肇叙 …… 339
成万钧 …… 339
孔玉昆 …… 341
谭言海 …… 342
杜举贤 …… 343
谢淑卿 …… 344
齐仕元 …… 345
张宗海 …… 346
侯叔康 …… 347
魏明杰 …… 348
詹国锦 …… 349
李观富 …… 350
兰金容 …… 351
刘梓华 …… 353

欧学余 …… 354
徐成新 …… 355
曾晓奇 …… 355
杨　昆 …… 356
曹灵红 …… 357
杜　冲 …… 358
谭　伦 …… 359
刘建辉 …… 360
姜晓燕 …… 361
聂洪玉 …… 362
罗晓中 …… 363
李爽乐 …… 364
杨　楠 …… 365
刘官智 …… 366
胡　楠 …… 367
第三章　人物名录 …… 369

附　录 …… 375
附录一　文　献 …… 376
附录二　学生名录及部分班主任 …… 407
附录三　荣誉谱 …… 671

后　记 …… 689

总　述

四川卫生康复职业学院（简称川卫康院），百载传承，以“大仁求学，大医济人”的校训和“厚仁广济，笃学躬行”的精神，博采中西医之长，容纳万千学子之志，培育出数以万计的毕业生，将“仁济”大爱播撒到大江南北、五湖四海。

一

川卫康院的前身，最早可追溯到民国3年（1914），加拿大传教士创办的“自流井雨台山医院”。而护士学校的开办，则由护国战争所催生。

民国5年（1916），袁世凯称帝，蔡锷在云南举兵起义，护国反袁，不少省份响应。史称这场捍卫中华民国国号、捍卫共和国体的反袁战争为“护国战争”。袁世凯派兵从川、湘、鄂围剿，护国军第一军总司令蔡锷率军攻入四川。在自流井相邻的泸州、宜宾一带，护国军与袁军激战。自流井雨台山医院组织救护队，驰赴战场救治伤员。获救治者数以千计。无分南北，一视同仁，均予救助，并将重伤者送院医治。其时，院中病床有限，护士力量尤为不足。有鉴于此，次年自流井雨台山医院更名为福音医院，开始自办看护训练班，招收男生5名。

民国 7 年（1918），福音医院又更名为自流井仁济男女医院（简称仁济男女医院），正式成立自流井私立仁济高级护士职业学校（简称自流井仁济护校），并报经中华护士学会立案。自流井仁济护校开办 19 年，于民国 26 年（1937）因故停办。

抗日战争全面爆发后，四川成为抗日大后方。战时急需大量医护人员，民国 28 年（1939）地方人士倡议复办自流井仁济护校，得到川康盐务管理局支持。是年 6 月，成立自贡市私立仁济高级护士职业学校（简称自贡市仁济护校）董事会并聘定校长。7 月，自贡市仁济护校正式招收复办后的第一班女生 20 名。10 月 10 日起，日机连续轰炸自贡，致市民死伤甚众，多由自流井仁济医院救治。民国 30 年（1941），自贡市仁济护校校舍遭日机炸毁，遂借用培德初中的破屋坚持办学。次年，教育部扶助拨款 5 万元，培修仁济医院的几间旧房作校舍，仁济护校迁回医院内。

民国 34 年（1945），为避免与成都、涪陵的私立仁济高级护士职业学校同名，自贡市仁济护校更名为自贡市私立义济高级护士职业学校（简称自贡市私立义济护校）。民国 35—37 年（1946—1948），选定仁济医院附近雨台山新址修建校舍，自此自贡市私立义济护校始有固定独立校舍。

1951 年 5 月 23 日，自贡市义济护校由代行政府职权的军管会正式接管，私立变公办，更名为自贡市义济护士学校（简称自贡市义济护校）。1952 年 8 月 12 日，自贡市义济护校与川南区医务干部学校（简称川南医干校）合并，更名为自贡市卫生学校。1953 年 7 月，内江护士学校并入自贡卫校，更名为四川省自贡卫生学校（简称自贡卫校）。1968 年，校名改为四川省自贡市白求恩卫生学校。1972 年 6 月撤销，恢复自贡卫校校名。

2003 年 9 月，自贡卫校与自贡市第一人民医院（简称市一医院）合并，组建自贡市仁济医学中心（简称仁济医学中心）。2012 年，经四川省人民政府批准、教育部备案，自贡卫校升格为四川卫生康复职业学院（简称川卫康院）。性质为公办普通高等学校，其时为全国唯一康复类高职学院。2014 年 1 月，自贡市仁济医学中心被撤销，自贡市两所最大的三级甲等综合医院——自贡市第一人民医院、自贡市第四人民医院（简称市四医院）成为川卫康院的附属医院，从此形成“一校两附院”的运行体制和办学特色。

二

从自流井仁济护校、自贡市私立义济护校，到自贡市义济护校、自贡卫校，再到川卫康院，一以贯之的办学理念是“以社会需求为导向，以教学质量为核心，以培养学生终身发展能力为目标”，充分体现“大仁求学、大医济仁”的校训精神。

民国时期，自流井因产盐富庶，成为四川军阀争夺的肥肉，战火连绵，军民受伤不少。仁济医院和仁济护校，本着救死扶伤精神，不分派别，不论军民，凡有伤病者，皆予救治。民国 28 年（1939），停办两年的仁济护校恢复办学，是为满足抗日战争护士人才极其紧缺之需。所有应届毕业生，除 10% 留校之外，其余全部由政府征用。从民国 28 年（1939）至民国 34 年（1945），仁济护校毕业生直接服务于抗日事业，在校生也积极投身于救治日机轰炸所致的市民伤员。

中华人民共和国成立后，随着经济建设发展，人民健康日益受到重视，自贡卫校迅速发展扩大。1951—1959 年，毕业护士 456 人、助产士 172 人、医士 51 人、化验士 107 人，共毕业 786 人，为民国时期建校 31 年毕业生总数约 4 倍。此外，还办短训班，培训出大批初级卫生人员。困难时期的 1961 年，国家实行“调整、巩固、充实、提高”方针，卫校招生数锐减至 53 人，不到上年的四分之一。1962 年后，随着国民经济恢复，招生数有所回升。

1966 年“文化大革命”开始后停止招生，直到 1971 年恢复。1967—1977 年 10 年间，共毕业 584 人，仅是“文化大革命”前 17 年毕业生 1627 人的三分之一。即便在此背景下，自贡卫校仍不忘初心，在为农村培养乡村医生、派师生下乡为农民服务、为少数民族边远地区培养人才、派出教师援藏、与五所医院联合举办针灸培训班等方面，做出一定成绩。

改革开放后，国家以经济建设为中心，卫生健康事业发展进入快车道。自 1981 年起，为适应社会需要，开办大专性质的各种短训班、卫生师资培训班等。1988 年起，更与重庆医科大学、成都中医学院联办正规大专班，开始踏上高等教育之路。

川卫康院的建立，更是为适应社会需求而生。随着中国开始渐入老年社会，民众对健康的质量、康复的保障要求越来越高，对卫生康复人才的需求也越来越迫切。为顺应发展形势，仅 2017 年一年，川卫康院即招新生 2230 人。

三

川卫康院发展过程中，一以贯之地秉承“仁济”精神，注重教学质量，毕业生深受社会各界及用人单位欢迎。2000 年后，国家全面取消计划分配，毕业生就业完全按市场化机制运行，川卫康院毕业生就业率始终保持在 90%以上。培养具有创新精神的高素质技术技能型人才，已经成为川卫康院办学定位的内容之一。

自流井仁济护校、自贡市私立义济护校时，就有重视教育教学质量的传统。课程设置既有普通课，也有基础课、专业课，科目齐全。普通课语文、化学等学科教师一般从私立蜀光中学、培德女中等校聘请名教师兼任，英语则由医院的加拿大教师专任；基础课、专业课，则多由医院主治医师、护士长兼任。学生都要经过实习期并参加全省毕业统考，大多能在当年顺利毕业，获得由省教育厅颁发的毕业证书。

1996年12月，四川省教委对自贡卫校办学质量复评结果为“优秀级”。1997年6月23日，自贡卫校被确定为省部级重点普通中等专业学校。2004年10月，省教育厅专家组对自贡卫校晋级国家重点中专检查评审，结论是：自贡卫校“建有2000余平方米实验室；投入200余万元购置实验设备，实验设备达到或部分超过教育部标准”“医教结合紧密，实践教育特色鲜明，实现了由专业学科本位向职业岗位和就业本位的转变”“利用与医院临床结合紧密，信息反馈迅速的特点，进行教学改革”“积极进行管理体制改革，双师型教师队伍建设成效显著”“德育教育及研究工作成果多，效果好”“传承‘仁济’办学理念，注重职业道德培养”。2005年1月12日，经教育部审查批准，自贡卫校为国家级重点中等职业学校。

为保证学校由中专向高等院校实现质的转变，2012年以后，川卫康院继续加强硬件建设，占地面积57.72万平方米，校舍建筑面积12.3万平方米，教学仪器设备总值4309万余元，馆藏图书21万余册。除两所附属医院外，还有四川大学华西医院、第三军医大学西南医院、广东省中山市人民医院等优质实习基地60余个。学校设护理、康复治疗技术、医学影像技术、医学检验技术、药学、助产六个专业，在校生每年7800余人。

为逐渐让师资队伍脱胎换骨，将新进教师标准定到硕士研究生以上，同时注重师资力量升华，加强在职教师培训。2014年，学院“9+3”科研荣获国家级教学成果奖二等奖；一名教师获全国医药卫生类专业教师说课比赛一等奖；一名护理系教师获四川省护理专业教师说课比赛一等奖；药学系教师获“凤凰创意杯”全国职业院校信息化教学大赛三等奖。2015年，一名英语教师入选全国旅游英语专业核心课程微课主讲教师全国30强，3名教师获全国高职高专外语多媒体课件三等奖。截至2017年8月，有专任教师245人，副高级以上职称61人，硕士及以上学位的 77 人（含博士 1 名），双师素质教师 124 人。是年，接受国家“人才评估”检查，获顺利通过。

四

川卫康院在“十三五”规划中明确提出“自加压力，勇于领先”的创新工程。创新精神是改革开放的核心，也是从仁济护校、自贡卫校到川卫康院一脉相承的精神。办学模式创新、管理体制创新、教育教学创新，贯穿于成长的全过程。

近代以来，西学东渐盛行，派员留学、引进西方技术和人才，所以有加拿大传教士到自贡传教，推广西医、兴办医院，仁济护校应运而生。相对于中国原有办学体制，仁济护校这种医院内部办学，即是一种创新模式。

民国 28 年（1939），仁济护校恢复办学，从教会独办变为社会联办，是办学模式的又一次创新。新仁济护校除董事长、校长均为中国人外，董事会章程还规定外国董事不能超过三分之一。首任董事长为川康盐务管理局局长兼任，后换成自贡盐场名流。仁济护校时期，最具创新特色的是紧密的医教结合。医师即教师，医院即实习基地，即使到民国 28 年（1939），仁济护校从医院附属变为社会办学，甚至校址、校舍也逐渐与医院脱离，但医教几乎仍不分彼此。

中华人民共和国成立后，办学模式更多次变更。1951 年，自贡市私立义济护校从私立（社会办学）变公办，教职员工纳入国家正式编制，办学经费得到保障。1952 年，自贡市义济护校与川南医干校合并为自贡卫校，更是办学模式的创新。川南医干校的优势是专任教师较多，政治能力较强，缺点是办学历史短，缺乏正规中专教育经验；自贡市义济护校的优点是办学历史悠久，办学经验丰富，缺点是专任教师少。两校合并，取长补短，为其后的发展打下基础。

自贡卫校时期，学校与医院在体制上完全脱离，学校专任教师增多，兼职教师减少。医院体制几经变化，但无论是市一医院，还是由市一医院分离后重新组建的市四医院，也仍是自贡卫校的主要实习基地。1959年、1984年，自贡卫校两次申请升级为大专院校，是办学模式的创新探索。1960年试办大专班，20世纪80年代初办大学函授班、带大专性质的各种短训班，1988年分别与重庆医科大学、成都中医学院联合举办临床医学、中医学专业大专班，1999年与电大联合建立自贡电大卫校分部，2001年成都中医药大学在自贡卫校建立成都中医药大学自贡教学部，2001年分别与川北医学院、泸州医学院开展联合办学，都是办学模式的创新实践。

2003年，自贡卫校与市一医院合并，组建仁济医学中心，更是办学模式的崭新试验。2004年，创办国家重点中专时，此举获省教育厅专家组的充分肯定，从而使自贡卫校顺利晋级国家级重点中专，并为此后于2012年升格成川卫康院，在硬件和软件方面夯实了基础。

升格为川卫康院后，办学模式的创新并未终止。2014年1月，撤销仁济医学中心，将市一、四医院作为川卫康院的附属医院，是办学模式的重大创新。两所附属医院，有悠久的历史传承、雄厚技术实力，过去长期作为自贡卫校的实习基地，后来又直接成为川卫康院的附属医院，在“双师型”教师的抚育下，川卫康院的学生不仅能学到理论知识，更能够熟练掌握职业技能。同时，市一、四医院吸收大批自贡卫校、川卫康院的优秀毕业生做护士、助产士、医士、护师、医师，有的成长为高级护师、护士长、主治医师、主任医师和其他中级、高级卫生人员。两所附属医院也是川卫康院毕业生就业、成长渠道之一。此外，川卫康院还在进行新的办学模式探索，与国内外院校、提供生源的中职学校合作的开放式办学模式；深化产教融合、校企合作、工学结合的人才培养模式。2016年10月14日，川卫康院牵头成立由33家成员单位组成的卫生康复职业教育集团。

四川卫生康复职业学院，包括两所附属三甲医院，具有悠久的历史，积淀了丰富的人本文化。全体领导、教职员工和医技团队充满信心，满怀豪情，意气风发，极具开拓创新精神。可以预见，川卫康院必将跨越历史，超越自我，达到新的历史高度：立足川南、面向四川、辐射全国，以高职教育为主体，坚持多专业交叉融合，中西医并重，打造康复、护理与养老、临床医技、药品食品四大专业群，培养品德高尚、理论扎实、操作娴熟、适应能力强、具有创新精神和可持续发展能力的高素质技术技能人才，到2025年基本建成独具特色、西部一流、全国知名的创新型现代化医卫类高职学院。

大事记

清光绪二十八年（1902）

英国内地会传教士到自流井传教，建自流井教区。

清光绪三十三年（1907）

加拿大基督教卫斯理宗传教团（又称英美会）派传教士到自流井教区传教，委派加拿大人 Wilford E. C.（音译：威尔福德，中文名：胡祖遗）到四川省富顺县自流井传教。

清光绪三十四年（1908）

胡祖遗为便于传教，在自流井灯杆坝租两间店铺，门额题“福音堂”。他一面传教，一面免费行医治病，开创西医在自贡地区行医历史。

胡祖遗将“福音堂”迁到自流井桐梓坳，正式开办诊所，并请来加拿大多伦多大学医学院毕业的医师 Sheridan W. J.，M. D.（音译：谢里登/谢立丹，中文名：沈德才）专门负责医疗工作。设病床 10 张，分内、外两科，外伤用碘酒、高锰酸钾；内科主要用奎宁治疟疾、山道华驱蛔。只收男病人。此诊所是自贡地区最早建立的西医医疗机构，即“市一医院”的雏形。

清宣统元年（1909）

胡祖遗开始为购买医院地产筹资。

清宣统三年（1911）

辛亥革命爆发，在自贡传教、行医的加拿大人返国。

民国元年至2年（1912—1913）

胡祖遗向教会和当地盐商筹银7500两，先后3次在雨台山、骑坳井租得王氏土地、坡坝、旧井灶房基共1300平方米，租期99年，并准备建医院。

民国3年（1914）

在雨台山建成一幢二层砖木结构楼房和两幢加拿大医生住宅楼，正式开办医院，称“自流井雨台山医院”。初设床位20张。后扩大至50张。

民国4年（1915）

胡祖遗应征回加拿大入伍。医生A. E. 贝斯蒂被派到自流井雨台山医院工作。

民国 5 年（1916）

是年　在雨台山始建一幢三层楼病房，图纸由英国建筑师叶镕清（Abrey F. E. L.）于 1914 年 5 月设计完成。

是年　护国战争中，蔡锷率讨袁护国军入川，在与自流井相邻的宜宾、泸州一带与袁军激战。自流井雨台山医院组成救护队，驰赴战场救护伤员，不分南北军人，皆予救治，被救治者数以千计；将重伤者送院治疗，时有病床仅 50 张，但住院者时达 200 余人。

是年　Susan Haddock（音译：苏珊·哈多克，中文名：侯淑媛）担任护士监督，指导护理的培训和服务。

民国 6 年（1917）

2 月 28 日　自流井雨台山医院新开业。

是年　完成病房大楼男病房修建（该大楼作为仁济医院主楼，一直使用到 1975 年拆除）。

是年　“自流井雨台山医院”改名“福音医院”，年手术 500 人次，门诊 1 万人次，有病床 60 张。

是年　医院开办看护训练班，自行培训护士，仅招 5 名男生。

民国 7 年（1918）

是年　英国内地会退出自流井教区，让渡于加拿大英美会，英美会改名美道会。

是年　北平协和医院毕业的女护士朱素荃到福音医院，是自贡地区首位中国人正规护士。

是年　年底，福音医院女病房竣工，更名“自流井仁济男女医院”，共有床位 150 张。院长是加拿大人 Crawford W.，M. D.（中文名：高子豪）。

是年　福音医院报中华护士学会备案，正式办校，取名“自流井私立仁济高级护士职业学校”，只招男护士。

民国 9 年（1920）

自流井仁济男女医院病床达到 150 张，与成都华西医院相同，规模同居全川之首；是年门诊量居全川医院之首。

民国 16 年（1927）

大革命时期，加拿大人返国，由胡承先担任院长，为首位担任院长的中国人。

民国 17 年（1928）

加拿大人返回医院，胡承先将医院交还加拿大人管理。

民国 18 年（1929）

自流井仁济男女医院改称自流井仁济医院，作为总院，另在乐山和荣县设分院。药品、物资由总院供给。隶属“四川中华基督教会医务委员会”。

民国 25 年（1936）

成都华西医院兰凤祥到自流井仁济医院专职开展临床检验，成为自贡地区第一个医学检验人员。由此，自流井仁济医院的医技工作正式与临床分开。

民国 26 年（1937）

加拿大人 Sheridan W. J.，M. D.（音译：谢里登/谢立丹，中文名：沈德才）任院长。时全院有医护人员和学员共 28 人。

民国 27 年（1938）

年初　成立自流井仁济医院董事会。成员由教会、川康盐务管理局、盐商、商会、警察局、医院等代表参加。

是年　自流井仁济医院购置美国产 30 毫安 X 光机，此系自贡地区第一部大型医疗仪器。

民国 28 年（1939）

5 月 24 日　川康盐务管理局局长张绣文，给自流井仁济医院护士长、停办前自流井仁济护校校长何美贞发函，就学校恢复事宜、章程及预算表进行商讨。

6 月　成立自贡市仁济护校首届校董会，选举欧阳尔彬任首任董事长。并向省教育厅申请立案。

同月　成立“自贡市私立仁济高级护士职业学校”，聘请成都仁济护士学校校长朱素荃担任校长，开始招收女生。

9月1日　自贡市仁济护校第一班开学，学制三年半，学生20人。

10月10日　仁济医院第一次遭日机轰炸，学校所用校舍“稍被震毁”。

11月15日　自贡市仁济护校响应民国政府号召，开始推行平民教育，于校内设识字夜课，每夜对该校及医院工人30余人教授识字。

民国29年（1940）

4月29日　欧阳尔彬因赴渝辞职，自贡市仁济护校校董会选举李秉熙续任董事长。

10月5日　省教育厅转教育部10月4日指令，自贡市仁济护校校董事会应准备案，但因外国人达4名，超过章程所定三分之一，要求调整。校董会调整后重新上报。

11月　自贡市仁济护校获四川省教育厅正式立案。

是年　仁济医院两次遭日机轰炸，自贡市仁济护校学生宿舍被炸毁，不能入住，迁往他处。

民国30年（1941）

7月28—29日　日本侵略军派飞机两次轰炸自流井，仁济医院病房严重损坏，自贡市仁济护校校舍亦遭飞机炸毁。宿舍餐房，均炸成空。自贡市仁济护校向培德初中借用破屋，在极其危险艰苦的条件下继续办学。

9月6日　对自贡市仁济护校调整后的校董会，教育部信予备查。

11月　自贡市仁济护校获教育部正式“准予备案”。

12月2日　因护士月薪低于当地小学教师（200元），萧俊儒等10名护士签名罢工。

是年　仁济医院成立护理部。

是年　自贡市政府任命王柔坚为自贡市卫生院筹备主任，筹备建立自贡市卫生院事宜。

民国 31 年（1942）

3 月 16 日　教育部拨给自贡市仁济护校因遭敌机轰炸救济费 5 万元。随即，仁济医院选被炸旧房几间培修后作校舍，护校迁回医院。

4 月 10 日　自贡市卫生院正式成立。在日机空袭期间，负责自贡市救济药品的发放及简单医疗等事务。首任院长王柔坚。院址在关外财神庙，即今自贡市第四人民医院。

7 月 29 日　四川省政府指令：准予颁发新钤记“自贡市私立仁济高级护士职业学校”。

11 月　四川省教育厅指令，自贡市仁济护校于民国 28 年（1939）招收的学生经核定，由省教育厅颁发毕业证。即追认民国 28 年（1939）为恢复办学合法日期。

是年　沈德才回国，加拿大人 Hoffman Rev. A. C.，S. T. L.（中文名：洪乃宽）任院长。开始修复被炸毁的病房。

是年　自贡市政府在市卫生院内建立重伤医院，医治伤兵和被日机炸伤的市民。

民国 32 年（1943）

4 月 28 日　自贡市仁济护校校长朱素荃给四川省教育厅厅长发函：因生源紧缺，请求招收同等学力生，并请示到荣县、威远县等外县招生。

4 月 30 日　民国政府教育部部长陈立夫向自贡市仁济护校发出训令，令其春秋两季招生，一年招 6 个班。

10 月 20 日　新运总会伤兵之友总社自贡分社理事长、市长刘仁庵给自贡市仁济护校校长朱素荃发聘书，聘朱素荃担任分社理事。全校教职员工及学生，皆为会员，将救治抗战伤兵作为主要职责。

是年　自贡市仁济护校开始春秋两季招生。2 月招收第三班 12 人，9 月招收第四班 8 人。

民国 33 年（1944）

2 月 19 日　中央银行行长孔祥熙发给仁济医院委托书，负责该行自流井分行员工医疗及保健事宜。

6 月　由民国市政府卫生行政机构卫生事务所主持，在市卫生院和重伤医院的基础上，建立自贡市立医院，院址仍在原卫生院（重伤医院）所在的关外财神庙。

是年　仁济医院为正式建成医院 30 周年、自贡市仁济护校恢复建校 5 周年出版特刊。市长刘仁庵题词："仁民济世，慰为国光。卫生之经，医师之良。作育才俊，福利乡邦。恢宏踔厉，日进无疆。"校长朱素荃发表《仁济学校创办沿革》，其中记载 5 年来校舍遭日机轰炸达 4 次。

民国 34 年（1945）

5 月 12 日　自贡民国市政府市长刘仁庵转发四川省教育厅奉教育部训令，成都、自贡、涪陵三护校校名相同，饬令成都保留，自贡、涪陵改名。

7 月 14 日　校董会决议，将仁济护校校名改为"自贡市私立义济高级护士职业学校"，报市政府、省教育厅核准。同时，校长何玉书亦向川康盐务管理局通报。

7 月 23 日　川康盐务管理局局长曾仰丰转达市政府训令，同意改名。

7 月 27 日　仁济医院董事会召开，仁济医院院长洪乃宽传达其本国政府命令，拨美金 5 万元，以供该院一切设备之用，其余请当地人士募款补助。请求盐业集团将每月补助由 30 万元提高为 100 万元。后，董事会决议：每月增为 80 万元，由东、西场分摊。

12 月 5 日　市政府转发省教育厅转发的教育部 10 月 31 日训令，核准自贡市仁济护校更名为自贡市私立义济护校。

是年　川康盐局拨款 1 亿元，教会捐款 2.5 万元加币，开始筹划另选新校址。

民国 36 年（1947）

是年春　购得仁济医院以北雨台山 30 余亩土地，开始动工修建自贡市私立义济护校校舍。校舍含普通教室 3 间，示范教室 1 间，图书室 1 个，办公室 2 间，寝室 18 间，盥洗室、厕所各 1 个。

是年　洪乃宽回国。加拿大人 Hayward R. B. A.，M. D.（中文译名：赫维德）任仁济医院院长。

民国 37 年（1948）

是年　盐商侯策名为自贡市立医院捐赠修建三层楼病房，称策名楼。东、西两场盐商办事处捐助 1 亿元购置设备。至此，自贡市立医院院舍、设备皆初具规模。

是年　自贡市私立义济护校新校舍基本完工，校址与仁济医院院址基本分开。

民国 38 年（1949）

1 月~9 月

6 月　仁济医院最后一名加籍院长赫维德返回加拿大。由内科医师马君牧任院长。时医院有病床 80 张，职工 102 人，其中卫技人员 23 人（包括医师 7 人，护士 11 人，其他 5 人）。

10 月～12 月

12 月　仁济医院收治人民解放军第十军在解放井研战斗中的伤员 200 人。

是月　自贡市人民政府接管市立医院。

是月　马君牧、何贵义代表仁济医院、自贡市私立义济护校全体员工，向川南行署发函，请求政府接管。

1950 年

5 月 10 日　成立自贡市私立义济护校校务委员会，由何玉书、梁惠礼、马君牧、何贵义、王文靖、许绍先 6 人组成，何玉书任主任委员。

是日　成立自贡市私立义济护校生活指导委员会，由许绍先、蓝芹祥、王桂祥、周远英、董风华、吴赓炎、梁惠礼、张湘云、杨淑明、曹启盛 10 人组成，许绍先任主任委员。

9 月 12 日　何玉书任自贡市私立义济护校校长，梁惠礼任教导主任。

1951 年

1 月 5 日　仁济医院、自贡市私立义济护校全体员工、学生，再次函请市政府接管。

是年春　自贡市私立义济护校受川南行署卫生厅委托开办助产班，共 44 人，系学校建校来首办除护士外的其他专业。

5 月 23 日　市政府正式接管仁济医院。马君牧任院长，何贵义任副院长；同时，接管自贡市私立义济护士学校，校名取消“私立”二字，为“自贡市义济高级护士职业学校”。任命卫生局局长张泛舟兼军代表，高永林为副军代表，联络员杨聚林、张克前，具体负责学校工作。

7 月 19 日　省卫生厅行文，规定各教会医院护士学校统由省卫生厅直接领导。

是月　仁济医院建立新民主主义青年团支部。

9 月 10 日　仁济医院更名为川南第二医院。

是月　川南行署创办川南医干校，市卫生局局长张泛舟兼校长，卫生局副局长马君牧兼副校长，市立医院代院长史克宪兼教导主任。招医士、化验两个专业，学制为一年制。川康盐务管理局参与完成招生体检工作。

是年　川南行署卫生厅通知，自贡市义济护校由自贡市政府代管。

是年　自贡市义济护校制定汇报制度、请假制度、实习规则、教室规则、餐厅规则、寝室规则等制度。

1952 年

5 月 26 日　“自贡市义济高级护士职业学校”印章启用。

8 月 12 日　川南医干校与自贡市义济护校合并，更名为“自贡市卫生学校”，并启用“自贡市卫生学校”印章。

11 月 25 日　成立自贡市卫生学校工会。

12 月 15 日　自贡市卫生学校更名为“自贡市助产护士学校”，附设化验班，由自贡市人民政府卫生局、文教局领导。

1953 年

1 月 1 日　川南第二医院与市立医院合并，合并后名为“自贡市人民医院”。

3 月 5 日　成立自贡市人民医院院务委员会。

是月　将原两个医院的三个门诊部集中于八店街。

5 月 18 日　四川省人民政府卫生厅通知：对四川省各中级卫生技术学校进行调整，内江专区护士学校并入自贡市卫生学校，调整后校名为“四川省自贡市卫生学校”。

是月　由东北到院工作一年多的小岛敏等5位日本侨民医务人员返日。

9月　自贡市人民医院门诊部迁往竹棚子老君庙。医院实施自贡市首个统一的收费标准，建立制剂室，成立独立的放射室。

是年　自贡市人民政府开始拨款增修卫校教学楼。

是年　四川省自贡市卫生学校工会成立。

1954年

是年　建成于民国3年（1914）的一幢二层砖木结构病房在地震中损毁。

1955年

3月　原独立的公费医疗门诊部划归人民医院，竹棚子门诊部亦迁入。

5月　人民医院主治医师轮流上门诊。

9月　“自贡市人民医院”更名为“自贡市第一人民医院”。

是年　因只办护士专业，四川省自贡市卫生学校更名为四川省自贡护士学校。

1956年

5月12日　省卫生厅行文，委托自贡市卫生局代管四川省自贡护士学校。

5月　四川省自贡护士学校成立体协。

6月　市一医院在解放路新开设中医门诊部。

8月3日　省卫生厅通知，四川省自贡护士学校再次更名为四川省自贡卫生学校。

9月20日　自贡卫生学校新校印正式启用。

1957年

8月26日　市卫生局拨款新修自贡卫校教室4间。

10月　市一医院设立党总支。

11月16日　自贡卫校召开第一次学代会。

1958年

5月10日　自贡卫校成立党支部委员会。

9月　全国医疗技术经验交流会在北京召开，市一医院院长马君牧的论文《人工冬眠疗法治疗乙型脑炎及小病灶肺炎》在会上交流。马君牧获卫生部技术革命先锋奖章。

是月　市一医院外科主任罗席全与医师叶奇明采用“雪代氏”法成功进行自贡第一例开胸手术。

1959年

4月24日　自贡卫校党支部改选，由武天保、王止端、李素芳三人组成，武天保任支部书记。

7月31日　自贡卫校党支部划归市一医院党总支领导，教工团员亦归市一医院团组织领导。

8月　川南首届医疗技术交流会在市一医院召开。

同月　自贡首例骨科脊柱手术成功。

9月14日　共青团自贡市文教委员会关于划分组织机构及调整支部范围的通知，同意自贡卫校成立团支部。

12月2日　市卫生局经市文教党委向市委报告，计划自1960年起，在自贡卫校基础上建立自贡市医学专科学校。市委研究，批准试办一个医专班。

12月　武天保任自贡卫校校长，雷超群任副校长。

1960年

4月21日　高永林任自贡卫校副校长。

是月　市一医院购回第一部心电图机，开展心脏病诊断治疗。罗席全等做自贡首例心脏二尖瓣手术成功。

12月31日　自贡卫校党支部改选，支委会由武天保、高永林、王止端、孔玉昆、王炳常五位组成，武天保任支部书记，高永林任支部副书记。

是年　自贡卫校除完成中专招生计划外，实招50人医士科大专班、30人委托培养大专班各1个。

1961年

1月6日　成立自贡卫校新“三反”（反对分散主义、打击投机倒把、打击贪污盗窃）领导小组。由武天保、李素芳、张应桐、孔玉昆、喻淑芳组成，武天保任组长，开始新“三反”运动。

是年　贯彻学校工作13条和团队工作38条，教学工作实行“四固定”。学校工作正常秩序基本形成。

是年　国家实行“调整、巩固、充实、提高”的八字方针，自贡卫校的大专班停招。

是年　自贡卫校和医院职工皆在花园、空地种菜、养猪，克服粮食供应困难。

1962 年

4 月 25 日　自贡卫校成立保密小组，由孔玉昆、喻淑芳、李素芳组成，孔玉昆任组长。

9 月 5 日　自贡卫校党支部改选，支委会由武天保、孔玉昆、王止端组成，武天保任书记。

9 月 27 日　自贡卫校成立民兵营。营长孔玉昆，副营长费经义，教导员王止端。下设 3 个学生连，每连 3 个排，教工为直属排。

是月　高永林因在新“三反”运动中查出问题，被撤去副校长职务。

10 月　市一医院“精兵简政”，调整压缩 29 人离院。

是年　自贡卫校制定工作制度并汇编成册。

是年　自贡卫校治保委员会成立，由张应桐、喻淑芳、黄成武、赵蜀凡、费经义组成。

1963 年

3 月 1 日　自贡卫校向省卫生厅报送《关于对医士专业原生理学教学大纲及温光楠编写的医士专业教科书的修订意见》。

3 月 6 日　卫生局通知：决定 3 月下旬由卫生工作者协会举办一期“调剂人员训练班”。

3 月 29 日　卫生局批复：医专班毕业证书由自贡卫校发给。

5 月 22 日　自贡卫校向省卫生厅报送《关于“中专医药学校护士教学计划”的讨论意见》。

10 月 18 日　自贡卫校向省卫生厅报送《关于“公社保送和考试相结合”招生办法总结》。

12 月 24 日，自贡卫校向省卫生厅报送《关于调整助学金有关问题的报告》。

1964 年

3 月 31 日　自贡卫校党支部改选，武天保任支部书记，孔玉昆任支部副书记。

5 月　市一医院许建群做自贡首例开颅手术成功。

1965 年

8 月 10 日　自贡卫校党支部改选，由武天保、王永扬、肖淑泉组成支委会，武天保任支部书记。

是月　市一医院购回自贡市第一部超声波诊断仪（A 型）。

是年　自贡卫校民兵营改组：教导员武天保，副教导员肖淑泉，营长王永扬，副营长刘格非，参谋长刘成蓉。下属学生各连及教工直属排。

1966 年

4 月 14 日　文仲北任自贡卫校总务处主任。

是年　自贡卫校组织三年级同学上山下乡，轮流参加巡回医疗。

是年　“文化大革命”开始，自贡卫校“停课闹革命”。

1967 年

7 月 18 日　自贡卫校群众组织“燎原战斗团”夺权，成立临管会，同时使用校印和燎原战斗团印鉴。临管会由龚金连、黄成武、魏明杰、李志华、唐祖珍组成。

8 月 15 日　市一医院新门诊大楼开始应诊。

1968 年

1 月 23 日　自贡卫校改名为四川省自贡市白求恩卫生学校，建立学校革命委员会。革委会由武天保、魏明杰、唐祖珍、龚金连、刘玲、魏俊良组成，主任委员由军事代表戴宏启兼任，武天保、魏明杰为副主任。同时使用新印鉴，“燎原战斗团”和四川省自贡卫校印鉴作废。

7 月 22 日　市一医院革委会成立。主任空缺，副主任杨贵枝、谭延海。

1969 年

9 月　工人宣传队进驻市一医院，队长蔡乃夫。

10 月 6 日　学校“燎原战斗团”自行宣布撤销。

12 月 26 日　自贡市白求恩卫校建立党支部，由武天保、廖淑芬、喻淑芳组成支委会，武天保任支部书记。

1970 年

7 月　市一医院党的核心领导小组成立，黄生传任组长。同时改组院革委会。

11月18日　自贡市白求恩卫校开展“一打三反”（打击反革命破坏活动，反对贪污盗窃、反对投机倒把和反对铺张浪费）运动，建立“一打三反”领导小组，由李明秀、江绍荣、孔玉昆、喻淑芳、晋火祯组成，李明秀任组长，孔玉昆任副组长。

11月　市一医院各党支部恢复、组建。

1971年

2月27日　自贡市革委会同意增补文仲北为自贡市白求恩卫校革委会委员，原校革委会委员孔玉昆调整为革委会副主任。

6月9日　经自贡市革委会核心小组研究同意由武天保、孔玉昆、喻淑芳组成自贡卫校整党建党领导小组，武天保任组长，孔玉昆任副组长。

1972年

1月14日　调整自贡市白求恩卫校“一打三反”领导小组，由武天保、孔玉昆、文仲北、喻淑芳组成，武天保任组长，孔玉昆任副组长。

4月　黄生传任市一医院党的核心小组组长、革委会主任。

是月　市一医院派外科医师迟德兴往索马里任工程队医师。

6月28日　启用自贡卫校革委会新印章，恢复自贡卫校校名，原自贡市白求恩卫校革委会印章作废。

1973年

8月　市一医院开始分院。内科部为自贡市第一人民医院，外科部为自贡市第四人民医院。

是月　市一医院（分立后的市四医院）外科楼竣工。

是年　自贡卫校民兵连改组：民兵连连长孔玉昆，副连长文仲北，政治指导员武天保，副政治指导员黄子高。

1974 年

1 月　市一医院、市四医院正式分别挂牌应诊。

6 月 1 日　市四医院成立党的核心领导小组。成员：朱坚、陈守忠、罗席全。组长：朱坚。

7 月 18 日　郑永宽任自贡卫校党支书，武天保任副支书，并增补刘格非、谢信清为支委。

是年　市四医院成立党总支。朱坚任总支书，陈守忠、朱桂容任副书记。

1975 年

1 月　市一医院首次接收学生实习（四军医大、成都中医学院）。

8 月　市一医院首次采用针麻作外科手术成功（甲状腺切除术）。

1976 年

1 月，自贡卫校会同有关兄弟学校，对省中等医药学校教材《儿科学》进行第二次修订重印。

是年　自贡卫校停招学历生一年，受卫生局委托，办“西医离职学中医班”1 个。

1977 年

4 月　市一医院皮肤科首次应用氦氖激光技术于临床治疗。

11 月　市一医院举办第一次大型学术交流活动“医学科技经验交流会”，收到论文 51 篇。

1978 年

4 月 21 日　中共自贡市委组织部转发市委关于省盐校、自贡卫校等 6 个单位为县级单位的决定。

8 月 19 日　孔玉昆调往市卫生局，其在自贡卫校所任党政职务免去。

9 月 9 日　中共自贡市委常委会同意自贡卫校改变行政领导职务名称：革委会主任、副主任改为校长、副校长。同时，建立临时党总支，汤森林任临时党总支书记，郑永宽任临时党总支委员、副校长，武天保任临时党总支委员、副校长。

10 月 19 日　自贡卫校团总支直属团市委领导。

11 月 27 日　中共自贡市卫生局党组同意自贡卫校党总支下设三个党支部，即行政党支部，书记肖淑泉；教师党支部，书记谢安治；学生党支部，书记谢信清。

是年　市四医院党总支改选。朱坚任党总支书记、副书记为陈守忠、陈德和、朱桂容，分设 4 个支部，有党员 55 人。

是年　市四医院革委会撤销，革委会主任、副主任改为校长、副校长，由罗席全任院长，陈守忠、陈德和、朱桂容、龙武开任副院长。

1979 年

4 月 29 日　成立自贡卫校工会。由郑永宽、杨孝辉、缪玉琴、付永录、詹国锦、李光怡、温绍文组成自贡卫生学校工会委员会，郑永宽任主席，杨孝辉任副主席。

8 月 11 日　肖淑泉任自贡卫校办公室副主任，文仲北任总务处副主任，杨聚林任教务处主任。

10 月 27 日　市卫生局党组决定杨建忠任自贡卫校总务处副主任。

12 月　市四医院总支书记朱坚调市计生委，由陈守忠任市四医院党总支书记，陈德和、朱桂容任副书记，分设 4 个支部，有党员 60 人。

1980 年

2 月 23 日　市卫生局党组批复自贡卫校党总支下属党支部组成。行政党支部书记肖淑泉，教师党支部书记谢安治、副书记汪淑子。学生党支部书记谢信清。

1981 年

5 月 9 日　自贡卫校第二届工会委员会改选，郑永宽任主席，杨孝辉任副主席。

是年　改选共青团自贡卫校教工支部委员会，由徐文德、陈祥建、严晓薇组成支委会，徐文德任书记。

1982年

10月　市一医院内科大楼全部竣工。

12月14日　自贡卫校教工团支部改选，严晓薇任书记。

1983年

2月18日　由石明远、蔡世敏、周艺、王健、周跃、简萍、吴秋萍、匡楚龙、李玉美组成共青团自贡卫校第二届委员会。

6月16日　自贡卫校3个党支部改选，行政党支部书记为李利华；教师党支部书记为谢安治，副书记马骁；学生党支部书记为刘梓华，副书记谢信清。

8月　市一医院科技门诊建立。

是月　市一医院第一次对全市科技干部进行体检。

11月15日　启用“中共自贡卫校党总支”新印章。

是年　成都中医学院在自贡卫校设立自贡中心函授站，先后开办中医中专、大专、本科层次的函授学历教育。

1984年

5月21日　自贡市人民政府第21次常务会议决定任命成万钧为自贡卫校校长；孔玉昆、李远志、齐仕元为副校长。

是月　市一医院开始实行院长负责制。陈希文任院长，毕仕金任党委书记。

7月　全国儿科遗传学习班在市一医院开学。

11月23日　由孔玉昆、张继声、雷仲辉、费经义、张应桐、周晓禾、孙秀荣、罗国洪组成自贡卫校第三届工会委员会，孔玉昆任主席，张继声任副主席。

是年　自贡卫校设办公室、政治处、教务处、总务处。

1985 年

6 月 14 日　自贡卫校召开首届教职工代表大会。

6 月　石宏敏调任市四医院党总支书记。

7 月 3 日　选举汤森林、马骁、成万钧、孔玉昆、刘梓华组成自贡卫校党总支，汤森林任书记，马骁任副书记。

是月　市一医院建立职工代表大会，主席邓云尧。

8 月　市四医院党总支改建为党委，石宏敏任党委书记。同时建立纪委，朱桂容、郭本玉、李家桂当选为纪委委员，朱桂容任纪委书记。

10 月 7 日　自贡卫校各党支部改选，肖淑泉任行政党支部书记，谢信清任教师基础党支部书记，谢安治任教师临床党支部书记，刘梓华任学生党支部书记。

11 月 26 日　自贡卫校实行校长负责制。

1986 年

1 月 27 日　市卫生局党组免去自贡卫校党总支书记汤森林、副校长孔玉昆职务，任调研员。赵荣章调任自贡卫校党总支书记，张宗海任副校长。

2 月 24 日　自贡卫校党总支决定增设自贡卫校党总支办公室，谢淑卿任主任。

5 月　香港大学医学院 M. K. 陈教授到市一医院讲学。

是月　市长刁金祥到校现场办公，解决学生宿舍 20 万元基建费。

是月，刘俊茹获省法律知识竞赛二等奖，汤万鑫获三等奖，彭玉竹获四等奖，自贡卫校获组织奖。谢信清获市个人奖。

7月23日　自贡卫校学生宿舍开工。

10月21日　召开自贡卫校学生第四次团代会、第四次学代会。

是月　以市一医院五官科开展防盲治盲工作事迹为内容的电视专题片《光明的使者》在四川电视台播出。

1987年

3月27日　共青团自贡市委组织部批复：蔡世敏、胡耀光、王勇、李霓、胡显明、康跃科、林正芳组成自贡卫校团委第四届委员会，蔡世敏任副书记。

4月　四川省解剖学会第七次会议在自贡卫校召开。

5月　自贡卫校学生宿舍竣工交付，建筑面积1550平方米。

是年　市一医院内科开展腹膜透析，检验科开展乙肝“两对半”检查。

是年　美国加州大学教授到市一医院讲学。

1988年

1月　市四医院党委书记石宏敏调离，由副书记龙武开主持工作。

2月　重庆医科大学与自贡市卫生局签订联合举办重庆医科大学自贡大专班的协议，在自贡卫校开办临床医学大专班。

3月11日　成都中医学院、自贡市卫生局、自贡卫校签订联合办学协议，在自贡卫校开办中医学专业大专班。

4月4日　自贡市编委核定自贡卫校人员编制195名。

同日　自贡市人大教科文卫组到自贡卫校视察，了解医专大专班开办情况。

是月　市一医院开展职称评聘，共评聘高级职称 34 人、中级 144 人、初级 290 人。

1989 年

7 月 14 日　自贡市委宣传部同意中共自贡卫校第一届委员会正式选举结果：赵荣章任书记，成万钧分管组织统战，张宗海分管宣传，谢信清分管群团。

7 月 26 日　中共自贡市纪委同意中共自贡卫校第一届纪委会选举结果：赵荣章任纪委书记，谢淑卿任纪委副书记（专职），曾和竺任纪委委员。

9 月 28 日　自贡卫校党支部进行换届选举：杨建忠当选为行政党支部书记，谢安治当选为专业课党支部书记，谢信清当选为基础课党支部书记，谢淑卿当选为政工党支部书记，石明远当选为副书记。

10 月 23 日　自贡市卫生局同意自贡卫校增设保卫科。原人事保卫科改为人事科，学生处改为学生科，教务处改为教务科，总务处改为总务财务科。

12 月 28 日　自贡市教育工会批复：自贡卫校第四届工会由张宗海任主席，张继声任副主席。

是月　农工民主党市一医院支部建立。

是年　自贡卫校进行毕业生分配制度改革：德智体综合考核，量化评分，择优分配。

是年　自贡卫校思想研究会建立。汤森林任名誉理事长，赵荣章任理事长，张宗海任副理事长，谢淑卿任秘书长，贺俊夫任副秘书长。

1990 年

1月　市一医院党委换届，书记毕仕会，副书记邓云尧，纪委书记袁静华。

3月　市一医院成立医院分级（二级甲等医院）管理试评工作领导小组。

6月11日　龙武开任自贡卫校党委书记。免去赵荣章党委书记职务。

是月　“泸州医学院自贡第一教学医院”在市一医院正式挂牌。

10月　市一医院出版《自贡医药——医院专刊》。

是月　市一医院再次修订《医院管理制度》。

是年　市四医院龙武开调离，赵荣章任党委书记。

1991 年

1月20日　市一医院召开第五届工会会员代表大会，选举王思桂为主席，李筱屏、敬永发为副主席。

是月　市一医院以100万元购置日本岛津“彩色多普勒血流检查仪”，以14.1万元购置西德“经皮胆镜治疗仪”，填补川南及省内空白。

2月　市四医院党委改选，赵荣章任党委书记，冯伯华任副书记，卿云初任纪委书记。

3月24日　自贡卫校被市爱卫会评为1990年度爱国卫生红旗单位。

5月11—14日　四川省综合医院分级管理评审委员会对自贡市一医院进行评审，宣布市一医院基本符合二级甲等医院标准。

10月4日　张光被自贡市教委评为自贡市先进工作者。曾孝亮被评为市1991年双增双节优质服务竞赛先进个人。

10月　自贡市卫生局同意自贡卫校分设总务科和财务科。

12月　市一医院儿科研究室获市科技成果三等奖。该研究室发现5例罕见染色体疾病，其中2例属国际首次发现，2例属国内首次报道。

是月　市一医院副主任医师黄云初主编的《小儿麻痹后遗症矫形手术图解》一书，由中国医药出版社出版发行，这是市一医院医务人员首次出版专著。

1992年

2月10日　市一医院成立妇女委员会，并召开首届代表大会，选出主任李筱屏，副主任邓礼强。

2月14日　自贡卫校撤销总务财务科，设立总务科、财务科。陶学清任财务科副科长，梁智能任总务科副科长。

5月18日　自贡卫校举办为期一周的首届艺术节。

6月16日　省人民政府命名市一医院为“省级文明医院”。

8月19日　市人民政府任命陈忠阳为自贡卫校校长。

12月　自贡卫校职工住宅开工，建筑面积1750平方米。

是年　自贡卫校与重庆医科大学联办成人临床医学大专班。

1993年

3月29日　自贡卫校召开党员大会，选举中共自贡卫校第二届党委、纪委。陈忠阳当选为党委书记（兼），贺俊夫当选为党委副书记，张宗海、陈淑芬、冯国贵当选为党委委员；贺俊夫当选为纪委书记，詹国锦、余海英当选为纪委委员。

9月　市四医院赵荣章调离医院，党委工作由副书记冯伯华主持。

是年　市四医院经省医院评审委员会评审验收为二级甲等医院。

1994 年

5 月 18 日　贺俊夫任中共自贡卫校党委书记，齐仕元任自贡卫校校长，贺俊夫任副校长。

是年　自贡卫校与自贡广播电视大学联合举办高护专业大专班。

1995 年

1 月　柏朝坤调任市四医院党委副书记，主持党委工作。

9 月 10 日　自贡卫校教学楼开工。

12 月 12 日　被列为自贡市十大重点工程的市一医院门诊部改扩建工程第二期（南楼）竣工验收。

是年　市一医院率先在自贡市开展放射介入治疗和阴道超声检查。

1996 年

3 月　市一医院举行门诊二期工程落成典礼，整座大楼投资 1400 万元。

6 月 4 日　自贡市政府外事办批复市四医院为市级涉外单位。

12 月 10 日　四川省教委对自贡卫校办学水平评估的复评结论为：办学水平达到优秀级。

是年　沿滩区医院成为自贡卫校附属医院。

1997 年

2 月 10 日　自贡卫校综合实验楼开工，建筑面积 4782 平方米。

3 月 14 日　市一医院被省卫生厅正式批准为“爱婴医院”。

7 月 3 日　省政府确定自贡卫校为省部级重点普通中等专业学校。

9 月 8 日　四川省医院分级管理评审委员会对市一医院“二甲”复评合格。

10 月 8 日　市一医院被四川省卫生厅批准为首批“文明单位”示范窗口单位。

是年　市四医院创成国家级“爱婴医院”。

1998 年

5 月 29 日　市一医院邀请德国访问学者、德国神经生物研究所所长、国际神经免疫学家 Wekerie 教授一行三人到医院讲课。

7 月　自贡卫校综合实验楼全部竣工。

8 月 25 日　金卫医疗网络工程有限公司与自贡市一、四医院共同组建中国金卫自贡市第一、第四人民医院远程医学会诊中心。

10 月 27 日　市一医院“三级乙等”综合医院评审达标。

10 月　自贡卫校与省卫干院签订联合举办临床医学大专班协议书。

是月　四川省人民政府批准自贡卫校为省级文明单位。

是年　市四医院共引进新技术 44 项，14 项获市卫生局引进新技术奖，居全市第一。全年开展省级科研协作项目 4 项，其中一项获省科技进步二等奖。

是年　由蓝松子设计的市一医院院徽、院旗，张光荣谱曲、严西秀作词的院歌开始使用。

是年　市四医院通过“二甲”复评和“三乙”评审。

1999 年

1 月 28 日　自贡卫校建立自贡电大分部。

3 月 26 日　市卫生局转发卫生部通知，表彰市一医院普外科为全国卫生系统创文明行业先进集体。

3 月　省教委批准自贡卫校为省级校风示范学校。

是月　市四医院被四川省卫生厅命名为三级乙等综合医院。

5 月　市四医院林栋梁撰写的《重症高血压脑出血外科治疗探讨（附 96 例病例）》一文被香港传统医学会、全国青年中医研究会主办的世界青年联合会成立大会录用，并荣获“紫荆花医学金奖”。

是日　郑松泉任中共自贡卫校党委副书记，中共自贡卫校纪委书记。

是日　齐仕元任自贡卫校校长，欧学余、刘梓华任自贡卫校副校长，张宗海、魏明杰任自贡卫校副校级调研员。

8 月 3 日　杨俊任市四医院院长；邓靖任党委书记、副院长；邹龙村、熊天中任副院长；王思桂任党委副书记、纪委书记。杜冲任院长助理。

8 月 20 日　市一医院第一次面向社会公开招考聘用部分高校毕业生。

11 月 19 日　市一医院召开第五届党员代表大会，选举产生第五届党委书记周泸清，副书记黄志国，纪委书记、副书记分别是黄志国、王灼。

2000 年

1 月　市四医院出台《关于中层干部（科主任、护士长）聘任工作考察考核实施意见》，打破传统的组织推荐方式，引入竞争机制。

3 月 29 日　美国密歇根州米德兰市脊柱按摩协会会长、副主任罗德尼，医生科里·马戈里克和斯蒂芬·克尔恩一行3人到市一医院义诊2天，义诊331人次。

3月20日　市一医院被卫生部批准为“国际紧急救援中心网络医院”成员，系卫生部批准自贡地区唯一的国际紧急救援中心网络医院，并于3月30日正式授牌。

6月1日　市一医院泌尿外科首次引用“尿道内切镜（冷刀）”成功为一例因外伤造成后尿道狭窄病人实施经尿道内切开术，填补自贡市在该领域空白。

9月1日　自贡卫校与华西医科大学签订护理学独立本科自考助学班办学协议。

10月12日　市四医院与泸州医学院签订建立《泸州医学院附属自贡医院》协议。

2001年

1月　市四医院被卫生部中国卫生杂志社授予“卫生部《中国卫生》杂志社理事会理事单位”。

1月18日　市四医院汇东分院工程正式开工，系市政府2000年十大招商引资项目之一。

2月　经四川省编委及省卫生厅批复，同意市四医院增挂泸州医学院附属医院牌子。

3月2日　成都中医药大学同意在自贡卫校设置成都中医药大学自贡教学部机构。

5月11日　四川省副省长李进、卫生厅厅长卓凯星等省、厅领导到自贡市一医院进行“城镇医药卫生体制改革”调研。

5月21日　副省长李进、省卫生厅厅长卓凯星到市四医院专题调研城镇医疗卫生体制改革。

5月23日　自贡卫校与川北医学院签订联合办学协议书。

5月　市四医院被泸州医学院批准为临床教学基地。

6月　市四医院在全市率先开展经导管心脏介入术。之后，又采用国际先进的射频消融术为两名心动过速患者实施根治手术成功，该技术是自贡市心脏病介入治疗重大突破。

7月　市四医院眼科成功为一名先天性眼球震颤患儿施行Parks氏眼球矫正术，填补自贡市眼科领域空白。

8月　市四医院介入室成功为一名冠心病、右下肢急性动脉栓塞病人进行急诊溶栓术，该技术填补自贡市介入治疗一项空白。

9月　市四医院检验科引进当前世界上最先进的激光无痛采指血指技术。

11月1日　市四医院住院大楼主体工程竣工验收。

是月　市四医院被四川省卫生厅确定为开展医疗费用清单制试点医疗机构。

12月　自贡卫校与泸州医学院签订联合办学协议书。

2002年

4月29日　在川大华西医院教授指导下，市一医院骨科实施一例“人工全髋关节置换术”成功，属自贡首例。

是月　市四医院与卫生部科教司签订“心脑血管恶性肿瘤防治研究项目——脑卒中规范化外科治疗技术推广应用研究”课题任务书。该课题为国家“十五”科技攻关计划，市四医院为四川省唯一中标单位。

11月11日　市四医院成为华西护理本科临床实习基地。

11月28日　高宁到市四医院主持工作。

12月5日　市四医院通过四川省卫生厅医院评审委员会“三乙复查”。

2003 年

3 月　自贡市急救站并入市四医院，并在市四医院挂自贡市急救中心牌子。

4 月 9 日　“非典型肺炎”作为甲类传染病在中国传播，市一医院被确定为“非典治疗定点医院”。

6 月 26 日　市一医院顺利通过英国国家质量保证有限公司医疗技术专家组的检查验收，成为全市卫生系统首家获国际质量认证的医疗单位。

9 月 7 日　市卫生局党组议决，刘建辉、吕平海、杜冲、杨昆、毛琼为市四医院副院长。王思桂为市四医院副院级调研员，免去邓靖、熊天忠、邹龙村市四医院副院长职务。

9 月 10 日　市编委批准市一医院与自贡卫校合并组建仁济医学中心。

9 月 24 日　市卫生局发出《关于市一医院与自贡卫校合并建立自贡市仁济医学中心的通知》，两单位内部合并，对外保留市一医院和自贡卫校两块牌子。

是日　市卫生局党组研究，市委组织部同意，聘邓靖、欧学余、张开诚、李亮、熊天中、丁中印任仁济医学中心（市一医院、自贡卫校）副主任（副院长、副校长）。

是日　邓靖任市一医院、自贡卫校党委书记，黄志国任自贡卫校党委副书记。

10 月 13 日　仁济医学中心成立汇东部筹建指挥部。

11 月 11 日　仁济医学中心（市一医院、自贡卫校）在门诊广场举行挂牌仪式。参加来宾有省教育厅刘东、省卫生厅李友明，市长罗林书、市四大班子及兄弟医院代表。

11月25日　仁济医学中心召开第一届职工代表大会，参加大会正式代表83人、列席代表91人，讨论通过对人事制度改革实施意见和实行人员聘用制工作意见。

是年　市一医院泌尿科成功为一例男性肾癌患者实施川南地区首例后腹腔镜肾癌根治切除术。

2004年

4月8日　中国方圆质量认证中心宣布市四医院通过ISO 9001：2000国际质量认证。

4月21日　市四医院成立医院分级管理领导小组和创建办公室，正式启动创“三甲”工作。

5月19日　市一医院施行全省首例腹腔下活体供肾移植术成功。

6月　市卫生局决定依托市四医院成立自贡市医疗系统、自贡市红十字会急救培训中心。

7月9日　市四医院顺利通过省卫生厅医院分级管理专家组“三甲”资质评审。

8月　自贡卫校通过省教育厅组织的国家级重点中等职业学校和护理专业省级重点专业现场评估检查。

9月　市一医院申请“三级甲等综合医院”评审汇报被通过。获申请资格。

10月　仁济医学中心第一次党代会召开，第一届中心党委书记邓靖，副书记黄志国。

11月　仁济医学中心医院汇东分部土地平整结束，开始修建自贡卫校汇东新校区，总占地5.39万平方米。

是年　仁济医学中心首届科技大会召开。

2005年

1月12日　经教育部审查批准认定自贡卫校为国家级重点中等职业学校。

1月25日　省教育厅认定，自贡卫校的护理专业为四川省中等职业学校省级重点专业。

1月27日　市卫生局党组议决，免去市四医院高宁院长、刘建辉党委书记、吕平海副院长职务。同时任命刘建辉为市四医院院长、张然良为党委书记、廖学勤为院长助理。

7月　市委组织部任命曾晓奇为自贡市仁济医学中心（市一医院、自贡卫校）主任（院长、校长），中共自贡市仁济医学中心党委委员、副书记。

11月1日　自贡市机构编制委员会正式批复：仁济医学中心挂市一医院和自贡卫校两块牌。

12月　市一医院自贡传染病院主体工程完工。

是月　姜晓燕任中共自贡市仁济医学中心党委书记，仁济医学中心（市一医院、自贡卫校）副主任（副院长、副校长）。

2006年

2月18日　市四医院汇东医院正式开诊收治病人。

2月　省卫生厅“医院管理年”活动及“三甲”评价检查团到自贡，市一医院检查通过。

6月29日　仁济医学中心工会会员代表大会召开，选举产生第一届工会委员会：黄志国任工会主席，何平任工会专职副主席；选举产生第一届经费审查委员会：徐立希任审查委员会主任。

7月　仁济医学中心实行事业单位工资改革，工资结构发生根本性改变，由原来的职务（技术等级）工资、活工资改革为岗位工资、薪级工资，与现行的岗位聘用制相匹配。

9月21日　自贡卫校汇东校区建设工程正式动工修建。

是年　市一医院呼吸科通过省级重点专科评审，实现自贡市省级重点专科零的突破。

是年　市一医院儿科采用外周双管同步换血疗法抢救一名高胆红素症早产儿获得成功，为自贡市首例。

2007年

1月　自贡市紧急救援中心正式投入使用。

是月　四川大学华西医院副院长曾智应邀到市四医院作题为《构建医院医疗管理长效机制的思考与实践》的管理知识讲座，重点为科室管理。

是月　价值近百万元的负压监护型奔驰救护车在市四医院投入使用。该设备由国家卫生部集中采购并配发给自贡市，为自贡唯一。

4月23日　市一医院成为“重庆医科大学附属儿童医院指导医院”。

5月初　自贡一流的体检中心在市四医院汇东医院建成并投入使用。

5月28日　市一医院与美国生命大学签订《关于学术和文化合作意向性协议》。

5月　市四医院艾滋病抗体检测初筛实验室通过省级验收。

6月20日　自贡卫校新校区设置综合办公室，何友才兼任综合办主任。

6月29日　市一医院医务处与质控办合署办公，赵芝蓉主持医务处、质控办工作。

6月　市一医院首次开展“十二指肠镜胆道双支架置入术”并获成功。

7月17日　市四医院骨科通过四川省医学重点专科评审。

8月20日　自贡卫校由自流井区雨台山路43号整体搬迁到汇东新校区，占地53360平方米，建筑面积45000平方米。

9月　市一医院启动“百年院庆”系列活动。活动之一的“百年院史”编辑组成立，开始编纂工作。

是月　自贡卫校新校区除室外工程继续施工，教学楼、学生公寓、餐厅体育馆三个单体均已投入使用，确保2007年秋季学生入住。

是月　市四医院骨科被评定为四川省卫生厅甲级重点专科建设科室。

10月17日　省卫生厅批准市一医院为国家“三级甲等综合医院”。

10月　省卫生厅批复市四医院为国家“三级甲等综合医院”。

11月7日　仁济医学中心增挂自贡市传染病医院牌子。

11月　市一医院率先在自贡市引进并开展“光动力疗法（ALA－PDT）”治疗尿道口尖锐湿瘤新技术。

12月　自贡市传染病医院竣工。

2008年

1月9日　自贡市板仓医院（自贡市传染病医院）门诊部举行开诊仪式，正式诊治病人。

1月30日　曾晓奇兼任传染病医院院长，张新高、赵芝蓉、黄昌平、贾卫国（下派挂职）等任仁济医学中心副主任。

1月17日　省卫生厅命名市一医院眼科主任李爽乐为“四川省卫生厅第七批学术技术带头人”。

1月　市一医院率先在全市开展新技术“脱落细胞组织块的制作和诊断”。

5月4日　为庆祝市一医院百年华诞暨自贡卫校学生艺术团成立，仁济医学中心在汇东春华广场举办“百年仁济铸辉煌，桃李芳菲满盐都”晚会，拉开百年院庆帷幕。

5月　在“5·12”汶川大地震救灾工作中，市四医院共派出4批21名医务人员奔赴一线。

6月9日　按照省委、省政府和省卫生厅统一部署，市四医院派出李鸿伟赴地震重灾区汶川县卫生局挂职锻炼。

6月　经泸州医学院学位评定委员会数轮甄选，市四医院骨科主任、主任医师谭伦成为全市首位医学硕士生研究生导师，市四医院成为自贡市首个培养硕士研究生医院。

是月　自贡卫校承接1009人参加的“四川省职业技术院校计算机等级考试”任务，这是自贡参考学生最多的考区。

7月15日　市四医院在多功能厅组织抗震救灾事迹报告会，首批医疗救援队队长、副院长杨昆，外大科护士长林碧英，神经外科副主任医师陈岷辉，胸心外科护士魏巍，驾驶员周杨作报告。

7月29日　自贡市委、市政府授予仁济医学中心“市级文明单位”称号。

7月　市四医院消化内分泌科新购进英国产糖尿病足筛查诊断仪，系自贡地区首家引进。

8月　市一医院成功为2名先天性心脏病患儿作“室间隔缺损的介入手术治疗”，标志市一医院诊疗水平又上台阶，儿科保持在川南片区领先地位。

9月16日　成立由曾晓奇任组长、姜晓燕任副组长的“三鹿奶粉事件”应急领导小组，医院承担全市救治任务。

10月11日　市一医院在门诊广场举行“医院百年华诞”庆祝活动，市政协主席梁国定、市人大党组书记高先敏、副市长石岷嘉、美国生命大学生罗·斯哥特、华西医院副院长李为民、眼科知名专家唐志文等社会各界嘉宾应邀参加。

10月13日　市一医院传染病房整体搬迁至板仓医院。板仓医院住院部全面投入运行。

11月18日　自贡卫校举行建校90周年庆祝活动。

12月2日　中国国民党革命委员会自贡仁济医学中心支部成立。

12月　市四医院消毒供应室在全市率先开始使用德国生产的“GKE PCD灭菌过程批量监测系统”。

是月　市一医院购买加拿大艾泰克肌电图仪，填补自贡地区一项空白。

2009年

1月20日　中国“首席物理专家”、放射肿瘤物理协会主席张红志教授参观指导市四医院肿瘤科。次日，张教授为市四医院医生作题为《放射肿瘤物理技术进展》的专题讲座。

2月8日　仁济医学中心召开第二次党代会。姜晓燕当选为党委书记，李华当选为纪委书记。

2月13日　市一医院传染科为一名肝硬化致上消化大出血的病人施行“经颈脉门体静分术”，该技术填补自贡市在外周介入治疗领域空白。

4月30日　仁济医学中心团委换届选举。邓小莉当选为团委书记，张前熙当选为副书记。

是月　自贡卫校启动自考“导读”班。

6月11日　市一医院肝胆科利用腹腔镜脾切除术获得成功，是全市该项目首例成功手术。

6月26日　市四医院汇东医院主体大楼工程验收合格。

6月　市一医院呼吸内科借助当前世界最先进的德国ERBE内镜冷冻治疗仪，首次成功实施内科胸腔镜下壁层胸膜冷冻活检技术，填补国内空白。

7月26日　市一医院作为自贡市甲流H1N1定点治疗单位，收治自贡市第一例甲型流感病人。

8月3日　市一医院呼吸内科接受省卫生厅重点专科检查验收，在全市率先建成省级甲级重点专科；传染科被省卫生厅批准为省乙级重点专科。

8月18日　仁济医学中心住院医技及教学实训大楼动工。

8月　自贡卫校接收“9+3”藏区学生100名。

9月1日　原仁济医院、人民医院、市一医院院长马君牧被评为自贡设市70周年十大杰出人物之一。

10月21日　市一医院神经内科为一名患者施行左侧颈动脉狭窄支架置入术成功，系自贡首例。

11月　市一医院普外科为一名急性胃穿孔患者实施腹腔镜胃孔修补手术成功，系自贡首例。

2010年

1月4日　市一医院板仓医疗部传染病区负压病房投入使用，首次收治甲型H1N1流感危重症病例。

1月8日　市一医院胸心外科专家与成都军区总医院胸心外科专家再次携手，成功为3名病人分别实行冠状动脉搭桥术、二尖瓣置换术和房间隔缺损及室间隔缺损修补术，其中冠状动脉搭桥术为自贡市首例。

1月19—20日　自贡卫校医学影像技术和药剂两个专业分别以93分、91.6分通过市级重点专业专家组检查验收，被认定为市级重点专业。

3月5日　市一医院儿科再次成功为4名先心病患儿施行介入根治术，其中1例为肺动脉瓣球囊扩张术，在自贡市系首例。

4月19日　市一医院眼科引进世界上最先进的美国爱尔康公司高速

玻璃体切割仪，首次成功为2名玻璃体视网膜疾病患者施行微创玻璃体切割手术，属川南地区首例。

4月　市四医院进口的德国原装莱卡手术显微镜投入使用，并率先在自贡地区开展显微镜下神经外科手术。

5月　自贡卫校“9+3”科研项目“促进藏区学生学与教双向适应的实践研究”获省教育厅正式立项。

6月4日　市一医院肝胆科在自贡市率先成功完成经脐单孔腹腔镜胆囊切除术。

6月6日　市一医院心内科为一病窦综合征双腔起搏器植入术后伴慢性心衰患者成功植入三腔心脏起搏器，标志着医院心脏起搏器植入术上一新台阶，填补自贡市该项技术空白。

7月12日　自贡卫校携手香港中文大学“站起来”组织，推出康复治疗师和康复护士培训计划，致力为内地培养高素质社区康复治疗师。

7月15日　自贡市教育局发出通知，确定自贡卫校医学影像技术和药剂专业为重点专业。

8月18日　由四川大学华西医院、省人民医院、泸州医学院专家教授组成的专家组到市四医院，对骨科省级重点专科项目进行验收。同日，另一组专家成员对市四医院麻醉科进行省卫生厅重点专科的立项评审。

8月27日　市一医院神经外科专用手术显微镜和开颅动力系统安装使用。先后开展“急诊蛛网膜下腔出血经翼点入路开颅探查、大脑中动脉瘤夹闭及切除术”“后颅窝枕下乙状窦后入路骨瓣成形开颅术”“改良单鼻孔经鼻蝶入路行巨大垂体腺瘤切除术”，3例均为自贡首次。

8月31日　市一医院核医学科引进最新意大利索灵公司全自动化学发光仪和试剂，开展TORCH8项目，填补自贡地区此项检测空白。

8月　省发改委通知，自贡卫校教学实验楼建设项目获国家1000万元资金支持。

9月3日　由市一医院运行办主任、主管药师黄德财，副院长赵芝蓉共同组织编写的《医院药学内控管理制度》一书，由中国医药科技出版社出版发行。

9月　自贡卫校完成两批次成人高考报名工作，970人分别报考泸州医学院医学影像技术、康复、助产、检验和四川大学护理、药学成人大专。50余人报考四川大学护理专业独立本科。自贡卫校实现成人大专套读和自考套读双轨制。

10月23日　“川港康复培训及发展计划”的“四川省自贡卫校康复治疗师（社区康复）及康复护理培训”课程启动仪式在自贡卫校举行。

10月24—26日　自贡卫校举行康复技术专业首次面授课，学生分班级进行网络课程学习。

11月29日　市一医院普外科成功为一名早期直肠癌患者实施腹腔镜内镜双镜联合直肠癌切除术。该项技术在自贡地区属首例，是微创外科技术新突破。

是日　市一医院呼吸内科成功为3名难治性气胸患者实施选择性支气管封堵术。该项技术在省内属领先水平，是呼吸内镜微创治疗技术的突破。

12月7日　市一医院和自贡卫校通过市级最佳文明单位检查验收。

1月16日　阿坝州副州长秦大林、州卫生局局长张建一行5人到仁济医学中心，参观考察院校合并情况。自贡市政府、市卫生局领导及仁济医学中心负责人陪同考察。

2011年

1月13日　自贡卫校首个省级教改课题《促进藏区“9+3”学生学与教双向适应的实践研究——以中等卫校为例》开题报告会在学校一会议室举行。受省教科所委托，市教育局、市教科所领导和课题组专家一行 5 人，对该课题研究情况进行论证。

1 月 20—22 日　自贡卫校邀请中国职业教育行动导向教学法培训专家、中国职业培训教学工作指导委员会、教学法专业委员会秘书长张治忠到学校，为全校专兼职教师近 170 人进行历时 3 天的“行动导向教学实务操作”培训。

1 月 25 日　仁济医学中心召开职工代表大会。

3 月 17 日　举行自贡卫校 2011 年毕业生“双选洽谈会”。

4 月 22 日　市一医院呼吸科获省卫生厅“省级甲级重点专科”授牌，为市一医院建成的首个省级重点专科。

4 月　省卫生厅授予市四医院骨科为省医学甲级重点专科，系市四医院首个省级重点专科。

5 月 5 日　市一医院神经外科为一名患颈内动脉—大脑前动脉瘤的患者成功施行介入栓塞治疗。这是自贡市首次自主独立完成该类手术。

5 月 23 日　副省长陈文华、省卫生厅副厅长赵晓光一行，在市委、市卫生局领导陪同下视察市四医院，参观医保办，视察心血管内科，慰问病人和医务人员，视察市四医院新建的信息中心。

6 月 9 日　自贡卫校副校长罗天蔚带创建办一行 4 人赴重师特教学院学习特殊教育办学经验。

6 月 12 日　自贡卫校党委书记姜晓燕带队，一行 6 人赴济南护理职业学院、泰山护理职业学院、滨州医学院特教学院学习升格成功经验。

6 月 13 日　省卫生厅批复同意，自贡卫校自 2011 年起增设初中起点的 4 年制护理、助产专业。

6 月 21 日　召开仁济医学中心主任办公会，讨论自贡卫校升格后校名。会议决定报送“四川卫生康复职业学院”“自贡卫生职业学院”两个名称请示上级。

是日　市卫生局同意“四川卫生康复职业学院”校名。

6 月 29 日　副校长黄昌平一行 3 人到四川幼儿师范高等专科学校，

学习省内专科学校升格成功经验。

7月14日　市委副秘书长卓越主持召集人社、编制、职改、市教育局、市卫生局等部门，专题研究协调落实自贡卫校编制、人员补充、双师型教师、职称资格等问题。

7月19日　在市政府616会议室，市委常委、宣传部部长向华全，市政府副市长石岷嘉主持召开自贡卫校升格工作领导小组第一次会议。

7月20日　仁济医学中心博士、硕士研究生会开展自2011年成立以来首次学术活动。

是日　由市委常委、宣传部部长向华全带队，率市政府、市教育局、市卫生局、自贡卫校等单位负责人，一行8人前往省教育厅、省卫生厅汇报自贡卫校升格工作情况。

7月29日　市一医院普外科成功实施全市首例腹腔镜胃贲门癌D2根治手术。

8月22日　市政府第105次常务会议审议通过《自贡卫校升格领导小组关于自贡卫校创建四川卫生康复职业学院的请示》。

9月17日　由四川省教科所主办，自贡市教科所、自贡卫校承办的2011年全省中等职业学校医药卫生类专业教师说课比赛在自贡卫校举行。

9月20日　市政府下发《关于汇东新区西区控制性详细规划局部调整和自贡卫校发展预留用地选址问题的批复》。

9月22日　市财政局下发《自贡市卫生局关于划拨市一医院外科楼资产到卫校的请示》的批复、对自贡卫校《关于申请出具学校发展预留用地红线图的函》的复函。

9月26日　市政府下发关于汇东新区西区控制性详细规期局部调整和自贡卫校发展预留用地选址问题的批复。基建办启动规划设计工作。

9月29日　市科技局组织专家组对市一医院耳鼻喉科科研项目《茎突的DR测量与临床的相关性研究》进行结题鉴定。该项目达国内先进水平。

10月14日　来自全国急诊界的专家教授及急诊急救人员近200人，参加由市四医院协办的国家级继续教育项目——四川省医学会第九次急诊医学会议暨灾害应急救援培训。

10月　康复科任凯、龚晓明、章荣共同研制的“多维颈椎康复测试仪”荣获国家实用新型专利。

11月初　市一医院普外科联合肝胆外科，成功为一名胃癌患者施行胃癌扩大根治术，标志市一医院在胃癌手术治疗方面已达国内先进水平。

11月15日　自贡卫校被四川省委宣传部、省委统战部、省民族事务委员会命名为“四川省民族团结进步创建活动示范单位”。

11月16日　市长彭琳、副市长石岷嘉到自贡卫校考察，市卫生局局长周富民、市教育局局长蒲定波陪同。

是日　自贡卫校护理专业、康复教研室先后整体搬迁到实训大楼。

11月30日　四川省民族团结进步创建活动示范单位发牌仪式在成都召开，自贡卫校获“省级示范单位”称号。

11月　自贡市医学国家职业技能鉴定站增设公共营养师鉴定工种。

是月　自贡卫校职工李琴获全国中等职业学校医药卫生类专业“创新杯”教师教学设计和说课比赛一等奖。

12月4日　曾晓奇获四川省卫生厅医学信息学会2012年度优秀信息主管贡献奖。

12月6日　自贡卫校通过人才培养工作状态数据采集的审核。

12月9日　四川省高校设置评议委员会专家组一行6人就自贡卫校升格创建四川卫生康复职业学院工作进行评审。

12月16日　“卫生部病理远程会诊及质控项目”启动仪式在北京举行，市一医院成为四川省唯一一家卫生部病理远程会诊及质控试点单位。

12月20日　市一医院正式成为卫生部脑卒中基地医院。

12月22日　市科技局组织专家组对自贡卫校科研项目“院校合并对护理专业学生技能影响的效果评价”进行成果鉴定。

2012年

1月4日　在四川省高校设置评议委员会全委会上，自贡卫校以38票全票通过升格，是全省6个中职学校中唯一获全票通过升格的学校。

1月6日　自贡市传染病医院被国家中医药管理局确定为国家中医药管理局第三批中医药防治传染病临床基地建设单位。

2月9日　四川省人民政府批复：原则同意建立“四川卫生康复职业学院”，四川省自贡卫校建制同时撤销。学院由自贡市主办，办学经费、基建投资由自贡市归口管理，为专科层次的公办普通高等学校，以实施专科层次的高等职业教育为主，学校全日制在校生规模暂定为6000人。

2月24日　自贡卫校2012年强化班、方向班举行开班仪式。

3月8日　自贡卫校副校长黄昌平、罗天蔚率创建办、招就处、学管处和各教研室负责人一行16人，前往四川中医药高等专科学校参观学习。

3月10日　省教育厅高教处处长熊壮、省残联教育处处长马小平、科长周坤到学校，指导四川省残疾儿童教育康复师资培训工作。

3月14日　省“9+3”办副主任康江到自贡卫校视察。

3月21日　自贡卫校副校长罗天蔚率教务处、康复教研室、创建办前往重庆师范大学特殊教育学院参观学习。

3月22日　省教育厅副厅长王康在自贡市副市长石岷嘉、教育局局长蒲定波等领导陪同下，到学校检查指导工作。

3月31日　教育部同意四川卫生康复职业学院予以备案，公布学院代码为14409。标志自贡卫校正式升格成为“四川卫生康复职业学院”，简称“川卫康院”。

4月24日　省发改委、教育考试院确定川卫康院2012年大专招生计划1000名，五年高职招生计划240名，同时确定在川招生代码5194。

4月25日　省教育厅同意川卫康院首期设置6个专业，并公布其名称及代码：护理（603021）、康复治疗技术（630405）、医学影像技术（630403）、药学（630301）、医学检验技术（630401）、助产（630202）。

5月3日　在北京国家会议中心召开2012年中国脑卒中大会暨第二届全国心脑血管病论坛会上，市一医院获“卫生部脑卒中筛查与防治基地医院”授牌。

是月　市一医院心血管内科开设自贡市首个抗凝专科门诊，填补自贡市该项空白。

6月8日　省残联副理事长马俊到学院视察工作。

6月11日　为期一周的全省2012年特殊教育康复师资培训班在川卫康院举行开班典礼，培训班由省残联和省教育厅主办、川卫康院承办，全省120余名特殊教育学校骨干参加培训。

6月12日　四川大学成教学院党委副书记张必涛带队，四川大学成人教育、自考助学规范办学检查组对川卫康院办学点进行检查。

7月5日　川卫康院发函邀请著名学者、全国政协委员、中国书法家协会顾问、中国画研究院院务委员欧阳中石先生为川卫康院题写校名。

7月16日　川卫康院157名教职工赴四川师范大学四川省高校师资培训中心，进行为期一个月的高校教师资格岗前培训。

7月25日　省卫校党委书记钟海一行四人到川卫康院学习升格工作经验。

7月30日　市人民政府正式批准川卫康院作为自贡市政府主办的专科层次公办普通高等学校，业务上受省教育厅指导和管理。

8月　经省卫生厅医院评审委员会审查并公示，市四医院被确定为“三甲”等级复评复查合格单位。

9月4日　省教育厅机关党委书记、省教育厅党组成员李明卓一行3人到川卫康院督查指导开校工作。

9月10日　川卫康院庆祝2012年教师节暨表彰大会召开。

9月11—12日　川卫康院院长曾晓奇率教务处、创建办一行4人赴四川交通职业技术学院、四川建筑职业技术学院参观学习。

9月28日　川卫康院网站的ICP备案申请，通过工业和信息化网站审核，备案/许可证编号为蜀ICP备1202582。

9月　川卫康院三年大专首次招生实现“开门红”，实际报到1108人。

是月　市四医院胸心外科运用微创介入手术开展大血管介入手术，成功挽救一名动脉瘤患者生命。该手术填补自贡市无大血管手术的空白。

10月10　市一医院传染科被四川省卫生厅授牌为乙级重点专科。

10月11日　自贡市委副书记谭豹，市委常委、宣传部部长向华全一行到川卫康院，视察藏区“9+3”学生管理工作情况。

10月15日　川卫康院与英国斯旺西大学签订意向性合作协议。

10月17日　川卫康院作为自贡市医学国家职业技能鉴定站，增设公共营养师鉴定工种，包括护理员、美容师、保健按摩师、医药商品购销员、计算机操作员、公共营养师的鉴定，鉴定级别为初、中级。

是月　川卫康院李琴获全国医药卫生类专业教师说课比赛一等奖。

11月1日　川卫康院与乐山海天人才服务公司签署合作协议，开展新加坡护士劳务输出项目、韩国加耶大学“专升本”学历教育项目、韩国首都医科大学游学项目，开设首期雅思培训班，招收学员14名。

11月3日　川卫康院符合条件的135名职工参加2012年秋季高校教师资格认定技能测试，133人取得高校教师资格证书。

12月21—23日　四川省康复医学会康复教育专委会2012年年会在川卫康院召开。

12月25日　仁济医学中心“康复医学新技术”被市人力资源和社

会保障局授予省级引进国外智力示范单位。

12月26日　川卫康院新建覆盖64间教室的视频监考系统投入使用，实现与省、市相关部门远程连接。

12月27日　市一医院被国家中医药管理局、卫生部、总后勤部卫生部命名为全国综合医院中医药工作示范单位。

2013年

1月11日　川卫康院召开对外合作会议。会议商讨与美国AAA集团合作，开展学术联盟奖学金（医疗）项目；商讨与成都金海洋教育集团洽谈，合作建设“四川自贡金瞳康视光康复教育中心”暨“四川卫生康复职业学院视光康复（国际）教学部”项目。

1月23日　美国学术联盟（中国）副总经理姜世雄一行到川卫康院访问交流。双方就美国学术联盟奖学金资助、海外就业机会的提供、美国课程认证标准的提供、学分互认等项目进行洽谈，并签订意向性合作框架协议。

1月24日　乐山师范学院党总支书记佘万斌、副院长汪红烨、特教系章永、段秘书一行到川卫康院访问交流。双方就共同举办“2013年天府特殊教育人才素质提升工程”中特教师资培训班进行商讨，并参观市一医院康复科及康复实训室。

3月6日　台湾财团法人补习教育文教基金会董事长李端端、执行长吴志荣及成都市对台办负责人一行到川卫康院参观考察。

3月11日　省教育厅下发《基本办学条件低于有规定要求或招生办学秩序问题突出的普通高等学校和独立学院名单》。川卫康院因生均图书未达标，确定为限制招生（黄牌）学校。

3月12日　川卫康院与乐山师范学院签订合作框架协议。

3月25日　省世行办主任张华率调研组到川卫康院，对学院利用世行贷款开展教育示范基地建设项目进行调研。

3月26日　川卫康院被省教育厅评为首批“四川省中等职业教育学生内务管理示范学校”之一。

3月29日　川卫康院与成都金海洋创业产业职业技术学校签署为期3年的《中等职业教育联合办学协议》。

是月　市四医院胸心外科在全市率先开展冠脉搭桥术。

4月2日　川卫康院与眉山卫生职业学校签署《中等职业教育联合办学协议书》和《联合举办五年制高职专科教育协议书》。

4月10日　川卫康院与英国斯旺西大学人类与健康科学学院合作交流会召开。

4月16日　川卫康院与四川省内江医科学校签署《联合举办五年制高职专科教育协议书》。

4月22日　“天府特殊教育人才素质提升工程”2013年第四期动作康复师资培训班开班典礼在川卫康院举行。来自全省23个地市州85个特殊教育学校的109名骨干教师参加。

5月10日　省教育厅批复，同意川卫康院实施学分制改革试点工作。

5月15日　市一医院儿科在全市率先独立完成小儿支气管镜肺灌洗术。

5月17日　市一医院被省卫生厅评为四川省一级数字化医院。

6月27日　市一医院胸外科成功为一癌患者施行腹腔镜右胸两切口食管癌根治术，在自贡市胸外科自主开展属首例，处于全国领先水平。

7月26日　加拿大白求恩医学发展协会副会长伊夫·勒克莱克(YvesLeclerc)一行到市一医院和川卫康院开展学术访问交流，双方签订合作协议。市一医院和川卫康院聘请对方教授、心胸外和血管外科专家Yves Leclerc和Alan Glenn Lossing为客座教授。

是月　市四医院神经外科成功完成全市首例神经导航下深部颅内肿瘤切除术。

是月　市四医院特检科与麻醉科联合在全市率先开展股神经超声引导下麻醉阻滞，特检科与肝胆外科联合在全市率先开展超声引导下肝内胆管穿刺置管引流术。

8月2日　美国学术联盟与川卫康院举行国际教育合作项目执行工作电视电话会议。参会人员有美国学术联盟亚洲总裁兼中国公司CEOMrElsielee、美国学术联盟中国公司副总经理黄婷和仁济医学中心党委书记姜晓燕，副院长黄昌平、罗天蔚，及相关职能处（教研）室负责人。

9月2日　市一医院在自贡市率先全面启用“就诊卡”。

9月16日　市一医院康复科任凯、章荣等发明的“足部负重报警鞋垫”，获国家知识产权局颁发的实用新型专利证书。

9月27日　市一医院眼科被评为四川省重点专科建设项目单位。

10月21日　中残联、教育部第五期“通向明天交通银行残疾青少年助学计划”2013年四川省特殊教育康复师资培训开班典礼在川卫康院举行。

11月5日　四川省教育厅基教处调研员熊壮一行到川卫康院视察工作。

11月21—24日　市一医院通过省卫生厅三甲现场复评。

11月23—25日　美国学术联盟认证审计专家拉瑞·黄、罗伊·陈，以及医学专业培训专家、北京朝阳医院脊柱外科医生尼克在川卫康院B208教室，进行为期三天的师资认证审计暨培训。

12月5日　川卫康院院长曾晓奇一行5人到乐山职业技术学院就两校对口交流合作进行洽谈，并签订对口交流合作协议。

12月11日　川卫康院教职工大会召开。大会宣读中共四川省委教育工委文件，任命刘建辉为川卫康院党委书记，曾晓奇为川卫康院院长，姜晓燕为川卫康院副厅级调研员。

12月11—12日　副院长罗天蔚一行7人，赴四川城市职业学院观摩学习人才评估工作。

12月18日　川卫康院获工业和信息化部电子科学技术情报研究所、全国医学信息技术考试管理中心四川省分中心颁发的2013年度“全国医学信息技术考试”项目模范基地奖。

12月20日　川卫康院顺利通过高等职业院校提升专业服务产业发展能力项目省级验收。

12月21日　川卫康院完成全国医学信息技术技能（中级）理论及操作考试。

12月23日　自贡市首届护工培训班在川卫康院开班，参培学员168人。

2014年

1月8日　自贡市首例遗体捐献仪式在川卫康院A120教室举行，年仅20岁的李超自愿捐献。

1月13日　十一届市委第九十一次常委会研究决定，将原自贡卫校人员和资产整体划入川卫康院，取消仁济医学中心，市一医院、市四医院作为川卫康院的附属医院。

是月　市四医院冯文艳研发的新型双接头氧气管获国家实用新型专利。

2月24日　市一医院病理科“凋亡相关蛋白XIAP/Smac在乳腺非特殊性浸润性导管癌中的表达及意义”获四川省医学会“2013年度四川省医学科技奖获奖项目”应用研究类三等奖。

2月28日　川卫康院首届成人大专学生报到注册。

3月23日　川卫康院首届育婴师培训开班仪式在二教学楼407教室举行，百余名学生和部分社会人员参加培训。

3月25日　仁济医学中心被撤销，原仁济医学中心内设机构作为市一医院内设机构。

同日　四川省卫生信息中心主任龙虎一行到川卫康院，对信息化建设调研。

3 月 27 日　四川省教育厅批复，同意学院“以导学案为载体的行动导向教学法在卫生类高职院校中的教学实践”“模拟药房在高职药学专业人才培养中的应用研究”作为 2013—2016 年改革项目立项。

3 月 27 日　川卫康院正式挂牌并召开成立大会。大会由市委副书记谭豹主持，市委副书记、市长刘永湘为学院授牌。市委常委、组织部部长李国贵宣读川卫康院班子成员任命决定。刘建辉被正式任命为川卫康院党委书记，在成立大会上代表学院班子发言。

是月　川卫康院首次职工英语培训班开班行课，总参培人数 156 人。

4 月 18 日　川卫康院社会科学联合会（简称院社科联）成立大会在学院 A113 教室召开。院社科联为省社科联成员单位。

4 月 22 日　川卫康院与雅安职业技术学院签订对口支援交流合作协议。

4 月 24—25 日　川卫康院 2014 年春季田径运动会在学院运动场举行。

4 月 25 日　川卫康院举行庆“五一”职工拔河比赛及 10×50 米接力赛，系“一校两附院”模式下的首次职工体育活动。

5 月 6 日　川卫康院第一次党政联席会召开。会议宣布学院领导班子，讨论学院系部及职能处室机构设置，研究讨论近期主要工作。

5 月 8 日　川卫康院教学指导委员会会议审议通过医学影像实用信息技术、护理药理学、医学影像检查技术、护理学基础、思想道德修养与法律基础、血液学检验、药物化学、康复评定技术等 8 门院级精品资源共享课程立项。

5 月 9 日　市一医院顺利通过三级甲等综合医院复查。

5 月 20 日　东盟—中国经济贸易发展促进会代表一行到川卫康院考察交流。

5月21日　四川省委常委、省工会主席李登菊到川卫康院调研，指导党的群众路线教育实践活动，市委及市卫生局领导陪同。

5月25日　川卫康院建立反恐防暴应急领导小组。

5月30日　自贡市第二例捐献者遗体告别仪式在学院举行，原江姐中学党委书记、校长胡耀庭自愿捐献遗体。

5月30日　川卫康院第一次学生代表大会召开，共计320余人参会。

6月5日　加拿大白求恩医学发展协会专家团到川卫康院进行学术交流，开展多科查房、病历讨论及学术讲座。

6月6日　四川省人力资源和社会保障厅在川卫康院设立四川省专业技术人员继续教育基地并授牌。

6月24日　川卫康院党政联席会通过《四川卫生康复职业学院党委领导下的校长负责制实施细则（试行）》。

同日　四川省教育厅批复川卫康院申报的2014年度“四川省哲学社会科学重点研究基地”“四川省高校人文社会科学重点研究基地”“四川高等职业教育研究中心”科研立项。

6月25日　省教育厅副巡视员周雪峰、高教处处长杨亚培到川卫康院，调研指导发展建设工作。

6月26日　川卫康院高级讲师确认副教授工作完成，确认副教授34名。

6月27日　川卫康院与四川省盐业学校签订为期3年的租赁协议。

6月30日　市一医院中医肺病科被省中医药管理局确定为省级重点专科，建设期3年。

同日　市一医院中医科《加味四磨汤治疗慢性阻塞性肺疾病稳定期合并焦虑障碍临床研究》获四川省科技厅2014年第二批科技计划项目立项，获项目资金20万元。

是月　川卫康院完成“9+3”就业安置60人，初次就业率100%。

是月　川卫康院完成中职部组建工作。

7月10日　国家卫生计生委食品司司长苏志带队，到学院调研医院食源性疾病监测工作。

8月　川卫康院党政联席会通过《校内兼课教师校外兼职教师聘任管理办法》。

9月4日　教育部公布2014年国家级教学成果奖获奖项目名单，由川卫康院邓小利、蒲建萍、黄昌平、罗天蔚、陈洪、秦丹主研的课题《促进中职卫生类“9+3”学生学习适应研究》获国家级教育教学成果二等奖。

同日　川卫康院2名学生收到日本德州医学会录取通知书，其中一名学生罗苗获指定委培生资格，是全国仅有2人之一。

9月9日　川卫康院庆祝第三十个教师节表彰大会在113阶梯教室举行。会议表彰市级优秀教师3名、2014年高校新任教师职业技能培训优秀学员12名、“‘三育’先进个人”、“优秀辅导员（班主任）”53名。

10月29日　川卫康院与四川迈克生物科技股份有限公司联合举行合作办学签约仪式暨“迈克学院”成立大会，实现订单式人才培养。

是月　川卫康院与成都医学院联办检验专业自考本科开课。

11月7日　川卫康院获批成为自贡市市级继续医学教育基地。

11月12日　川卫康院和全国百强药房连锁企业——四川杏林医药连锁有限责任公司签订《校企合作协议》，举行“杏林大学基础学院”授牌及首届“杏林医药班”开班仪式。

11月12—14日　川卫康院举办以“青春校运，和谐校运”为主题的2014年秋季田径运动会。

11月14，川卫康院召开第一次党代会。

11月21—24日　川卫康院药学系教师钟辉云到北京参加由科学出版社举办的中职第二轮规划教材主编会。钟辉云被聘为中职《药物化学基础》教材第二主编。

是月　川卫康院成教实施学分制经省教育厅备案成功。

12月6日　川卫康院获批教育部考试中心医护英语水平等级考试（简称METS）直属考点，并成功组织第一次METS二级考试，共53名学生参考。

12月25—26日　香港职业治疗学院副院长、香港工人健康中心副主席梁国辉教授一行，到川卫康院与康复系商讨康复治疗技术专业作业治疗方向课程体系建设事宜，并举行“我对内地职业康复教育的看法”专题讲座。

2015年

1月8日　川卫康院建立8个工会片区，分别是行政、教务处、后勤保障处、学工处、人文社科部、护理系、基础医学、医技工会片区。

1月14日　川卫康院举行课题“基于项目课程的高职护理专业人文素养校本教材开发”开题报告会。邀请省教科所副所长曾宁波、省教科所职教室主任廖大凯、省教科所职教室副主任杨帆、四川师范大学科教院李松林教授作评审专家，学院领导、课题组成员、学院教师及附属医院科研人员共60人参会。

1月15日　川卫康院第一次工会会员代表大会在教学实验楼A113会议室召开。

是月　出台《四川卫生康复职业学院教师到行业、企业实践锻炼管理办法（试行）》和《四川卫生康复职业学院外聘教师管理办法》。

2月　医护英语水平考试中心公布川卫康院METS二级考试成绩，51人参考，48人通过。

是月　市四医院中心ICU在全市首家开展PICCO（血流动力学参数监测）技术。

是月　市四医院获2015年省级“无烟医院”称号。

3月4日　加拿大绿叶健康中心总经理、四川聚信发展股权投资基金管理有限公司医疗健康事业部经理郭文清，到院洽谈关于输送康复专业学生赴加从事针灸技师工作。

3月18日　“2015上半年METS工作会议暨医学专业英语教学研讨会”在广州召开，近50所METS考点院校的领导、老师参会。川卫康院被METS办公室评为2014年度医护英语水平考试METS先进考点。

3月31日　川卫康院举办2015届毕业生双选洽谈会。1649名毕业生参加，邀请用人单位200余家，提供就业岗位2000余个。

3月　川卫康院与南充卫校、内江医科校、宜宾卫校、凉山卫校、眉山卫校签订5年高职联合办学协议。

4月1日　川卫康院护理系新增医疗美容技术专业获审批通过，将于当年开始招生。

同日　川卫康院与云南省久泰药业（集团）有限公司签订3年合作协议，并成立川卫康院久泰大学生艺术团。

4月13日　美国哈佛管理公司成都代表处副总裁李维寿一行4人到川卫康院洽谈美国圣彼得大学“2+2”护理专业联合办学项目。

4月15日　选举产生川卫康院第一届教职工代表，正式代表59人，其中行政片区25人，教学片区34人，任期5年。

同日　北京开能教育集团董事长、教授邓雪琴及开能教育集团国际教育合作中心主任高洪，到川卫康院做题为《奋斗青春拥抱梦想英澳留学之路》讲座并做留学问卷调查，来自护理、康复等专业300余名学生听讲。

4月17日　川卫康院院长曾晓奇带领人文社科部副主任马应安、后勤保障处处长黄德财等赴重庆第二师范学院，参加美中友好志愿者项目2015年工作会议。

4月20日　川卫康院下发《四川卫生康复职业学院科研管理暂行办法》等科研管理制度。

是月　市四医院被中华医学会心血管病学分会、北京力生心血管健康基金会授予“中国基层医师心血管疾病培训示范中心”称号，系全国40家医院之一、自贡唯一获此称号单位。

5月27日　省教育国际交流协会秘书长蔡力、美中友好志愿者办公室项目经理谢晓渝及省教育国际交流协会项目负责人米格等到川卫康院考察美中友好志愿者暑期项目。

5月29日　川卫康院发布《四川卫生康复职业学院关于公布2014年院级科研课题立项的通知》《四川卫生康复职业学院关于成立川卫康院科研指导委员会的通知》。

是月　市四医院神经外科发明的“新型接口式胃管”被国家知识产权局授予专利权，并颁发实用新型专利证书。

6月初　川卫康院人文社科部英语教师谢倩，入选全国旅游英语专业核心课程微课主讲教师全国30强名单，并作为全国唯一一所医学类相关高职院校的英语教师，主讲导游英语、中医学英语内容。

6月4日　由川卫康院牵头组织的医药卫生职教联盟第一次筹备会议在川卫康院召开，四川省内江医科学校、四川省南充卫生学校、四川省宜宾卫生学校、凉山卫生学校、眉山卫生职业学校的领导、教务、招生就业部门负责人及学院领导、相关职能处室负责人共30余人参会。

6月5日　川卫康院医学美容技术专业建设委员会第一次会议召开。

6月18日　川卫康院举行“久泰”学生艺术团成立暨2015年毕业晚会。

6月19日　川卫康院首届“杏林班”校企合作经验交流会举行。

6月23日　川卫康院高华斌、谢倩、林茂然获得“2014全国高职高专外语多媒体课件”三等奖。

7月4—10日　川卫康院承办自贡市“中德养老护理项目”第一期培训，对象为自贡市政府养老保障管理人员、养老院及医院院长、护理部门主管、社区养老机构、休闲养老公寓负责人等共60余人。

7月7日　德国蕾娜范有限责任公司质量保障总监安妮女士和该公

司中国项目负责人王珊珊女士到访川卫康院。

是月　市一医院妇产科在全市率先引进高强度聚焦超声肿瘤治疗系统海扶刀。

8月10日　中共川卫康院委员会党校成立，党校校长由党委书记刘建辉兼任，副校长由党委副书记曾晓奇和李华兼任。

是月　市四医院多位专家参编，副院长杨昆作为副主编的《血液病治疗药物的安全应用》一书，由北京人民卫生出版社公开印刷发行。

是月　市四医院普外一科在全市率先开展腹腔镜下结肠次全切除及盆底修复治疗顽固性便秘。

是月　市四医院胸心外科成功完成全市首例胸主动脉和腹主动脉联合支架植入手术。

9月7日　上海力昌医院投资有限公司董事长郑元赞、上海赫尔森康复医院院长戴震及四川赫尔森康复医院有限公司筹建主任叶翠一行，到川卫康院洽谈康复专业校企合作。

9月10日　川卫康院庆祝第31个教师节，表彰各类先进人员67人，其中先进个人58人、优秀辅导员3人、“三十年”教龄教师6人。

9月15日　重庆中铁任之养老产业有限公司人力资源部部长宋庆国到川卫康院，与学院院长曾晓奇签署3年战略合作框架协议。

9月23日　国家卫生计生委职业技能鉴定指导中心四川分中心同意川卫康院以“国家卫生计生委职业技能鉴定指导中心四川分中心自贡工作站”名义，配合当地卫生行政部门开展相关试点工作。

10月9日　四川省民宗委和自贡市民宗局领导到川卫康院指导民族学生工作。

10月19—23日　川卫康院举办自贡市“中德养老护理项目”第二期培训。

10月21日　德国蕾娜范有限责任公司董事长兼总经理范少东及该公司中国项目负责人王珊珊，国家发改委国际合作中心国际合作处处长常皓，市人社局、教育局、卫计委相关领导和川卫康院领导曾晓奇、罗天蔚，在自贡英祥锦江国际大酒店洽谈养老护理人才共同培养项目。

是月　川卫康院印发《四川卫生康复职业学院辅导员管理考核办法》《四川卫生康复职业学院辅导员培训规划（2015—2020年）》《四川卫生康复职业学院关于加强学风建设的通知》《四川卫生康复职业学院校外社会实践基地管理办法》。

11月8日　川卫康院院长曾晓奇及相关部门负责人，在广州与日中高龄者福祉协会长东海林女士、协会驻中国首席顾问张雷教授就双方合作办学洽谈并达成共识并签订合作框架协议，拟在养老人才教育培训、教材、设施、服务等方面开展战略合作，培养有国际视野的养老服务人才。

11月18日　川卫康院与江苏恒瑞医药股份有限公司校企合作签字授牌暨“恒瑞医药班”开班仪式举行。

是月　市四医院急诊科、放射科分别获批成为省级重点专科、重点建设专科，其中急诊科成为四川省唯一急诊急救类省级重点专科。

是月　市四医院神经内科获中国卒中中心联盟授予“卒中中心”称号。

12月20—25日　川卫康院首批学生赴港学习交流。

2016年

1月1日　川卫康院校报《川康学院》创刊号出版。

1月15日　川卫康院第一届第一次教职工代表大会召开。

1月18日至22日　川卫康院护理系14级大专护理10班学生李红霞参加“四川省首届巾帼家政服务职业技能大赛”，获养老护理组冠军。

1月20日　川卫康院新版官网正式上线。

2月26日　川卫康院印发《四川卫生康复职业学院关于成立人才培养工作评建组织机构的通知》。

3月　川卫康院再次被教育部考试中心全国医护英语水平考试办公室评为“METS先进考点”。

4月10—17日　中德养老护理项目第三、四批培训在川卫康院开班，含老年护理模式、老年痴呆症护理、养老院管理等，来自全市养老机构和医院的中高级护理管理人员和护理员40余人参训。

4月19日　日本茨城县福祉介护事业协同组合，合德介护（长沙）投资管理有限公司董事长今桥孝司、四川上善颐养养老服务有限公司董事长曾姝一行，到川卫康院参观交流并签订合作协议。

是月　川南首台全景成像3.0T磁共振落户市四医院。

7月6日　川卫康院征兵工作站授牌仪式举行。

7月13日　自贡市护理学会教育专委会成立。川卫康院护理系为主委单位，邹金梅任主委。

8月8—19日　应台北护理健康大学邀请，川卫康院临床康复教研室主任周蜜娟、老年护理教研室主任蔡莉、助产专业2015级专科生石钦蓥、康复专业2015级专科生王钰琦一行4人，赴台北参加暑期研习营，进行为期12天的医学交流。

10月14日　卫生康复职业教育集团成立大会在川卫康院A113教室举行。

10月17日　川卫康院与韩国南首尔大学建立友好关系并签订合作协议，首次合同期限5年。

10月23—24日　山东威海国际股份有限公司副总经理王祝文、经理尹贵男到川卫康院访问并续签合作协议。两人分别在校本部、中职部举办3场国外就业讲座，并与护理系同学进行面对面交流。

10月31日　川卫康院与台北护理健康大学建立友好关系并签订学术交流合作备忘录，首次备忘录为期5年。

11月18日　川卫康院牵头的卫生康复职教集团，获市教育局产教融合建设第三批“校企合作专项资金”10万元经费支持。

11月28日　德国蕾娜范集团董事长范少东、人力资源总监戴克尔、人力资源部员工事务处主管高姐娜、中国项目经理尚俊杰到川卫康院洽谈校企合作事宜，签订卫生康复职业教育集团成员协议。

12月1日　韩国金泉大学国际教育交流中心行政主管吴钟赫一行到川卫康院访问。

12月5日　市残联下达2015“七彩梦”项目康复专项经费39.6万元划拨到位，川卫康院承担33名患儿为期10个月的康复训练任务。

12月14日　川卫康院与四川自贡汇东发展股份有限公司，举行新校区综合体建设合作框架协议签约仪式。

12月20日　在四川省高校校友与基金会工作联谊会主办、四川建筑职业技术学院承办的四川省高校校友工作暨基金会工作第十一次年会上，川卫康院获全票通过成为会员单位。

12月24—25日　由省教育厅主办，川卫康院承办2016—2017年度全省中职护理技能大赛举行。

2017年

1月5日　川卫康院新校区等60个全市重大项目集中开工仪式在川卫康院新校区施工现场举行。规划选址于东部新城、占地面积63.33万平方米的川卫康院新校区综合体项目之教育板块正式开工。

1月9日　四川省卫生计生委党组成员、副主任徐旭率队到川卫康院新校区建设项目工地进行调研。

是月　2016年下半年全国医护英语考试成绩出炉，川卫康院483人报名参加METS考试，二、三级通过率分别是54.36%、45.08%，四级是学院首次承办，通过率为零。

2月15日　省政协副主席、省总工会主席李登菊率省督导组到自贡市，对川卫康院新校区综合体项目进行督导。

2月28日　川卫康院与成都华大医药卫生学校签订联合举办初中起点5年制高等专科教育，前3年中职教育在华大医药卫生学校完成，后2年高职专科教育在学院完成。合同周期为5年，2017年秋季始招，共同培养100名护理专业5年高职学生。

3月2日　省委常委、组织部部长范锐平到川卫康院新校区建设项目现场，就东部新城和川卫康院新校区规划建设进行调研。市委书记李刚，市委常委、组织部部长刘敏等陪同。

3月3日　由川卫康院与梵恩诗集团共同创立的“梵恩诗产后康复实训基地”揭牌仪式在学院举行，川卫康院院长曾晓奇和梵恩诗集团总监赵智勇共同为产后康复实训基地揭牌。

同日　在四川中医药职业教育协会、四川中医药职业教育集团筹备会上，川卫康院被推选为第一届理事会副理事长单位。

3月3—4日　全国卫生职业教育教学指导委员会康复治疗类专业教学指导委员会2017年工作会议在川卫康院召开。

3月4日　全国卫生行动指导委员会（简称行指委）秘书长杨文秀教授、行指委专家委员会主任沈彬教授到川卫康院指导工作。

同日　全国卫生职业教育教学指导委员会康复治疗类专业2017年工作会议暨2017年全国高职院校康复治疗技术专业学生技能大赛筹备会议在川卫康院召开。

3月7日　自贡市卫计委将川卫康院作为自贡市突发事件紧急医学救援培训基地。

3月22日　四川省人民政府外事侨务（港澳）办公室下属的中日会馆副馆长刘勇、交流部部长周明辉、市外事侨务办公室马国良访问川卫康院，参观创新创业基地，探索推动与日本医学界交流的合作渠道。

是月　川卫康院出台2017年党风廉政建设工作意见、《川卫康院招生监察工作暂行办法》、“1+X+3”常态监督检查工作方案、《“八项规定”出台后严格禁止的财务行为80条》。

4月7日　2017年四川省高职护理技能大赛在川卫康院举行。

4月12—14日　川卫康院作为医药卫生职教联盟牵头单位，在眉山卫生职业学校召开五年高职转录及单招工作研讨会，医药卫生职教联盟成员单位眉山卫生职业学校、南充卫生学校、内江医科学校、宜宾卫生学校、凉山卫生学校相关负责人参会。

4月18—19日　日本芦屋国际学院院长小野一德在尹贵男硕士陪同下到川卫康院访问。小野在本部和中职部开展"樱花美芦、流芳东瀛"日本护士培训、工作介绍会，与日语护士班同学交流，与护理系主任邹金梅对口交流，双方就中日护理教学进一步衔接，实现订单式培养赴日就业人才达成共识。

4月20日　第二届医学美容技术专业建设指导委员会会议在川卫康院召开。

5月7日　川卫康院举办2014级国际护士欢送会暨经验交流会。

5月11日　以色列Clalit医疗机构、四川铁路产业投资集团公司有关人员一行到川卫康院交流。

5月15—16日　台湾大仁科技大学副校长黄国光、药学暨健康学院院长陈福安一行到访川卫康院进行合作交流并举办药学讲座。

是月　市委编办批复川卫康院增设思政部、医疗美容系、临床医学系、中药学系、针灸推拿系。

6月8日　在自贡市规划委员会第三十一次会议上，川卫康院新校区建设项目规划设计方案获通过。

6月9日　川卫康院特邀国际著名华人人物美学设计家——杜比作"人物美学学科体系与医美应用"专题讲座。

6月13日　川卫康院举行梵恩诗产后康复班第一届学员结业典礼，梵恩诗集团总监赵智勇为学员颁发结业证书。

6月16日　川卫康院与德林义肢康复器材（成都）有限公司校企合作第一届假肢矫形"德林班"结业典礼举行。台湾德林康复辅具集团常务董事、中国康复辅助器具协会理事陈建熾，德林康复辅具集团华西总部总经理高必红，学院院长曾晓奇，康复系主任章荣，德林班授课教师及全体学员参加典礼。

6月28日　市社科联同意与川卫康院共建市级科研平台——运动与健康创新研究中心，中心设在川卫康院，系川卫康院第一个市级科研平台，由市社科联与川卫康院双方共建共管。中心主任由人文社科部马应安主任兼任，吴小彩负责具体工作。

7月6日　川卫康院康复系14级李桃同学通过韩国金泉大学专升本面试，是川卫康院第一名出国留学生。

7月31日至8月2日　川卫康院邀请四川工商职业技术学院院长李春明、四川职业技术学院副厅级调研员邱永成、成都纺织高等专科学校督导室主任叶建军组成“评建专家组”到校，就川卫康院高等职业院校人才培养工作评估进行现场考察、模拟演练。

是月　川卫康院印发《“十三五”师资建设规划》《管理岗位年度考核办法》《工勤岗位年度考核办法》《“双师素质”教师管理办法》《中层干部年度考核办法》《教坛新秀、教学名师评选办法（试行）》。

8月15日　川卫康院、汇东股份召开第一次联席会，制定联席会制度。

8月30日　川卫康院护理系15级罗玲、韦竟明2名同学通过日本大阪医院初试。

是月　川卫康院完成首届校级教学名师和2017年专业带头人和骨干教师的评选工作，选出校级教学名师2名，新增专业带头人1名、骨干教师11名。

9月5日　自贡市委书记李刚，市委副书记、市政府党组书记何树平一行到川卫康院，现场督察项目建设进展情况。

9月14日　川卫康院与香港雅姬乐集团签订合作框架协议，拟共同培养医学美容技术专业人才，开展现代学徒制建设。雅姬乐集团有限公司董事长叶秋玲、执行董事长龚磊、教育学院院长申泽宇、雅姬乐代理商成都帝邦化妆品有限公司总经理赵俊斌参加签约仪式。

9月16—17日　在电子科技大学召开的第二届全国医学智能大赛暨“一带一路”智能康复国际研讨会上，川卫康院成为“一带一路”智能康复产业联盟的第一届理事单位，被联盟授予“一带一路”智能康复中心（自贡）称号。

10月9—13日　川卫康院院长曾晓奇率护理系主任邹金梅、学工处处长邓小利、行办副主任李成一行4人赴日本，与大阪万方株式会社签署协议，共同建立日本川卫康院校友会。

10月10—14日　川卫康院副院长罗天蔚率教务处处长黄康、科研处副处长伍勇、康复系康复教研室主任任凯、行办李昉一行参加韩国金泉大学学术科研周活动。

10月24日　自贡市人大常委会副主任杨征宇带领部分市人大代表到川卫康院调研卫生人才队伍建设情况。

10月26—28日　川卫康院承办“第三届全国康复治疗技术专业学生技能大赛”。

10月28日　由中国康复医学会康复医学教育专业委员会、卫生行指委康复治疗类专业教学指导委员会、全国医学高职高专教育研究会康复分委会主办，川卫康院承办，主题为“深化康复职业教育改革，提高专业建设与人才培养水平”的2017年全国康复治疗职业教育学术大会在川卫康院举行。

12月1日　川卫康院国有资产管理委员会正式成立，学院党委副书记、院长曾晓奇担任主任，委员会下设办公室，设在后勤保障处。

是年　川卫康院16名学生被评选为2017届四川省优秀毕业生。

是年　川卫康院组织编写《学生评建知识手册》《学生心理委员成长手册》《心理自助手册》。修订《学院学生申诉处理办法》《学生违纪处分条例》。

是年　川卫康院先后接受省教育厅“全国学生资助规范年”中职组、高职组检查。国家奖学金获得者何丽萍优秀事迹入选《四川省国奖获奖学生风采录》。

是年　川卫康院成立青马社，组织开展第一期大学生骨干培训班，培训骨干学员 50 人。

是年　川卫康院大学生创新创业俱乐部 6 个学生创业项目获省级立项，获批为四川省大学生创新创业训练项目。

第一篇

建 置

第一章　沿　革

第一节　校　名

一、学校

民国5年（1916），袁世凯窃国，蔡锷在云南举兵起义组成护国军。袁世凯派兵从川、湘、鄂围剿。护国军第一军总司令蔡锷率军攻入四川，在与自流井相邻的泸州、宜宾一带与袁军激战。自流井雨台山医院（市一医院前身）组织救护队，驰赴战场救治伤兵，无分南北，一视同仁，予以救助，并将重伤者送院医治。时院中仅有50张床位，而病人时达200人以上。

民国6年（1917），自流井雨台山医院更名为福音医院。在救治受伤士兵和普通民众时，深感护士紧缺，开始自办看护训练班，招5名男生。民国7年（1918），福音医院更名为自流井仁济男女医院，且正式成立自流井私立仁济高级护士职业学校（简称自流井仁济护校），并报经中华护士学会立案。民国26年（1937），因经费困难及未经国民政府立案，护校停办。

民国26年（1937）11月，民国政府迁都重庆，四川成为抗日大后方。民国27年（1938），以自流井和贡井为基础筹建自贡市，支持全国抗战。是年起，日机连续轰炸自贡，市民死伤甚众，多由自流井仁济医院救治。

民国28年（1939），自贡地方人士见抗战中急需医护人员，倡议恢复自流井仁济护校，得到财政部川康盐务管理局支持。5月24日，川康盐务管理局局长张绣文给自流井仁济医院护士长、停办前自流井仁济护校校长何美贞发函，就护士学校恢复事宜、章程及预算表进行商讨。初步定出：学校学制为3年至3年半；讲授科目尽量与部颁标准相符；成立校董会，并呈请政府立案；经费筹措办法；学生名额可不必限定15人。6月，成立自贡市私立仁济高级护士职业学校（简称自贡市仁济护校）校董会。7月开始招生，9月1日正式开学。民国29年（1940）11月，获省教育厅正式立案。民国30年（1941）9月6日，教育部正式核准备案。民国31年（1942）11月，省教育厅指令该校民国28年（1939）招收的学生，经核定由省教育厅颁发毕业证，追认民国28年（1939）为自贡市仁济护校恢复办学合法日期。

民国33年（1944），仁济医院正式建成医院30周年、自贡市仁济护校恢复建校5周年出特刊。市长刘仁庵题词："仁民济世，蔚为国光。卫生之经，医师之良。作育才俊，福利乡邦。恢宏踔厉，日进无疆。"

民国34年（1945）5月12日，教育部给四川省教育厅、自贡市政府发出训令：成都、自贡、涪陵三校校名相同，饬令成都保留，自贡、涪陵改名。7月14日，仁济护校董事会议决，将校名改为自贡市私立义济高级护士职业学校（简称自贡市私立义济护校），报市政府、省教育厅核准。10月31日，教育部训令，核准同意。

1950年5月10日，自贡市私立义济护校据自贡市人民政府教育局指示，成立校务委员会临时管理学校。同月23日，学校由市军管会正式接管，校名取消"私立"二字，即自贡市义济高级护士职业学校（简称自贡市义济护校）。8 月，川南行署卫生厅委托自贡市卫生局，筹建川南区医务干部学校（简称川南医干校）。1951 年 7 月，正式开办，招医士、化验二专业，学制为一年制短期训练班。

1952 年 8 月 12 日，川南行署卫生厅决定，将自贡市义济护校与川南区医务干部学校合并，更名为自贡市卫生学校。12 月 15 日，市政府转省政府令，自贡市卫生学校更名为自贡市助产护士学校，附设化验班，由自贡市卫生局、教育局领导。

1953 年 7 月 2 日，四川省卫生厅通知，将内江护士学校并入更名为四川省自贡卫生学校，9 月 1 日完成合并。1955 年，因只办护士专业，更名为四川省自贡护士学校（简称自贡护校）。1956 年 8 月 3 日，省卫生厅通知，再次更名为四川省自贡卫生学校（简称自贡卫校）。

1959 年 12 月 2 日，自贡市卫生局经市文教党委向自贡市委报告，计划自 1960 年起，在自贡卫校基础上建立自贡市医学专科学校。市委研究，批准试办一个医专班。

1967 年 7 月 18 日，以学校造反组织“燎原战斗团”为主，组成临时接管委员会，接管自贡卫校党、政、财、文大权。委员会议决，校印和“四川省自贡卫校燎原战斗团”印鉴联合使用，党支部印鉴封存。1968 年 1 月 23 日，自贡市革命委员会批准建立四川省自贡市白求恩卫生学校革命委员会，将校名更改为四川省自贡市白求恩卫生学校（简称自贡市白求恩卫校）。1972 年 6 月 28 日，取消自贡市白求恩卫校校名，恢复自贡卫校校名。

1997 年 6 月 23 日，自贡卫校被确定为省部级重点普通中等专业学校。2003 年 9 月 10 日，市编委正式批准自贡市第一人民医院与自贡卫校合并，组建为自贡市仁济医学中心（简称仁济医学中心）。两单位内部合并，对外保留自贡市第一人民医院和四川省自贡卫校两块牌子。2005 年 1 月 12 日，经教育部审查批准，自贡卫校为国家级重点中等职业学校。

二、学院

2012 年 1 月 4 日，在高校设置评议委员会上，自贡卫校获 38 票，成为全省 6 个申请升格的中职学校中唯一获全票通过评审的学校。2 月 9 日，四川省人民政府批准自贡卫校升格为四川卫生康复职业学院（简称川卫康院）。3 月 31 日，教育部通知，同意四川卫生康复职业学院备案，公布学院代码为 14409，性质是公办普通高等学校，是全国唯一康复类高职学院。

2013 年 12 月 25 日，四川省政府下达川卫康院基本数据，机构名称为川卫康院；英文名称为 Sichuan Vocational College of Health and Rehabilitation；标识码为 4151014409；创建时间为 2012 年 2 月 9 日；组织机构代码为 45090349-3；学校代码为 41510144095103020060085100000000000822415051110；党政负责人是刘建辉（党委书记）、曾晓奇（院长）；教学体系创建时间为 2012 年 2 月 9 日。

2014 年 1 月，中共自贡市委、市政府决定，撤销仁济医学中心，并将自贡市最大两所三级甲等综合医院——自贡市第一人民医院、自贡市第四人民医院，作为川卫康院的附属医院，形成“一校两附院”运行体制。

第二节　校　址

一、旧址

民国 7 年（1918），自流井仁济护校正式开办，设在福音医院内，校址即与医院同，位于今市一医院老住院部。东邻今自由路，西邻今同兴路，南邻今骑坳井，北邻今市一医院办公生活区。民国 28 年（1939），自流井仁济护校恢复后改名为自贡市仁济护校，仍在仁济医院内。

民国 30 年（1941），仁济医院内的护校校舍被日机炸毁。学校借用培德初中（今自贡一中）躲飞机迁走时留下的破屋坚持办学。该临时校址位于骑坢井西侧约 0.5 千米。民国 31 年（1942），教育部拨款 5 万元扶助，培修原仁济医院旧房几间作为校舍，自贡市仁济护校迁回医院。

民国 35—37 年（1946—1948），盐务局拨款 1 亿元，教会捐款 2.5 万加元，购得仁济医院北雨台山 30 余亩土地修建校舍。自此始有固定独立校址，一直延续到 2007 年，历经 60 年。该校址在今自流井区雨台山路 43 号，市一医院中部办公及生活区及新住院楼的一部分。东邻今自由路，南邻老仁济医院（今市一医院老住院部），西邻今同兴路，北邻今市一医院门诊部。

1950 年 9 月，川南行署成立川南医干校，校址在自流井上桥张家花园（今同兴路小桥井附近），其存续时间仅一年余。1952 年 8 月，医干校与自贡市义济护校合并，该校址划归二医院使用。合并后的自贡市卫生学校仍沿用自贡市义济护校雨台山校址。

2007 年 8 月 20 日，自贡卫校整体搬迁至汇东新校区，校址为自贡市汇东新区汇兴路 551 号。东邻四川理工学院，北邻汇兴路，西邻汇东路（西段），南邻汇雅路。2012 年，川卫康院建立。校址分基础教学部和临床教学部两处。基础教学部在自贡卫校汇东新校区；临床教学部即市一医院，其中的教学实训部设在卫校雨台山旧校址以北新修的教学实训楼。2014 年，随着招生增加，川卫康院中专部租用原四川省盐业学校教室。该临时校址在大安区大安寨上。

二、新址

川卫康院建立后，学校规模扩大，原自贡卫校新校舍不能满足要求，中共自贡市委、市政府决定划拨 1400 亩地建设新校区综合体。其中，教育板块占地 63.4 万平方米，建筑面积约 30 万平方米；健康产业园包括医疗板块、康复板块、医疗服务平台 3 个部分。

2014 年 8 月 5 日，市委、市政府负责人至学院，就新校区选址、新校区建设筹资等难题召开推进会。2016 年 6 月 14 日，市城乡规划和住房保障局出具学院新校区预规划红线。西连东环路，北望自富路，东、南皆临釜溪河。

2017 年 1 月 5 日，新校区综合体项目开工。是年底，建成 5 栋教学实训楼、7 栋学生公寓。2018 年秋，启用位于自贡东部新城的四川卫生康复职业学院新校址，即沿滩区仙市镇堋店村。

第二章　体　制

第一节　办学模式

民国 7 年（1918）设立的自流井仁济护校，是教会医院（福音医院后改名为自流井仁济男女医院）创办的教会学校。没有专任教师，皆医院医师、护士监督（护士长）作兼任教师。民国 28 年（1939），自贡市仁济护校恢复后，仍以教会名义办学，校长仍兼医院护士部主任，但因办学经费来源系董事会筹措，主要是盐商提留公益款及东、西场（盐商组织）捐款，实质上已由教会办学变为社会办学。

1951 年 5 月 23 日，自贡市军管会正式接管后，取消校名中的“私立”二字，学校性质变更为全民所有制事业单位。教职员工纳入国家正式编制，办学经费得到保障；教师由国家统一分配、调配，使专任教师逐步增加，以满足教学需要和发展。7 月，川南行署卫生厅委托自贡市卫生局筹建的川南医干校正式成立，是政府领导下的公立学校。1952 年 8 月 12 日，自贡市义济护校与川南医干校合并为自贡市卫生学校。两校合并，取长补短，实行政府领导下的校长负责制。

1960 年 3 月 7 日，自贡师范校长刘极常、自贡卫校校长武天保、自贡化专校长袁嘉楷签署协议书，协议通过“比学赶帮超”合作办学。三校组成联合办学领导小组，化专担任组长；各校计划、总结、经验交流，皆须送交协议单位；每月召开一次协议执行情况协调会，一季度评比一次；举办学生学习经验交流会，教师教学经验交流会，联合举办运动会；文娱晚会时相互邀请代表参加。

1979 年 3 月 2 日，市卫生系统“七二一大学”正式成立。市卫生局党组议决，黄生传兼任校长，成万钧、赵荣章、朱兆龙、郑永宽、罗席全兼任副校长。学校实行党组领导下的校长负责制，由市一医院主办，自贡卫校和市四医院协办。

20 世纪 80 年代，自贡卫校开办大学函授班以及带有大专性质的各种短训班。1988 年，分别与重庆医科大学、成都中医学院签订协议，分别联办临床医学、中医学大专班，以后连年招生。1997 年 6 月 23 日，自贡卫校被确定为省部级重点普通中等专业学校。1999 年，与电大联合建立自贡电大卫校分部。

2000 年 9 月 1 日，与华西医科大学签订护理学独立本科自考助学班办学协议。2001 年，分别与川北医学院和泸州医学院签订联合办学协议，并成为成都中医药大学自贡教学部。2003 年 9 月，自贡卫校与市一医院合并，组建仁济医学中心。两单位内部合并，对外保留自贡市第一人民医院、四川省自贡卫校两块牌子。2005 年 1 月 12 日，经教育部审查批准，自贡卫校为国家级重点中等职业学校。

2010 年 9 月，自贡卫校有全日制在校学生 5177 人，其中高职学生 973 人，成人大专及本科在校生 508 人。卫校实现成人大专套读和自考套读双轨制，与高等院校联办的大专、本科教育已初具规模。

2012 年 3 月，经教育部备案，自贡卫校升格为川卫康院。2014 年 1 月，撤销仁济医学中心，将市一、四医院作为川卫康院的附属医院，学院党委书记兼附属一、四医院的院长，使医教融合更紧密，“一校两附院”管理和办学体制逐渐形成。

川卫康院建立后，与国内外院校、提供生源的中职学校合作的开放式办学模式。同时，开拓国内外企业资源，开展校企合作，将教学与生产一线紧密结合，让学生在“做中学、学中做”，并探索订单式人才培养模式。

2015 年 6 月 4 日，川卫康院牵头组织医药卫生职教联盟（简称职教联盟）第一次筹备会议，内江、南充、宜宾、凉山、眉山等市县的中专、中职校负责人参加，共同探讨中高职教育的衔接和教育教学合作等事宜。2016 年 10 月 14 日，由川卫康院牵头正式成立卫生康复职业教育集团（简称职教集团），这是联合办学的又一创新模式。职教集团首届理事会共 33 家成员单位。是年 11 月 28 日下午，与德国蕾娜范集团签订其加入职教集团成员协议。2017 年 4 月 12—14 日，川卫康院作为职教联盟牵头单位，在眉山卫生职业学校召开五年高职转录及单招工作研讨会，职教联盟成员单位眉山卫生职业学校、四川省南充卫生学校、四川省内江医科学校、四川省宜宾卫生学校、凉山卫生学校相关负责人参会。会议决定，在 2016 年各成员学校向川卫康院输送 235 名卫生类五年高职学生的基础上，2017 年再输送约 450 名五年高职转录学生。4 月 18—19 日，日本芦屋国际学院院长小野一德表示，将适时申请加入川卫康院牵头的职教集团。

2017 年 9 月 16—17 日，第二届全国医学智能大赛暨“一带一路”智能康复国际研讨会在电子科技大学召开。川卫康院成为“一带一路”智能康复产业联盟的第一届理事单位，被联盟授予“一带一路”智能康复中心（自贡）。

第二节　管理体制

从民国 7 年（1918）开办到民国 26 年（1937）停办，自流井仁济医院院长先后为 Stallaw Crawford（音译：克劳福德，中文名：高子豪）、F. F. Allan（音译：艾伦，中文名：冷泽清）、胡承先〔民国 16 年（1927），加拿大人返国。次年，加拿大人回到自贡，胡承先即终止院长职务〕、Sheridan W. J.，M. D.（音译：谢里登/谢立丹，中文名：沈德才）。

首任校长由自流井仁济男女医院护士监督 Susan Haddock（音译：苏珊·哈多克，中文名：侯淑媛）兼任。其后两任校长皆由自流井仁济医院护士监督（护士长）兼任，分别是 M. Macleod（音译：麦克劳德，中文名：穆含英）、G. E. Hartwell（音译：哈特韦尔，中文名：何美贞），三位皆加拿大人。

这一时期的自流井仁济护校，实行医院院长领导下的校长负责制。由医院院长、护士监督（护士长，兼校长）直接管理，管理方式松散，但能适应当时的需要。

民国 28 年（1939）6 月，成立自贡市仁济护校首届校董会，有校董 11 名：欧阳尔彬、王履丰、刘阶平、曾子郁、唐强吉、侯策名、邱常爵、易淑贞、何美贞、沈德才、汉正礼。选举欧阳尔彬为董事长，聘原成都仁济护校校长朱素荃担任自贡市仁济护校校长。

民国 28 年（1939），恢复办学后，办学管理开始规范。董事会和学校都分别订立章程，依章办事。董事会和校长分工明确。董事会不参与学校具体管理，只负责经费筹措、经费审查，而校长全权负责校务。其下只设一教务员、一庶务员，分别进行教务及训育、财务工作。在学生管理方面，除各班设班主任外，在学生中组织“学生勉励会”，订立《学生勉励会章程》，实现学生自治管理。学生勉励会设正副会长各 1 人；德育股股长、纠查员、智育股股长、体育股股长各 1 人，还有会计、文书、时事、编辑、音乐、交际、游艺员等。各自职责分工明确。能对当时的学生进行有效管理。

民国 29 年（1940）4 月 29 日，欧阳尔彬因赴渝辞职，校董会选举李秉熙续任董事长。是年 10 月 5 日，省教育厅转教育部 10 月 4 日指令，自贡市仁济护校董事会应准备案，但因外国人达 4 名，超过章程所定三分之一，要求调整。是年 12 月，李秉熙呈文：外籍校董何美贞已回加拿大，汉正礼、易淑贞提出辞呈。又因校董、盐务局帮办王履丰调动辞职，补选汪时中、侯性涵、李仁波、李云湘（汪和李仁波均盐务局帮办）为校董，董事会中外籍校董仅仁济医院院长沈德才 1 人。民国 30 年（1941）9 月 6 日，教育部信予备查。民国 31 年（1942）5 月，汪时中调离，补聘帮办陶守贤为校董。民国 32 年（1943）1 月 1 日，因沈德才回加拿大，由仁济医院接任院长 C. M. Hoffman（音译：霍夫曼，中文名：洪乃宽）替任校董；校董李仁波奉令调离，改由帮办李冷替任。校董陶守贤因工作调动辞职。

民国 34 年（1945）5 月，省教育厅批准校长朱素荃因家事辞职。6 月，校董会议决，聘请何玉书为自贡市仁济护校续任校长。7 月 14 日，校董会议决：自贡市仁济护校改名为自贡市私立义济护校；因物价飞涨，医院和学校补助经费从每月 10 万元增至 30 万元，由董事侯策名、宋席九分别从东、西场收缴，医院院长洪乃宽进行分配并按月报告送会查核；学校以医院之董事会为董事会。自此，学校校董会与仁济医院董事会合而为一，董事长为盐务局局长陈纪铨，董事有何绍南、李云湘、李秉熙、侯策名、宋席九、熊佐周、曾子郁、康强吉、王绩良、胡铁华、雷德。在接受校董会领导的同时，校长受仁济医院院长领导。民国 38 年（1949 年 9 月 30 日止）6 月，最后一名加籍院长赫维德返国，由内科医师马君牧任院长。民国 28—38 年（1939—1949），仁济医院院长先后为沈德才、洪乃宽、G. B. Helde（音译：海德，中文名：赫维德）、马君牧。

1951 年，自贡市军管会正式接管自贡市义济护校后，管理体制是市政府领导下的军代表负责制。军代表由市卫生局局长张泛舟兼任，副军代表高永林，联络员杨聚林、张克前。学校常务负责人为副军代表高永林。是年 5 月 10 日，自贡市义济护校根据市文教局指示，成立校务委员会，由何玉书、梁惠礼、马君牧、何贵义、王文靖、许绍先、喻家清 7 人加 4 个班的班主席（学生）组成，何玉书任主任委员。7 月，成立新校董会，董事长杨寿山（川康盐务管理局局长），董事有陈宗博（川康盐务管理局副局长)、韩正夫、甘绩丕、石坚、马惠民、张奇、赵玉书、罗民先、罗华垓、罗筱元、熊佐周、宋席九、曾子郁、李秉熙、侯策名、侯性涵。7 月 19 日,四川省卫生厅规定,各教会医院护士学校统由省卫生厅直接领导。是月,川南医干校正式成立,管理体制为政府领导下的公立学校。自贡市卫生局局长张泛舟兼校长,川南二院院长马君牧兼副校长。9 月 12 日,校务委员会议决,何玉书任校长。

1952 年 8 月 12 日,自贡市义济护校与川南医干校合并为自贡市卫生学校。自贡市卫生局局长张泛舟兼校长,指导员宋廉为学校常务负责人。11 月 19 日,市卫生局派川南第二医院副院长高永林兼代任学校副校长、常务负责人。1953 年 4 月 2 日,宋焕生被任命为学校校务主任(代校长)。是年 5 月 18 日,内江护校并入,校名更为四川省自贡市卫生学校。10 月 13 日,张希学任副校长,主持工作。1954 年 11 月 13 日,张希学离职。1955 年 1 月 1 日,袁嘉楷任校长。雷超群、武天保先后于 4 月 27 日、6 月 14 日到任副校长。9 月,袁嘉楷离职学习,由武天保代校长。

1956 年 5 月 12 日,省卫生厅委托自贡市卫生局代管学校。1957 年 9 月,自贡市卫生局副局长丁兰兼自贡卫校校长。1958 年 5 月 10 日,自贡卫校成立中共党支部,由丁兰、武天保、王止端组成支部委员,武天保任支部书记。自贡卫校第一次形成党支部与校长共管的管理体制。11 月,汤森林任党支书,马骁任副支书。1959 年 12 月,武天保任校长,雷超群任副校长。1960 年 4 月 21 日,高永林任副校长。12 月 31 日,武天保任党支书,高永林任副支书。1961 年,将教务处管理政治思想的职责剥离,另设政治思想办公室,直属党支部领导。1962 年 9 月 11 日,高永林犯错误被开除党籍,撤销党内外一切职务。1964 年 3 月 31 日,党支部改选,武天保任支书。

1966 年“文化大革命”开始。7 月 18 日,造反派组织“燎原战斗团”组成“临时接管委员会”,临时接管自贡卫校党、政、财、文大权。1968 年 1 月 23 日,自贡市革命委员会批准建立四川省自贡市白求恩卫生学校革命委员会。军事代表戴宏啟兼任革委会主任，武天保、魏明杰任副主任，唐祖珍、龚金连、刘玲、魏俊良为革委会委员。1970 年 8 月，李明华、晋火祯增补为校革委委员。随着“文化大革命”结束，管理体制逐步恢复常态。1978 年 9 月 9 日，改变行政领导名称，革委会主任、副主任改为校长、副校长。自贡卫校建立临时党总支，汤森林任临时总支书记，革委会职权终止。

1985 年 11 月 26 日，市卫生局批准《自贡卫校改革试行方案》（简称《方案》），实行校长负责制；党总支起政治领导和保障监督作用。《方案》规定校长的职权为对教学、行政管理有决策权和指挥权；按上级下达的编制和规定，根据精简原则，决定对校内处、室、教研组的设置；支配国家下达的包干经费、预算外收入和校长基金；审定教职工的奖励和卫生津贴；审定人民助学金和奖学金；决定对教职工的聘任、调配和奖惩；在上级下达的进人指标内，有权在校外招聘人员；对调入人员，除政策性安排外，有权审查，决定是否接收或退回；调出学校人员，由校长决定；在完成指令性招生计划后，有权按规定经考试接收委培生，并发给结业证书。副校长是校长行使各项工作的助手，承担校长分配的部分工作，直接对校长负责。

1986 年 1 月 27 日，赵荣章调任党总支书记，汤森林改任调研员；张宗海任副校长，孔玉昆改任调研员。1989 年 6 月 30 日，魏明杰任副校长。1992 年 8 月 19 日，陈忠阳任校长。1994 年 5 月，陈忠阳调离，齐仕元接任校长，贺俊夫任党委书记兼副校长。1999 年 7 月 27 日，郑松泉任卫校党委副书记，欧学余、刘梓华任副校长，张宗海、魏明杰任副校级调研员。

2003 年 9 月 10 日，组建仁济医学中心。9 月 24 日，市委组织部、市卫生局聘邓靖、欧学余、张开诚、李亮、熊天中、丁中印任仁济医学中心（市一医院、卫校）副主任（副院长、副校长）；邓靖任市一医院、自贡卫校党委书记，黄志国任自贡卫校党委副书记。2004年10月，仁济医学中心第一次党代会选出中心党委书记邓靖，副书记黄志国。管理体制为仁济医学中心主任（院长、校长）负责制，党委负政治领导和监督职责。

2005年2月，吕平海、申奎任副校长。6月，吕平海被免职。7月，曾晓奇被任命为仁济医学中心（市一医院、卫校）主任（院长、校长），兼仁济医学中心党委副书记。12月，姜晓燕被任命为党委书记，兼仁济医学中心（市一医院、卫校）副主任（副院长、副校长）。2008年1月30日，张新高、赵芝蓉、黄昌平、贾卫国任仁济医学中心副主任。2009年，李华任仁济医学中心党委副书记、纪委书记、工会主席。2010年7月2日，罗天蔚任仁济医学中心副主任（副院长、副校长）。2011年8月26日，免去赵芝蓉仁济医学中心副主任（副院长、副校长）职务。

2012年2月、3月，分别经四川省人民政府批准、教育部备案，自贡卫校升格为川卫康院。过渡期间，仍实行医学中心主任（院长、校长）负责制。2013年11月13日，中共四川省委教育工委同意：刘建辉任川卫康院首任党委书记，曾晓奇为首任院长，姜晓燕为副厅级调研员。2014年3月27日，川卫康院正式挂牌成立。市委正式任命：刘建辉为党委书记，曾晓奇、李华任党委副书记；党委委员姜晓燕、杜冲、丁中印；曾晓奇为院长，副院长杨昆、申奎、张新高、黄昌平、罗天蔚。党委下设纪律检查委员会（简称纪委），李华为纪委书记。纪委委员龚祥忠、廖学琴、高林英。

2014年1月，中共自贡市委、市政府决定，撤销仁济医学中心，市一、四医院成为川卫康院的附属医院。这时的管理体制变为接受省教育厅、市政府双重领导（自贡市主办），内部实行党委领导下的校长负责制。6月24日，经党政联席会研究，通过《四川卫生康复职业学院党委领导下的校长负责制实施细则（试行）》（简称《细则》）。《细则》规定：党委领导下的校长负责制的实质是确立党委在高校的核心领导地位，同时充分发挥校长在学校的重要作用，党委既是政治核心又是领导核心；校长是学院法定代表人，在上级部门和学院党委领导下全面负责学院教学、科研和其他行政管理工作。副校长协助校长做好分管工作。是年，川卫康院通过《四川卫生康复职业学院章程》。

2015 年 5 月 1 日，川卫康院实施学院管理透明化工程，将重要的工作及招标信息均在外网和内网上公布，接受各方面监督。2016 年，合印出《四川卫生康复职业学院制度汇编》，全书收入 237 个制度，其中行政卷共收入 183 个制度，含人才培养管理类 64 个，人事管理类 19 个，学生管理类 16 个，国际合作与交流管理类 5 个，财务、审计管理类 3 个，国有资产、实验室及设备管理类 39 个，校园治安、保卫管理类 31 个，其他管理类 4 个；党群卷共收入 54 个制度，含综合管理类 29 个，党务工作管理类 16 个，纪委监察工作管理类 3 个，学生思想政治工作管理类 1 个，工会工作管理类 5 个。

第二篇

机　构

第一章 中国共产党

第一节 组 织

自贡市人民政府接管以前，学校没有共产党员，更未设立党组织。1952年10月，自贡市人民医院建立党支部，隶属市政法系统总支。自贡卫校的党员参加该党支部活动。当时自贡卫校的党员只有卫生局局长兼校长张泛舟、副军代表兼代副校长高永林、指导员宋廉、校务委员代校长宋焕生、副校长张希学、校长袁嘉楷等。但他们在自贡卫校工作的时间短，且轮换得快。有的组织关系在市卫生局，有的组织关系在自贡市人民医院。为在自贡卫校建立党组织，张泛舟、张希学、袁嘉楷等人，一方面从外调入党员、充实干部、教师队伍，一方面在青年教师、学生中发展党员。

1958年，自贡卫校已有中共党员13名：武天保、丁兰、王止端、陈洪兴、谢淑卿、孔玉昆、漆琴芳、李素芳、龚和先、吴淑芳、钟载俊、王炳常、林建新。5月10日，经自贡市卫生局党总支研究，同意自贡卫校成立党支部，由市一医院党总支领导。武天保、丁兰、王止端为支部委员，武天保任支部书记。

1959年4月24日，自贡市文教党委复函：同意自贡卫校党支部改选。由武天保、王止端、李素芳组成支委会，武天保任支部书记，王止端任宣教委员，李素芳任组织委员。1959年5月4日，自贡市文教党委决定：自贡卫校党支部归市一医院党总支领导，支部书记参加总支工作。

1960年4月21日，自贡卫校党支部改选，支委会由武天保、高永林、王止端、孔玉昆、王炳常组成，武天保任书记，高永林任副书记，王止端任宣传、统战委员，孔玉昆任组织、监察委员，王炳常任青年委员。

1964年3月31日，自贡市卫生局党委批复：同意自贡卫校支部改选结果，武天保任支部书记，孔玉昆任支部副支书。1965年8月10日，孔玉昆调卫生局，支委改选，武天保任支部书记，王永扬为宣教委员，肖淑泉为组织委员。

1967年7月18日，“文化大革命”中自贡卫校党支部工作陷于瘫痪。1969年12月26日，建立中共自贡市白求恩卫生学校支部委员会，由武天保、廖淑芬、喻淑芳组成支部委员会，武天保任支部书记。1970年1月2日，学校党支部召开改组后第一次支委会。确定组织委员为喻淑芳，宣传委员为廖淑芬。1971年2月27日，孔玉昆增补为校革委副主任。7月8日，市卫生系统整党建党领导小组批复：同意由武天保、孔玉昆、喻淑芳组成中共自贡市白求恩卫校支部委员会，武天保任支部书记，孔玉昆任支部副书记。1972年6月12日，自贡市卫生局临时党委批复同意增补自贡卫校工宣队队长黄子高进入自贡卫校党支部，任支部副书记。7月2日，任命黄子高为革委会副主任，文仲北为革委会委员。1973年3月4日，郑永宽任革委会副主任。1973年4月4日、10月18日，自贡市卫生局临时党委分别通知，同意郑永宽、缪精理（工宣队队长）任支部委员。

1974年5月2日，自贡市卫生局临时党委通知：同意武天保因病休息，由郑永宽代理党支部书记职务。7月16日，自贡市卫生局临时党委通知：郑永宽任支部书记，武天保任副书记，增补刘格非、谢信清为支委。1977年5月20日，自贡市卫生局临时党委决定，增补工宣队肖体育和林树玉为自贡卫校支部委员，肖体育任党支部副书记。

1978年9月9日，中共自贡市委宣传部决定，建立中共自贡卫校临时总支委员会，隶属于市卫生局党组。汤森林任临时党总支书记，武天保、郑永宽为总支委员。1983年，增补孔玉昆、李利华为临时党总支委员。1985年2月4日，马骁任临时党总支副书记。

1985年7月3日，自贡卫校党总支正式成立，选举汤森林为总支书记，马骁任副书记，成万钧、孔玉昆、刘梓华为总支委员。党总支设纪委，纪委书记为马骁。1986年1月27日，赵荣章任党总支书记，汤森林改任调研员。

1989年7月14日，自贡卫校党委建立。赵荣章任党委书记。汤森林、成万钧、张宗海、谢信清为党委委员。党委下设纪委，赵荣章兼任纪委书记，谢淑卿任纪委副书记（专职）。1990年，赵荣章调离，龙武开调任党委书记，增补贺俊夫为党委委员。成万钧、张宗海、谢信清不再任党委委员。1991年，贺俊夫任党委副书记兼纪委书记。1992年9月，增补陈忠阳为党委副书记。龙武开调离。1993年，陈忠阳任党委书记。增补张宗海、陈淑芬、冯国贵为党委委员。1994年5月，陈忠阳调离，贺俊夫任党委书记，增补齐仕元为党委委员。1999年，增补郑松泉为党委副书记兼纪委书记。

2004年10月，仁济医学中心党委正式成立。选出党委书记邓靖，副书记黄志国，委员欧学余、丁中印、冯国贵、黄太富。党委下设纪委，纪委书记由副书记黄志国兼任，纪委副书记为冯国贵。

2005 年 7 月，曾晓奇调任仁济医学中心主任（市一医院院长、自贡卫校校长）。12 月，仁济医学中心党委重新选举，选出姜晓燕任仁济医学中心（市一医院、自贡卫校）党委书记，曾晓奇、黄志国任副书记。党委委员为欧学余、丁中印、冯国贵。

2008 年 4 月 2 日，仁济医学中心党委任命张千为纪委副书记，免去冯国贵纪委副书记职务。2009 年 2 月 8 日，召开党员代表大会，选举产生仁济医学中心第二届党委会委员：姜晓燕、曾晓奇、李华、黄昌平、方晓君、王晓玲、成莉，姜晓燕任书记，曾晓奇、李华任副书记；同时选出第二届纪律检查委员会：李华、张千、胡伟科、刘利英、舒惠娟，李华、张千分别任纪委书记、副书记。

2012 年 2 月 9 日，川卫康院获省政府批准建立。3 月 29 日，获教育部批准立案。2013 年 12 月，四川省政府下达川卫康院基本数据。2014 年 1 月，仁济医学中心及仁济医学中心党委撤销。3 月 27 日，自贡市委正式任命：刘建辉为川卫康院党委书记，曾晓奇、李华任党委副书记；党委委员姜晓燕、杜冲、丁中印、申奎、黄昌平、章成。11 月 14 日，召开学院第一次党代会，选举出中共四川卫生康复职业学院委员会第一届委员会委员：刘建辉、曾晓奇、李华、申奎、姜晓燕、杜冲、丁中印、廖学琴。刘建辉任党委书记，曾晓奇、李华为党委副书记。党委下设纪律检查委员会，李华为纪委书记，纪委委员有龚祥忠、廖学琴、胡伟科、高林英、马应安。

自贡卫校　川卫康院党组织负责人表

表 2-1

党组织名称	姓名	性别	职务	任职时间
中共自贡卫校支部委员会	武天保	男	支部书记	1958—1974 年
			支部副书记	1974—1978 年
	郑永宽	男	支部书记	1974—1978 年
	高永林	男	支部副书记	1960—1962 年
	孔玉昆	男	委员	1960—1964 年
			支部副书记	1964—1965 年
	黄子高	男	支部副书记	1972—1973 年
	肖体育	男	支部副书记	1977—1978 年
	丁　兰	女	委员	1958—1959 年
	王止端	女	委员	1958—1964 年
	李素芳	女	委员	1959—1960 年
	王炳常	女	委员	1960—1962 年
	肖淑泉	女	委员	1965—1969 年
	王永扬	女	委员	1965—1969 年
	廖淑芬	女	委员	1969—1974 年
	喻淑芳	女	委员	1969—1974 年
	郑永宽	男	委员	1973—1974 年
	缪精理	男	委员	1973—1977 年
	刘格非	女	委员	1974—1978 年
	谢信清	女	委员	1974—1978 年
	林树玉	男	委员	1977—1978 年
中共卫校临时总支委员会	汤森林	男	临时党总支书记	1978—1985 年
	武天保	男	委员	1978—1985 年
	郑永宽	男	委员	1978—1985 年
	孔玉昆	男	委员	1983—1985 年
	李利华	男	委员	1983—1984 年
中共自贡卫校总支委员会	汤森林	男	党总支书记	1985—1986 年
			调研员	1986—1991 年
	赵荣章	男	党总支书记	1986—1989 年
	马　骁	男	副书记、纪委书记	1985—1988 年
	成万钧	男	委员	1985—1989 年
	孔玉昆	男	委员	1985—1989 年
	刘梓华	男	委员	1985—1989 年
中共自贡卫校委员会	赵荣章	男	党委兼纪委书记	1989—1990 年
	龙武开	男	党委书记	1990—1992 年
	陈忠阳	男	党委副书记	1992—1993 年
			党委书记	1993—1994 年
	贺俊夫	男	委员	1990—1991 年
			副书记、纪委书记	1991—1994 年
			党委书记	1994—2004 年
	郑松泉	男	党委副书记	1999—2003 年
	成万钧	男	委员	1989—1990 年
	张宗海	男	委员	1989—1990 年
				1993—2004 年
	谢信清	女	委员	1989—1990 年
	齐仕元	男	委员	1994—1999 年
	陈淑芬	男	委员	1993—2004 年
	冯国贵	男	委员	1993—2004 年
中共仁济医学仁济医学中心委员会	邓　靖	男	党委书记	2004—2005 年
	姜晓燕	女	党委书记	2005—2014 年
	黄志国	男	党委副书记	2004—2014 年
			纪委书记	2004—2008 年
	曾晓奇	男	党委副书记	2005—2014 年
	李　华	女	副书记、纪委书记	2008—2014 年
	欧学余	男	委员	2004—2014 年
	丁中印	男	委员	2004—2014 年
	冯国贵	男	委员	2004—2014 年
	黄太富	男	委员	2004—2005 年
中共川卫康院委员会	刘建辉	男	党委书记	2013 年起
	曾晓奇	男	党委副书记	2013 年起
	姜晓燕	女	党委委员	2014 年起
	李　华	女	党委副书记、纪委书记	2014 年起
	申　奎	男	党委委员	2014 年起
	黄昌平	男	党委委员	2014 年起
	杜　冲	男	党委委员	2014 年起
	丁中印	男	党委委员	2014 年起
	廖学琴	女	党委委员	2014 年起
	章　成	男	党委委员	2014 年起

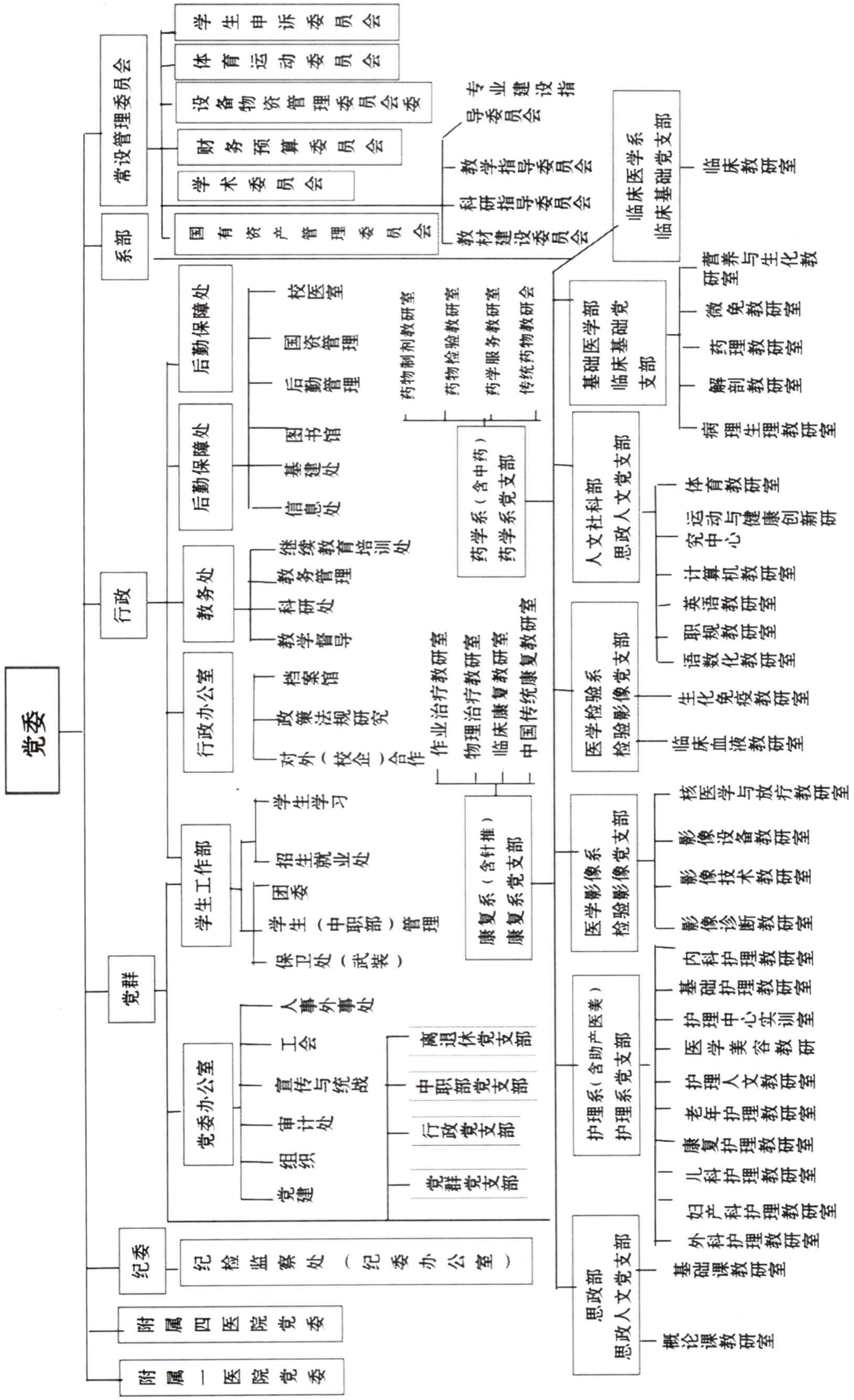

图2-1　川卫康院党组织框架图

第二节 党 务

一、党员代表大会

1985年7月，自贡卫校临时党总支召开第一次党员大会，正式建立党总支。听取并通过临时党总支书记汤森林的工作报告，选举出第一届党总支委员会。汤森林、马骁、成万钧、孔玉昆、刘梓华当选为总支委员，汤森林任总支书记，马骁任副书记。

1989年7月，自贡卫校党委召开第一次党员大会，正式建立自贡卫校党委。听取并通过原党总支书记赵荣章的工作报告，选举出第一届党委会委员：赵荣章、成万钧、张宗海、谢信清。7月14日，市委宣传部同意中共自贡卫校第一届委员会选举结果：赵荣章任书记，成万钧分管组织、统战，张宗海分管宣传，谢信清分管群团。中共自贡市纪委同意中共自贡卫校第一届纪委会选举结果：赵荣章任纪委书记，谢淑卿任纪委副书记（专职），曾禾竺任纪委委员。

2004年10月，仁济医学中心召开第一次党员代表大会。通过邓靖的工作报告，选举出第一届党委和纪委。2009年2月8日，仁济医学中心召开第二次党代会，通过姜晓燕的工作报告，选举出新一届党委和纪委。是年3月16日，仁济医学中心党委会研究决定，对党委书记、副书记、委员工作进行分工：党委书记姜晓燕主持党委全面工作，兼管老干部工作；党委副书记曾晓奇分管知识分子、外事工作；李华分管纪检、精神文明建设、群团工作；党委委员黄昌平分管法制、武装工作；方晓君分管组织、宣传，协管群团工作；王晓玲分管统战、计划生育工作；成莉分管保密工作。

2014年9月下旬，学院及附属一、四医院分别召开党员大会，选举产生川卫康院第一次党代会代表139名。9月30日，川卫康院公示各直属支部选出的党代会代表名单：教学支部党代会代表：曾晓奇、蒋晓娟、杜永红、唐虹、张晓毅、刘利英、罗劲梅、段河军、马应安、杨蕾、王万利、张前熙、黄小波、何福超、邓小利、石明远、伍勇、戴念、秦丹、黄永先、罗燕、魏晓梅、刘义清、尹林、李萍、郑笃永、曾祥、赵天成、杨耀、刘明洋、陈翔；老干支部党代表：张宗海；退二党支部党代表：赵福华；学生代表：刘再鑫。11月14日，在川卫康院A113教室，召开川卫康院第一届党员代表大会，选举中共四川卫生康复职业学院第一届委员会委员；选举中共四川卫生康复职业学院第一届纪委委员；讨论中共四川卫生康复职业学院基层党组织的机构设立。大会选出中共四川卫生康复职业学院委员会第一届委员会委员：丁中印、申奎、刘建辉、杜冲、李华、姜晓燕、黄昌平、章成、曾晓奇、廖学琴；中国共产党四川卫生康复职业学院纪律检查委员会第一届委员会委员：马应安、李华、胡伟科、高林英、龚祥忠。接着召开第一届一次党委会，选出党委书记、副书记、纪委书记。

2015年4月7日，经川卫康院党政联席会研究决定，同意施行《支部书记例会制度》《党建工作经费管理办法》《党费收缴、管理和使用规定》。

二、组织建设

1. 基层组织

1978年，自贡卫校总支下设4个支部：教师支部、行政支部、学生支部、离退休支部。1982年12月，自贡卫校总支下设3个支部：行政支部书记肖淑泉，教师支部书记谢安治，学生支部书记谢信清。1983年4月22日，各支部改选，行政支部书记李利华，教师支部书记谢安治，学生支部书记刘梓华。1985年10月7日，自贡卫校各党支部改选：行政党支部书记肖淑泉，教师基础课党支部书记谢信清，教师临床课党支部书记谢安治，学生党支部书记刘梓华。

2010 年 1 月 18 日，仁济医学中心党委批准下属 11 个支部的选举结果，党支部书记分别为：行政党支部舒惠娟、内科党支部温建军、外科党支部冷蔚、医技党支部朱建华、门诊党支部徐惠娟、教学党支部杜永红、板仓党支部马德惠、老干党支部周泸清、退一党支部覃光华、退二党支部杨建忠、退三党支部王均。

2014 年 1 月，川卫康院党委建立。下属附属市一、四医院两个党委，党委书记分别为姜晓燕、杜冲。截至 2017 年底，学院党委有党支部 10 个，分别为党群党支部、行政党支部、思政人文党支部、临床基础党支部、中职部党支部、护理系党支部、康复系党支部、药学系党支部、检验影像系党支部、离退休党支部，各党支部书记依次为李琴、肖骞、马应安、段河军、张前熙、邹金梅、章荣、钟辉云、刘文军、杜永红。附属市一医院党委有党总支 5 个、党支部 43 个。附属市四医院党委有党总支 15 个、党支部 43 个。

2015 年 3 月 25 日，市一医院第八次党员代表大会召开。选出党委委员丁中印、申奎、刘建辉、李华、姜晓燕、舒惠娟，姜晓燕为党委书记、李华为副书记；选出纪委委员王晓玲、成莉、李华、胡伟科、徐立，李华为纪委书记。同月 31 日，市四医院第五次党员代表大会召开。选出党委委员刘建辉、杜冲、龚祥忠、李鸿伟、高林英、黄昌平、廖学琴，杜冲为党委书记，龚祥忠为副书记；选出纪委委员龚祥忠、罗春艳、王娜、张晓阳、王曦，龚祥忠为纪委书记。

2. 党员发展

1958 年自贡卫校党支部建立时，有党员 13 人，其中学生党员 1 人。1960 年，因党员调离，党员减至 6 人。1971 年 3 月 31 日，有党员 16 人，其中教职工 11 人，学生 4 人，工宣队队长 1 人。1982 年 12 月，党员数 41 人，其中正式党员 38 人，预备党员 3 人；教育工作者 25 人，干部 10 人，工人 2 人，离休 1 人，退休 1 人，学生 1 人。1985 年，建立党总支，有党员 50 名。2002 年，党委建立，有党员 78 人。2003 年，仁济医学中心建立，有党员423人。其中，在职职工293人，离退休人员130人。2012年，川卫康院建立后，学院党员数量逐年增加。2015年，学院有教职工正式党员176人（含离退休党员45人），学生预备党员24人。2016年，学院有教职工正式党员191人（含离退休党员46人），教职工预备党员1人，学生预备党员34人。2017年，学院有教职工正式党员221人（含离退休党员42人），教职工预备党员8人，学生预备党员43人。截至2017年底，学院及附属医院有党员1480人，其中女党员895人，占比60.5%；教学、临床一线党员923人，占比62.4%；35岁一线的党员744人，占比50.3%；本科及以上学历821人，占比55.5%；研究生及以上275人，占比18.6%。

三、整风教育

“文化大革命”以前，每周都安排有政治学习，由党支部主持；每年暑假，常参加市教育局党委（党总支、党组）主持的教师集中学习。皆围绕中心工作和各种运动开展。20世纪50年代，先后开展各种思想教育。“文化大革命”中，一方面继续和加强政治运动，另一方面，自贡卫校党支部在教师和学生中，加强职业道德教育。强调贯彻全心全意为病人服务的崇高精神。开展劳动竞赛，表扬好人好事，教师中涌现出一批劳动模范和先进工作者。

“文化大革命”结束后，自贡卫校党支部围绕贯彻中国共产党第十届、十一届、十二届中央委员会历次全会文件和精神开展学习，让师生从“以阶级斗争为纲”转变到“以经济建设为中心，改革开放，坚持四项基本原则”的思想上来。并进行精神文明建设的学习。除经常性整党整风外，开展过4次较大的整党整风。1976年4月29日至7月2日，为重建因“文化大革命”瘫痪的党组织，开展整党工作。经2个月整党后，90%党员恢复组织生活。经全体党员讨论提出名单，经上级批准，成立支部委员会。1977—1978 年，开展三次“小整风”，以思想整顿为主，把成果落实到狠抓教学、医疗、科研上。

1985 年 6 月 17 日至 1986 年 1 月 25 日，开展以“统一思想，整顿作风，加强纪律，纯洁组织”为宗旨的整党工作。50 名党员中，除 1 人在外地工作，参加当地整党，4 人系预备党员，按规定未参加外，全部参加。整党学习分三个专题。第一专题为增强党性，纠正新的不正之风，保证改革顺利进行；第二专题是清除“左”的影响，解放思想，推动改革开放；第三专题是彻底否定“文化大革命”，清除派性，增强团结。通过学习文件、对照检查、组织处理和重新登记三个步骤，未发现不合格者，无处理，全部登记。

1986 年 3 月 3 日，自贡卫校党总支将教职工分为校办组、教务处组、总务处组、工人组、炊事组、语政理化组、体育外语组、解剖教研组、微寄生教研组、生理药理组、妇产五官教研组、外科教研组、内科护理组、卫儿传放射教研组、中医教研组等 15 个政治学习组，指定每个学习组的召集人，订立相应学习制度、考核办法，并与教职工的年终考核挂钩。

1987 年 1 月 14 日，以自贡卫校党总支名义下发文件，专门布置学习中共中央一号文件的步骤及学习篇目。是年 6 月 13 日，自贡卫校党总支组织精神文明建设领导小组。组长为党总支副书记马骁担任，成员有赵荣章、成万钧、李远志、齐仕元、张宗海。下设办公室，办公室主任谢淑卿，副主任肖淑泉、刘梓华。领导小组负责全校的政治学习和精神文明建设工作。是年 11 月 30 日，又以自贡卫校党总支名义发文，布置学习中共十三大文件。开展以贯彻以“四项基本原则”为主旨的整党教育工作。

1991 年 7 月，结合中国共产党建党 70 周年，自贡卫校党总支在党员中开展“忆传统，做贡献，做新时期合格党员”的活动。召开支部书记会、群团联系会和党员大会；组织全体党员到盐业历史博物馆参观自贡党史展览，组织学生到烈士陵园扫墓；组织师生观看电影《开天辟地》《焦裕禄》，观看电视连续剧《中流砥柱》，并组织讨论；举办《只有社会主义才能救中国》《没有共产党就没有新中国》等4次专题讲座；开展“党员奉献日”活动，并吸收积极分子参加，分支部到自流井区福利院为老人义务体检，到盲人按摩中心为残疾人服务等等；举办“党在我心中”演讲会、党的知识竞赛；开展党内“创优争先”活动。

2003年，党委分中心组、党员干部、职工群众三个层次，分别学习《十六大报告讲座》、《“三个代表”重要思想通俗读本》、胡锦涛总书记“七一”讲话和来川讲话精神。举办党团知识讲座4次，举办业余党校5期，400多名学生参加培训，300多名学生获结业证书。

2005—2006年，仁济医学中心党委以“反腐倡廉”为中心，开展整党整风工作。通过整风学习，提高廉洁自律自觉性，更从制度上下功夫，杜绝腐败行为。

2007年，仁济医学中心党委设立学习领导小组。组长姜晓燕，副组长曾晓奇、李华。成员包括领导班子其他成员及党办主任，领导小组秘书由党办主任兼任。采取自学与集中学习相结合，学习《仁济医学中心职业道德教育培训读本》《中央、省、市关于领导干部作风建设的讲话》《中央纪委关于严格禁止利用职务上的便利谋取不正当利益的若干规定》《卫生局党组党风廉政建设责任追究办法》等。组织党员学习《职业教育德育读本》，组织“如何做一名优秀教师”“如何做一名优秀护士”等报告和宣传，举办“抗震救灾先进事迹报告会”等。

2009年6月，仁济医学中心领导召开民主生活会。全体党员领导干部和部分中层党员干部、退休干部代表、职工党员代表参加。通过自我剖析，找准问题，明确思路，将思想落实到“三甲复评”和“职教攻坚”上。

2012年升格后，川卫康院牢牢把握社会主义办学方向，把握意识形态工作领导权，着力构建高校意识形态建设的有效载体，坚持以社会主义核心价值观为指导，增强意识形态的自觉与自信，切实做好高校意识形态工作。学院党委始终把党建和思想政治工作放在首位，强化政治意识，提高组织引领能力，将维护好社会主义意识形态的安全稳定贯穿于人才培养、科学研究、社会服务和文化传承的全过程。坚持和完善党委领导下的校长负责制，改革学校各项机制建设。坚持立德树人，积极开展师德师风培育活动，用中国特色社会主义理论武装学生头脑，将学生培养成“有德有才”的社会主义优秀人才，实现全程育人，全方位育人。规范学术研究和学术团体管理，培养一批具有影响力的人才，为社会主义国家的稳定和发展服务，为顺利推进和实现中华民族伟大复兴的中国梦服务。弘扬社会主义先进文化，传承中华优秀传统文化，培育和践行社会主义核心价值观，坚定广大师生的道路自信、理论自信、制度自信、文化自信，激发对国家兴盛的使命感和荣誉感。

注重理论的学习、宣传和研究，分类开展政治学习、专题宣讲、学术研讨等活动，同时，注重推进校园传统媒体与微博、微信等新媒体的融合发展，提高校园媒体的舆论引导力，完善校园网络监管机制。积极培育学校精神，形成学校特色文化，有效发挥文化的引领熏陶作用，开展寓教于乐、特色鲜明的校园文化活动，通过师生喜闻乐见的方式来开展主流意识形态教育工作，不断深入推进习近平新时代中国特色社会主义思想、中共十九大精神等重要理论和精神入脑入心。

四、纪检监察

1986年，自贡卫校党支部出台《关于健全党风责任制的意见》《关于校级干部带头端正党风的意见》等文件。

1988年1月21日，出台《中共自贡卫校总支委员会工作条例》（简称“条例”）。《条例》系因1985年开始试行校长负责制后一年后，为改善和加强党的领导，充分发挥学校党组织的保证、监督作用而制定。

1989年，自贡卫校建立党委后，每届都选出纪委，设纪委书记，有的还配有纪委副书记。每次换届，都要向党员大会或党员代表大会作纪委工作报告。

1991年，出台《关于认真搞好党风和廉政建设的补充规定》，除规定情况可派小车外，一般不派车，私事不派车，特殊情况急需用车，须按规定办理手续，交齐费用；因公外出，只吃工作餐，不受宴请，并按时交纳伙食费；不用公款办专场舞会，不用公款到营业性舞厅跳舞；除按政策规定发的奖金外，不接受其他变相奖金；不组织公款旅游，不乘出差、参观、学习、开会之机，用公款绕道旅游；不用公款钓鱼；不多占住房、用超标公款装修住房；凡关系户入学、参军、就业、晋升、调动，要主动回避；坚持民主集中制，学校重大事项，须集体讨论决定。

1991年6月21日，自贡卫校纪委发出《学习〈党纪处分规定〉的情况报告》：1月中旬，开展《党纪处分规定》的学习；纪委在年初列入全年工作计划；3月，组织全体党员收看市纪委“电视广播动员大会”；召开纪委及各支部纪委委员会议，以会代训地培训，保证不少于30学时；录放党风党纪教育片3次；举办“先锋篇”专栏2期；联系实际，将学习落到实处。

第三节　统一战线

自贡市人民政府接管学校以来，学校领导班子就十分重视统战工作。1951年，自贡市卫生局局长兼自贡市义济护校校长张泛舟，就推荐原自贡市仁济护校校长、基督徒何玉书，作为自贡市各界人民代表会议代表（即今人大代表）。自贡卫校建立后，何玉书虽在“三反”运动中受到批判，但仍安排其代理自贡卫校的教导主任。1953 年，又任命其为自贡卫校教务处第一副主任。因无主任，实际安排其主持自贡卫校教导处工作。同年，调非中共人士雷超群任自贡卫校副校长，分管教学工作。1956 年 12 月，又推荐其为自贡市第二届人民代表大会代表。1960 年 2 月，再安排其为自贡市第三届市政协委员。

1979 年，开展落实知识分子政策工作。

1980 年 5 月，对在 1958 年被错划为“中右”的市一医院医师李远志落实政策后，调其到自贡卫校任教，支持其参加农工民主党。1983 年 5 月 30 日，任命其为自贡卫校副校长。1983 年 10 月、1988 年 5 月，被选为自贡市第八届、第九届政协副主席。

1991 年 9 月 8 日，自贡卫校党委作出《关于校级领导干部直接联系一批知识分子的决定》并以文件形式公布，要求每个校级领导干部都要联系 4 名骨干知识分子，长期坚持下去，并作为每年对干部的考核指标之一。

1992 年 1 月 12 日，自贡卫校党委召开民主党派人士座谈会。由党委书记龙武开主持，参加会议的还有自贡卫校党委副书记贺俊夫，校长、市人民代表成万钧，副校长张宗海、齐仕元，纪委副书记谢淑卿。参加会议的民主党派人士有农工民主党自贡市主委、自贡卫校副校长李远志，党员魏明杰、谭言海；民革成员王宗堂。龙武开代表党政工团向人民代表、民主党派成员致以春节慰问，并通报学校情况，

2006 年 4 月 11 日，农工民主党自流井区总支部委员会换届选举，仁济医学中心张新高被选为总支副主任。

2014 年，组建川卫康院领导班子之初，就重视统战工作。截至 2017 年底，有 3 位民主党派成员进入领导班子，成为副院长：民革党员杨昆、

农工民主党党员张新高、九三学社成员罗天蔚；有 5 名民革党员成为中层干部：图书馆副馆长高华斌、行办副主任李成、护理系副主任刘佳美、教务处副处长王晓情、工会副主席牛小梅，无党派人士李胜担任基础医学部主任。

第二章　行政机构

第一节　中等职业学校时期

一、私立自流井（自贡市）仁（义）济护校

自流井仁济护校每期仅招收学生数人，由校长直接管理，无中层机构和干部岗位设置。

民国28年（1939），自贡市仁济护校建立，内设教导处、训育处，后增设生活指导组、会计、文牍、书记（兼管事务）。次年（1940），校长朱素荃兼教导主任，陈素文任训育主任，文牍曹文轩（一直任此职到1950年），会计和书记由医院对应人员兼任。民国32年（1943）1月，瞿茂清任训育主任。民国34年（1945）6月，校长何玉书兼教导主任。10月，邱瑞云任教务员，全多佳任训育员。民国35年（1946）6月，全多佳离职，缺训育员。民国37年（1948）8月，邱瑞云任教导主任，陈玉霞任训育员。民国38年（1949）2月，梁惠礼任教导主任。许绍先任训育组长。民国38年（1949）7—12月，教导主任先后是梁惠礼、邱瑞云，训育员陈玉霞，事务黄正礼。

1950年，教务主任梁惠礼。生活指导组长许绍先，事务陈玉霞、黄正礼。5月，在等待接收期间，校务委员会下设生活指导委员会，由许

绍先、蓝芹祥、王桂祥、周远英、董风华、吴赓炎、梁惠礼、张湘云、杨淑明、曹启盛10人组成，许绍先任主任委员。

私立自流井（自贡市）仁（义）济护校校长一览表

表2-2

姓　名	性别	学历	技术职务	任职时限
苏珊·哈多克（Susan Haddock 中文名：侯淑媛）	女	加拿大正规护士	护士监督 专业教师	1918年9月起
麦克劳德（M. Macleod 中文名：穆含英）	女	加拿大正规护士	护士长 专业教师	—
哈特韦尔（G. E. Hartwell 中文名：何美贞）	女	加拿大正规护士	护士部主任 专业教师	至1937年9月
朱素荃	女	成都协和女师、仁济护校、北平协和师资、汉口协和产校毕业	护士部主任 专业教师	1939年7月至1945年7月
何玉书	女	成都仁济护校、中央助产校专修特科毕业	护士部主任 专业教师	1945年7月至1951年4月

二、公立自贡卫校

1949年12月5日，中国人民解放军抵达自贡市区，自贡和平解放，迎来新生。一年多以后，自贡市私立义济护校被接管。在随后的52年里，校名数度更改，但“自贡卫校”校名累计使用近43年。其间，学校内设管理机构名称和设置虽有变化，但从职能职责来看，具有相对稳定性，大多设有办公室（含秘书）、教导处〔含教务处、政治指（或辅）导处、政治思想办公室、政治处〕、总务处（后勤组、财务科）、招生毕业生就业信息开发办公室（简称招就办，后改为招就处）、人事科、保卫科及若干临时机构。

1951年，自贡市人民政府接管自贡市私立义济护校，按原机制运行。9月，川南医干校成立，市卫生局派川南二院副院长史克宪兼川南医干校教务主任。1952年春，杨思和任自贡市义济护校教务主任，宋廉任政治指导主任。是年8月12日，自贡市义济护校与川南医干校合并。是年12月，何玉书任学校代理教导主任。1953年3月2日，杨聚林任学校秘书。5 月 29 日，汤森林任政治辅导副主任。是年，四川省卫生厅任命何玉书为教务处第一副主任，杨聚林为教务处第二副主任，吴元清为总务室副主任。是年，按省卫生、教育两厅指示，教务处与政治指（辅）导处合并为教导处。8 月，教导处副主任为何玉书、杨聚林，总务主任为吴元清。

1957 年 2 月 21 日，学校成立增产节约支会，由武天保、杨聚林、高廷秀、詹平周、黄成武组成，武天保负总责。是年下期，成立财务监督小组：武天保、雷超群、许少仙、王栅、黄淑华。1958 年 9 月，何玉书调离。

1961 年 1 月 6 日，自贡卫校成立“三反”（反对贪污盗窃、反对投机倒把、反对分散主义）领导小组，由武天保、李素芳、张应桐、孔玉昆、喻淑芳组成，武天保任组长。2 月 24 日，内设机构调整：将原教导处分出政治思想办公室和教务处，政治思想办公室负责政治理论教育、班主任工作、共青团的学生工作，由党支部直接领导。教务处负责教务、教学工作；成立劳动生产委员会，下设办公室。政治思想办公室由支部书记挂帅，一名党员专门负责。11 月 25 日，孔玉昆任教导处副主任。1962 年 4 月 25 日，成立保密小组，由孔玉昆、喻淑芳、李素芳组成，孔玉昆任组长。是年，成立治保委员会，由张应桐、喻淑芳、黄成武、赵蜀凡、费经义组成。

1966 年 4 月 14 日，文仲北任学校总务主任。“文化大革命”中革委会内设后勤组，组长文仲北；设教改组，副组长雷超群。1979 年 8 月 11 日，杨聚林任教务处主任、肖淑泉任办公室副主任。文仲北任总务处副主任，免去后勤组组长职务。10 月 27 日，杨建忠任总务处副主任。1980 年 7 月 10 日，李天钧任教务处副主任。9 月 24 日，王永扬任教务处副主任。1981 年 5 月 19 日，刘梓华任政治处副主任，30 日，李远志任副校长，8 月 21 日，增设政治处，齐仕元任政治处副主任。9 月 6 日，孔玉昆任副校长。

1984 年 3 月 30 日，自贡卫校成立核查“三种人”小组，由李利华、肖淑泉、刘梓华组成，李利华任组长；5 月 21 日，成万钧任校长，孔玉昆、李远志、齐仕元任副校长。7 月 4 日，肖淑泉任办公室主任，谢淑卿任办公室副主任；王永扬任教务处主任，马骁任教务处副主任；刘梓华任政治处副主任；杨建忠、陈聪杰任总务处副主任；李天钧、文仲北任协理员。1985 年 2 月 6 日，曾仲任教导处副主任。

1986 年 2 月，学校内设办公室、教务处、人保处、总务处、学生处。1989 年 10 月，增设保卫科，原人保处改为人事科、学生处改为学生科、教务处改为教务科、总务处改为总务财务科，即调整为办公室、人事科、教务科、学生科、保卫科、总务财务科。肖淑泉任行政办公室主任，刘梓华任人事科长，魏明杰任教务科长，张宗有、兰政祥任教务科副科长，石明远任学生科长，杨建忠任保卫科长，陈聪杰任总务财务科副科长。

1992 年 2 月，撤销总务财务科，设立总务科、财务科。1993 年，成立自贡卫校门诊部。1998 年，学校行政内设六科二办一部：办公室、教务科、学生科、实习办公室、人事科、保卫科、财务科、总务科、门诊部。党群系统设党委办公室、工会、共青团委、妇委会、离退休委员会。

2001 年 1 月，成立招生毕业生就业信息开发办公室。2002 年 2 月，将 14 个职能科室合并为 8 个。2002 年 1 月，党办、人事科合并，改为党群人事科；学生科、保卫科合并，改为学保科。学校内设科室调整为党群人事科、办公室、教务科、学保科、计财科、总务科、门诊部。15 个教研组合并为 4 个，即公共教研室、医学基础教研室、专业一教研室、专业二教研室。

1951—2003 年学校历任行政领导一览表

表 2-3

<table>
<tr><th>学校名称</th><th>姓名</th><th>性别</th><th>行政职务</th><th>行政任职时限</th></tr>
<tr><td rowspan="6">自贡市义济护校、川南医干校、自贡市卫生学校、自贡市助产护士学校、自贡卫校</td><td rowspan="3">张泛舟</td><td rowspan="3">男</td><td>自贡市义济护校军代表（兼）</td><td>1950 年 10 月至 1952 年 8 月</td></tr>
<tr><td>川南医干校校长（兼）</td><td>1951 年 9 月至 1952 年 9 月</td></tr>
<tr><td>自贡卫生学校校长（兼）</td><td>1952 年 8 月至 1953 年 10 月</td></tr>
<tr><td>马君牧</td><td>男</td><td>川南医干校副校长（兼）</td><td>1951 年 9 月至 1952 年 9 月</td></tr>
<tr><td>高永林</td><td>男</td><td>自贡市助产护士学校代副校长（兼）</td><td>1952 年 11 月至 1953 年 4 月</td></tr>
<tr><td>宋焕生</td><td>男</td><td>自贡卫校校务主任代校长</td><td>1953 年 4 月至 1953 年 10 月</td></tr>
</table>

续表2-3

学校名称	姓名	性别	行政职务	行政任职时限
自贡护校、自贡卫校	张希学	男	自贡卫校副校长（主持工作）	1953 年 10 月至 1955 年 1 月
	袁嘉楷	男	自贡护校校长	1954 年 12 月至 1956 年 8 月（其间在北京学习一年）
	武天保	男	自贡卫校副校长（一度主持工作）	1955 年 6 月至 1959 年 12 月
			自贡卫校校长	1959 年 12 月至 1968 年 1 月
	雷超群	女	自贡卫校副校长	1955 年 4 月至 1968 年 1 月
	丁　兰	女	自贡卫校校长（兼）	1957 年 9 月至 1959 年 12 月
	高永林	男	自贡卫校副校长	1960 年 4 月至 1962 年 9 月
自贡市白求恩卫校、自贡卫校	戴宏启	男	自贡市白求恩卫校、自贡卫校军事代表兼革委会主任	1968 年 1 月至 1978 年 9 月
	魏明杰	男	自贡市白求恩卫校、自贡卫校革委会副主任	1968 年 1 月至 1978 年 9 月
	武天保	男	自贡市白求恩卫校、自贡卫校革委会副主任	1968 年 1 月至 1978 年 9 月
	孔玉昆	男	自贡市白求恩卫校、自贡卫校革委会副主任	1971 年 2 月至 1978 年 8 月
自贡卫校	黄子高	男	革委会副主任	1972 年 7 月至 1978 年 9 月
	郑永宽	男	革委会副主任	1973 年 3 月至 1978 年 9 月
	郑永宽	男	副校长主持工作	1978 年 9 月至 1984 年 6 月
	武天保	男	副校长	1978 年 9 月至 1984 年 6 月
	孔玉昆	男	副校长	1982 年 9 月至 1986 年 1 月
			调研员	1986 年 1 月至 1994 年 12 月
	李利华	男	副校长	1983 年 1 月至 1984 年 7 月
	李远志	男	副校长	1983 年 5 月至 1994 年 1 月
	成万钧	男	校　长	1984 年 5 月至 1992 年 8 月
	齐仕元	男	副校长	1984 年 5 月至 1994 年 5 月
			校　长	1994 年 5 月至 2000 年 6 月
	张宗海	男	副校长	1986 年 1 月至 1999 年 7 月
			副校级调研员	1999 年 7 月至 2000 年 6 月
	魏明杰	男	副校长	1989 年 6 月至 1993 年 3 月
			副校长主持工作	1993 年 3 月至 1994 年 5 月
			副校长	1994 年 5 月至 1999 年 7 月
			副校级调研员	1999 年 7 月至 2001 年 8 月

续表2-3

学校名称	姓名	性别	行政职务	行政任职时限
自贡卫校	陈忠阳	男	校　长	1992 年 8 月至 1993 年 5 月
	贺俊夫	男	副校长	1994 年 5 月至 1999 年 7 月
	欧学余	男	副校长	1999 年 7 月至 2000 年 5 月
			副校长主持工作	2000 年 5 月至 2003 年 9 月
	刘梓华	男	副校长	1999 年 7 月至 2003 年 9 月

三、仁济医学中心

2003 年 3 月 1 日，仁济医学中心聘任黄太富、罗天蔚分别任行办主任、副主任，王荧任医务处处长兼质控办主任，张向群、黄丽辉任医务处副处长兼质控办副主任，温晓萍任护理部副主任，胡伟科、张经国分别任财务处处长、副处长，黄少康、徐立希分别任保卫处处长、副处长，肖艳任监审处处长，汤万鑫任设备处处长，王淑容任信息处处长，田玲任门诊部主任，何友才任医保办副主任，何静任公共关系发展处处长，方晓君、李成分别任教务处处长、副处长，陈国强任科管处处长，申奎、黄小波分别任招就处处长、副处长，吴瑛、黄昌平分别任学管处处长、副处长，刘波、梁智能分别任总务处处长、副处长，王晓玲任人力资源处处长，任期两年。5 月 21 日，仁济医学中心任命游章立为护理部主任。7 月 15 日，仁济医学中心任命黄太富兼任达标办公室副主任，聘徐立希兼任学管处副处长，聘杜永红任专业I教研室副主任。9 月 10 日，组建自贡市仁济医学中心，整合院校职能科室，行政系统设 8 个机构，并将人事科改为人力资源处。次年 2 月，仁济医学中心设党办、行政办公室、人力资源处、财务处、总务处、保卫处。学校设教务处、学生管理处、招生就业处。教研室设有公共教研室、医学基础教研室、专业一教研室、专业二教研室。

2006 年 3 月 3 日，仁济医学中心重新聘胡伟科、张经国、王晓玲、黄少康、何静、陈国强、李成 7 人任原职，另聘赵芝容任质控办主任，王关杰任医务处副处长，田玲任门诊办公室主任，杜永红任护理部副主任，雷荣英任医保办主任，肖艳、喻茂良分别任总务处处长、副处长兼汇分办主任、副主任，黄小波任教务处副处长，吴瑛任招就处处长，李德英、张晓毅、李放、李胜分别任基础、公共、专业一、专业二教研室主任，杜永红任护理教研室、护理实训中心副主任，徐立希为监察审计处副处长，任期 2 年；仁济医学中心党委任命方晓君为党办主任。3 月 14 日，聘成莉任行办副主任。

2007 年 6 月 6 日，仁济医学中心决定成立基建办公室，聘喻茂良任基建办副主任。6 月 18 日，成立校区综合办公室，协调校区各处室工作。抽调何友才兼任校区综合办主任。7 月 9 日，聘钟辉荣任行政办公室副主任。

2008 年 2 月 15 日，仁济医学中心聘罗宏任医务处处长、质控办主任，张晓毅任学管处处长。4 月，公共教研室分为公共一教研室、公共二教研室，分别由马应安、高华斌任临时负责人；专业一教研室、专业二教研室合并为专业教研室。4 月 2 日，聘成莉、钟辉云分别任行办主任、副主任，杨永红、邹金梅任护理部副主任，张千任监审处副处长，李胜任综合办主任，邓小莉、匡雨任学管处副处长，罗天蔚、李成分别任教务处处长、副处长，黄小波任招就处副处长。喻茂良任基建办主任，万永惠任信息处处长，徐立希任监审处处长。此外，聘任温晓萍任护理教研室兼护理实训室主任，杜永红、邹金梅任护理教研室兼护理实训室副主任。何友才任板仓医院副院长兼办公室主任，周利民兼板仓医院副院长。4 月 8 日，聘任晓勇任医务处副处长，蒲建平任教务处副处长，王伟、毕兵任门诊办副主任，曾旭东、陈相平任设备处副处长，余美琼任板仓医院副院长，郑沾兵任功能科副主任，马应安任公共一教研室副主任，高华斌任公共二教研室副主任。8 月 8 日，聘殷明刚、马盛余分别任检验教研室主任、副主任，章荣兼任康复教研室主任，陈国平任影像教研室负责人，袁峰、郑沾兵任影像教研室主任。

2009 年 3 月 6 日，仁济医学中心聘颜红、刘跃江、殷明刚分别兼内大科、外科、医技教研室主任；马盛余、陈国平、朱建华、袁峰、郑沾兵兼任医技教研室副主任，马盛余为常务副主任。4 月 23 日，聘朱军任专业教研室副主任。

2010 年 5 月 28 日，成莉任行办主任，胡伟科任财务处处长、基建办副主任（兼），任晓勇（主持工作）、颜红任质控办副主任，温晓萍任护理部主任、护理教研室及护理实训室副主任（兼），杨永红、邹金梅任护理部副主任，徐立希、张千（兼）分别任监审处处长、副处长，喻茂良任基建办主任，陈相平任设备处副处长，匡雨任板仓医院办公室副主任，蒲建萍任教务处副处长，张前熙任学管处副处长，朱军（主持工作）任招就处副处长，黄少康任保卫处处长，张晓毅任学管处处长，吴瑛、黄小波分别任招就处处长、副处长。6 月 4 日，仁济医学中心聘曾旭东任设备处处长，王伟任门诊部主任，黄德财任运行管理办主任。同月 18 日，仁济医学中心聘曾永红任医务处副处长兼医患关系办副主任，李刘英任兼医患关系办副主任，蒋虞任总务处副处长，郑涛任保卫处副处长。7 月 2 日，聘马应安任综合办主任，李胜任教务处处长，邓小莉任学管处处长，张晓毅任公共一教研室主任，曾旭东兼任基建办副主任。11 月 5 日，仁济医学中心聘王晓情为教务处副处长。

2012 年 1 月 13 日，仁济医学中心任命李成为自贡卫校创建办主任。4 月 6 日，任命张晓莉为创建办副主任。

仁济医学中心（自贡卫校、市一医院）领导一览表

表 2-4

学校名称	姓名	性别	行政职务	行政任职时限
自贡市仁济医学中心（自贡卫校、市一医院）	邓　靖	男	副主任（副校长、副院长）	2003 年 9 月至 2008 年 1 月
			校级调研员	2008 年 1 月至 2013 年 7 月
	欧学余	男	副主任（副校长、副院长）	2003 年 9 月至 2008 年 1 月
			副校级调研员	2008 年 1 月至 2012 年 7 月
	张开诚	男	副主任（副校长、副院长）	2003 年 9 月至 2005 年 5 月
	李　亮	男	副主任（副校长、副院长）	2003 年 9 月至 2005 年 2 月
	熊天中	女	副主任（副校长、副院长）	2003 年 9 月至 2008 年 1 月
	丁中印	男	副主任（副校长、副院长）	2003 年 9 月至 2005 年 2 月
	吕平海	男	副主任（副校长、副院长）	2005 年 2 月至 2005 年 6 月

续表2-4

学校名称	姓名	性别	行政职务	行政任职时限
自贡市仁济医学中心（自贡卫校、市一医院）	申　奎	男	副主任（副校长、副院长）	2005年2月至2014年1月
	曾晓奇	男	主　任（校长、院长）	2005年7月至2014年1月
	姜晓燕	女	副主任（副校长、副院长）	2005年12月至2014年1月
	张新高	男	副主任（副校长、副院长）	2008年1月至2014年1月
	赵芝蓉	女	副主任（副校长、副院长）	2008年1月至2011年8月
	黄昌平	男	副主任（副校长、副院长）	2008年1月至2014年1月
	罗天蔚	男	副主任（副校长、副院长）	2010年7月至2014年1月
	刘梓华	男	副校级调研员	2003年9月至2012年3月

第二节　高等职业院校时期

2012年9月21日，仁济医学中心制定《四川卫生康复职业学院机构设置方案》。报送市卫生局，经市委编制委员会（简称市编委）审定后报送市委。

2014年1月13日，市委常委会议决，川卫康院内部机构设置为：党委下设机构5个，即党委办公室（含组织、宣传、统战、武装工作）、纪委办公室（监审处）、学生工作部（学生管理处）、工会、团委；学校行政设机构12个，即行政办公室、教务处、科研处、人事外事处、计划财务处、招生就业处、后勤保障处、基建处、保卫处、信息处（中心）、继续教育培训处（中心）、图书馆；系部设置9个，即护理系、特殊教育系、康复系、医学影像系、医学检验系、药学系、外语系、人文社科部、基础医学部。5月6日，召开川卫康院第一次党政联席会，讨论学院系部及职能处室机构设置。5月25日，建立反恐防暴应急领导小组，组长刘建辉，副组长曾晓奇，成员李华、杨昆、申奎、黄昌平、罗天蔚、章成、李成、邓小利、黄康、胡伟科、黄德财、马应安、杜永红、高华斌、张前熙、段河军、黄小波，下设办公室，办公室主任由段河军兼任。6月12日，党政联席会议决：学院内设机构实行大部制管理，设立党委办公室、行政办公室、教学部、学生工作部、计划财务部、后勤保障部6大职能部门，并确定各职能部门临时负责人。党委办公室由章成负责，下设4个科室：党建科，负责人马应安；人事科，负责人杜永红；纪检监审，负责人章成（兼）；工会，负责人方晓君。行政办公室由李成负责，下设2个科室：政策研究与对外合作科，负责人李成（兼）；行政科，负责人刘利英。学生工作部由邓小利负责，下设3个科室：学生管理科，科长邓小利（兼）、副科长段河军；招生就业科，负责人朱军；中职科，负责人张前熙。计划财务部由胡伟科负责。后勤保障部由黄德财负责，下设3个科室：基建科，负责人张晓毅；后勤科，负责人黄德财（兼）；图书馆，负责人高华斌。教学部由黄康负责，下设3个科室：教务科，科长李胜、副科长王晓情；科管科，科长黄康（兼）、副科长黄小波；继续培训科，负责人蒲建萍。

2015年1月7日、5月4日，先后分别按不同级别任命：学生工作部（学生管理处）处长邓小利，副处长张前熙、陈余梅；教务处处长黄康；人事外事处副处长杜永红、曾晓玲；纪检监察处（纪委办公室）副处长李茂；工会副主席牛小梅；团委副书记李琴；行政办公室副主任李成、刘利英；招生就业处副处长朱军、陈余梅；科研处副处长黄小波、伍勇；继续教育培训处副处长蒲建萍、肖骞；计划财务处副处长李文韬；后勤保障处副处长黄德财；基建处副处长张晓毅；图书馆副馆长高华斌；护理系主任邹金梅，副主任刘佳美、唐虹；康复系主任章荣，副主任秦丹；医学影像系主任刘文军；基础医学部主任李胜，副主任李德英；人文社科部副主任马应安、段河军；检验系副主任，殷明刚；药学系副主任钟辉云。12月14日，建立学院思想政治建设领导小组，组长刘建辉，副组长曾晓奇、李华，成员申奎、杨昆、黄昌平、罗天蔚、章成、黄康、邓小利、马应安；下设思政建设办公室，挂靠学院党委办公室，办公室主任章成（兼），成员杨蕾、赵天成、罗智凯。

2016年5月17日，为落实教育部《高等院校人才培养工作评估方案》、四川省《高等院校人才培养工作评估实施细则》，成立“评建工作领导小组”：组长刘建辉、曾晓奇，副组长李华、杨昆、申奎、张新高、黄昌平、罗天蔚，成员章成、李成、黄康、邓小利、胡伟科、黄德财、马应安、李胜、邹金梅、章荣、殷明刚、刘文军、钟辉云。

2017年5月，任命朱军为信息处副处长。11月，指定吴涛、罗智凯分别为审计处、思政部临时负责人。截至2017年底，常设机构有6个职能部门、9个系部、6个常设管理委员会。6个职能部门中，党委办公室下设人事外事处、宣传与统战部、审计处、组织部、党建、工会6个二级机构；行政办公室下设对外校企合作办公室、政策法规研究室、档案馆3个二级机构；教务处下设教务管理处、科研处、继续教育培训处、教学督导室4个二级机构；学生工作部下设招生就业处、学生实习处、中职部、保卫处、团委5个二级机构；后勤保障处下设基建处、信息处、图书馆、后勤管理、国资管理、校医室6个二级机构；计划财务处下无二级机构。9个系部含思政部、护理系、康复系、医学影像系、医学检验系、药学系、人文社科部、基础医学部、临床医学系3个部6个系，系部下设38个教研室。6个常设管理委员会含国有资产管理委员会、学术委员会、财务预算委员会、设备物资管理委员会、体育运动委员会、学生申诉委员会。

四川卫生康复职业学院领导一览表

表2-5

姓名	性别	任职	任职时间	备注
刘建辉	男	党委书记	2014年1月起	—
曾晓奇	男	党委副书记、院长	2014年1月起	—
李　华	女	党委副书记、纪委书记	2014年1月起	—
杨　昆	男	副院长	2014年1月起	—
申　奎	男	副院长、党委委员	2014年1月起	—
张新高	男	副院长	2014年1月起	—
黄昌平	男	副院长、党委委员	2014年1月起	—
罗天蔚	女	副院长	2014年1月起	—
姜晓燕	女	党委委员	2014年1月起	副厅级调研员
杜　冲	男	党委委员	2014年1月起	—
丁中印	男	党委委员	2014年1月起	—
龚祥忠	男	纪委委员	2014年1月起	正县级调研员
廖学琴	女	党委委员	2014年1月起	正县级调研员

第三章 群众组织

第一节 工 会

一、工会组织

1952 年，自贡市义济护校向市总工会请示，要求建立工会。是年 11 月 25 日，市教育工会筹备委员会通知：市总工会同意学校建立工会，属市教育工会领导。1953 年 7 月 27 日，刚与内江护校合并不久、改名后的四川省自贡卫校给市总工会再次发请示：“现员工已有 30 余人，工会准备按 1952 年 11 月 25 日教育工会筹委会意见筹备。”1953 年 7 月 29 日，市总工会复函：按省总工会指示，暂停发展组织。是年底，自贡卫校工会成立，杨聚林任工会主席。

1979 年 4 月 29 日，市卫生局党组同意恢复建立自贡卫校工会。由郑永宽、杨孝辉、缪玉琴、付永录、詹国锦、李光怡、温绍文组成恢复后的首届自贡卫校工会委员会，郑永宽任主席，杨孝辉任副主席。1980 年，自贡卫校职工人数 115 人，工会会员人数 110 人，不脱产工会干部 7 人，工会小组 9 个。

1981年4月14日，召开工会会员大会，民主选举产生第二届工会委员会：主席郑永宽，副主席杨孝辉，组织委员张继声，财经委员张应桐，劳保生活委员曾凡伟，女工兼业务委员曾和竺，宣传教育委员陈世荣。5月18日，市卫生局党组同意以上人选。12月31日，自贡卫校有职工124人，工会会员人数120人，工会小组数14个。1983年5月，工会会员发展到134人，占教职工数的99%。

1984年11月14日，召开第三届工会会员大会，总结上届工会工作，无记名投票等额选举第三届工会委员，由孔玉昆、张继声、雷仲辉、费经义、张应桐、周晓禾、孙秀荣、罗国洪组成，孔玉昆任工会主席，张继声任副主席兼组织委员，费经义任文体委员，周晓禾、孙秀荣任女工委员，罗国洪任生活委员，张应桐任财经委员，聘请杨孝辉任工会秘书。11月23日，市卫生局党组议决，同意自贡卫校工会报送的委员会名单。工会建立17个工会小组：生物组，药理组，微病组，解剖组，内科组，外科组，妇产组，五官科组，理化组，中医组，小儿组，传染病组，政、经、体、外组，办公室组，教务处组，总务处及工人组，伙食团及工会组。

1989年12月28日，自贡卫校工会换届选举，组成第四届工会委员会，由副校长张宗海兼任主席，张继声任副主席。1990年4月21日，自贡卫校党总支转市总工会组织部通知，同意张继声任自贡卫校第四届工会委员会专职副主席。

1993年7月5日，自贡卫校工会委员会召开第五届会员大会，听取第四届工会委员会主席张宗海的工作报告，并选举出第五届工会委员会，选举产生徐华东、费经义、张宗海、余海英、余永向、雷仲辉、李放、晋火祯、余琪为第五届工会委员会委员，陶学清、余海英、雷仲辉为经费审查委员会委员。7月12日，校党委研究决定由张宗海兼任自贡卫校第五届工会委员会主席，余海英任自贡卫校第五届工会委员会专职副主席及工会经费审查委员会主任。

1994年，工会坚持每月一次的工作联席会议制度和考核制度；举行培训工会干部和工会积极分子一次；新发展会员6人，巩固入会率100%。

2003年，市一医院和自贡卫校合并成仁济医学中心。2003—2004年，黄志国任工会主席，兰松子任工会副主席；2004—2006年，黄志国任工会主席，余海英任工会副主席。

2006年6月29日，仁济医学中心召开工会会员代表大会，选举产生仁济医学中心第一届工会委员会：由仁济医学中心副主任（副校长）黄志国兼任工会主席，何平任工会专职副主席。工会委员有王凌、王显秀、郭群芳、刘桂英、毕光荣、曾旭东、陈岚。仁济医学中心工会分为行政、内科、外科、门诊、医技、板仓、教学7个片区。片工会主席7人，片工会委员14人，工会小组59个，小组长59人。选举产生的第一届经费审查委员会，由徐立希任经费审查委员会主任。2008年9月16日，经市总工会、市教科文卫工会研究同意仁济医学中心工会兼职主席由黄志国变更为李华。

2014年1月13日，李华任川卫康院工会主席，兼市一医院工会主席。2015年1月15日，川卫康院第一次工会会员代表大会在教学实验楼A113会议室召开。市总工会、市总工会教科文卫工会、市教育局机关党委、市爱卫办领导出席。学院工会代表共84名，其中正式代表67名，特邀代表17名。选举产生学院工会主席黄昌平、副主席牛小梅，工会委员章成、刘利英、肖骞、唐虹、唐胜云、段河军、王庆；经费审查委员会主任胡伟科，委员李茂、丁英；女职工委员会主任杜永红，委员陈岚、蒋晓娟；分别成立了行政、学工、教务、后勤、人文、护理、基础、医技8个片区。是年，制定《学院校务公开制度》《职工文体协会管理办法（试行）》《工会经费管理办法（试行）》《工会优秀干部及积极分子管理办法》等规章制度。

2016年，学院工会对现有的《工会委员会制度》《经费审查委员会制度》《文体协会管理办法（试行）》等制度进行规范和完善，新拟定《教职工代表大会制度》《教职工帮扶关爱管理办法（试行）》。2017年，学院工会依据上级工会相关文件精神，在广泛征集教职工意见基础上，对现有的《工会货币资金管理办法》《工会收据使用管理办法》《工会会计档案管理办法》等制度进行了修订和完善，新拟定《工会财务预决算管理办法》《工会经费收支管理办法》《教职工帮扶关爱管理办法（试行）》。

二、工会工作

1. 关怀慰问

1979—1981年期间，45名职工参加互助储金，为32人提供借款，储金总额588元。工会进行困难补助6人，补助总金额190元。1982年5月—1983年5月第二届工会期间，学校成立以工会为主包括各方面的分房调房小组，顺利完成20套新房分配，并调整20多户旧房。1984—1989年，每年举办春节茶话会，慰问老教师、老工人、各类先进及工会积极分子。1989—1993年，每年开展关心职工生活等工作，维护职工合法权益。

1994年，工会接待来访人员25人次；调解离婚纠纷1人次；协助解决职工子女入学入托问题，每逢传统佳节向职工送温暖、送节日礼物；慰问退休职工39人；慰问住院职工、去世职工家属10人，复员退伍军人20人。2008年，开办职工食堂、仁康商贸服务部。

2015年，对涉及广大教职工切身利益的问题及时召开部分教职工代表、工会组长、协会负责人会议；对学院重大事项及教职工关心的问题向全体教职工征求意见，先后多次组织职工对《学院“十三五”事业发展规划（2016—2020年）》进行讨论。是年，开展教职工生日慰问360余人次，教职工住院慰问34次，死亡慰问8次，春节期间对困难职工走访慰问7次，累计慰问帮扶金额5.6万元；组织全院教职工共计367人参加健康体检。

2016年，启动“职工之家”建设。共投入33.38万元组织全院在职、退休教职工共404人进行健康体检，并对40岁以上的165名教职工新增低剂量CT项目。全年累计帮扶慰问费用2万元，其中困难及生病住院教职工慰问34人次，职工直系亲属死亡慰问5人次。对学院350余名教职工进行生日慰问；首次组织学院255名教职工进行网上心理测评。

2017年，累计帮扶慰问费用近2万元，其中困难及生病住院教职工慰问28人次，教职工直系亲属死亡慰问3人次。是年共投入38.4万元组织全院在职、退休教职工共396人进行健康体检，并对40岁以上的188名教职工进行低剂量CT项目体检。对学院329名教职工进行生日慰问并发放蛋糕券。

2. 公益活动

1981—1982年，第二届工会配合行政，在精神文明建设中，组织工会会员和师生义务劳动掏阴沟、粉刷墙壁1000平方米，到外面运沙，培整出300平方米的花园，栽4000多株花。工会会员和师生1320人次上街打扫自由路4次。55名教职工上街宣传普及卫生知识，义务医疗40多人，服务对象300多人。内科教研组教师到自贡市四中为全校1300多名师生讲解防治传染病知识，为桐梓坳小学300多名师生体检。

2015年，工会配合党委办公室组织学院和附院教职工下乡义诊。2016年，与学工处共同开展旧衣捐赠活动；与护理系，附属市一医院眼科、市四医院烧伤整形科共同开展《医学美容陪你牵手》，300余名师生参与；与教务处共同开展《新教师教学理念和技能培训》等专题讲座。组织全院女教职工在沿滩区仙市镇百胜村开展以“关爱女性健康，保障妇女权益”为主题的“三八”国际妇女节活动。2017年，组织全院女教职工到学院对接帮扶的三多寨镇联合村、狮子村，开展“呵护健康·用心来爱”健康义诊主题活动；与学工处共同开展旧衣捐赠活动。

3. 文体活动

1982年5月至1983年5月第二届工会期间，办专刊2期、板报12期、摄影专栏4期；“五一”国际劳动节举办首次庆老龄活动。1984—

1989 年，第三届工会举办职工歌咏比赛；学校职工参加市总工会举办的“‘三爱’当主人，‘八五’建新功”演讲比赛，获三等奖；工会组织教职工参加市文卫系统桥牌赛获第一名；参加市卫生系统棋牌赛，男子象棋获第二名，女子围棋获第一名。1989—1993 年，开展形式多样的工会文化活动。1994 年，开展形式多样的文体活动，组织棋牌类、卡拉 OK 类、体育趣味活动、寒暑假及节日舞会等活动。协助市卫生局工会举行卫生系统桥牌比赛，获三等奖。离退休小组每月定期一次组织活动，组织郊游及钓鱼活动。

2003—2005 年，仁济医学中心以汇东校区的兴建与搬迁、百年院庆、喜迎奥运和省运、抗震救灾、党的生日、国庆六十周年和建市七十周年庆典为契机，开展医院文化建设。从理念、行为、视觉三个层面构建医院文化建设体系。先后举办文化讲坛 10 余次，仁济医学中心领导对院史、校史和发展形势进行宣讲，开展“抗震救灾事迹报告会”“传承马老精神，共谱事业新篇”“我看核心价值征文”等品牌文化活动。2006 年，组织职工参加市卫生系统“七一”诗歌朗诵比赛，分别获一、二、三等奖。

2008 年，创编医院文化手册，成为院校职工职业行为和为人处世的范本。组建篮球队、足球队、羽毛球队、乒乓球队，并给予活动经费，各球队在省、市、系统各类比赛中均获优异成绩。成立职工艺术团、学生艺术团，开设健身房，坚持每周对职工进行瑜伽、形体、舞蹈培训，开办职工书法、绘画、手工制作、插花等兴趣培训班。工会乒乓球队参加市乒乓球男子团体十强赛，获第三名。

2009 年，工会选送作品参加“改革发展谱新篇”美术书法摄影作品展，分获美术作品一等奖、三等奖，摄影作品二等奖，书法作品三等奖。选送职工参加“颂天使职责，展职业风貌”演讲比赛以及“党在我心中”诗歌朗诵比赛，分别获一等奖。参加“省运优质服务，显现职工风采”演讲比赛，获二等奖。

2012 年，工会选送队员参加第 27 届全国中老年羽毛球比赛，获第二名。2013 年，羽毛球队参加四川省川南片区医院职工羽毛球比赛，获冠军；选拔队员参加中国羽毛球协会举办的全国中老年羽毛球比赛，获混双冠军。2014 年，开展各类文化体育活动，学院及附属院篮球比赛等。

2015 年，工会协助党委办公室成功举办“七一”演讲比赛、纪念抗战暨世界反法西斯战争胜利 70 周年歌咏比赛活动。2015 年，结合广大教职工的业余兴趣爱好，工会先后组建了瑜伽、乒乓球、羽毛球、钓鱼、摄影 5 个文体协会，不定期开展教职工春（秋）游、协会活动，教职工参与率达 95.6%；组织教职工参加 2015 年度校运会、消防运动会、“保安杯”自贡市首届篮球联赛、瑜伽联谊活动、职工乒乓球赛、拔河比赛、全国摄影大赛等 14 项大型活动。

2016 年，学院举办教职工田径运动会、乒乓球赛、篮球联谊赛、拔河比赛等校内活动，安排春（秋）游、钓鱼、摄影比赛等户外活动，组织教职工观看爱国主义电影。工会配合学院党委开展“教师节”庆祝活动并组织开展教师节趣味运动会。

2017 年，组织参加全市第十三届运动会（成年组）气排球比赛、第六届工会工作者运动会等活动。举办 2017 年学院教职工趣味运动会、乒乓球比赛、“迎新春”拔河比赛等校内活动，并组织学院部分教职工参与学生田径运动会开幕式“咏春拳”表演。9 月 8 日正式成立教职工艺术团。组织各工会片区及协会开展春秋游、户外暴走、钓鱼及以“家风”为主题的摄影比赛活动；组织全院在职教职工观看爱国主义宣传电影《空天猎》；配合学院党委开展“教师节”庆祝活动；开展《阳光心态与压力释放》专题讲座，300 余名师生参与。

4. 妇女工作

1981 年 4 月 14 日，自贡卫校第二届工会首设女工委员。以后每届工会皆设此职，负责保障妇女权益事宜。1991 年 7 月 17 日，自贡卫校党委决定，建立自贡卫校首届妇女委员会。自贡卫校妇女委员会由余海英、周晓禾、陶学清、兰金蓉、余琪5位委员组成，余海英任妇委会专职副主席。

2006年1月12日，仁济医学中心召开妇委会（扩大）会议，参加会议的有妇委会成员及部分女职工代表15人，经参加会议人员商议，同意妇委会由姜晓燕、肖艳、袁清华、刘淑蓉、云端、王荧、徐惠娟7人组成，姜晓燕任主任，肖艳任副主任。妇委会结合女职工的特点，在“三八”国际妇女节、“五一”国际劳动节、“十一”国庆节等重大节假日，开展内容丰富、形式多样的文艺体育技能比赛等活动，丰富女职工的精神文化生活。

2015年1月15日，川卫康院经第一次工会代表大会选举产生女职工委员会，杜永红任女职工委员会主任，陈岚、蒋晓娟任委员。女职工委员围绕工会中心工作，开展适合女教职工的文艺、体育、保健知识讲座等具有知识性、趣味性的活动，促进女教职工的身心健康。培养和树立女教职工先进典型。学院护理系、党委办公室（含党办、人事外事处、工会、纪检监审）、学工部（含团委）、药学系4个部门和基础医学部病理、临床、药理3个教研室先后获市级“巾帼文明岗”称号。

三、教职工代表大会

1. 自贡卫校教代会

1984年12月，成立自贡卫校首届教职工代表大会（简称教代会）筹备小组，汤森林任组长，成万钧、孔玉昆任副组长，成员有缪玉琴、刘俊茹、张继声、杨孝辉。秘书组：成万钧、杨孝辉；宣传组：孔玉昆、张继声；代表审查组：刘俊茹、缪玉琴。经各处室、教研室酝酿、协商，无记名投票产生33名代表，占教职工总数的24%。其中，教师代表17名，工人代表2名，职员代表8名，校领导6名，女代表9名，讲师、主治医师以上代表12名。首届代表有汤森林、成万钧、孔玉昆、李远志、齐仕元、马骁、刘梓华、王永扬、曾仲、张继声、肖淑泉、谢淑卿、杨建忠、张应洞、周永贵、罗玉才、魏明杰、谭言海、李肇叙、刘淑珠、缪玉琴、罗光仪、王声明、李官富、欧学余、谢安治、陈明信、吴俊华、廖德全、谢建新、罗峰、刘俊茹。列席代表有李天钧、文仲北、陈聪杰、蔡世敏、严晓薇、罗国洪、周贵禾、刘成容、汪淑子、张宗有、张北远、费经义、曾淑静，特邀代表有武天保、杨聚林、李林修、王宗堂、余向前。

1985年6月14日下午，举行首届教职工代表大会预备会议，听取筹备组筹备工作和代表资格审查报告、通过主席团成员名单、通过会议日程。6月15日，自贡卫校首届职工代表大会正式开幕，市卫生局领导讲话，听取学校工作报告、财务报告；讨论两报告及教代会章程、改革方案；听取提案审查报告、选举出常设主席团成员：主席孔玉昆，副主席马骁、魏明杰。成员另有成万钧、罗光仪、谢安治、曾仲、刘俊茹、曾永贵。

1986年1月，召开教代会主席团会议，听取并审议校长齐仕元1985年工作总结和1986年工作计划；听取和审议1985年财务结算和1986年财务预算；议决先进人员名单；审议教学负责人员工作职责和教学工作制度。是年，教代会召开全体代表会3次，主席团会议8次，召开教学科研组会议5次，生活福利组会6次，财经组会2次。制定《代表会议条例草案》，商讨《学校“七五”发展规划》。审议修改29名人员的工作职责，65种工作制度和规定。讨论两套住房分配及部分职工调房，给予5户职工困难补助，对代表提出的37件提案进行研究分析、处理，召开征求意见座谈会7次。

1990年1月5—7日，召开自贡卫校第二届教职工代表大会。参加会议的正式代表35人，列席代表23人，离休干部和民主党派特邀代表3人。会议以中共十三届四中、五中全会精神为指导，以深化教育改革、优化育人环境、稳定学校秩序、提高教育质量为二届一次会议的中心议题。会议选举党委书记赵荣章为教代会席、生物学讲师刘淑珠为教代会副主席，选举张继声为工会副主席；讨论决定组建教育、生活福利两个专门工作组，选出教育工作组组长齐仕元、副组长谢信清；生活福利工作组组长刘梓华、副组长雷仲辉。会议听取、审议并通过学校行政领导魏明杰、成万钧、张宗海所作的自贡卫校 1989 年工作总结、1990 年工作计划和 1989 年财经工作报告。

1991 年，召开自贡卫校二届二次教代会。研究贯彻中共十三届七中全会精神，落实中央文件和全心全意依靠工人阶级的指导思想，全面履行工会各项社会职能，组织职工参政议政。因教代会主席赵荣章调离，补选自贡卫校党委书记龙武开为教代会主席。

1992 年 1 月 25 日，召开自贡卫校教代会二届三次会议。参加会议的正式代表 36 人，列席代表 18 人，特邀代表 5 人。会议由教代会副主席张继声主持，听取并审议教代会主席龙武开题为《二届二次教代会提案和意见的处理、落实情况》的报告。齐仕元、成万均、张宗海、魏明杰分也分别作不同内容专题的报告，报告内容分别为学校 1991 年工作总结、学校 1992 年工作计划、自贡卫校 1992 年财经工作情况和 1993 年财经预算草案、学校逐级防火责任制。9 月 11 日，召开自贡卫校教代会二届四次会议，讨论并通过《四川省自贡卫生学校关于教职工聘任制实施办法》。

1994 年 1 月 21 日，召开自贡卫校第三届教职工代表大会。会议对二届四次教代会的提案和意见落实情况作出报告：提案和意见 24 条，涉及 7 个方面的内容，提案落实或基本落实 86%；大会进行换届选举，选出第三届教代会常设主席团成员：贺俊夫、余海英、李放、欧学余、兰金容、刘梓华、谢建新、陶学清、徐华东。同月 25 日，校党委会议研究，同意教代会的选举结果：贺俊夫任自贡卫校第三届教代会主席，余海英、李放任副主席。教代会下设 3 个专门小组，欧学余、兰金容分别任教育组组长、副组长，刘梓华、谢建新分别任劳动争议仲裁组组长、副组长，陶学清、徐华东分别任财经生活福利组组长、副组长。次年 1 月 6 日，召开三届二次教代会，讨论、审议并通过行政提出的《关于教职工聘任制实施办法》。

2001年12月，自贡卫校召开三届八次教代会。提出提案和建议16份，涉及解决职工住房补贴问题、加快分配制度改革、绿化管理、加强教学管理、中层干部测评等10个方面。

2003年4月19日，自贡卫校召开三届九次教代会。由党委副书记、教代会主席郑松泉主持。正式代表29人，列席代表8人参会。除对2002年提案工作完成情况、2002年学校工作总结报告、2002年财经工作总结和2003年工作计划进行讨论审议外，着重讨论院校合并问题。本次会议收到提案6份，涉及院校合并、加强人才培养等问题。

2. 仁济医学中心职代会

2003年11月25日，召开仁济医学中心第一届职工代表大会第一次会议，审议通过《人事制度改革实施意见和实行人员聘用制工作意见》。2004年2月27日，召开仁济医学中心第一届职工代表大会第二次会议，审议通过《2003年工作总结及2004年工作意见》《2003年财务决算和2004年财务预算》。12月30日，召开仁济医学中心第一届职工代表大会第三次会议，审议通过《关于分配制度改革方案》。

2005年3月24日，召开仁济医学中心第一届职工代表大会第四次会议，审议通过《2004年工作总结和2005年工作意见》《2004年财务决算和2005年财务预算报告》。2006年1月24日，召开仁济医学中心第一届五次职工代表大会，审议通过仁济医学中心《2005年工作总结》《2006年工作意见》《五年发展规划》；审议《2005年财务决算及2006年财务预算报告》。2007年3月9日，召开仁济医学中心第一届六次职工代表大会，审议通过《2006年行政工作总结》《2007年行政工作意见的报告》《2006年财务结算和2007年财务预算的报告》。

2008年3月1日，召开仁济医学中心第一届七次职工代表大会，会议审议通过仁济医学中心《行政工作报告》《仁济医学中心四年发展规划》《财务预、决算报告》，讨论《百年名院系列活动策划方案》。12月5日，召开仁济医学中心第一届八次职工代表大会，专题讨论审议《关于自贡市仁济医学中心医院部分总体规划设计方案和一期工程建设草案的报告》，听取《关于自贡市仁济医学中心修建住院医技大楼投资及效益分析的报告》。

2009 年 2 月 13 日，召开仁济医学中心第一届九次职工代表大会，审议《2008 年行政工作总结和 2009 年行政工作意见的报告》《2008 年财务决算和 2009 年财务预算的报告》。12 月 19 日，召开仁济医学中心第一届十次职工代表大会，审议《仁济医学中心岗位设置管理实施方案》《岗位竞聘综合考评办法》。明确岗位设置管理是事业单位人事管理制度的重要内容，此方案涉及职工的切身利益，通过本次大会，进一步统一思想，充分调动广大职工的工作积极性和创造性，确保仁济医学中心岗位设置管理各项工作平稳有序地开展。

2010 年 3 月 11 日，自贡市仁济医学中心第一届职工代表大会第十一次会议举行。听取并通过仁济医学中心主任曾晓奇作的《2009 年行政工作总结和 2010 年行政工作意见的报告》，听取并审议通过财务组长胡伟科作的《2009 年财务结算和 2010 年财务预算报告》。2011 年 1 月 25 日，仁济医学中心职代会在四会议室召开第一届第十二次会议。审议通过仁济医学中心《2010 年行政工作总结和 2011 行政工作意见的报告》《2010 年财务决算和 2011 财务预算的报告》《仁济医学中心十二五发展规划》。2012 年 2 月 18 日，仁济医学中心职代会在四会议室召开第一届第十三次会议，审议通过仁济医学中心《2011 年行政工作总结和 2012 行政工作意见的报告》《2011 年财务决算和 2012 财务预算的报告》。2013 年 2 月 22 日，仁济医学中心职代会在四会议室召开第一届第十四次会议，审议通过仁济医学中心《2012 年行政工作总结和 2013 行政工作意见的报告》《2012 年财务决算和 2013 财务预算的报告》。

3. 川卫康院教代会

2015 年学院与附属市一医院工会分开，单独成立工会，经党政联席会研究决定重新选举产生学院教职工代表，其中正式代表 59 人，列席代

表22人。正式代表有丁中印、王庆、牛小梅、申奎、刘凡诗、刘义清、刘建辉、杜冲、李成、杨昆、张晓毅、陈余梅、罗霞、罗天蔚、周丽、胡伟科、骆元春、翁强、高华斌、黄昌平、黄德财、龚祥忠、章成、曾晓奇、蒲建萍、马应安、刘佳美、孙天聪、李华、李胜、李鹏杰、李德英、杨勇、杨梅、杨蕾、吴波、邹金梅、张新高、陈岚、陈荣、罗劲梅、钟辉秀、段河军、姜晓燕、秦丹、倪波、徐玲、唐虹、唐胜云、黄永先、敬宏、蒋晓娟、程香、温本祥、蒲世萍、蔡莉、廖学琴、缪洁。列席代表有王晓情、邓小利、朱军、伍勇、刘文军、刘利英、刘梓华、杜永红、李茂、李琴、李文韬、肖骞、张宗海、张前熙、欧学余、赵福华、钟辉云、殷明刚、黄康、黄小波、章荣、曾晓玲。

2016年1月15日，川卫康院第一届第一次教职工代表大会在A113报告厅召开。56名正式代表出席会议，各职能部门、各民主党派有关负责人等列席会议。会议由副院长、工会主席黄昌平主持。学院党委书记刘建辉出席会议并讲话，院长曾晓奇作学院行政工作报告。他在会上从六个方面报告2015年学院行政工作，强调2016年学院将从八个方面开展工作，并对学院“十三五”事业发展规划（2016—2020年）作情况说明。计划财务处处长胡伟科向大会作《学院2015年度财务决算及2016年度财务预算报告》，向大会提交学院关于确定在编职工养老保险缴费基数的方案。大会投票表决通过《学院行政工作报告》《学院“十三五”事业发展规划（2016—2020年）》《学院2015年度财务决算及2016年度财务预算报告》《学院关于确定在编职工养老保险缴费基数方案》。刘建辉在闭幕式上讲话，强调要形成学院发展合力，促进学院人才工作，维护好职工权益，不断开创川卫康院建设发展新局面。

2017年1月19日，学院第一届第二次教职工代表大会在A113报告厅召开。大会由副院长、工会主席黄昌平主持，50名正式代表和16名列席代表出席。会议围绕《学院行政工作报告》《学院新校区建设情况报告》《学院2016年度财务决算及2017年度财务预算报告》进行审议和讨论。会上，党委副书记、院长曾晓奇从人才评建、新校区建设、创新创业、产教融合等共10个方面回顾2016年学院发展所取得的成绩，同时对2017年提出5个工作总体目标，以及8个方面的工作着力点；副院长申奎就学院新校区建设情况，从新校区规划建设基本原则、建设内容、建设基本情况、规划方案、建设模式5个方面作通报；计划财务处处长胡伟科就学院2016年度财务决算及2017年度财务预算情况向大会作了详细汇报。经正式代表无记名投票表决，3个报告分别以50票全票通过。刘建辉在会议闭幕式上讲话，指出2017年是学院实施“十三五”规划的重要一年，面临人才评估验收、新校区教育板块建设两大艰巨任务，全院上下要做到强化学习意识、树立良好作风、保持良好心态，促进事业发展。

第二节　共青团

一、共青团组织

1952年8月，川南医干校与自贡市义济护校合并为自贡市卫生学校后，始建共青团支部，支部书记为侯勤修。1955年，学校设团总支。1961年11月9日，学校团总支副书记为赵蜀凡、肖淑泉。

1964年4月17日，自贡卫校设立教工团支部，支委会由肖淑泉、费经义、刘成蓉组成，肖淑泉任书记。10月20日，自贡卫校教工团支部改选，由肖淑泉、魏明杰、晋火祯组成，肖淑泉任书记。

1974年7月16日，市卫生局临时党委通知，同意刘梓华任自贡卫校共青团总支副书记。1978年10月19日，共青团自贡市委组织部对市卫生局团委的批复：同意自贡卫校团总支直属团市委领导。

1981 年，市卫生局团委关于改选共青团自贡卫校教工支部委员会的批复：徐文德、陈样建、严晓薇 3 人组成支委会，徐文德为书记。12 月 14 日，市卫生局团委同意自贡卫校教工团支部改选结果，严晓薇任书记。

1983 年 2 月 18 日，团市委同意石明远、蔡世敏、周艺、王健、周跃、简萍、吴秋萍、匡楚龙、李玉美组成共青团自贡卫校第二届委员会。1985 年，学校有团支部 13 个、团员 420 名。

1986 年 10 月 21 日，自贡卫校第四届团代会召开。时有学生人数 533 人，共青团员 412 人，产生正式代表 53 人，应邀列席代表 8 人。团市委组织部部长陈显龙代表团市委出席并讲话，校党总支书记赵荣章讲话，上届团委副书记蔡世敏向大会作工作报告。大会以无记名投票的形式选举出第四届团委会 7 人：专职副书记蔡世敏，组织委员胡耀光、林正芳，宣传委员康跃科、李霓，体育委员胡显明，文娱委员王勇。1987 年 3 月 27 日，共青团自贡市委组织部批复：蔡世敏、胡耀光、王勇、李霓、胡显明、康跃科、林正芳组成自贡卫校团委第四届委员会，蔡世敏任副书记。

1995 年，校团委设立办公室、组织部、宣传部、文艺部、实践部、女生部、团校等团学组织，办公室下设值周组、督察组及活动组，宣传部下组织有文学社。校团委下设一、二年级总支，下设 24 个团支部。

2004 年 9 月 24 日，召开自贡市仁济医学中心第一届一次团代会。至 2009 年，有团员 2896 人，其中学生团员 2574 人，教职工团员 322 人，团员为青年人数的 71.1%，学生团支部 76 个，教职工团支部 4 个。2010 年 4 月 30 日，召开仁济医学中心第二届一次团代会。大会选出张前熙、欧阳宇杰、彭璟、袁一孟、陈梅、廖巧毅、邓小莉为仁济医学中心第二届团委委员，邓小莉、张前熙分别为正、副书记。团委下设办公室、组织部、宣传部、广播室、素质拓展部、业余团校部和社会实践部等 8 个学生团学组织。同时，各教职工团支部亦选出支部书记、副书记分别为内科支部袁一孟、赵礼；外科支部彭璟、朱珠；联科支部欧阳宇杰、陈梅；教学支部廖巧毅、黄波。

2009年5月15日，四川省青年联合会通知，自贡卫校副校长申奎被确认为四川省青年联合会第十二届委员会委员。2010年11月23日，共青团市委同意任命朱晶为仁济医学中心团委副书记，免去张前熙团委副书记职务。

2016年6月14日，川卫康院2016年学生（团员）代表大会在113阶梯教室成功召开。此次大会应到正式代表270人，实到270人。学院党委书记刘建辉、院长曾晓奇、副厅级调研员姜晓燕、党委副书记李华、副院长黄昌平以及各系部学工干事、辅导员出席。党委书记刘建辉在大会上致辞。大会听取王伟同学代表第四届团委主席团所作的《精诚团结求真务实开拓创新共谱共青团工作新篇章》的工作报告；审议通过蒋晨皓同学代表第四届团委主席团所作的《2015年度学生活动经费财务工作报告》。选举产生了第五届团委主席团成员。

二、共青团工作

1985年，四川轻化工学院、自贡师专、自贡卫校三校团委研究决定开展三校联谊活动。5月25—26日，“首届青春联谊活动”在自贡卫校举行。举办青春联谊晚会，由各校表演文艺节目；举办小型游艺节目及有奖智力竞赛；举办联谊舞会。同年12月，开展纪念“一二·九”运动50周年系列活动：举办纪念报告会、座谈会、组织有关文章的学习、结合庆元旦召开文艺晚会、组织棋牌比赛、游园活动、广播体操比赛、春游活动、篮球比赛、拔河比赛、羽毛球比赛等各种文体活动。

1995年，设立“干部活动日”，专门进行学生干部素质教育。团委每两周举行一次日常工作会议，在单周周日举行。团委下设学生团学部门共有部长21名，干事13名，分布于各团支部。此外还有各种活动组，如读书活动组、普通话学习组、合唱团、舞蹈组、棋类活动组、爱国主义教育指导组等等。一般安排在周末举行活动。

2003 年，坚持每月 2 次团干部会议、每月 1 次团干部培训。业余团校对 1100 多名团员、600 多名青年进行培训，其中 300 多人加入共青团。创办团刊《五四魂》，每学期出刊 4 期。开展“白衣青年志愿者”活动，校团委成立志愿服务总队，下设 38 个小分队，定期到福利院、敬老院为老人打扫卫生、体检看病，有 2000 余人次参加，服务对象 4000 余人。校团委被共青团四川省委表彰为“五四红旗团委”，被评为全国学雷锋志愿服务先进集体。校广播站继续举办“校园内外”“佳作欣赏”“青年杂谈”等栏目；举办“庆国庆，迎新生”文艺演出。国庆节举办 2 次校报比赛，30 多个班参加，10 多个班获奖；开设周末阅览室、组织舞会、露天电影、卡拉 OK 赛、短训讲座、演讲比赛等。2008 年 12 月 1 日，共青团四川省委、四川省志愿者协会联合表彰自贡市仁济医学中心白衣青年志愿者服务队为“优秀抗震救灾志愿服务集体”。

2009 年，仁济医学中心团委完成换届选举。2010 年“五四”青年节，评选表彰了 14 个优秀团支部、115 名优秀团员、48 名优秀团干部、8 名青年志愿者先进个人。眼科医师、外科团支部书记彭璟被评为“自贡市优秀共青团员”；联科团支部被评为“自贡市优秀共青团组织”。是年，共 14 名团员加入中国共产党。6 月 21 日起，开展“传承志愿精神，构建和谐中心”志愿者导医导诊活动，仁济医学中心团委出台《志愿者服务实施方案》，制定考核与管理办法。队伍由医院的 28 个科室及学校教研室的 300 余名团员青年组成。每周一至周五上午在医院门诊开展就医向导、健康咨询、办理就诊手续、陪诊服务、取药、取送检查检验报考单等相关工作。开展“9+3”工程，接收藏区学生。自贡卫校采取针对性强、灵活有效的教育管理举措。校团委积极组织广大团员青年关爱藏区同学，教工团支部的老师们为藏区学生倾注了大量的心血。校团委发动团员为贫困学生献爱心，呵护困难中的“格桑花”，帮助其顺利完成学业。协助工会选送优秀团员参加“省运优质服务、展职工风采”演讲比赛获二等奖；参加市级机关乒乓球比赛获冠军；参加全市卫生系统庆国庆文艺演出获特等奖和二、三等奖；参加全市卫生专业技术人员技能大赛获一等奖。2010年1月，自贡卫校团委办公室主任陈茂伟（学生）被团市委表彰为优秀共青团干部。

2015年11月，川卫康院团委组织开展第四届寝室文化节决赛暨教室文化节，2012级高护2班、2014级药学1班、2014级护理13班夺得第四届教室文化节一等奖，425寝室、367寝室夺得第四届寝室文化节一等奖。11月27日，学院团委组织的大学生创新创业俱乐部第一批入园项目评审会，共评审14个项目，7个项目获学院扶持。

2016年3月，大学生社会实践基地挂牌仪式暨3.5学雷锋活动在自流井区新街小桥井广场举行，川卫康院新增一处大学生社会实践基地。4月，“青春飞扬·舞动奇迹”集体舞比赛落幕，2015级护理5—8班组成的参赛队伍夺得了桂冠。5月，院团委组织的大学生骨干培训班开展“一学一做”教育实践研讨活动，主题为“怎样做一名合格团员”；主办“大学生创新创业俱乐部”启动仪式，吸引13个创业公司参展。6月，院团委全面启动2016年暑期社会实践活动，共有32个团队申请了相关项目。8月10日，院团委老师带领学生赴福州，参加全国职业学校创新创效创业大赛。川卫康院学生创业项目“颐养健康管理公司”获全国二等奖，另一项调研报告获全国三等奖。10月，2016年“走下网络，走出宿舍，走向操场”校园健美操大赛结束；第四届“川康好声音”决赛举行；第五届教室文化节决赛举行，评选出一、二、三等奖和优秀奖共计40名。11月，举办川卫康院2016年乒乓球联赛，比赛分为团体赛、男子单打、女子单打比赛，共计104名学生参加比赛；第四届“明理思辨·博梦青春”大学生辩论赛初赛在A113举行。

2017年3月，“青年之声　网上共青团”网站正式开通。6月，川卫康院2017年暑期社会实践活动在B113启动；川卫康院2017年川康星青年颁奖典礼暨毕业晚会在足球场举行，川卫康院院长曾晓奇、党委副书记李华，副院长申奎、罗天蔚，各系部老师和3000余名学生观看晚会。10月，“仁济+”青年志愿者服务项目启动仪式在实训楼603进行，共计成立了19个首批青年志愿者服务项目。11月，第五届“明理思辨，博学躬行”大学生辩论赛初赛分三场在实训楼B501、B502、B603展开；2017年健美操决赛在操场举行；首届“我与川康同发展”团委三会趣味运动会在足球场举行，有10组队伍参赛，每组48人；与四川理工学院、内江师范学院一起举办的三校联谊棋类比赛于在内江师范学院第一教学楼举行；第六届教室文化节决赛在113教室举行。12月，青马工程大学生骨干培养班第二期在川卫康院B502举行开班仪式；第五届“川康好声音”决赛在川卫康院操场举行，1000余名学生观看比赛。是年，川卫康院大学生创新创业俱乐部6个学生创业项目获省级立项，获批为四川省大学生创新创业训练项目。

第三节　其他社团

一、学生会

1. 私立自流井（自贡市）仁（义）济护校学生组织

民国29年（1940），自贡市仁济护校成立学生勉励会，会长杨德容、副会长田琪华。勉励会下设德育股，股长柯愈英，下属纠察组，组长刘惠芳。智育股，股长周咏贤，下属会计组，组长颜俊英；时事组，组长罗淑文；编辑组，由三班韩甚华、四班刘惠芳、五班刘素云组成，每月出医务壁报一次，各班轮流；体育股，股长刘正端，下属音乐组，组长李真华；交际组，组长颜淑辉、王桂祥；游艺组，组长曾祥禄、苟为玉。

1950年5月，选举产生自贡市私立义济护校学生会执行委员会：主席为颜绍霖、朱桂蓉、康继馨。执委会下设5个部，各部负责人分别为联络部萧昌琳、毛月华；总务部陈灿辉；学习部钟冠群、虞文权；文宣部黄德文、江淑华、曾惠文；卫生部刘露君。各班经普选组成班委会：第十至第十五班班主席分别为陈伯琼、林兮群、萧昌琳、吴庆常、邓绪容与喻家清。

2. 公立自贡卫校学生会组织

1957 年 11 月 16 日，在第一教室召开第一次学生代表会议。代表先由团支部、班委提出候选人，再由全班按每 5 人选出代表 1 人。大会收到提案 209 条，其中教学方面 32 条，政治思想教育方面 22 条，生活福利方面 42 条，工作人员工作作风方面 74 条，团组织 11 条，其他 30 条。

2005 年 3 月，召开第十一届学生会，选出第十一届学生会主席团成员：主席郭晓轶，副主席邹林敏、刘聪。下设 7 个部，各部负责人为纪检部部长袁世莉、代亮亮，学习部部长杨霞、钟正，劳动部部长刘唐丽、袁天宇，体育部部长彭丽、郑洪，生活部部长廖章云、陈代勇，办公室宣传办主任廖洋，内务办主任何玉基。各部皆配干事，共 40 名。同年 12 月，召开第十二届学生会，选出第十二届学生会主席团成员：主席郭晓轶，副主席邹林敏、刘聪。各部负责人为纪检部部长袁世莉、张瑶娟，学习部部长段美玲、邓先萍，劳动部部长刘唐丽、王利，体育部部长邬霞、陈益萍，生活部部长缪易、彭泊芳，办公室宣传办主任余秀玉、卓珊，内务办主任何玉基。各部皆配干事，共 79 名。2006 年下期第七周，换届选举产生第十三届学生会。

2009 年 3 月，选出第十六届学生会：主席黄陈辉，副主席尤建丽、邬欣余。下设 8 个部，各部负责人为内办主任王晓莉、韩君，宣办主任李璐、钟晓霞，学习部部长郭敏、胡茂，纪检部部长杨升旭、熊晓燕、黄双兰，劳动部部长杨文豪、腾一、李娇，生活部部长黄春丽、姚芯、周其美，体育部长何梦能、何茂、林芝，勤工助学部部长黄晓霞、周苡羊。

3. 川卫康院学生会组织

川卫康院成立后，学生会队伍逐渐壮大完善，下设 19 个部门，分别是学生会办公室、记者团、生活部、组织部、学习部、权益部、劳动部、纪检部、创业部、文艺部、体育部、宣传部、志工部、治保部、心理咨询部、秘书处、勤工助学中心、网络媒体工作室、第二课堂工作部。

学生会办公室　成立于2011年，设主任2人、干事7人。为学生会工作提供组织管理和后勤保障，并为学生会与校系各级职能部门、学生组织的来往搭建联系。

记者团　成立于2013年，由爱好新闻、摄影、文字的9名同学组成。主要负责管理贴吧活动、跟踪报道学院各项重大活动、访谈学院教师和优秀学生，影像记录和报道学院重大活动，宣传学院各部门所组织的活动、学院校刊期刊的编辑工作。

生活部　成立于2012年，有干事10人，部长2人。主要负责全校师生对食堂以及后勤部门的建议和反馈，投影仪的安放和管理，负责周末文化的周末电影活动，失物招领平台、爱心伞的管理，以及学院文明督导工作。

组织部　成立于2012年，有部长2人，干事6人。负责学院团支部的思想建设和组织建设，解决各班团支部建设中存在的问题，组织和指导各团支部开展学院团委的各项活动。其中，团务工作主要负责基层团组织的建设，团员登记、团费收缴、团员证的注册盖章及补办，团员组织关系转入（出），非团员考核和新团员的发展等工作。

学习部　成立于2011年，有部长及干事共18人，主管学风建设和学术活动。日常工作主要有配合教务处工作定期收集教师日志，组织助理辅导员的笔试以及协助老师面试，负责图书馆书籍整理，协助图书馆统计每月入馆人流量，安排办公室及图书馆每周值班。

权益部　成立于2018年6月，有部长1名，干事5名。主要负责上传下达，了解学生要求，协助后勤保障工作，并维护学生正当权益，实现良性沟通。

劳动部　成立于2012年，有部长2名，干事2名。主要负责每周教室寝室卫生检查，协助纪检部完成考勤工作，每周周评，通报优秀较差班级等。

纪检部　成立于2012年，有部长2人、干事7人。主要负责全校班级考勤周评、月评、期评的汇总，协助治保部维持学院的大型活动秩序。

创业部　成立于2015年，有部长2人、干事6人。在校团委指导下，激发学生的创新意识、提高科技创新能力和增强创业信心。主要工作有组织同学参加各类创业比赛、进行创业俱乐部入园招标活动的举办、宣传国家就业创业政策、提供校园创业项目资讯。

文艺部　成立于2011年，有部长及干事共7人。负责学院团委承办各项文艺活动，组织各种文艺比赛，并在活动中做好相应的策划、布置、组织、管理等工作。

体育部　成立于2012年，有部长2人，干事10人。主要负责组织各项体育活动以及协调管理重大集会活动，包括迎新杯篮球比赛、趣味运动会、跳长绳比赛、拔河比赛等。

宣传部　成立于2012年，由画室、广播室和新闻中心构成，有海报组干事5人，广播站干事4人，新闻中心12人。主要负责学生会各部门的活动包装，对外进行学生会的整体宣传。

志工部　成立于2012年，有部长3人，干事12人。主要进行志愿服务活动，包括日常交通文明劝导、周末固定导医、周末快乐儿童病房服务、敬老院尊老敬老服务、春运回家服务、杰克森儿童关爱服务、“3・15”大型志愿服务活动，以及各类比赛、活动接待志愿服务。

治保部　成立于2014年，有成员4人。工作职责为协助学校保卫部门及有关部门维护校园、宿舍、饭厅、图书馆、教室、实验室等场所的公共秩序和安全；做好安全宣传工作，及时反映群众的意见和要求，加强与学校保卫处的沟通和信息反馈；协助其他部门开展工作，共建安全校园。

心理咨询部　成立于2014年，有部长及干事9人。主要服务于学院心理健康教育中心，协助学院中心完善心理健康教育体制、开展心理骨干队伍培训、举办心理健康教育活动、提高心理咨询服务水平、开展全校性心理普查与心理危机预防、进行心理保健知识宣传等。

秘书处 前身为自律委员会办公室，成立于2012年，2018年更名为秘书处，有2名部长，4名干事。负责收集并分发各部门资料和消息，同时管理学校各系部的分学生会，并且对其他部门的工作进行协助监督。

勤工助学中心 成立于2011年，有2名部长和4名干事。主要负责招纳校内清洁维护人员和实训室助理人员，监督校内清洁工作、实训室班级课程开放安排以及实训室助理到岗情况检查，以及为校内同学推送兼职平台等。勤工助学中心有校内勤工俭学人员47人，2017年9月至2018年6月完成校内勤工助学补助发放4.14万元；为同学提供校外兼职587人次，创收20.16万元。

网络媒体工作室 成立于2017年，有部长2人，干事11人，分设微信编辑组、微博组、青年之声、摄影组与后勤组，对学院组织的各项活动、动态信息进行发布、宣传以及接收反馈信息，利用网络平台宣传学院活动。

第二课堂工作部 是学院学生会主席团直接领导的一个职能部门。以丰富大学学习课堂外的第二课堂为主题，将学习课堂外的活动规划整理，统一在到梦空间第二课堂发布。其基本任务是负责全学院学生参与到梦空间第二课堂的统计、记录、管理、反应工作，协调各个部门活动的组织工作，及时反映同学在第二课堂制度中存在的疑问，做好同学与第二课堂的桥梁工作。

二、文艺及科技社团

1. 自贡卫校社团

1962年7月8日，二年级成立“内外科课外活动小组”，针对课程难点，组织成员到医院参观；成立“生物学课外活动小组”，开展活动11次，其中2次参观，其余在实验室进行。7月10日，语文教研组在学生中成立“语文课外活动小组”，由 17 人组成，按年级分为 2 组，每周五下午七、八节课为活动时间。

1985 年，成立 5 个社团，即摄影组，成员 5 人，每天下午4：30—5：30开展活动，举办摄影展览 2 次；音乐小组，成员 184 名，聘请市青少年宫甘一辉老师辅导，每周一次；美术组，4 月成立，成员 80 余人，每天下午 4：30—6：00，本校美工老师作辅导，每周 2 次；熨烫小组（勤工俭学性质），低价服务；文娱演出队，各班抽骨干组成。1994 年，成立 8 个课外活动小组。2003 年，校团委成立 10 个社团和兴趣小组，有合唱团、舞蹈队、时装队、鼓乐队、文学社、棋类小组等，定期开展活动，2000 多人次参加。2010 年，开展素质拓展课外活动，通过 300 余名学生加入的学生社团进行，共 5 大项，17 小项，分别是体育类、艺术类、文化类、乐器类、手工类。

2. 川卫康院社团

川卫康院的学生社团，由学管处、院团委、学生会组织活动。截至 2017 年底，学院有 27 个社团，分别是 CNCL 临床医学专业社、Crazy 疯狂滑轮社、DG 药学专业社、EDTA 检验社、Sty-针推社、雅博曲艺社、大可棋牌社、动漫社、护理社团、环保社、久泰合唱团、康复社、乐器社、民族社、青年辩论社、青年马克思主义学社、青鸟摄影社、青柠文学社、手工社、书画社、武术社、舞蹈社、医学美容社、英语沙龙社、摄影社、运动社、助产社。

CNCL 临床医学专业社　2017 年 5 月 5 日成立，同月 25 日招收第一批干事及社员。目标是协助学校培养德智体美劳全方位发展的基层医学人才，在学院“早临床，多临床，反复临床”的政策带动下，为学院临床医学专业学生提供医院见习机会。有社长 2 人，设有策划组、宣传组、外联组、秘书组，干事 8 人，社员 31 人。

Crazy 疯狂轮滑社　2011 年脱离运动社独立成社，2015 年正式命名为“Crazy 疯狂轮滑社”，有 2 名社长和 3 名干事。是以健身、竞技、娱乐、趣味、技巧、艺术、休闲为基础建立的一个体育类社团，包含“轮滑”和“滑板”两个课堂。邀请自贡市轮滑队“V 轮滑”队员担当教练。

DG 药学社　成立于 2015 年 5 月，有成员 17 人。下设秘书处、外联部、组织部、宣传部、创业部、学习部、文体部等 7 个部门。

EDTA 检验社　成立于 2015 年，有社长 2 人，干事 6 人。普及医学检验知识，为同学们提供关于检验知识，检验技能，提供一个自我展示、锻炼成长的平台。

Sty-针推社　成立于 2018 年 5 月 17 日。有 9 名成员，2 名社长，7 名干事。

博雅曲艺社　于 2012 年成立，有部长 2 人，干事 2 人。下属有礼仪、话剧、古典舞 3 个部门的二课堂，有成员 70 余人。成立目的是提高同学们全面素质，推动校园文化建设；为在校同学提供接触艺术、了解艺术、欣赏艺术的机会，丰富同学们的精神生活。

大可棋牌社　成立于 2014 年，有社长 2 人，干事 3 人，为棋牌爱好者提供学习、交流、切磋、竞技的平台。每年举办各种棋类牌类比赛，参与各种校外交流赛。

动漫社　成立于 2014 年 9 月，有社长 2 人，干事 5 人。推广与核心价值观相契合的优秀动漫文化，弘扬民族精神的优秀国产动漫，实现主流文化和次文化的统一。

护理社　成立于 2015 年 3 月，有社长 2 人，干事 5 人，学员 83 人。是以护理专业学习为主的学生学术性社团，培养学生专业认同感，激发学生专业学习兴趣，提高学生学习能力，培养学生护理人文素养。

环保社　于 2017 年 12 月 15 日成立，有社长 2 人，干事 4 人。是以宣传绿色文化，培养绿色人才，播撒绿色种子为宗旨的学生公益性社团。以各类活动为载体，拓展学生的环保知识和技能，树立尊重自然、顺应自然、保护自然的生态文明理念。

久泰合唱团　成立于2014年，由“云南省久泰药业（集团）有限公司”冠名赞助。有社长2人，干事4人，设立有合唱团二课堂，针对成员不同的声部分低音和高音进行训练，分别制定出不同层次的教学计划，在二课堂中可以学习音乐知识，从最基本的歌唱呼吸训练到各种发声练习，使学生的歌唱水平和合唱能力得到较大的提高，通过不断的训练使每一位成员都有机会参加学校举办的各种文艺活动，展现自我，增加舞台经验。

康复社　成立于2015年6月29日。有社长2人，干事17人，社员总计50人。由学院康复系和附属市一、四医院医师和治疗师专业指导，定期为社员开设社团培训课、支持专业社会服务。构建“康复博士讲坛”“康复英语沙龙”“随心手愈”系列学习活动，成功举办5期博士讲坛。每学期举办一至两次康复学术讲座，每个月定期举行一次康复英语沙龙，激发同学们学习专业英语的积极性，提高同学们的口语表达能力。

乐器社　成立于2011年，有社长2人，干事3人。作为社团联合会下最具有民族风、西洋风以及二者融合的一大特色的社团，致力于聚集学员乐器演奏人才与爱好乐器者，提供其共同交流的平台，以达共同进步的目标。

民族社　成立于2014年，有社长2人，干事3人。以“促进民族团结与交流，弘扬少数民族文化”为宗旨，遵循“突出民族特有文化特色，构建和谐校园”的社团理念。定期开展“9+3”小老师选拔，周末民族舞、彝族年等活动。

辩论社　成立于2014年，有部长2人，干事1人。活动以辩论赛、奇葩说为主，包括新学年第一学期举办的校级辩论赛和每学年第二学期的脱口秀奇葩说。旨在提高学生公众演讲、护患沟通、职场口才等实用性口才表达能力，培养学生逻辑思维、辩证思维、语言表达和应变等各方面的能力。

青年马克思主义学社　成立于2016年4月，有社长2人，干事5人。以“坚定政治方向，学习科学理论，推进素质教育”为社团宗旨、以马克思主义为指导思想，通过组织学习、研究、探讨，带动广大同学认真学习领会其基本原理，掌握其思维方式，并以马克思主义中国化最新理论成果武装头脑，指导学习、生活方面实践，努力提高全校学生的理论修养和思想认识水平。于2017年4月、12月和2018年4月先后开办三期大学生骨干培训班，各系部优秀学生和“三会”优秀干部180余名参加，三培训期班孕育出50余名“三会”主席、部长、社长。

青鸟摄影社　成立于2014年11月，有2名社长，3名干事。定期组织摄影爱好者进行采风或摄影交流活动，每学期开设摄影展。

青柠文学社　成立于2012年，有7名成员。开设有播音主持和国学两个二课堂。管理社团联合会官方微博，及时为广大师生提供最新校园动态，并于2016年创办学院内刊《采慧》。

手工社　成立于2014年12月28日，有社长2人，干事7人。作为学校开设的“素质拓展基地”特色之一，手工社开设有手工二课堂，让有兴趣的同学们能在老师指导下学习。手工课教学在以往丝网、纸艺、扎染、针织、剪纸这5项二课堂基础上新增秸秆制作。

书画社　成立于2014年9月，社团成员有5人，社长2人，干事3人，学员202人。开设有毛笔班、硬笔班、国画班和美术班。负责社联内的海报宣传，主要活动有书画展览和社团风采节书画比赛。

武术社　成立于2013年，有社长2人，干事3人，学员近200人。为广大学子提供一个学习中华武术、传承中华文化的平台。有6个兴趣班，其中包括中国传统武术班、咏春班、散打班、空手道班、跆拳道班和拳击班。

舞蹈社　成立于2013年，有社长2人，干事5人。有民族现代、街舞、拉丁、芭蕾和健美操5门二课堂，为同学们提供丰富的课余生活、提高身体素质修养、与人交往能力和团队意识。下有以街舞为主的GF舞团，为学校各种大型活动跳开场舞和各社团组织的活动跳开场舞活跃气氛。

医学美容社　成立于2016年，有社长2人，干事3人，部门人数45人。致力于医学美容社活动开展及医学美容推广。

英语沙龙　成立于2015年5月，有社长2人，干事3人。英语沙龙为全校喜欢英语的同学提供学习英语的平台，定期举办与英语有关的有趣活动；不定期在社团内部举行“英语角”活动，每周三、周六在微信平台推送医护英语词汇。

影像社　成立于2015年9月，有社长2人，干事9人，社员15人。主要活动有邀请校外影像专业博士及资深人士开设讲座；与校内外的医疗卫生单位、社区等机构取得合作，安排会员前去服务实践；吸纳会员进入影像专业科研小组，鼓励大学生参与科研。

运动社　成立于2013年，有社长2人，干事6人。主要开设乒乓球、篮球、足球、排球、羽毛球、瑜伽6个二课堂。每个二课堂都是针对全体学生的兴趣爱好和特长，由社团干事担任各班班长“一对一”负责各个二课堂的相关事宜。二课堂的主要教学内容是根据学员的基础水平以理论与实践相结合的方式，培养学员的综合素质能力。

助产社　成立于2015年5月，有社长2人，干事5人。通过开展专业活动“周末医院岗位体验”“专业知识讲座”等，以理论学习和社会实践相结合的形式帮助同学们在学中做，在做中学，提高同学们对医疗环境、社区服务以及助产专业知识及运用的认识以及学生的助产技能，拓展学生的专业知识，丰富学生的课外生活，提升学生的专业水平和文化素养。

第三篇

经费·设施

第一章 经 费

第一节 经费收入

一、私立自流井（自贡市）仁（义）济护校经费收入

民国7年（1918）至民国26年（1937），自流井仁济护校时期，因系纯教会医院办学，经费由医院统筹，学校无单独经费投入，无单独建账。

民国28年（1939）以后，自贡市仁济护校时期，名义仍由教会医院办学，但经费均由校董会筹措。学校办学经费单独建账，账目由校董会审核，并报送川康盐务管理局。经费主要来源靠川康盐务管理局在盐税外另提的公益金中列支，不足部分由东、西盐场的盐商捐款，教会适当补贴，教育部亦有临时经费补助。原规定学生在第一年（试读期），每人缴学费5元、书费5元、膳费20元。试读期满甄别不合格者与自愿退学者，膳费照算，每月6元，其他费用概不退还。第二学年缴学费5元、书费3元。第三学年，各费一概免缴。以后实行的是：第一学年只收膳费，第二学年起各费全免。校董会向川康盐务管理局所设公益费保管委员会提出申请，并提交所需经费计划。三个学年计划分别为5876元、

8236 元及 1.04 万元。1939 年 7 月 25 日，川康盐务管理局第十五次常会决议，通过自贡市仁济护校申请，准予在公益费项下依照班次按月平均拨给。同年 7 月，护校领取川康盐务管理局在公益费下拨该月份经常费 600 元和开办费 2300 元。是年，总共收到公益金及其利息 5876 元，学生学、书、食费共 700 元，即总收入 6576 元。

民国 29 年（1940），川康盐务管理局向学校下拨公益费 2936 元，其中 1—5 月每月 490 元，6 月 486 元。民国 30 年（1941）上期，学校收到川康盐务管理局公益费补助 3810 元。民国 31 年（1942），学校收到川康盐务管理局公益补助费 2.29 万元。以后各年均按学生数从公益金中拨给经费，直至川康盐务管理局被自贡市人民政府接收。

民国 31 年（1942）3 月 16 日，教育部经查勘属实，拨给自贡市仁济护校因敌机轰炸救济费 5 万元。民国 32 年（1943）7 月，教育部补助自贡市仁济护校教学实习设备费 8000 元。民国 33 年（1944）1 月，省教育厅补助自贡市仁济护校 7980 元。民国 34 年（1945）9 月，省教育厅汇发教育部奖助金 1200 元。是年起，学校校董会合并到医院董事会。川康盐务管理局公益金拨给学校的款项，直接拨给医院，由医院统支。民国 35 年（1946），川康盐务管理局给学校拨款 1 亿元（法币），教会给学校捐款 2.5 万元（加元），作另建学校校舍之用。民国 36 年（1947）4 月，学校获得中交农四联井支处贷款 2500 万元。是年，学校获仁济医院拨给的经费约 4000 万元（含校董会筹措部分）。民国 37—38 年（1948 年至 1949 年 9 月 30 日止），川康盐务管理局只按人头从公益金中拨款，不足部分由医院补助。

二、公立自贡卫校经费收入

自贡市人民政府接管学校后，每年办学经费皆由省、市财政拨款。1952 年，学校收入 9.57 亿元（人民币旧币），其中含川南卫生厅拨给的教育经费 5.07 亿元（人民币旧币）、干部训练经费 4.50 亿元（人民币旧币），另拨有基建款 4 亿元（人民币旧币）。此后至 1992 年，学校招收新生、发放教职工工资等经费主要依靠市财政拨付，新建校舍亦以市财政投入为主，省补助为辅。

1993 年以后，自贡卫校招生逐步取消计划指标，允许按市场经济规律收费。学校自身的创收能力逐步增强，预算外收入资金额超过财政拨款资金，并逐年较大幅度增长。2005 年，预算外收入 507. 89 万元。2007 年，国家财政补助 695. 56 万元。

2009 年，学校总收入 3293. 2 万元，其中事业费（学杂费）收入 1737. 6 万元，财政补助 1555. 58 万元（含工资性补助 407. 61 万元）；同年 10 月，四川省财政厅、省教育厅下拨职业教育实训基地建设专项经费 300 万元，专项用于实训基地建设支出。

2010 年，学校全年收入 3726 万元，其中事业费收入 1975. 2 万元。是年 8 月，自贡卫校教学实验楼建设项目获省财政拨发的 1000 万元资金支持。是年财政共补贴学校 1750. 9 万元。

三、川卫康院经费收入

川卫康院成立后，办学经费主要由自贡市财政拨款，中央财政及省教育厅拨专项经费补助款。2012 年 7 月，学院建设自学考试巡查系统 64 间教室。市招办报送计划建设考场 40 间，按 8000 元/间预算建设经费 32 万元，其中国家和省级财政支持 60%，市级财政支持 40%。8 月，省教育厅、财政厅将川卫康院专业建设中央财政补助经费调整为 200 万元。9 月，川卫康院争取到康复设备专项资金 300 万元。

2016 年，市财政增加拨款资金 2000 余万元；学院争取到会计考试考场建设专项资金 30 万元；学院申报新校区 2016 年国家第三批专项建设基金 1. 5 亿元；收缴各类学生费用 3000 余万元。同年 12 月，市残联划拨 2015 "七彩梦" 项目康复专项经费 39. 6 万元。

1986—1995 年资金投入表

表 3-1　　单位：万元

年度	办学投入资金				年度	办学投入资金			
	合计	预算拨款	预算外收入	其他经费		合计	预算拨款	预算外收入	其他经费
1986	54.56	41.70	12.86	—	1996	483.79	151.78	324.01	8.0
1987	63.72	41.20	21.52	1.0	1997	649.55	177.90	426.65	45.0
1988	60.72	45.20	15.52	—	1998	607.64	173.28	423.36	11.0
1989	98.87	73.14	25.73	—	1999	597.49	207.46	385.03	5.0
1990	109.88	80.73	29.15	—	2000	626.35	196.35	420.00	10.0
1991	131.72	81.86	39.86	10.0	2001	704.98	259.98	445.00	—
1992	152.19	82.55	54.65	15.0	2002	755.25	265.48	489.77	—
1993	183.45	89.95	92.50	1.0	2003	748.70	281.38	467.32	—
1994	288.12	119.69	163.43	5.0	2004	1261.09	322.76	938.33	—
1995	397.23	122.78	269.45	5.0	2005	876.01	368.12	507.89	—

第二节　经费支出

一、基建经费

民国 31 年（1942），教育部拨给的救济费 5 万元，用于培修被日机轰炸损毁的仁济医院内校舍。民国 35—38 年（1946 年至 1949 年 9 月 30 日止），川康盐务管理局拨款法币 1 亿元，教会捐款加币 2.5 万元，专款用于新购土地和新建学校校舍。

1951 年，自贡市人民政府接管后，学校基建经费大量增加。1953 年，学校基建费上级核定为 47.56 亿元（人民币旧币），修教室 5 间（一楼一底及一间平房）。1956 年，市民政局批准建设生活用房，含可容纳 570 个学生住宿的砖木结构学生宿舍，造价 5.59 万元；30 户砖柱夹壁结构的教工宿舍，造价 2.25 万元；30 个蹲位厕所，造价 3000 元。1957 年，修缮费支出 1.93 万元。是年，学校利用节余经费，共修 248 平方米教室 4 间、136.96 平方米浴室 1 栋、54 平方米厕所 1 座。

1977 年，地方自筹 2 万元，用于学校基建 1000 平方米。1979 年，学校修缮费中包括厨房大修费 4.76 万元。1980 年，学校筹集基建款 9 万元，其中卫生局拨款 6 万元，预算外短训班收入 2 万元，预算内拨款 1 万元。1981 年 7 月，市计委下达 10 万元，修学校宿舍楼 1000 平方米。

1984 年，学校在预算内投资 12 万元，修建实验室 400 平方米，自筹资金 10 万元改造危房。1986 年 5 月，刁金祥市长到校现场办公，解决修建学生宿舍费用 20 万元。是月，投资 27.47 万元，建筑面积为 1550 平方米的自贡卫校学生宿舍竣工交付。该工程国家预算拨款 12 万元，市政府和市卫生局拨款 15 万元，利息收入 524.28 元，本校自筹 4211.02 元。

1997 年 2 月，概算造价 380 万元，建筑面积 4782 平方米的自贡卫校综合实验楼开工。

2010 年，学校投入 166 万元用于第二教学楼工程初期经费。2005 年 11 月，对学校旧办公楼、礼堂、学生宿舍楼的危房鉴定评审工作，争取到 3 万元市抗震资金。2006 年 5 月，投入 10 余万元对自贡卫校配电室、配电屏及线路进行改造。同年 8 月，投资 9300 万元，用于学校汇东新校区建设。2017 年 1 月，投资 1.5 亿元，开工建设川卫康院新校区综合体项目之教育板块。

二、教师工资

在市人民政府接管学校以前，教职工薪金分为两部分：其一，专职教职工和外聘钟点工的工资，因人数较少，由校董会筹措；其二，兼职教职工工资，因人数较多且系仁济医院医师、护士长，由仁济医院发给。由于战争时期通货膨胀，教职工每年薪金随着时局变化较大。其中：民国 28 年（1939），教职员薪金 1620 元，其中教员薪金 610 元；工役工资

336 元。民国 31 年（1942），职员薪金及津贴 8634.5 元。民国 32 年（1943），教职员薪金 4.5 万元，工役工资 1.53 万元。民国 33 年（1944），教职员薪金 24.9 万元，工役工资 5.4 万元。民国 34 年（1945），教职员薪金 61.2 万元，工役工资 18 万元。民国 35 年（1946），教职员薪金 852 万元，工役工资 25.2 万元。民国 36 年（1947），教职员薪金 3006 万元，工役工资 63 万元。民国 37 年（1948），教职员薪金 1.01 万元，工役工资 180 元。民国 38 年（1949 年 9 月 30 日止），教职员薪金 4.94 万元，工役工资 300 元。

市人民政府接管学校后，学校教职工工资收入和福利待遇逐年平稳增长，并对离退休教职工进行妥善安排。其中 1952 年，教职员工资 1 亿元（人民币旧币）。1954 年，教职工工资总额 2.1 亿元（人民币旧币），平均工资 41.74 万元（人民币旧币）。其中教学人员 17 人，工资总额 9984.50 万元（人民币旧币），平均工资 48.94 万元（人民币旧币）；职员（含教辅人员）13 人，工资总额 7119.20 万元（人民币旧币），平均工资 45.64 万元（人民币旧币）；工人及勤杂人员 12 人，工资总额 3931.40 万元（人民币旧币），平均工资 27.30 万元（人民币旧币）。

1956 年，每月人均工资：年初 43.42 元，年末 51.75 元。其中教学人员，年初 46.99 元，年末 59.87 元。1959 年，教职员工月平均工资：年初 50.63 元，年末 49.69 元。年工资总额 2.57 万元，补助工资 0.03 万元，职工福利 0.15 万元。1979 年，工资 2.69 万元，补助工资 0.52 万元，职工福利 0.58 万元。1980 年，工资 6.96 万元，补助工资 1.77 万元，儿童保健费 0.06 万元，独生子女奖 0.03 万元，退休人员安置费、生活费、遗属补助费共 0.28 万元。1981 年，工资 7.54 万元，补助工资 3.19 万元，儿保费 0.08 万元，退休工人生活费 0.56 万元（包括 4 人退休金 0.23 万元），合计 18.66 万元。

1983 年，工资 9.50 万元，补发工资 2.85 万元，职工福利 2.20 万元，离退休人员费用 0.32 万元。1984 年，工资 9.67 万元，补助工资

2.60万元，职工福利1.31万元，离退休人员费用0.58万元。1985年，工资总额9.82万元，全年累计月人数1832人，人平月工资60.19元。补助工资2.68万元，职工福利1.52万元，离退休人员费用0.76万元。

1991年，工资总额为22.56万元，补助工资7.75万元，职工福利费7.19万元，离退休人员费用6.13万元。是年，现金和实物总数达12.15万元，通过工会的各种活动发给会员的活动奖励和实物人均68元。人均发放薪金及福利826.40元，月均68.87元。

三、设备购置

民国时期，教学仪器与设备多与医院共用。学校单独拥有仪器设备较少。民国30年（1941），学校仅有显微镜3部、保温箱1个、消毒蒸锅1个，另有1个查小便沉淀器具被日机炸毁。

1952年，学校器具及设备购置费2.1亿元（人民币旧币）。1953年至1959年，学校采购视野计、血压表、轻便产床等模型、解剖凳、模型柜、显微镜、立式高压消毒器、蒸馏器等教学仪器。

除购买教学仪器外，学校教师及学生还积极利用材料自制教学模型。其中，1960年利用技术革新费1143元，做出解剖模型、教学模型20多件，洗衣机、切菜机各1部，炊事工具7件，煤气灶1个。

从1961年起，学校投入设备采购经费情况为1961年，0.36万元；1963年，0.09万元；1964年，0.64万元；1965年，0.49万元；1966年，0.31万元；1967年，0.14万元；1968年，0.04万元；1969年，0.12万元；1970年，0.07万元；1971年，设备购置费及修缮购置费1.83万元；1972年，设备购置费及修缮购置费1.27万元；1973年，设备购置费及修缮购置费1.01万元；1974年，0.30万元；1975年，1.50万元；1976年，0.76万元；1977年，0.82万元；1978年，设备购置费3.50万元。其中，教学设备2.03万元，比上年0.34万元增加5.6倍；1979年，5.88万元；1980年，2.50万元，其中购电动记纹鼓4台0.40

万元；1983 年，1.06 万元；1984 年，购置教学仪器和教学影片 3.2 万元，重点加强解剖实验室，尸体容量已达 100 具，灌注 19 具，新制作人体骨骼 3 副，并购置大批模型标本；1985 年，购置和安装 400 个座位的课桌椅和价值 3.51 万元的教学器材。1991 年，教学购置费 0.48 万元。2011 年，购买 150 万元教学实训设备用于装备新建教学实验楼。2012—2013 年，购买 150 万元教学实训设备再用于装备新建教学实验楼。2015 年，购买 100 万元教学实训设备用于装备新建图书馆。

四、助学金　奖学金

民国时期，学生免收学费和书本费。第一学年自付伙食费，以后全部由学校支付。一般不以现金形式发放，而采取“特别费”减免学生制服和其他费用的形式对学生进行补助。其中，1943 年免学生伙食、制服等费 14.36 万元。其中，一年级 20 人免费 8.7 万元，三年级 13 人，免费 5.66 万元。1944 年，免学生伙食制服及其他费用 76 万元。1945 年，补助特别费（学生制服、伙食等）172.2 万元。1946 年，学生免费金额 763.2 万元。1947 年，共免费 5310 万元。1948 年，补助特别费 1440 元，教职员生工役米价款及各项补助 4800 元。1949 年，学生公费免费人数 64 人，共免 153.6 万元。

市人民政府接管后，自贡卫校学生全额享受人民助学金。财政每年拨款补助学生。直至 1963 年 12 月，学校调整助学金发放办法，护士专业仍全部国家负担，医士专业自己负担，并于 1964 年 2 月开始执行。如家庭实在不能负担的，必须办理申请手续，批准之后才能补助。1983 年 10 月，学校根据省文件精神，再次调整助学金政策，向市卫生局报送《关于将人民助学金办法改为人民助学金、人民奖学金并存的请示》。提出先将二者并行，条件具备后，再过渡到以奖学金为主，人民助学金为辅，并于当年秋季新生开始试行。其中，普通中专学生月助学金标准为 18.5 元；助学金生活补助费为甲等 16.5 元、乙等 13 元、丙等 9.5 元，丁等6元；护士、助产士专业学生100%均按甲等享受助学金，医士专业按人数60%预算，再按家庭困难情况和表现，在此限额内评定等级发放；结余资金，作为奖学金，设“全优生”“三好生”“优秀学生干部”“全勤生”。全面衡量，每学期期末评定，按月发给。至此，学校对学生的补助开始由单一的助学金发展为助学金和奖学金并行，并延续至今。

学校历年助学金发放情况：1952年，人民助学金1.88亿元（人民币旧币）。1953年，人民助学金人平均10.96万元（人民币旧币）。临时补助3544人次，人平11.12万元（人民币旧币），解决困难学生单衣、棉衣、棉被、鞋子等。1954年，人民助学金1.91亿元（人民币旧币）。1956年，人民助学金2.08万元。1957年，人民助学金2.59万元。1958年，285人享受助学金2.18万元。1959年，人民助学金2.39万元。1960年，补助棉衣的1人、棉裤的2人，补助医药费50多元，下乡治水肿病的学生，每人每月补助3元生活费。1961年，人民助学金3.52万元。1962年，助学金伙食费由每月7元增至7.5元。1963年，人民助学金2.11万元。1964年，1.98万元。1965年，2.68万元。1966年，3.88万元。1967年，2.38万元。1968年，1.90万元。1969年，0.04万元。1971年，0.07万元。1972年，0.89万元。1973年，1.60万元。1974年，2.24万元。1975年，3.44万元。1976年，2.38万元。1977年，1.70万元。1978年，2.32万元。1979年，3.57万元。1980年，6.15万元。1983年，5.88万元。1984年，5.09万元。1985年，4.77万元。2007年，学生生活补助120.9万元。2009年，六类及灾区学生学费补助77.30万元，“9+3”学生补助26.21万元，农村学生生活补助447.27万元。2013年12月，学院举行“暖冬计划”发放仪式，全年共发奖助学金1096万元，资助面70.5%。2015年5月4日，学院对中职部357人发放助学金，发放金额5.36万元。2016—2017年，向1312名高校学生一共发放国家助学金196.8万元。

第二章 设施设备

第一节 校 舍

一、自流井仁济护校

民国3年（1914），在自流井雨台山西面坡半山腰建成一幢二层砖木结构楼房和两幢加拿大医生住宅楼，建立自流井雨台山医院。民国5年（1916），修建一幢三层楼病房。民国6年（1917）、民国7年（1918），男、女病房相继建成。民国7年（1918），自流井仁济护校正式开办，设在医院空屋内。无独立校舍，校舍与仁济医院共用。教室占用空房小，仅能容纳10来个人，但全医院病房皆护校实习用房。

二、自贡市仁（私立义）济护校

民国28年（1939），自流井仁济护校复校后改名为自贡市仁济护校，学校仍在仁济医院内，占用房间较之前稍多稍大。民国30年（1941），仁济医院内的学校校舍遭日机炸毁，遂借用培德初中破屋坚持办学。民国31年（1942），教育部拨款5万元扶助，选原仁济医院旧房数间，经培修后用作校舍。民国35—37年（1946—1948），川康盐务管理局拨款1

亿元（法币），教会捐款 2.5 万加元，在医院北面的雨台山购得 30 余亩土地修建校舍，含普通教室 3 间，示范教室 1 间，图书室 1 个，办公室 2 间，寝室 18 间，盥洗室、厕所各 1 个。

三、自贡卫校

1953 年，自贡市人民政府开始拨款增修教学楼。至 1954 年 6 月 24 日，新建和扩建校舍 9 幢，其中办公大楼 1 幢，学生宿舍 2 幢，新教室 1 幢，教室及教师宿舍 1 幢，解剖室 1 幢，卫生室和总务室 1 幢，餐厅厨房 1 幢，眷属宿舍 1 幢；建篮、排球场各 3 个，可容纳 300 左右学生学习和生活。1957 年 8 月 26 日，市卫生局拨款新修教室 4 间。1974 年 12 月 31 日，538 平方米的家属宿舍竣工。1975 年 1 月 20 日，将女生宿舍危房大修，拆除 980 平方米。1977 年 6 月 3 日，新建 1000 平方米实验室。1978 年 10 月 14 日，市卫生局负责资金 2.7 万元，由市补助木材 5 立方米、钢材 500 公斤，拆修学校厨房。1979 年，完成 1193 平方米的基础课实验室、1014 平方米专业实验室、117 平方米女生宿舍建设，以及 743.27 平方米食堂改建工程。至 1980 年 1 月统计，校舍总面积 9947.2 平方米，其中有教室 4 间，720 平方米，实验楼 1193 平方米，学生宿舍 1900 平方米，职工宿舍 1000 平方米，校办公室和教务处办公室 450 平方米，教研组办公室 530 平方米。1980 年 1 月 2 日，完成 1193 平方米和 1014 平方米的实验室各 1 幢，拆修厨房 743.27 平方米，新建围墙 93.3 米。1985—1987 年，修建 1716 平方米的教学楼和 3000 平方米学生宿舍。至 2002 年，学校占地面积 61.3 亩，设有普通课、基础课、专业一、专业二等 4 个教研室和 20 余个实验室。共有教学辅助用房 1.83 万平方米、教室面积 2968 平方米、实验实习附属用房 1.37 万平方米、会堂 811 平方米。

2004 年 11 月，开始筹建汇东新校区。2005 年 4 月，完成工程招标工作，9 月 21 日正式开工。2007 年 8 月 20 日，自贡卫校整体搬迁到新校区，占地 5.34 万平方米，建筑面积 4.5 万平方米。

四、四川卫生康复职业学院

2012年，川卫康院建立。校址分基础教学部和临床教学部2处，占地面积43.59万平方米；校舍建筑面积7.8万平方米；教室110间，其中配有视频点播系统的普通教室75间，多媒体教室35间，理实一体化教室17间；实验、实训室121间。基础教学部在自贡卫校新校区，临床教学部即整个市一医院，其中的教学实训部设在自贡卫校旧校址以北新修的教学实训楼。该楼也是市一医院新住院楼，因同属仁济医学中心，故实为川卫康院与市一医院共用。

2014年，仁济医学中心撤销，市一医院作川卫康院的附属医院。实训楼划归市一医院直接管理。川卫康院主校区为原自贡卫校汇东校区。随着招生增加，中专部临时租用大安寨原四川省盐业学校教室。

2014年8月5日，市委、市政府负责人至学院，就新校区选址、新校区建设筹资等难题召开推进会。2015年5月13日，省教育厅负责人到院，指导贷款项目建设。8月20日，自贡市城乡规划建设和住房保障局同意学院建设新校区暨医养结合基地。2016年6月14日，市城乡规划和住房保障局出具学院新校区预规划红线。12月14日，川卫康院与四川自贡汇东发展股份有限公司就新校区综合体建设签约。2017年1月5日，新校区综合体项目正式开工。

新校区总占地面积92.6万平方米，总建筑面积60万平方米。其中，教育板块占地63.4公顷，建筑面积30万平方米。新建教室、实验实训楼、宿舍、食堂、运动场馆、图书馆、教师业务用房、大学生创新创业基地等，可容纳1万学生。健康产业园占地23.33万平方米，包括占地13.33万平方米的医疗板块，建设一所建筑面积12万平方米、1000张床位的三级综合医院——自贡市东部新城医院；占地8.67万平方米、建筑面积13万平方米的康复板块，建筑面积5万平方米、有500张床位的川南康复中心，以及建筑面积5万平方米的康复器械研发生产中心、建筑面积3万平方米的残疾人照护中心；医疗服务板块，占地1.33万平方米，建筑面积5万平方米。该产业园是集自贡市健康管理（体检）中心、自贡市临床检验中心、自贡市影像检查中心、自贡市临床病理中心、自贡市医疗器械消毒供应中心、自贡市医疗布类供应中心、自贡市医药物流中心等于一体的自贡市医疗服务中心。2017年底，完成5栋教学实训楼、7栋学生公寓的主体建设工作，建筑面积分别为11.20万平方米、5.28万平方米。

第二节　图书馆

民国34年（1945）6月，学校收到中国国际救济委员会《护病原理与实习》33本、《护士伦理学》33本、《护士应用化学》33本、《护士华英会话》33本、《护病历史大纲》33本、《护士细菌学》33本、《公共卫生护病学》33本、《护士饮食学》33本。

1977年，图书室新购图书886册，收订报纸236份、杂志467份。1981年，购置图书1296册，师生借阅5635册次。1982年，图书室购进图书1803册，订购报纸20种、杂志44种。师生员工3231人次借阅图书3556册次，师生员工自订报刊4375份。1983年，购置图书2200多册，印发1982年校刊。1984年，组织实施校图书室的管理和建设工作。全年采购图书2450册，订报纸杂志2715份，分编图书2820册，图书流通9973册次，阅览1.49万人次；是年，组织供应14个班次的教材，订购48门课5072册教材。1985年，购置图书1163册，订报纸杂志354份。借阅读者1800多人次，借阅非专业图书报刊1.522万人次。修补破旧图书426册，装订1984年度专业杂志200册。

1993年，图书馆有108个座位，藏书3.2万册，期刊187种。2002年，图书馆藏书8万余册，订阅各类报纸17种，专业期刊80种，社科期刊91种。2004年10月22日，学校藏书11.23万册，图书馆藏书12

万册。2012 年，学校拥有纸质图书 10.5 万册。

2013 年 3 月 11 日，川卫康院招生就业处通报，省教育厅下发《基本办学条件低于有规定要求或招生办学秩序问题突出的普通高等学校和独立学院名单》。川卫康院因生均图书未达标，确定为限制招生（黄牌）学校。学院召开专题会议，讨论研究整改方案，投入 300 万元分 3 批次购置纸质图书近 10 万册。2015 年，馆藏图书 21 万余册。2016 年，购买 4.4 万余册中文纸质图书，学校藏书总量达 28 万余册，购买中文纸质期刊 214 种，其中医学期刊 99 种，报纸 10 种。购置“读秀”知识库和“电子书借阅机”，拥有电子书 2.3 万册。通过“读秀”知识库可检索和可下载电子书 270 万种，电子阅览室新增电脑 50 台。

2017 年，购置纸质图书 2 万余册，使馆藏纸质图书达到 30 万册；购置电子书 5 万册，使电子图书拥有量达到 10 万册；继续购买“中国知网”数据库；增加中文纸质期刊，特别是医学期刊种数，使纸质期刊达到 300 种左右。

2017 学年馆藏图书分类一览表

表 3-2

分类号	分类名称	种数（种）	册数（册）	册数百分比（%）	分类号	分类名称	种数（种）	册数（册）	册数百分比（%）
A	马列主义	778	2375	0.77	P	天文地球	143	394	0.13
B	哲　学	7114	24354	7.87	Q	生物科学	875	2132	0.69
C	社科总论	1900	6627	2.14	R	医药卫生	38281	123470	39.91
D	政治法律	2479	6192	2.00	S	农业科学	188	564	0.18
E	军　事	422	1060	0.34	T	工业技术	2250	7704	2.49
F	经　济	2141	6787	2.19	U	交通运输	33	66	0.02
G	文科教体	4887	13165	4.26	V	航空航天	20	43	0.01
H	语　言	3699	10805	3.49	X	环境劳保	135	459	0.15
I	文　学	25861	73981	23.91	Z	综合图书	563	1527	0.49
J	艺　术	1665	4693	1.52	其他	0	1368	1571	0.51
K	历史地理	6997	19081	6.17	暂未分类	0	134	261	0.09
N	自科总论	242	514	0.17					
O	数理化	658	1549	0.50	合计	—	102833	309374	100

第三节 教学仪器设备

学校建立之初，并无单独教室，以病室饭厅为教室。除必备简单仪器外，皆用医院设备教导学生。到民国32年（1943）12月，学校仪器有显微镜3部、热度箱1个、消毒蒸锅1个、查小便沉淀器具1个。截至1954年6月24日止，自贡卫校新建和扩建校舍9幢，其中有解剖室1幢。

1977年6月3日，新建1000平方米实验室。1978年10月，完成1193平方米的基础课实验室、1014平方米专业实验室建设。1979年，完成1193平方米的基础课实验室、1014平方米专业实验室建设。

1982年，学校解剖教研组制作8件用有机玻璃封装的人体构造标本，收集到1具教学用骨架。生物教研组马骁老师业余义务修复感应机5台、恒温箱1台、水浴锅1个、幻灯机及投影仪各1部。微寄教研组制作胸腺标本2个，新装和改装标本20个，病理标本20个。学校美工绘制227张教学挂图。1983年重点加强解剖实验室，尸体容量已达100具（当年灌注19具），新制作人体骨骼3副，并购置大批模型标本。1984年，基本完成放射实验室的筹建工作。1985年组织价值3.51万元的教学器材的购置、校验、入库、调试等工作。1986年，学校教学楼、基础课实验楼、临床课实验楼、放射试验楼各1幢，电教育厅（室）共5702平方米，电教室1个，有全套电化教学设备（舍电影机2部、录像机2台、20寸彩电4台、电影教学片28部、教学录像片25盒等），有12个实验室，尸体60余具。

1993年，新建电教室206.39平方米；放射室485.93平方米，临床实验楼1352.18平方米，基础实验楼1.24万平方米。是年，主要教学设备仪器有总价值1140元的十联观片灯2台、价值530元的干燥箱1个、价值1040元的三联铅屏风1个、总价值2.99万元的X光机2台、价值780元的全身深层淋巴模型1个、总价值575.4元的药理实验仪附件4箱、价值110.88元的无线电传声器1个、价值805元的无影灯1台、价值646元的检眼镜片箱1个、总价值4.32万元的显微镜57台、价值911.5元的针灸模型1个、价值900元的农村乙种刀包1套、总价值3512元的收录机3部、总价值4297.8元的幻灯机6台、总价值1750元的自动、半自动幻灯机3台、总价值3728.6元的放映机2台、价值5500元的电影放映机1台、总价值3919元的扩音机3台、价值528元的放大器1个、总价值5852元的电冰箱6个、总价值2520元的电动针纹鼓2个、价值518元的隔水式保温箱1个、价值996.4元的电光天平1台、价值1320元的稳压器1个、价值1534.7元的汽油发动机1台、总价值1850元的语音室教学椅50张、价值4.66万元的语音室系统设备1套、总价值911.5元的针灸模型26套、价值2.84万元的汽油3吨车1部、价值2.8万元的矿山救护车1部、价值600元的压片机1台、价值580元的自动幻灯机1台、价值9500元的数码油印机1台、价值1.9万元的微型计算机1台、价值6300元的打印机1台、价值2380元的王码汉卡1张。

2004年，学校有各类实验实习室64间，含设备总值达200万元的教学用标准化专业实验实习室10间，其他专业实验实训室52间。实验实习设备总值724万元，含实训用586型微机300多台。2005年，学校设备有教学用计算机327台、多媒体教室座位数760个。2007年，有实训室112间，教学用计算机540台，办公用计算机76台，多媒体教室20个，电教控制室和演播厅1个，教学专用设备总值近1000万元。

2007年8月，自贡卫校新校区建设工程竣工，教学实验楼框架五层，局部六层，面积为2.14万平方米，有教室92间，全部安装视频点播系统，可同时容纳5000余名学生上课。2011年12月，整体搬迁药学实验实训室及教研室。药学实训房间增加到13间，面积近800平方米。2011年，新购置754型紫外分光光度计、片剂四用测定仪、单冲压片机、水浴锅、真空减压泵、薄层观察箱、万分之一电子分析天平、旋光仪等价值 12 万元的仪器设备，使教研室仪器设备总值达到 20 多万元。

2012 年，川卫康院建立。配有视频点播系统的普通教室 75 间，多媒体教室 35 间，理实一体化教室 17 间，实验、实训室 121 间。教学仪器设备总值 1266. 87 万元。至 2015 年教学仪器设备总值 4309 万余元。

2010 年学校实验及实训设施一览表

表 3-3

公共实验室 18 间	分析天平室	1 间	化学实验室	1 间	化学准备室	1 间
	化学储藏室	1 间	物理实验室	1 间	电工实验室	1 间
	网络教室	6 间	语音实验室	2 间	电教室	1 间
	库房	1 间	网管室	1 间	微机修理室	1 间
基础实验室 34 间	尸库	2 间	解剖陈列室	1 间	解剖骨骼运动系统实验室	1 间
	解剖消化泌尿生殖系统实验室	1 间	解剖脉管及神经系统实验室	1 间	解剖模具陈列室	1 间
	解剖储存室	1 间	解剖准备室	1 间	断层解剖陈列室	1 间
	断层解剖实训室	1 间	模拟实验室	1 间	机能实验室	2 间
	药理实验室	2 间	生理实验室	1 间	药理生理准备室	1 间
	病理标本陈列室	1 间	病理准备室	1 间	病理实验室	1 间
	病理显微镜室	1 间	组胚准备室	1 间	组胚实验室	1 间
	生化实验室	2 间	生物实验室	1 间	生物准备室	1 间
	微免显微镜室	1 间	微寄准备室	1 间	微寄消毒室	2 间
	微免实验室	1 间	微寄实验室	1 间	—	
专业实验室 69 间	生化检验实验室	1 间	临检及血学实验室	1 间	检验准备室	1 间
	暗室	1 间	控制室	1 间	X 射线机房	2 间
	影像陈列室	1 间	构维演练室	2 间	超声波实验室	2 间
	储物室	2 间	阅片登记准备室	1 间	阅片室	2 间
	实验准备室	1 间	大型设备精密仪器室	1 间	标本陈列室	1 间
	重症监护室	1 间	标准实验室	2 间	模拟药房	1 间
	模拟病房	3 间	护士站	1 间	治疗室	2 间
	库房	3 间	基础护理示教演练室	6 间	准备室	2 间
	护理礼仪示教演练室	1 间	无菌隔离示教演练室	3 间	储存室	3 间
	妇儿准备室	1 间	美容护理示教演练室	1 间	美容化妆示教演练室	1 间
	儿科示教演练室	2 间	妇科示教演练室	1 间	产科示教演练室	1 间
	内科准备室	1 间	心肺复苏示教演练室	2 间	内科示教演练室	2 间
	外科准备室	1 间	专业教研室库房	1 间	模拟手术演练室	1 间
	传统康复实训室	1 间	外科示教演练室	2 间	物理实训室	1 间
	吞咽语言实训室	1 间	作业实训室	1 间		
合计	121 间					

第四篇

教职工

第一章 教 师

第一节 专任教师

一、专任教师结构

学校在私立时期，无专任教师，只有兼职教师、临时聘用钟点工和义务教师3种。

民国7—26年（1918—1937），自流井仁济护校没有教师档案，由仁济医院医师或护士长上课。

民国28年（1939），有2名专任教师，即校长朱素荃和教导主任陈素文，其他全是医院医师、护士长等兼课。另有2名临时聘用的钟点工上文化课，牧师、院长家属等人义务上音乐课、英语课。其实，这两位“专任教师”也是兼职，既是管理职员（校长、主任）兼任教师，又分别兼任仁济医院的护士部主任、护士长职务。其后，教师仍由仁济医院医师、护士长兼任。

1952年，自贡市义济护校与川南医干校合并为自贡市卫生学校；1953年，内江护校合入成为四川省自贡市卫生学校，学校与医院基本上脱钩，专任教师逐渐增加，师资主要来源是调入和大学毕业分配。

1954年，学校有专业课教员10人，其中护理科4人（内科、外科、卫生学、护理学各1人），校外兼任教员2人（自贡市人民医院医生兼耳鼻喉学、四川军区预备第一分院医师兼卫生勤务课），助产科教员1人、助教1人（产科学及护理），校外兼任教员2人（皆由自贡市人民医院医生分别兼儿科学及护理、妇科学及护理）；基础课教员7人，其中解剖学及组织胚胎学教员2人，病理学、生理学及药理学各1人，细菌学（微生物学）及寄生虫学2人；普通课教员6人，其中数学、政治、语文、物理、化学、体育各1人。教员中高等学校毕业3人，高等学校专修科毕业6人，高等学校肄业8人，其中7人系高等学校师资培训班结业，1人系西南革命大学结业。

1955年，学校有专任教师18人，其中4人大专毕业，其余多系短期师资培训结业。1957年，教学专任教师19人，职员14人，教辅人员6人，其他14人。1958年，学校专任教师17人，其中普通课6人，基础技术课5人，专业课6人。1959年，学校专任教师22人，其中政治课1人，普通课6人，专业基础课8人，专业课7人。1960年，学校专任教师21人，其中政治课教师2人，普通课教师6人，专业课与基础技术课教师13人，校外医师兼课9人。教师中本科毕业及以上4人，专科毕业及本科肄业2年以上7人，本、专科肄业未满2年4人，高中毕业5人，高中肄业及以下1人。1961年，学校有30名教师，其中普通课教师9人，基础课教师13人，专业课教师6人，政治课教师2人。1962年，教职员工51人，其中专任教师22人，职员14人，教辅人员8人，工勤人员7人。1964年，学校有教师31人，其中普通课教师10人，专业课及专业基础课教师21人。1974年，有教职工65人，其中专任教师34人，专任教师中政治1人，体育1人，内科19人，外科11人，儿科2人。1976年，教职工77人，其中专任教师46人，兼任教师20人。1977年，专任教师50人，其中中医9人，西医师38人。1978年，有教职工数91人，其中专任教师57人，兼任教师6人。1979年，有教师61人，其中普通文化课9人，医学基础课18人，临床专业课34人，能顺利阅读外文的1人，能独立进行科研的18人。1980年，有专业技术人员74人，其中本科毕业及以上20人，本科肄业2年以上及专科毕业21人，本科肄业2年以下及专业肄业1人，高中毕业及以下32人。

1981年下学期，学校进行职称评定，评出21名讲师，占教师总数的27%。1982年，在编教师79人（含3名“双肩挑”教务副主任），其中大学本科毕业25人、肄业2人，专科毕业17人，中专毕业32人，其他学历3人。是年，经省高教局批准确定为讲师职称的教师有20人，占在编总数的25.3%；6名教师晋升为主治医师，2名教师晋升为主管医师，7名教师晋升为医师，2名教师晋升为护师。1984年，固定职工人数138人，其中卫生技术人员76人（其中教学人员74），其他技术人员18人。1985年，学校教学人员71人。

1986—2005年学校专任教师一览表

表4-1　　单位：人

年度	总计	专业技术职务				学　历			专业类别	
		高级讲师	讲师	助理讲师	教员及无职称	大学本科及以上	大专	中专、高中及以下	医药卫生类	非医药卫生类
1986	75	0	16	0	59	31	14	30	57	18
1987	80	0	17	0	63	37	13	30	60	20
1988	82	17	36	11	18	37	17	28	63	19
1989	74	12	37	10	15	32	15	27	57	17
1990	74	12	40	15	7	33	18	23	56	18
1991	73	12	38	16	7	34	17	22	55	18
1992	73	13	37	17	6	35	18	20	54	19
1993	69	13	34	22	0	37	17	15	48	21
1994	70	13	34	18	5	39	15	16	54	16
1995	70	13	34	18	5	39	15	16	54	16
1996	70	16	30	16	8	39	18	13	54	16
1997	68	13	31	12	12	44	14	10	52	16
1998	63	10	32	18	3	45	10	8	48	15
1999	64	11	31	18	4	45	13	6	47	17
2000	59	14	28	16	1	44	9	6	46	13
2001	59	12	30	15	2	46	9	4	46	13
2002	52	12	30	9	1	36	15	1	38	14

续表4-1

年度	总计	专业技术职务				学　历			专业类别	
		高级讲师	讲师	助理讲师	教员及无职称	大学本科及以上	大专	中专、高中及以下	医药卫生类	非医药卫生类
2003	57	14	28	8	7	45	9	3	39	18
2004	59	17	31	10	1	47	10	2	39	20
2005	59	16	32	11	0	47	10	2	39	20

仁济医学中心建立后，为将自贡卫校升格为大专，加紧引进和培训师资。到2011年，自贡卫校专任教师172人。其中有高级讲师55人，占专任教师的32%；一级讲师76人，占专任教师的44%，二、三级讲师41人，占专任教师的24%。在学历结构上，硕士研究生26人，占专任教师的15%；本科毕业生135人，占专任教师的79%；专科毕业生11人，占专任教师的6%。

从2012年川卫康院建立至2017年，经过5年引进和在职培训，川卫康院的教师结构发生较大变化。2016年，有专任教师311人，其中主任医师、主任中医师、主任检验师、主任护师、主任药师等高级职称者18人；副教授、高级讲师、副主任医师、副主任检验师、副主任护师、副主任中药师等副高级职称者101人，二者占专任教师的38.26%；讲师、主治医师等中级职称者149人，占专任教师的47.91%；助教、主管医师、主管康复治疗师、主管护师、主管检验师、主管药师、主管中药师等初级职称者43人，占专任教师的13.83%。

专任教师的学历中，硕士研究生114人，占专任教师的36.66%；学士149人，占专任教师的47.91%，二者占专任教师的84.57%。本科毕业33人，占专任教师的10.61%；专科和中专毕业15人，占1.61%。教学多年的教师皆评上副高级、中级职称。

二、专任教师培养

1. 培训进修

1954—1955学年，送出脱产进修的教师有公共卫生教师高廷秀、内科教师陈明信、组织胚胎教师黄琼、化学教师范祯伟。1957年，送教师李肇叙至江苏医学院进修“微生物与寄生虫学”。1958年7月，选送5名教师外出进修：生理学教师唐昌义，进修解剖组织学，时间一年；解剖学教师唐祖珍，进修生理学，时间半年；助教谭言海，进修生理学，时间半年；实习指导教师王秀玉，进修内科学，时间1年；临床化验、微生物及寄生虫学教师孔玉昆，进修微生物学及微生物检验技术、临床化验，时间1年。1958—1961年，选送教师到高等院校进修24人次。

1975年1月，分期分批派教师到自贡市内外医院、大专院校进修达8人。1975年，外出进修教师10人，占教师数20%左右。1979年，先后抽出基础课、普通课、临床和中医课教师26人（占教师总数41.2%）到市内外进修学习，其中川医1人（研究生）、泸医4人、川大1人、省卫生学院2人、成都中医学院1人、市卫生系统“七二一”大学5人；到兄弟学校观摩学习8人。1977—1979年，培训教师26人。

1980年，支持11名教师脱产进修，4人进入自贡卫校举办的全国中专药理师资进修班，到医院结合临床的4人。1981年，保送6名教师到成都中医学院、泸州医学院及自贡卫校的中医进修班脱产学习。此外，鼓励在职业余学习。开办教育学、心理学讲座，全体教师参加。

1982年，12个教研组81名教师中，脱产进修学习的有23人。其中，12人先后脱产进修英语、日语5个月，2人在四川医学院进修药理、生理学半年至1年，2人在泸州医学院进修解剖学1年，3人在市中医进修班学习2年。

1984年，教师全年外出参加学习的有25人，占学校教师总数的31.6%。1985年，教导处18人中，脱产学习1人，半脱产读函大、电大4人，业余实习2人，5人兼上基础、临床课。外出进修、学习的教师10人，占全校71名教师的14.09%。

1991年，22名教职工进行脱产、半脱产和函授学习，以及到高等院校进修，教师结合临床占无课教师的83.1%。2002年，组织教师、实验人员参加教育学院举办的心理学培训，24 人全部合格，并完成普通话检测。

2007 年，送培 1 名博士研究生、2 名硕士研究生。利用医、教整合资源优势，培养“双师型”人才。有 18 名教师通过教师资格考试，有 103 人参加普通话培训，取得教师资格证 34 人。2007 年选送 4 名医务人员外出进修交流。

2010 年，公共二教研室派 4 名计算机教师和实验人员到重庆参加人机对话考试系统培训，协助市卫生局完成当年 5 月组织的全国卫生技术资格考试。

2011 年秋季，外出参加学术会议和到医院结合临床的教师和实验人员 50 余人次。利用附属医院的人才优势，安排医院的高年资医生、护士长做兼职教师，在年轻医生和教师中鼓励走“双师型”发展的道路，提供各种培训学习、高校进修、学历提升的成长途径。

2012 年 7 月，157 名教职工到四川师范大学四川省高校师资培训中心，进行为期 1 个月的高校教师资格岗前培训。2013 年 7 月，69 位教师到川师大参加为期 1 个月的高校新任教师职业技能培训。9 月 13 日，召开学院教师队伍暨章程建设学术研讨会，就《关于加强青年教师思想政治工作的实施意见》《教师职业道德规范实施细则》《青年教师培养管理办法》《新教师三年培养及考核办法》《学院章程》等进行讨论。

2014 年 2 月，完善学院青年教师英语教学能力培养实施方案，全院参培人员 166 人，其中雅思班 15 人，提高班 48 人，基础班 103 人。是年 5 月，制定特殊人才引进政策，优化师资队伍构成，加强师资队伍建设，加强学院和医院的联系，建立培训中心，促进教学互长。7 月，77 名青年教师参加四川师范大学高校教师基本技能培训。9 月，召开首次附属医院教学工作会，讨论研究“双师型”教师队伍建设和提高兼职教师教学质量问题。

2015年4月，职工英语培训班开课，其中基础班22人、提高班23人。是年7月，送培64人到四川师范大学四川省高校师资培训中心，进行为期1个月的高校教师资格岗前培训，其中学校12人、附属一医院34人、附属四医院18人。2016年7月，99人赴四川省高校师资培训中心进行为期一个月的高校教师资格岗前培训，其中学校42人、附属一医院34人、附属四医院23人。2017年7月，送培47人进行高校教师资格岗前培训，其中学校34人、附属一医院9人、附属四医院4人。

2. 人才引进

2006年，组织两次补充工作人员的招考工作，招聘大学本科生22人，硕士生1人，招聘临时专业技术人员29人。2007年9月25日，仁济医学中心实施科技与人才“四个一百万工程”，即每年投入四个100万元，分别作为“人才引进基金、科研基金、人才基金、重点专科建设基金”。是年引进硕士研究生18人，临聘专业技术人员66人，引进1名博士研究生，招聘临时专业技术人员66人。

2014年5月6日，在学院一会议室召开川卫康院第一次党政联席会，研究特殊人才引进政策，优化师资队伍构成，建立培训中心。9月18日，向市卫生局报送2014年公招考试（考核）计划及引进2015年高层次人才和急需紧缺人才计划。学院规定，新进人才必须是硕士研究生以上学历。

2015年，启动3次公招考试（考核）计划，引进37人，其中研究生学历17人，招聘教师岗位10人、行政岗位23人、实验员4人。2016年，举行2次公开招聘，引进24人，其中硕士研究生13人，招聘教师岗位6人、行政岗位18人。2017年，启动2次公招考试（考核）计划，引进硕士研究生34人，招聘教师岗位18人、行政岗位24人、实验员3人。

第二节　兼职教师

一、私立自流井（自贡市）仁（义）济护校兼职教师

学校在私立期间，除少数钟点工和义务教师外，所有教师皆为“双师型”教师。安排医院的医师、护士长担任教学工作，将临床教学与理论教学紧密结合，其“医教结合”模式是孕育“双师型”教师的摇篮。

民国28年（1939），自贡市仁济护校的兼职教师除校长朱素荃、教导主任陈素文外，有医院制药师魏玉琫兼药物学，周课时2节；护士长包柏清兼卷带学，周课时2节；医生邱智仙兼解剖生理课，周课时2节；医师柳守义兼化学、细菌学，周课时3节；医师詹龙聃兼解剖生理学课，周课时3节；仁济医院护士部主任、加拿大人何美贞义务上英语、音乐课，兼周课时3节；先后任成都协和女师、自流井培德女中教务的戴尔贝，每周义务兼心理学1节；曾任成都华美女中护士、涪陵明德女中教员的萧俊儒，兼个人卫生课，周课时2节。

1951年，自贡市人民政府接管学校时，有教师14人。其中专任教师2人，校长何玉书讲授精神护理、病室护理2门专业课，教导主任梁惠礼讲授公共卫生、护理学、护理法3门专业课。仁济医院医师兼职教师10人，分别是马君牧、何贵义、罗席全、王文靖、王永霞、吴赓炎、朱兆龙、宋绍清、余子纲、戴慧琼。此外，还有2名钟点工，即教政治常识的市立中学（现自贡一中）校长罗民先和语文教员马书德。

二、自贡卫校与川卫康院“双师型”教师

自贡卫校期间，虽与医院成为互相独立的单位，但学生实习都安排

在市一、四医院和其他医院，医院的临床医师、护士长是学生的实习指导教师，也称得上是双师型教师的雏形。

2003 年，自贡卫校与市一医院合并，组建仁济医学中心，实现教学、医疗资源共享，为培养“双师型”教师提供更优质平台。仁济医学中心通过专家调研，出台相应文件，细化“双师型”教师的定义和培养方式，要求医院专业技术人员能承担一定教学工作，教职工能承担临床医疗或服务工作。并将“双师型”人才分为具备执（职）业资格的“双师”人才和未具备执（职）业资格的“双师”人才。通过“学校—医院”相互培养模式，打造“双师型”教师队伍。

2004 年，学校晋升为国家重点中专，专家组对学校师资评审，得出“积极进行管理体制改革，双师型教师队伍建设成效显著”的结论。

仁济医学中心建立后，开始正式命名“双师型”教师。2006 年，仁济医学中心把“双师型”人才培养作为人才培养工作的重心，召开“双师型”人才队伍建设动员大会，出台《“双师型”人才培养管理办法》。是年，仁济医学中心送培博士研究生 3 人，原送培的 2 名硕士研究生已回仁济医学中心工作，15 人获本科毕业证书，9 人获专科毕业证书。

仁济医学中心建立前，学校专任教师仅 50 余人。2007 年，学校从应届毕业生中选拔 18 名“双师型”教师直接任教，并从其他单位调入 5 名“双师型”教师。截至是年底，仁济医学中心培养大学本科以上、年龄 35 岁以上的“双师型”人才 120 名，其中 33 人获得教师资格，35 人充实到教师岗位教授药剂、检验、医学影像、护理、中西医结合等 6 个专业 38 门课程，课时 1.15 万学时。

2010 年，学校有兼职教师 66 人，“双师型”教师 200 人。2011 年 7 月 14 日，市委召开会议专题研究协调落实学校编制、人员补充、“双师型”教师、职称资格等问题。由市人事部门牵头，市教育局、市卫生局配合出台具体措施，进行“双师”职称认定，给予特殊政策，解决学校、医院“双师”职称互认问题，为学校的“双师”培养搭建有利平台。

2014年9月12日，川卫康院召开首次附属医院教学工作会，专题讨论研究“双师型”教师队伍建设和提高兼职教师教学质量问题。

2017年7月，学校制定《“双师素质”教师管理办法》。是年，学校基础医学部有49名“双师型”教师，另有校内兼课教师4人，校外兼课教师4人；康复系24名“双师型”教师，均为行业一线的康复治疗师或康复医师；此外，还有医学影像系24名、药学系31名、医学检验系12名、临床医学专业19名“双师型”教师。

2009年12月自贡卫校“双师型”教师一览表

表4-2

序号	姓名	毕业学校及专业	现职称		序号	姓名	毕业学校及专业	现职称	
			教师	医师				教师	医师
1	欧学余	重庆医科大学临床医学	高讲	副主任医师	14	彭克林	泸州医学院临床医学	讲师	医师
2	方晓君	重庆医科大学儿科学	高讲	医师	15	兰政祥	成都中医药大学	讲师	医师
3	黄昌平	重庆医科大学临床医学	讲师	医师	16	张向群	川北医学院临床医学	高讲	医师
4	李　胜	重庆医科大学预防医学	讲师	医师	17	彭　欣	成都中医药大学针灸推拿	助讲	医师
5	蒲建萍	华西医科大学临床医学	高讲	医师	18	傅培楠	重庆医科大学医疗系	高讲	医师
6	陈国强	泸州医学院临床医学	讲师	医师	19	单正根	成都中医药大学针灸推拿	助讲	医师
7	李　放	四川医学院临床医学	高讲	医师	20	李　琴	泸州医学院临床医学	助讲	医师
8	朱　军	泸州医学院临床医学	讲师	医师	21	付振保	泸州医学院外科学	助讲	医师
9	杨思锐	自贡卫生学校医士	讲师	主治医师	22	李德英	重庆医科大学临床医学	高讲	医师
10	温本祥	重庆医科大学临床医学	讲师	主治医师	23	陈岚	西南师范大学应用心理学	讲师	医师
11	朱晓英	重庆医科大学临床医学	高讲	医师	24	吴波	重庆医科大学临床医学	讲师	医师
12	雷　鸣	重庆医科大学临床医学	讲师	医师	25	王晓情	泸州医学院临床医学	讲师	医师
13	敬　宏	重庆医科大学临床医学	讲师	主治医师	26	刘润佳	遵义医学院临床医学	助讲	医师

续表4-2

序号	姓名	毕业学校及专业	现职称		序号	姓名	毕业学校及专业	现职称	
			教师	医师				教师	医师
27	段河军	川北医学院临床医学	讲师	医师	44	任　凯	成都体育学院运动医学	助讲	医师
28	肖　骞	四川大学华西医大医疗	讲师	医师	45	宋　平	华西医科大学临床医学	高讲	医师
29	程　香	川北医学院临床医学	助讲	医师	46	李　冰	四川省卫生干部学院医疗	实验师	医师
30	李鹏程	泸州医学院临床医学	高讲	医师	47	罗天蔚	重庆医科大学临床医学	高讲	主治医师
31	秦　丹	南开大学生科院微生物专业	助讲	医师	48	李　成	川北医学院影像学	高讲	医师
32	杜永红	川北医学院临床医学	高讲	主治医师	49	李咏梅	成都中医药大学中医	助讲	主治医师
33	罗劲梅	西南师范大学应用心理学	讲师	医师	50	魏光灿	—	助讲	主治医师
34	徐小卒	泸州医学院临床医学	讲师	医师	51	张　恒	重庆医科大学耳鼻咽喉	助讲	医师
35	朱　晶	川北医学院临床医学	助讲	医师	52	曾　柯	重庆医科大学外科学	助讲	医师
36	唐　虹	成都中医药大学中医妇产科	助讲	医师	53	彭　薇	重庆医科大学血液内科	助讲	医师
37	邓秋萍	四川大学华西医大高级护理	高讲	护士	54	胡　钢	重庆医科大学外科学	助讲	医师
38	李伯琨	华西医科大学高护	实验师	护士	55	付振保	泸州医学院外科学	助讲	医师
39	张　婷	四川大学护理学	助讲	护士	56	刘　建	黑龙江省中医研究院中医内科	助讲	医师
40	任四兰	中南大学护理学	助讲	护士	57	游　真	四川大学华西临床医学院中西医结合临床	助讲	医师
41	张　烃	川北医学院护理	助讲	护士	58	田　妍	泸州医学院临床医学	助讲	医师
42	蒲世平	四川大学药学	讲师	药师	59	游春芳	泸州医学院临床医学	助讲	医师
43	戴　婧	四川大学药学	助讲	药师	60	陈贵军	泸州医学院人体解剖与组织胚胎学	助讲	医师

2017 年川卫康院双师型师资一览表

表 4-3

序号	系部	姓名	职　称	任教学科
1	基础医学部	曹灵红	主任医师	临床医学导论
2		曾　俊	讲师	系统解剖学
3		曾　柯	主治医师	系统解剖学
4		陈　岚	副教授	应用心理学
5		陈　荣	副教授	解剖学、病理学
6		陈志颜	讲师	生理学
7		程　香	副教授	病理学
8		丁雪松	主治医师	生理学
9		付光庆	主治医师	生理学
10		高常梅	讲师	解剖学
11		黄　云	副主任医师	生理学
12		雷　鸣	讲师	临床疾病概要
13		李德英	副教授	药理学
14		李鹏程	副教授	病原生物与免疫学
15		李鹏杰	讲师	药理学、微生物与免疫学
16		李　胜	副教授	医学统计学
17		刘　任	讲师	药理学
18		毛双法	讲师	医学微生物寄生虫学
19		蒲建萍	副教授	诊断学
20	康复系	罗亚玲	主管康复治疗师	神经康复学
21		刘　佳	副主任医师	神经康复学
22		王关杰	主任中医师	传统康复治疗学、肌肉骨骼康复学
23		单正根	讲师	传统康复治疗学
24		刘　盾	主管康复治疗师	肌肉骨骼康复学
25		刘安忠	主管康复治疗师	作业治疗学
26		欧禹萍	副主任医师	肌肉骨骼康复学
27		刘婷婷	康复治疗师	作业治疗学
28		舒　珍	主管康复治疗师	作业治疗学
29		毕文光	主管康复治疗师	肌肉骨骼康复学
30		周　秀	主管康复治疗师	神经康复学
31		赵宜莲	主管康复治疗师	神经康复学
32	影像系	毕光荣	主任医师	影像诊断学
33		曹　姝	主治医生	肿瘤学
34		陈晓梅	副主任医师	肿瘤学
35		陈旭昇	副主任医师	介入放射学
36		冯　浩	副主任医师	影像诊断学
37		黄燕涛	主治医师	影像诊断学
38		姜　萍	副主任医师	影像诊断学

续表4-3

序号	系部	姓名	职　称	任教学科	序号	系部	姓名	职　称	任教学科
39	基础医学部	秦　丹	讲师	病原生物与免疫学	58	影像系	李　冰	讲师	影像技术学
40		秦　健	讲师	解剖学、组织胚胎学	59		李　成	副教授	超声诊断学
41		石兆云	主任医师	临床医学导论	60		李华莉	主治医师	影像诊断学
42		王爱萍	副教授	生物化学、微生物免疫学	61		刘文军	主任医师	影像诊断学
43		王俊伟	主治医师	生理学	62		刘玉建	主治医师	影像诊断学
44		王晓情	副教授	药理学	63		罗　敏	主任医师	影像诊断学
45		王　莹	讲师	生理学	64		罗天蔚	副教授	影像诊断学
46		温本祥	副教授	预防医学	65		缪继东	副主任医师	肿瘤学
47		吴　波	副教授	人体解剖与组织胚胎学	66		汤万鑫	副主任技师	影像技术学、电子学基础
48		伍　涛	主管检验师	医学免疫与病原实验学	67		田　妍	主治医师	超声诊断学
49		肖　华	副主任医师	临床诊断学	68		王　琳	副主任医师	肿瘤学、X线物理与防护
50		肖　骞	副教授	生理学	69		魏成明	副主任医师	肿瘤学　设备学
51		谢文贤	讲师	病理生理学	70		巫恒平	主治医师	影像诊断学
52		熊天擎	讲师	病原生物学与免疫学	71		晏　军	主任医师	放射治疗学
53		游　真	讲师	内科学	72		尤　玮	中级	肿瘤学
54		张　光	高级讲师	功能解剖学	73		郑沾兵	主治医师	超声诊断学
55		张雨涛	副主任医师	病理学	74		仲建全	副主任医师	影像诊断学
56		钟　琴	主治医师	解剖与组织胚胎学	75	药学系	邓慧远	主管药师	临床药物治疗学
57		朱　军	讲师	病理学	76		赖永莉	药师	药事管理学、药物化学

续表4-3

序号	系部	姓名	职　称	任教学科	序号	系部	姓名	职　称	任教学科
77	护理系	敬　宏	副教授	妇产科	96	药学系	李晓红	主管药师	药品市场营销学
78		罗劲梅	副教授	心理学、精神障碍护理学	97		李新富	副主任中药师	天然药物化学
79		刘佳美	副主任护师	内科护理学、护理导论	98		林　晶	主管药师	天然药物学
80		徐　玲	副主任护师	基础护理学、护理礼仪、康复护理	99		刘跃辉	主管药师	药事管理学
81		邹金梅	副主任护师	护理管理学、护理科研、护理教育学	100		罗雪飞	副主任药师	药剂学
82		黄永先	副主任护师	基础护理学	101		蒲世平	讲师	药剂学
83		潘　燕	副主任护师	外科护理学	102		宋碧辉	主任药师	药剂学
84		李文平	副主任护师	基础护理学、妇产科护理学	103		万　杰	主管药师	药物合成
85		孙天聪	副主任护师	基础护理学、护理导论	104		王仕丽	主管药师	药事管理学
86		张　婷	讲师	内科护理学	105		王仲书	主管药师	医院药学概要
87		王　敏	主管护师	内科护理学	106		肖　溢	主管药师	生物药剂学与药物动力学
88		王　丹	主管护师	内科护理学	107		钟辉云	副主任药师	药物化学
89		蔡　莉	副主任护师	内科护理学、老年护理学	108		周义录	主管药师	化工原理、制药工艺技术
90		邓秋萍	高级讲师	基础护理学	109		王　琼	主管药师	药事管理学
91		罗　洁	主管护师	基础护理学	110		滕佳欢	主管药师	药品市场营销学
92		任四兰	主管护师	妇产科护理学、急救护理学	111		袁晓娟	主管药师	药事管理学
93		唐　虹	讲师	妇产科护理学、老年护理学	112	检验系	黄继伟	副主任技师	检验仪器学
94		徐小卒	副教授	儿科护理学、社区护理	113		刘伟平	主管检验师	临床免疫学及免疫检验
95		黄　霞	讲师	基础护理学、儿科护理学	114		宋自阆	副主任检验师	实验室管理学

续表4-3

序号	系部	姓名	职　称	任教学科	序号	系部	姓名	职　称	任教学科
115	护理系	张　烃	讲师	基础护理学、康复护理学	134	检验系	肖　利	主管检验师	临床生物化学及生物化学检验
116		王华栋	讲师	心理学、精神障碍护理学	135		徐雪梅	检验师	临床微生物学、微生物检验
117		陈国强	讲师	外科护理学	136		杨新春	主管检验师	临床检验基础
118		曹文斋	副主任医师	健康评估	137		殷明刚	副主任检验师	实验室管理学
119		温晓平	主任护师	护理管理学、护理科研	138		余建洪	主管检验师	实验室管理学
120		朱晓英	副教授	内科护理学	139		张德文	副主任检验师	医学寄生虫与病原体检测
121		游春芳	副主任护师	内科护理学	140		张肃川	副主任技师	临床微生物学及微生物检验
122		朱　晶	讲师	妇产科护理学	141		章梁君	主管技师	分子诊断学
123		廖常菊	副主任护师	护理管理学	142		钟辉秀	主任检验师	临床血液学及血液学检验
124		明淑兰	副主任护师	急救护理学	143	中药学专业	曹祖强	副主任中药师	中药炮制技术
125		陈相平	副主任护师	护理管理学、社区护理学	144		戴　念	讲师	药用植物学
126		万　丽	副主任护师	护理管理学	145		胡海波	主管药师	药学文献检索
127		李咏冰	副主任护师	妇产科护理学、护理管理学	146		黄德财	副主任药师	药品市场营销
128		甘国容	副主任护师	急救护理学	147		李　勇	副主任中药师	中药鉴定学、方剂学
129		邹永丽	副主任护师	急救病人的护理	148		廖　能	主管中药师	中药炮制学、中药商品学
130		吴晓博	讲师	心理学	149		徐蜀远	主任药师	药事管理学
131		司志敏	讲师	护理教育导论	150		阳春英	主任中药师	实用中药学
132		钟俊波	副主任医师	外科护理学	151		杨光丽	主管药师	药代动力学、生物药剂学
133		郝　炎	副主任医师	内科护理、健康评估	152		张前熙	讲师	中药贮存与养护

续表4-3

序号	系部	姓名	职　称	任教学科	序号	系部	姓名	职　称	任教学科
153	护理系	钟　卿	副主任医师	内科护理、健康评估	171	中药学专业	周　洁	中药师	中药药剂学、中药生物技术
154		陈　新	副主任医师	中西医结合临床	172		周礼仕	讲师	中药分析、药用拉丁语、实用分离技术
155		钟　黄	主治医师	内科护理学	173		林琪宇	主任中药师	中药分析
156		刘　泳	副主任医师	健康评估	174	临床医学专业	陈贵军	主治医师	神经病学
157		田　丰	副主任医师	健康评估	175		方晓君	副教授	儿科学
158		尹　红	副主任医师	健康评估	176		黄昌平	副教授	外科学
159		孙　楷	副主任医师	健康评估	177		黄维亮	副主任医师	精神病学
160		杜永红	副教授	外科护理	178		黄祖珍	主任医师	急诊医学
161		陈　新	副主任医师	中医护理	179		李爽乐	主任医师	眼科学
162		王　岗	主治医师	中医护理	180		梁　庆	主任医师	耳鼻喉科学
163		王　茜	主治医师	中医护理	181		林　荻	副主任医师	外科手术学基础
164	康复系	彭　欣	副主任医师	传统康复治疗学	182		刘玉珍	讲师	内科学
165		尤　冉	讲师	语言治疗学	183		彭克林	副教授	传染病学
166		牟　杨	讲师	人体发育学、人体运动学、康复功能评定学	184		唐　波	副主任医师	外科手术学基础
167		陈　兰	主治医师	神经康复学	185		王海霞	主治医师	皮肤与性病学
168		章　荣	主任医师	作业治疗学、语言治疗学	186		游　真	讲师	中医学基础
169		任　凯	副主任医师	人体发育学、人体运动学、物理治疗学	187		章　成	副主任医师	急诊医学
170		周蜜娟	副主任医师	康复功能评定学 神经康复学	188		刘　建	主治医师	内科学

续表4-3

序号	系部	姓名	职　称	任教学科	序号	系部	姓名	职　称	任教学科
189	康复系	吕泽伟	主管康复治疗师	人体发育学、人体运动学	194	临床医学专业	王红宇	主任医师	儿科学
190		李文兰	讲师	物理治疗学	195		许剑利	副主任医师	妇产科学
191		谢　冰	主管康复治疗师	作业治疗学	196		冷　蔚	副主任医师	外科学
192		曾祥斌	主管康复治疗师	人体发育学、人体运动学	197		余美琼	副主任医师	诊断学基础
193		李　威	主管康复治疗师	人体发育学、人体运动学					

第三节　职称评聘

一、教职聘用

自贡卫校时期，教职工实行聘任制，核定教学人员工作量，奖惩兑现。

1979 年 3 月，《四川省自贡卫生学校规章制度和各类人员工作责任制（试行草案）》明确教务人员、教材管理人员、教研组长、教师、班主任、值周老师等各岗位的工作职责。

1983 年 4 月 25 日，自贡卫校出台《实行综合考核经济奖惩办法》，根据岗位责任制和教师工作量制，实行“综合考核，奖金、卫贴浮动，按月核定，学期计算，季度发奖”办法。教师按工作量发给奖金和卫生津贴。

1985 年 6 月 16 日，《自贡卫校改革试行方案》规定，实行教职工全员聘任制。打破“铁饭碗”，打破教师、职员、工人的界限，在所有具有上岗资格的员工中聘任。处室正副主任、教研组长、班组长由校长任命。教学人员和行政处室职员，由教研组长和处室主任提名，副校长审定，校长聘任。聘任期间考核不合格，经校长批准，可随时解聘。此后，学校经过“凡进必考”的教师公招考试入编、公招考试与高学历人才考核引进并行、高学历人才考核引进为主的人事制度变革过程。同时，学校在人才招聘和引进方面的自主权逐渐增加，先后经由市人社局统一组织考试招聘到学校自主考核招聘选拔人才的阶段。

1986 年 4 月 7 日，制定《关于奖金发放办法的规定（试行稿）》，控制在全员基本工资月总额内发放。分别按教学、行政管理、工人、大集体和合同工核算。教学人员分 4 级，每月 5 元到 11 元。7 月 5 日，制定《关于教职工学习等奖励的暂行规定》。对全脱产政治理论学习者，按学习时间每日补助 0.3 元，不报销误餐费。考试不及格者扣发上述补助及基本奖金；对半脱产政治学习者，按学习时间在 1 月以上者与前同。并按成绩发放奖学金，成绩不及格者，扣发补助及学习期间的 1/3 基本奖金；对参加各类成人自学考试分情况给予奖励；对撰写论文、教研组接收进修生、学术讲座、自制教具等给予奖励。1986 年开始，教员、实习教员开始，对满 10 年护、教龄者增加 2 元护、教龄津贴；满 20 年者增加 3 元护教龄津贴。

2002 年 1 月，制定《自贡卫生学校人事制度改革方案》、《2002、2003 年度定编、定岗、定员暂行办法》（简称《办法》）。《办法》规定，教职工总编制控制在 139 人以内，其中行管工勤人员 46 人，占总编数的 33.09%；教师、实验技术和图书资料人员 93 人，占总编数的 66.91%。

2006 年 1 月 1 日，学校停止办理职工离岗待退，修改完善临聘人员聘用管理规定，通过“内部转正”等措施建立临聘人员激励、培养和淘汰机制。出台《关于编制外招聘医生享受正式职工待遇的考核办法》，对表现突出、群众公认的聘用编制外医生给予正式职工待遇。

2007 年 2 月，仁济医学中心制定《关于返聘人员的规定》《编制外聘用人员管理办法》《关于编制外护士享受正式职正待遇的考核办法》，推行执业资格制度，要求医护人员必须取得教师资格，方能上岗。

2014年8月，川卫康院党政联席会通过《校内兼课教师、校外兼职教师聘任管理办法》。

2015年1月，川卫康院制定并出台《川卫康院教师到行业、企业实践锻炼管理办法（试行）》《川卫康院外聘教师管理办法》等。

2017年7月，川卫康院制定《“十三五”师资建设规划》《管理岗位年度考核办法》《工勤岗位年度考核办法》《“双师素质”教师管理办法》《中层干部年度考核办法》《教坛新秀、教学名师评选办法（试行）》等管理制度。是月，完成147名在编职工职称和岗位晋升的聘任工作。9月29日，出台《四川卫生康复职业学院规范后绩效工资管理办法》。该办法按科学、规范要求，坚持重实绩、重贡献原则，向高层次人才、优秀人才和重点岗位倾斜，向教学和科研一线倾斜；坚持效率优先，兼顾公平，按劳取酬，优劳优酬原则，做到绩效收入与岗位职责、工作业绩和贡献大小挂钩；坚持岗位管理、一岗一薪、岗变薪变；坚持“统筹规划、平稳过渡”原则，使职工收入随学院的发展逐步提高。规定绩效工资分为基础性绩效和奖励性绩效，其中基础性绩效占绩效工资总额的50%—70%，奖励性绩效占绩效工资总额的30%—50%，以发挥分配机制的激励作用。

二、职称评定

1981年，学校进行职称评定，成立校评审委员会和基础、中医、普通、临床4个评审领导小组，建立评审办公室。在申报的27人中，评出21名讲师，占教师总数的27%。次年，20人经省高等教育局评为讲师，校党总支评定30名教员、20名实习教员。同时，临床教师经市卫生局评选委员会评选，6名教师晋升为主治医师，2名教师晋升为主管医师，7名教师晋升为医师，2名教师晋升为护师。2002年，推荐报送了申报讲师职称6人，高级讲师职称3人。

2007年，推荐报送卫生高级专业技术职务资格评审10人，有5人取得正高级技术职务资格；推荐报送高级4人、中级1人技术职务资格评审。是年，仁济医学中心共聘任高级职称 18 人，中级职称 41 人。截至 2017 年末，川卫康院有副高级以上职称教师 119 人。

2017 年川卫康院副高以上职称师资一览表

表 4-4

序号	姓名	职称	主要任教学科	序号	姓名	职称	主要任教学科
1	陈庆红	副教授	毛泽东思想和中国特色社会主义理论体系概论	27	钟 卿	副主任医师	内科护理、健康评估
2	余美琼	副主任医师	诊断学基础	28	陈 新	副主任医师	中西医结合临床
3	李 昉	副教授	英语	29	刘 泳	副主任医师	健康评估
4	刘 筠	副教授	英语	30	田 丰	副主任医师	健康评估
5	马应安	副教授	形势与政策	31	尹 红	副主任医师	健康评估
6	倪 波	副教授	英语	32	孙 楷	副主任医师	健康评估
7	申 奎	副教授	思想道德修养与法律基础	33	杜永红	副教授	外科护理教学
8	唐胜云	副教授	体育	34	陈 新	副主任医师	中医护理
9	王 镖	副教授	分析化学	35	彭 欣	副主任医师	传统康复治疗学
10	吴 瑛	副教授	护理伦理与法规、毛概	36	章 荣	主任医师	作业治疗学、语言治疗学
11	伍 勇	副教授	无机化学	37	任 凯	副主任医师	人体发育学 运动学 物理治疗学
12	谢建新	副教授	体育	38	周蜜娟	副主任医师	康复功能评定学、神经康复学
13	杨 梅	副教授	计算机应用与基础	39	刘 佳	副主任医师	神经康复学
14	邹永纯	副教授	心理健康教育	40	王关杰	主任中医师	康复治疗学、肌肉骨骼康复学
15	曹灵红	主任医师	临床医学导论	41	欧禹萍	副主任医师	肌肉骨骼康复学
16	陈 岚	副教授	应用心理学	42	毕光荣	主任医师	影像诊断学
17	陈 荣	副教授	解剖学教学、病理学	43	陈晓梅	副主任医师	肿瘤学
18	程 香	副教授	病理学	44	陈旭昇	副主任医师	介入放射学
19	黄 云	副主任医师	生理学	45	冯 浩	副主任医师	影像诊断学
20	李德英	副教授	药理学	46	姜 萍	副主任医师	影像诊断学
21	李鹏程	副教授	病原生物与免疫学	47	李 成	副教授	超声诊断学
22	李 胜	副教授	医学统计学	48	刘文军	主任医师	影像诊断学
23	蒲建萍	副教授	诊断学	49	罗 敏	主任医师	影像诊断学
24	冷 蔚	副主任医师	外科学	50	罗天蔚	副教授	影像诊断学
25	石兆云	主任医师	临床医学导论	51	缪继东	副主任医师	肿瘤学
26	王爱萍	副教授	生物化学教学、微生物免疫学	52	汤万鑫	副主任技师	影像技术学、电子学基础

续表4-4

序号	姓名	职称	主要任教学科	序号	姓名	职称	主要任教学科
53	王晓情	副教授	药理学	85	王　琳	副主任医师	肿瘤学、X线物理与防护
54	温本祥	副教授	预防医学	86	魏成明	副主任医师	肿瘤学、设备学
55	吴　波	副教授	人体解剖与组织胚胎学	87	晏　军	主任医师	放射治疗学
56	肖　华	副主任医师	临床诊断学	88	仲建全	副主任医师	影像诊断学
57	肖　骞	副教授	生理学	89	李新富	副主任中药师	天然药物化学
58	张　光	高级讲师	功能解剖学	90	罗雪飞	副主任药师	药剂学
59	张雨涛	副主任医师	病理学	91	宋碧辉	主任药师	药剂学
60	敬宏	副教授	妇产科	92	钟辉云	副主任药师	药物化学
61	罗劲梅	副教授	精神障碍护理学	93	黄继伟	副主任技师	检验仪器学
62	刘佳美	副主任护师	内科护理学、护理导论	94	宋自阆	副主任检验师	实验室管理学
63	徐　玲	副主任护师	基础护理学康复护理	95	殷明刚	副主任检验师	实验室管理学
64	邹金梅	副主任护师	护理管理学、教育学	96	张德文	副主任检验师	医学寄生虫与病原体检测
65	黄永先	副主任护师	基础护理学	97	张肃川	副主任技师	临床微生物学及微生物检验
66	潘　燕	副主任护师	外科护理学	98	钟辉秀	主任检验师	临床血液学及血液学检验
67	李文平	副主任护师	护理学、妇产科护理学	99	曹祖强	副主任中药师	中药炮制技术
68	孙天聪	副主任护师	基础护理学、护理导论	100	黄德财	副主任药师	药品市场营销
69	蔡　莉	副主任护师	内科护理学、老年护理学	101	李　勇	副主任中药师	中药鉴定学、方剂学
70	邓秋萍	高级讲师	基础护理学教学	102	徐蜀远	主任药师	药事管理学
71	徐小卒	副教授	儿科护理学/社区护理	103	阳春英	主任中药师	实用中药学
72	曹文斋	副主任医师	健康评估	104	林琪宇	主任中药师	中药分析
73	温晓平	主任护师	护理管理学、护理科研	105	方晓君	副教授	儿科学
74	朱晓英	副教授	内科护理学教学	106	黄昌平	副教授	外科学
75	游春芳	副主任护师	内科护理学	107	黄维亮	副主任医师	精神病学
76	廖常菊	副主任护师	护理管理学	108	黄祖珍	主任医师	急诊医学
77	明淑兰	副主任护师	急救护理学	109	李爽乐	主任医师	眼科学
78	陈相平	副主任护师	护理管理学	110	梁国庆	主任医师	耳鼻喉科学
79	万　丽	副主任护师	护理管理学	111	林　获	副主任医师	外科手术学基础
80	李咏冰	副主任护师	妇产科护理学	112	彭克林	副教授	传染病学
81	甘国容	副主任护师	急救护理学教学	113	唐　波	副主任医师	外科手术学基础
82	邹永丽	副主任护师	急救病人的护理	114	章　成	副主任医师	急诊医学
83	钟俊波	副主任医师	外科护理学	115	王红宇	主任医师	儿科学
84	郝　炎	副主任医师	内科护理、健康评估	116	许剑利	副主任医师	妇产科学

第二章　职　工

第一节　管理人员

民国 31 年（1942），自贡市仁济护校有职员 1 人。民国 32 年（1943），有职员兼教员 2 人。民国 35 年（1946）7 月，自贡市私立义济护校有职员 4 人。民国 37 年（1948）3 月，有职员 3 人。1954 年，自贡卫校有校长 1 人、教导主任 2 人、总务主任 1 人、医务人员 1 人、教学辅助人员 1 人、其他职员 9 人。1955 年，自贡卫校有职员（含教学辅助人员）13 人。1957 年 4 月 25 日，有职员 14 人。

1959 年，自贡卫校有专职正副校长各 1 人、其他职员 12 人、教辅人员 1 人。1960 年，自贡卫校有职员 15 人，其中专职校长 3 人、教学辅助人员 5 人。1961 年，有职工 29 人。1964 年，自贡卫校有行政人员 12 人、教学辅助人员 10 人。1972 年底，自贡卫校有职工 31 人。1979 年，自贡卫校有教学辅助人员 6 人、行政管理人员 22 人。

1980 年，自贡卫校有行政人员 25 人。1981 年，自贡卫校有书记、校长 1 人，副书记、副校长 2 人。1982 年，自贡卫校有行政管理干部 3 人、生活服务干部 6 人。1984 年，自贡卫校有管理人员 16 人。1985 年 6 月 16 日，教代会通过《自贡卫校改革试行方案》，实行教职工全员聘任制。校长由上级任命，副校长由校长提名，报上级审定任命；正、副校长任期3年，合条件者可连任。处室正、副主任、教研组长、班组长由校长任命。教学人员和行政处室职员，由教研组长和处室主任提名，副校长审定，校长聘任。聘任期间考核不合格，经校长批准，可随时解聘。1985年，自贡卫校有正、副书记和校长共6人。

2010年，自贡卫校有管理岗位22人，其中六级职员3人、七级职员11人、八级职员8人。2017年，川卫康院有在编领导、职员37人，其中28人为纯管理人员，9人兼有技术职称，系管理、教学科研“双肩挑”人员。

第二节　工勤人员

民国35年（1946）至民国38年（1949年9月30日止），全校有工役人员3人。

1954年，自贡卫校有工勤及勤杂人员11人。1955年，有工人及勤杂人员12人。1957年，有工人14人。1959年，有工勤人员7人。1960年，有工勤人员7人。1961年，有工勤人员8人。1962年至1963年，有工勤人员7人。1964年，有工勤人员9人。1971年，有固定工人8人。

1979年3月，试行《四川省自贡卫生学校规章制度和各类人员工作责任制（草案）》。其中，各类人员工作责任制，含党总支书记、校长、各处室负责人，教务人员、教材管理人员、教研组长、教师、班主任、值周老师、实验员、会计、出纳、物资保管人员、采购人员、食品管理人员、总务人员、校医、炊事员、勤杂工、锅炉工、电工、驾驶员等各岗位的工作职责。1979年，有工勤人员13人。1980年，有工勤人员19人。1982年，有工人22人、以工代干2人、其他1人。1984年，有工勤人员28人。2010年，有工勤技能岗位11人。2017年末，川卫康院有在编工勤人员12人。

第五篇

教育·教学·管理

第一章　招生与就业

第一节　招　生

民国6年（1917），自流井雨台山医院自办看护训练班，招男护士5人。民国7—25年（1918—1936），自流井仁济护校正式成立后，每期招生仅几人至10余人，多为男护士，无定期招生，在此期间招生9个班，毕业男生39人、女生2人。

民国28年（1939），私立自贡市仁济高级护士职业学校恢复并招生。7月，正式招收第一班女学生20人，学制3年。9月1日，正式开学。自11月15日起，为响应国民政府推行平民教育的号召，开设识字夜课，每夜教授学校及医院工人30余人识字。

民国32年（1943）4月30日，教育部部长陈立夫独给自贡市仁济护校发出训令，要求春秋两季招生，一年招6个班。由于生源不足，难以完成训令要求的招生数额。校长朱素荃致函四川省教育厅厅长："兹为宏造计，惟请钧厅设法，使各校毕业生踊跃投考，抑或准予多收成绩优良之同等学力生，以兹推广，而利抗建。"是年至1949年，学校一共招收14个护士班，合计187人。

1950年2月，招生1个班，18人。次年2月，学校受川南行署委托，招助产班1个，38人。此为学校首招护士之外其他专业班。是年，川南医干校成立，拟招医士、检验各1个班，各招50人，实际各招47人、51人，系一年制短训班。

1952年8月12日，自贡市义济护校与川南医干校合并为自贡市卫生学校，招生纳入国家计划。是年，秋季招化验班、助产班各1个，分别招60人、47人。1953年，学校招护士班2个，分别招52人、50人；助产班2个，分别招40人、50人。1954年，招助产班1个，50人；护士班2个，皆50人。1955年，招护士班3个，分别招43人、42人、42人。1956年，招护士班3个，分别招38人、38人、39人。1957年，招护士班2个，分别招40人、50人。1958年，招护士班2个，分别招44人、50人。1959年，招护士班4个，分别招37人、49人、39人、38人。

1960年，招7个班、277人。其中，中专招生有护士班2个，分别招41人、39人；医士班2个，分别招39人、40人，社区医士班1个，52人；大专招生有2个，分别招医疗大专班36人、委托培养大专班30人。次年，贯彻中央“调整、巩固、充实、提高”方针，压缩招生。招医士班2个，分别招37人、38人。1962年，招护士班1个，38人。1963年，国民经济逐渐恢复，招护士班4个，分别招40人、39人、39人、40人。1964年，招护士班3个，分别招44人、45人、43人。1965年，招护士班1个，41人；社区医士班1个，42人；另招两期卫生员训练班，分别招34人、35人。1966年，“文化大革命”开始，连续5年未招生。

1971年，恢复招生，按上级要求废除考试，实行推荐与选拔相结合。不重学历和成绩，只重阶级成分，生源质量差，且学制仅一、二年，无法完全保障中专教学质量。是年，招医士班1个，45人。开始招收二年制学生，招生对象以工农兵为主体，有一定经验的赤脚医生、复员退伍军人，以及在农村劳动一年以上、经贫下中农推荐的知识青年。工人、医生由自贡卫校举办短训班培训，时间半年左右，学生由各厂矿保送就学。1972年，招医士班1个，49人。另在市三医院招“外办班”1个。1973年，招医士班1个，40人；中医士班2个，各40人。1974年，招医士、中医士班各1个，分别为40人、60人。1975年，招医士、中医士班各1个，分别为40人、42人。

1976年，停招学历生一年，受市卫生局委托，办“西医离职学中医班”1个，36人，学习8个月。1977年，招医士班1个，40人；招护士班1个，32人；藏族医士班1个，9人。另招在职短训中药材班1个，36人。1978年，招助产班1个，30人；护士班2个，均招30人；医士班2个，分别招30人、50人；招中医士班1个，30人。1979年，招护士班3个，均招40人；招公共医士班1个，40人。

1980年，招护士班2个，分别为41、40人；妇幼医士班1个，40人；放射医士班1个，40人；“七二一”大学班1个，37人；一年制药理师资进修班1个，16人。1981年受卫生部委托，举办全国中专药理学师资班。同时，担负成都中医学院函授大学教学任务。是年，招护士班、妇幼医士班各1个，分别为40人。1982年，招护士班、医士班、妇幼医士班各1个，分别为39人、39人、40人。另招一年制的卫生员培训班1个，33人。1983年，招护士班2个，分别为40人、41人；招职工护士班、医士班、职工医士班各1个，分别为40人、40人、32人；招一年制中医内儿科班1个，32人。1984年，招护士班2个，均为40人；招放射医士班、职工放射医士班各1个，均为40人。1985年招护士班2个，均为40人；职工护士、放射、职工放射、中药进修班各1个班，分别为41人、40人、40人、27人。

1986年至1996年，招生数分别为176人、274人、257人、280人、288人、352人、368人、567人、350人、350人、477人。

1997年，国家压缩毕业分配计划指标，允许计划招生与自主招生并存，自贡卫校招生大量增加。1997—1999年，实招生数分别为690人、1123人、478人。

2000年起，国家取消毕业生分配指标，开始完全自主招生，毕业生自主择业。许多中专学校招生数量大减，有的甚至趋于停办，自贡卫校招生却不减反增。2000—2005年，招生数分别为622人、1102人、975人、940人、871人、1147人。

2009年，全日制招生1872人，在校生达5578人（不含套读生）。2010年，全日制招生1718人，在校生达5685人（含实习生1560人）。2011年，全日制招生1520人，其中五年制高职4个专业招生189人；初中起点中专6个专业1105人；高中起点中专4个专业226人。

川卫康院建立后，以中专为主变更为以大专为主。2012年，招生1398人，其中护理13个班602人、康复3个班156人、药学2个班89人、医学检验2个班106人、医学影像2个班104人、助产1个班46人；此外，招有五年制高职4个班193人，三年制中职2个班102人。2013年，招生1727人，其中护理16个班587人、康复5个班197人、药学3个班121人、影像2个班94人、检验2个班95人、助产1个班47人；此外，有中职班586人。2014年，招生2098人，其中护理14个班635人、检验3个班155人、康复4个班190人、药学3个班152人、助产1个班73人、影像4个班210人；此外，招有中职班683人。2015年，招生1618人，其中护理14个班685人、康复5个班222人、药学4个班197人、医学美容1个班45人、检验3个班156人、影像4个班208人、助产2个班105人。此外，招有中职班454人。

2016年，招生2030人。其中，招全日制普通大专学生1562人，含护理9个班447人、康复5个班217人、临床4个班155人、药学4个班194人、医学美容1个班37人、检验2个班88人、影像3个班145人、中药1个班42人、助产3个班133人、对口高职护理2个班99人。此外，招有全日制中职班206人、成人大专班271人。2017年，招生2230人，其中全日制大专班1859人，含护理10个班439人（其中2个对口高职班）、康复5个班220人、临床4个班172人、药学4个班182人、检验2个班110人、美学美容1个班45人、影像3个班142人、针灸推拿2个班94人、中药2个班72人、助产3个班138人、对口5年制高职班学生245人。此外，招有中职护理班25人、成人大专班201人、成人本科班155人。

第二节　毕业与就业

自流井仁济护校设立的初衷，是为缓解医院缺少专业护理人员的问题，因此大部分学生毕业后都参加医疗护理工作。民国7年（1918）至民国25年（1936），毕业41人，为自流井仁济医院留用或自谋就业。41人中，男护士占39人。

抗战时，护士人才紧缺。国民政府规定，所有公、私立护校应届毕业生不得自行分配，全部由政府按比例征用。1942年，规定40%归军政部征用，30%归卫生署征用，15%归红十字会救护总会征用，15%留校。后又改为军政部征用50%，卫生署征用40%，10%留校，缓征一年。不应征者，取消毕业资格。民国28—34年（1939—1945）6年间，自贡市仁济护校除因遭日机轰炸停办1期外，共开办8个班，学生104人。不仅毕业生直接服务于抗日事业，而且在校生也在为救治被敌机炸伤的军民服务。民国32年（1943）10月20日，新运总会伤兵之友总社自贡分社理事长、自贡市市长刘仁庵聘请自贡市仁济护校校长朱素荃担任理事。全校教职员工及学生皆为会员，将救治抗战伤兵作为主要职责。1939年至1948年3月，毕业6个班，68人。其中，1943年的毕业生有8人在军政部、7人在卫生署、3人留校；1944年11月，毕业31人全部就业。至1951年5月，毕业11个班，117人。

1953年，毕业98人（含化验班60人、助产一班38人），其中分配到自贡6人（留校1人、自贡市人民医院外科部3人、妇幼保健所1人、大山铺保健站1人)，乐山专区12人，宜宾专区10人，泸县专区10人；化验班学生分配至自贡市、成都市各3人，江苏2人，四川省卫生局11人，西藏自治区7人，贵州省5人，遂宁专区2人，乐山、南充、万县、内江、泸州各3人，江津、宜宾、绵阳、达县专区各2人，涪陵、温江专区各1人。

1955年，毕业51人，分配到自贡市卫生局17人、四川省卫生防疫站5人、四川省第二干部疗养院20人、四川医学院5人，其他1人，另外3人考入大学。1958年，毕业119人，3人因偷盗未准予毕业，回家劳动表现好后再分配，实际分配116人。

1961年，毕业76人，分配到省交通、煤炭、冶金、教育各厅共9人，成都中医学院、重庆医学院共11人，江津、达县、南充、涪陵各专区共18人，自贡38人。1962年，毕业护士、保育护士2个专业，分配到江津、万县、内江、乐山、温江、南充、涪陵、西昌专区及凉山、甘孜自治州各5人，宜宾专区6人，昌都分工委4人，西藏工委20人，自贡市21人。1963年，毕业146人，其中医士31人，护士115人。护士2人因病暂不分配，医士1人留级不分配，共分配143人。1965年，毕业38人，分配到西昌4人，阿坝3人，自贡市自流井区、大安区各2人，市一医院13人，市二医院6人，市三医院5人，郊区卫生科2人，留校1人。

1966年，毕业152人，其中护士115人，分配到省交通厅8人，渡口市13人，富顺县2人，省盐业系统3人，市内各医疗单位62人，市内厂矿4人，各区共23人；医士37人，分配到省机械厅7人，各市局共5人，机械化工系统4人，精神病院2人，社区5人，各区共14人。1967年，毕业126人，其中护士125人，医士1人。分配到郊区25人，贡井区17人，大安区12人，自流井区1人，厂矿单位12人，市属各局30人，精神病院10人。1973年，毕业43人，分配到市属单位17人，自流井区3人，大安区5人，贡井区3人，郊区15人。1976年，毕业100

人，其中中医60人，医士40人。1977年，毕业60人，分配到自贡市各有关单位。受“文化大革命”影响，1967—1977年10年间，毕业584人，仅是“文化大革命”前17年毕业生1627人的三分之一。

1978年，对毕业生实行“择优分配，优才优用”原则，并逐步过渡到供需见面的分配。

1980—1983年，计划内中专每年毕业生从89人增加到158人，短训班每年结业从47人增加到136人。1986—2005年，自贡卫校毕业7651名学生。

1989年，进行毕业生分配制度改革，实行德智体综合考核，量化评分，择优分配。20世纪90年代后期，进一步改革毕业生分配制度，在公正、平等、择优、竞争原则下，对国家计划统招的毕业生按国家分配计划，以学校为主实行部分供需见面和一定范围内“双向选择”的就业办法。未进入择优“双选”和经“双选”未落实单位的毕业生，经市计委下达计划指标按合同就业，毕业生就业工作按国家计划进行，毕业生均能就业，就业率长期保持在100%。

2000年后，国家全面取消计划分配，学校毕业生就业工作完全按市场化机制运行，学生自主就业。学校联系和组织部分用人单位到校开展招聘会，学生和用人单位实行“双向”选择。2000—2005年，平均就业率92.23%。2009年，毕业1508人，就业率95%。2011年3月17日，举行“2011年毕业生双选洽谈会”。190个用人单位参会，提供就业岗位2300余个。1439名应届毕业生与用人单位达成就业意向1550人次。

2015年，毕业生就业率92.2%。2016年，毕业生就业率93.81%，基本实现就业。“其他录用形式就业”为主要去向选择，占比55.90%；“签就业协议形式就业”次之，占比32.55%。2017年，毕业生就业率91.3%。

2016 届毕业生毕业去向一览表

表 5-1

毕业去向	人数（人）	比例（%）	就业率（%）
其他录用形式就业	668	55.90	93.81
签就业协议形式就业	389	32.55	
升学	49	4.10	
自由职业	7	0.59	
出国、出境	3	0.25	
地方基层项目	2	0.17	
自主创业	2	0.17	
应征义务兵	1	0.08	
未就业	74	6.19	—

2014—2017 年国际护士就业情况表

表 5-2

序号	姓名	系部班级	就职医院	备注
1	黄倚云	2012 级高护 28 班	德国柏林弗洛科斯索里达利泰特公共福利公司	2015 年 1 月签约，11 月到德国
2	雷　平	2012 级 3 班	大阪启光会蓝之都脑神经外科综合医院	2015 年 9 月签约，2016 年 4 月赴日本大阪
3	向语城	2013 级 1 班	德州会千叶县四街道市综合医院	2016 年 3 月签约，10 月到日本千叶
4	杨　蕾	2013 级 12 班	大阪荣昌会综合医院	2016 年 2 月签约，10 月到日本大阪
5	任子涵	2014 级 1 班	德州会中泽综合医院	2017 年 1 月签约，2017 年 10 月到日本东京
6	陈　静	2014 级 8 班	日本大阪芦屋国际株式会社	2017 年 9 月签约，2018 年 4 月到日本大阪
7	杨婷婷	2015 级高护 2 班	日本东京中原病院	2017 年 11 月签约，2018 年 9 月到日本东京
8	石文妹	2015 级 6 班	日本北海道病院	2017 年 9 月签约，2019 年 4 月到日本北海道
9	刘　霞	2015 级 6 班	日本北海道病院	2017 年 9 月签约，2019 年 4 月到日本北海道
10	张雨微	2015 级 10 班	日本北海道病院	2017 年 9 月签约，2019 年 4 月到日本北海道
11	罗　玲	2015 级 6 班	日本大阪新亚语言学校	2017 年 9 月签约，2019 年 4 月到日本大阪
12	贺　丹	2015 级助产 1 班	日本大阪新亚语言学校	2017 年 9 月签约，2019 年 4 月到日本大阪
13	韦竟明	2015 级 2 班	日本大阪新亚语言学校	2017 年 9 月签约，2019 年 4 月到日本大阪

第二章 教学与管理

第一节 专业设置

学校在私立时期，长期仅有护士专业。1951 年，受川南行署卫生厅委托开设助产班 1 个。自贡市人民政府接管护校后，私立变公立，所办专业根据现实需求，按国家计划增减设置专业。

1951 年 8 月，川南医干校开设医士、化验 2 个专业班。1952 年，自贡市义济护校与川南医干校合并后，招收助产和化验 2 个专业班。1953 年—1954 年，招收护士和助产专业班。1955—1959 年，只招收护士专业班。

1960 年，除招收护士、医士中专班外，新开医士大专班，但只办 1 届即停招。1961—1972 年，只招护士和医士专业班。1965 年，开始开办卫生员培训班（短训班）。1973 年，新增设中医士专业班。1976 年，始办西医离职学中医短训班。

1977 年，增设中药材专业班、藏族医士专业班。1979 年，增设公共医士专业班。1980 年，增设妇幼医士专业班、放射医士专业班，增设“七二一”大学班。1981 年受卫生部委托，举办全国中专药理学师资班。1983 年，增设职工医士专业班、中医内儿科短训班。1984 年，增设职工放射医士专业班。

1951—1986年，自贡卫校先后开办护士、医士、检验士、放射医士、卫生医士、助产士、妇幼医士、保育护士、中医士、中药士等10个专业。派生出公共医士、职工医士、职工放射医士、藏族医士等专业班及短训班。同时，担负成都中医学院函授大学教学任务。

1988年，开始与重庆医科大学、成都中医学院联合举办临床医学专业、中医学专业大专班。这是继1960年之后，自贡卫校再次开办大专专业班。

1991年，将原办的放射医士专业改为医学影像诊断专业。1992年，新招社区医学专业班。1993年，新开英语护士专业班。1994年，新开药剂专业班。1995年，将护士专业改为护理专业，将检验士专业改为医学检验专业。并开设成人中专护理、成人中专药剂、成人中专医士、成人中专社区医学等派生专业。1999年年初，新设中西医结合专业、针灸推拿专业。

2000年7月15日，自贡市教育局公布自贡卫校重点专业为医学影像技术和药剂专业。是年，与省卫生干部学院联合开办临床医学专科班。2001年，按卫生部专业设置要求，停办社区医学专业、妇幼卫生专业和医学影像诊断专业，将社区医学专业改造为卫生保健专业，妇幼卫生专业改造为助产专业，医学影像诊断专业改造为医学影像技术（简称医影）专业。是年，与川北医学院联办医学影像大专班。2002年，在中西医结合专业中，增设针灸推拿方向专业。并与川北医学院联办新增检验、药学专业大专班。

2003年，开设五年高职护理专业和医学影像技术专业，在护理专业中增设英语护理方向。2004年，新开设五年高职中西结合专业、乡村医生专业。是年，与泸州医学院联办护理大专专业班。2005—2011年，未新增专业，只是增加高职班、联办大专班。2011年，将初中起点的护理专业、助产专业，由三年制调整为四年制。

2012年3月22日，仁济医学中心成立“专业建设指导委员会”，建立领导小组，由曾晓奇任组长，副组长为郭成钢、陈张铭、姜晓燕，成员为申奎、张新高、黄昌平、李华、罗天蔚，并订立《专业建设指导委员会工作章程》。设护理、康复技术、药学、医学技术影像、助产、医学检验技术 6 个专业。遴选出各专业带头人，每学科 3 人，共 18 人。是年，川卫康院建立后专业设置主要是大专班，据市场需求新增医学美容技术专业。

2012—2017 年川卫康院专业设置一览表

表 5-3

专业＼年度	普通专科						五年制高职		
	2012	2013	2014	2015	2016	2017	2012	2013	2014
护理	开设	开设	开设	开设	开设	开设	开设	开设	开设
助产	开设	开设	开设	开设	开设	开设	—	—	—
医学美容技术	—	—	—	开设	开设	开设	—	—	—
药学	开设	开设	开设	开设	开设	开设	—	—	—
中药学	—	—	—	—	开设	开设	—	—	—
医学影像技术	开设	开设	开设	开设	开设	开设	开设	—	开设
医学检验技术	开设	开设	开设	开设	开设	开设	—	—	—
康复治疗技术	开设	开设	开设	开设	开设	开设	开设	开设	开设
康复作业治疗方向	—	—	—	—	开设	开设	—	—	—
临床医学	—	—	—	—	开设	开设	—	—	—
针灸推拿	—	—	—	—	—	开设	—	—	—

第二节 课程设置

学校在私立时，课程设置有普通课、基础课、专业课。分年级开设不同课程。试读期（第一学期）开设护病原理与技术、护士伦理学、绷带学、解剖生理学、心理学、个人卫生、化学、护士史、细菌学、公民、国文、英文、社会。第一学年开设护病原理与技术、细菌学、药物学、公民、解剖生理学、饮食学、国文、英文、产科学、妇科学、揉捏术。

第二学年开设护病原理与技术、药物学、饮食学、国文、解剖生理学、产科学与技术、外科学、英文、内科及传染病学、小儿科护病学、急救学、家政学、物理治疗学。第三学年开设眼耳喉鼻科、公共卫生、国文、英文、护理职业问题。

20世纪50年代，国家有普通课教学大纲。无统编教材前，参照普通中学教材。基础课和专业课缺大纲、教材。提倡学习苏联，由教师钻研苏联教学大纲，结合学校实际自编讲义。

1960年，学习中宣部部长陆定一讲话《教学必须改革》，采用鸣放形式，找出教学脱离生产、脱离实际的问题。落实到修订大纲、革新教学内容上。修订生物学、化学、微生物寄生物学、妇产科等十几门学科的大纲，并自编生物学、微生物寄生物学、解剖生理、卫生学等科讲义。教学方法上采用巡回教学、理论实验一次清教学等探索。

1965年8月，自贡卫校制定《关于教改及“伸腿办学”的初步意见》，培训半农半医“赤脚医生”。派教师到永安公社，负责郊区“半农半医卫生学校”教学，在该校成立教学小组，组织基础课、临床课教师研究制订教学大纲、教学计划，编写教材；和永安地区医院医务人员共同负责教学实习、生产实习。1976年1月，据省卫生局安排，会同有关兄弟学校，对原主编的省中等医药学校教材《儿科学》进行第二次修订重印。主持修改审定50余万字的供西医学习中医用的《中医学讲义》。

1983年，职工医士专业课程设置有政治、体育、化学、物理学、生物学、解剖学及组织胚胎学、生理学、生物化学、微生物及寄生虫学、病理学、药理学、内科学、外科学、儿科学、妇产科学、传染病学及流行病学、五官科学、卫生学。1984年，针灸提高班教学计划中的课程设置有政治、解剖学、中医学、中药学、方剂学、针灸学、临床常见疾病。

1991年，四川省组织卫生学校教师统编教材，自贡卫校有10多名教师参加11门课程的编写工作，其中由自贡卫校教师担任主编的中专教材达6门，是全省担任主编最多的学校。1992年，学校增设医学伦理学、医学心理学、卫生法规、美学教育等课程。

2002年，公共课教研室开设英语口语、习字课、计算机操作、应用文写作等方面的课程。2012年，川卫康院建立后，逐步完善各专业课程设置，基本形成符合医学类职业院校专业教学的课程设置。其中公共必修课含大学生职业发展与就业指导、大学生心理健康教育、高等数学、人体解剖学、思想道德修养与法律基础、中国近现代史纲要、马克思主义基本理论、毛泽东思想与中国特色社会主义理论体系概论、大学英语、体育、计算机程序应用基础、大学物理学、大学物理实验、形势与政策等课程。

2017年，思政部面向大一、大二学生开设有毛泽东思想和中国特色社会主义理论体系概论、思想道德修养与法律基础、形势与政策、心理健康教育、护理伦理与法规、医学伦理学、美容医学伦理与法规等课程，面向成教、专升本、自考等学生开设有中国近现代史纲要、马克思主义基本原理、医学心理学等课程，全年累计授课5000余学时。人文社科部主要承担全院所有班级的基础文化课教学，主要开设大学语文、有机化学、无机化学、体育、计算机、英语、职业生涯规划与就业指导、创业基础等课程。全年累计开设40余门课程，合计2万余学时。基础医学部主要承担全校所有班级的医学基础课程、临床医学专业课程、部分其他专业课程教学工作，学年平均2万余学时。各专业的专业基础课、专业核心课随专业不同而异。

第三节　实训实习

私立自流井（自贡市）仁（义）济护校时期，实习时间安排在第三学年，地点就在仁济医院。民国38年（1949）6月26日，自贡市私立义济护校订有学生实习及操行记录表，对实习的记载非常详尽。从工作性质、工作计划、智能、品行、人格、属于何部工作、才干7个方面提出要求，并给予量化记载。

1954年1月28日，四川省人民政府卫生厅通知，随文印发实习学生分配表。其中自贡卫校实习生有护士专业60人，助产士专业42人。实习单位是自贡市人民医院护士40人、助产士22人，川东人民医院护士20人，川南人民医院助产士20人。实习生补助费按卫生部及高等教育部规定，每生每月医药费改为1.5万元（人民币旧币），公杂费6000元（人民币旧币）。

1955年，化验、助产、护士各1个班实习。市卫生局成立生产实习指导委员会，实习医院成立实习指导小组或指定专人负责。实习时间为4月4日至7月10日，实习地点为自贡、内江、成都等地。护士班分别在自贡市人民医院、工人医院、保健所，以及内江专区医院、内江保健所等地实习。科目有厂矿卫生、爱国卫生、卫生宣教、环境卫生、食品卫生、传染病管理、预防注射、病毁昆虫、消毒等。部分助产班学生先在自贡实习妇幼卫生，5月1日转至成都市人民医院实习妇产科及儿科。助产班学生除难产实例少见外，每个学生接生至少几个，多的有22个。一般能处理产程，独立接生。其中，陈润华、沈树仁自愿输血急救病人。医院安排学生病房工作时间每周58小时。每天值班8—9个小时。医院伙食费每月8万—9万元（人民币旧币），学校每月7.5万元（人民币旧币），差额以助学金临时补助费解决。

1956年开始，与市一医院建立实习基地关系。1957年，成立实习指导小组。护士班实习人数93人，其中有70人在市一医院、23人在工人医院实习。实习时间是公共卫生2周，医院18周。市一医院指定一名副院长负责，在内科及门诊部实习的由医师及护士长具体负责。通过实习，基本掌握传染病、儿科、骨科、特殊病人、昏迷病人、手术前后、产前产后及新生儿护理，基本掌握测体温、量血压、皮下肌肉及静脉注射、冷热敷、洗肛、导尿、皮肤消毒、绷带操作等常规操作技术。实习生大部分做过氧气吸入、鼻饲、尸体料理，一般均能初步掌握手术室、供应室器械准备。接生护士实习安排在妇幼保健所，平均接生 2—3 个新生儿。此外，实习学生通过实习掌握了解医院及各科室各项制度、病房管理、膳食管理，以及出入院手续办理等。

1958 年 9 月 1 日，实习学生 120 人，分别到市一医院、二医院、工人医院实习。在工人医院，因产妇减少，分一些到保健所、保健站实习接生任务。在市一医院参加实习的 56 人，平均接生 4—5 个，协助手术 4—5 次。在工人医院实习的 22 名学生，由党政及各科室主治医生组成实习指导委员会，院长牛曾恕任组长。临床护理和各项技能实习共安排 18 周时间。1959 年，实习安排在市一医院、二医院、工人疗养院、自流井区医院及自贡卫校。

1964 年，医士 304 班、305 班 73 人参加实习。1 月 15 日至 6 月 5 日，共 24 周，包括内科 8 周、外科 7 周、妇产科 3 周、儿科 4 周、五官科 2 周。分 4 个实习大组，分别在荣县人民医院、富顺县人民医院、市二医院、市工人医院实习。学校派出教师到各医院协同组织，由校长、教导主任和部分教师组成检查组。1965 年集中实习，共 3 个班、115 人。每班由 2 位教师带领，分别在市一、二医院和工人医院进行“内、外科及护理”的专科实习。

2015 年 7 月，学院组织 16 支共 153 名师生暑期社会实践队伍，到民族地区对医疗卫生、美容咨询师行业、养老服务产业现状等 16 个专题进行调研。11 月 27 日，学院团委组织的大学生创新创业俱乐部第一批入园项目评审会，共评审 14 个项目，7 个项目获学院扶持。2016 年 2 月 27 日，护理系医疗美容技术专业学生创办的“妍雅阁美容有限公司”开业。5 月 4 日，大学生创新创业服务中心主办“大学生创新创业俱乐部”启动仪式，吸引 13 个创业公司参展。8 月 10 日，团委老师带领学生到福州，参加全国职业学校创新创业创效大赛。川卫康院学生创业项目“颐养健康管理公司”获全国二等奖，另一项调研报告获全国三等奖。

第四节　教学质量管理

一、质控体系

1995 年，学校建立课程质量评估领导小组开展课程质量评估。1999 年 4 月，建立教学质量监控办公室。2002 年，为提高教育教学质量，进行公开课（观摩课）5 次，片区教研活动 6 次，论改革形势讲座 3 次，学术会议汇报讲座 4 次，组织教职工微机课 5 次。

2012 年 8 月 23 日，川卫康院成立教学督导及质量控制领导小组。组长罗天蔚、黄昌平，成员有欧学余、刘梓华、申奎等 27 人。领导小组下设质控办公室，挂靠教务处，负责教学违规及教学事故受理、认定及提出处理意见，供领导小组决定。

在学生方面，通过早晚自习考勤管理，集中整治早自习迟到、早退、带早餐进教室的不良现象，促进学生形成主动学习的意识，培养良好的学习习惯。同时加强学生工作干部、辅导员、学生干部三线齐管，通过进课堂、走寝室，严格督促学生勤奋学习，并在考前召开诚信考风宣讲会，签署诚信考试承诺书，以参观视频监控区进行违纪警示教育，倡导诚信参考。通过树立先进典型，评选“学习之星”、开展学科竞赛活动，促进学生树立正确学习动机。

二、教研组（室）

1953 年春期开学初，成立基础、普通、专业 3 个教研组。是年，自贡市人民政府开始拨款增修教学楼，其中教研组办公室占地面积为 530 平方米。

1984 年所设教研组有政（治）语（文）体（育）教研组、外语教研组、理化教研组、外科教研组、卫（生）儿（科）传（染）教研组、生理生化教研组、药理教研组、微病生教研组、放射教研组、中医教研组。

1987 年 12 月，将原语政教研组调整为语文教研组和政治教研组。

2002 年 1 月，将 15 个教研组合并为 4 个教研室，即公共教研室、医学基础教研室、专业一教研室、专业二教研室。2008 年 4 月，公共教研室分为公共一教研室、公共二教研室，专业一教研室、专业二教研室合并为专业教研室。

川卫康院建立后，在教育教学创新方面，以抓教育教学科研课题、抓学生职业技能提升为主。2014 年，川卫康院与两附院教学工作会议决定，聘请附属医院专家为学院兼职教学督导，每学期每名教学督导需完成 2 次质控听课，参与学校教改课指导学习及其他相关工作。2015—2016 年度，省级结题课题 4 个，其中专项课题 2 个；立项教研课题 8 个，其中重点课题、专项课题各 1 个。市级立项教研课题 4 个，其中重点课题 3 个。

三、系部管理

截至 2017 年底，学校共设 9 个系部，其中 3 个部，6 个系。6 个系中，历史最久、规模最大的是护理系，由原护士专业发展而来，下设护理、助产和医学美容技术 3 个专业，学生人数约占学院学生总人数的 60%。护理系基于“一主线、两强化、三结合、四阶段”人才培养模式，实施“做、学、教”一体的教学模式，体现“以社会需求为导向，以教学质量为核心，以培养学生综合职业能力为目标”的教学理念，对学生实行分层分类培养，设置各专业方向，截至 2017 年，设有急危重症护理、老年护理、儿科护理、手术室护理、产后康复等方向。

1977 年，自贡卫校即开中药材在职短训班。1985 年，又开办中药进修班。2012 年，始办三年制中药中职班。2015 年，始办中药学大专班，并建立中药学系。该专业旨在培养德、智、技、体全面发展，适应现代化中药种植、生产、销售、使用一线岗位需要，掌握中药栽培、生产、经营、鉴定、质检、调剂、管理所必需的基本理论知识和实践操作技能，具有良好的职业素质和文化修养，具有一定发展潜力和创新能力的，能够从事中药栽培、炮制、鉴定、制剂、调剂等岗位工作的高素质技术技能型人才。

1980 年，首建放射医士专业。1991 年，更名为医学影像专业。2012 年，更名为医学影像系。2015 年初，医学影像系与附属市第一、第四医院影像科医教资源整合共享，共设影像诊断教研室、影像技术教研室、影像设备教研室、核医学与放射治疗技术教研室 4 个教研室，共同培养具有良好职业道德和人文社会科学、现代医学影像理念，掌握医学影像诊断与技术的基本知识、基本理论和基本技能，具备熟练的技术操作能力，能适应现代医学影像设备技术操作需要高素质技能型人才。

1994 年，自贡卫校始招药剂专业班，随即建立药剂教研室。2008 年，与市一医院药学部实质性整合，更名为药学教研室。2012 年，更名为药学系。该系旨在培养面向药品生产企业、药品经营企业（医药公司、社会药房）、医疗机构、药政管理部门（含药检所）等单位或部门，掌握必需的化学和医学基础理论、药物制剂生产及药品检验、药品营销和经营管理相关知识，具备药品调剂、选药用药指导，以及药品生产、检验、销售等专业技能，具备良好的职业道德和人文素养，具有一定发展潜力和创新能力的高素质技术技能型人才。下设药物制剂、药物检验、药学服务、传统药物 4 个教研室。

1995 年，始招医学检验专业班。2008 年，在市一医院检验科、病理科、核医学科的支持下构建医学检验教研室。2012 年，医学检验教研室更名为医学检验系。该系实行具有特色的“系科合一”的办学模式，坚持“以就业为导向”的办学指导思想，推行课程体系建设和教学改革，重视实验、实习、科学研究以及临床联系能力培养。下设临床血液、生化免疫 2 个教研室。

2007 年，自贡卫校始办康复专业班，随后建立康复教研室。2012 年设为康复系，下设作业治疗、物理治疗、临床康复、中国传统康复 4 个教研室。

2014 年，川卫康院共设置 9 个系部：护理系、特殊教育系、康复系、医学影像系、医学检验系、药学系、外语系、人文社科部、基础医学部。其中，基础医学部由原基础课教研室更名而来，下设解剖、药理、病理与生理、微免、预防生化、临床 6 个教研室。承担全校所有班级的医学基础课程、临床医学专业课程、部分其他专业课程教学工作。

2015 年 1 月，将公共一教研室和公共二教研室合并成人文社科部。下设语数化教研室、体育教研室、计算机教研室、英语教研室 4 个教研室，承担全院所有班级的基础文化课教学。是年，各系部增设行政干事 1 人；基础医学部教学干事由 3.5 人调整为 4 人，护理系由 3.5 人调整为 4 人，影像系教学干事由 1.5 人调整为 2 人，药学系由 1.5 人调整为 2 人；基础医学部增设学生干事 1 人，检验系影像系增设学生干事 1 人。各系部自行负责制定专业调研和教师社会实践方案，并组织实施和考核，学院人事部门进行抽查督促。2017 年，增设思想政治理论课教学部，其前身系人文社科部思政教研室。该部下设马克思主义中国化、德育与法规、心理健康教育 3 个教研室。

第三章　德育与体育

第一节　德　育

一、思想品德教育

民国28年（1939），《私立自贡市仁济高级护士职业学校简章》规定，“本校以‘改进护士教育，造就护士人才，服务社会’为宗旨”，还规定学生毕业条件为“品行端正、病房实习优秀、各科考试及格者，始发给毕业文凭。”民国29年（1940）10月4日，由教育部应准备案的《私立自贡市仁济高级护士职业学校董事会简章》亦订有办学宗旨：“本会以协谋本校之进行，造就医务、护士人才。并应战时之急需，以养成服务社会之能力为目的。”1958年3月31日至4月6日，进行为期一周的勤工俭学教育。

1991年10月，自贡市教育委员会表彰学校张光为自贡市德育先进工作者。次年，完善学生操行成绩评分办法的内容、标准、方法、分值；增设医学伦理学、医学心理学、卫生法规、美学教育等课程，进一步完善“三好生”“全优生”“优秀学生干部”“优秀共青团员”的评选条件。

1994年，召开精神文明工作会议14次，针对师生员工的不同层次、不同对象，提出不同要求；组织大型专题讲座8次、演讲会3次、知识竞赛3次、上街宣传咨询服务6次；表彰“三育”先进个人21人、先进集体5个、三好学生42人、优秀学生干部21人。1995年，开展学英雄、见行动，促“双创”活动，进一步完善《学生评优办法》，制订三年或四年制学生政治课系统安排计划；是年，调整充实德育工作领导小组。

2005年，建立德育工作领导小组，构建德育工作管理体系，制定《素质教育方案》，德育工作每学年有计划、有总结。2010年7月，自贡卫校获全国中等职业教育德育工作先进集体。是月，仁济医学中心冷蔚、舒惠娟参加市委宣传部组织的“迎省运，讲文明，树新风”征文比赛，在全市各行各业170余篇参赛文章中获第一名。是年，德育教师陈聪杰编写的教材《医护伦理学》《医护心理学》出版。

2011年11月22—24日，全国中等职业学校德育课程“创新杯”教师说课比赛在广州举行，自贡卫校教师常潇丹代表四川省参加比赛获二等奖。2012年3月9日，成立“校园文化建设领导小组”，组长曾晓奇，副组长姜晓燕、黄昌平、罗天蔚，成员李胜、李成、朱军、马应安、邓小莉、张前熙、段河军。

川卫康院建立后，每年组织新生入学教育，对新生进行校史院情、入学适应、专业学习、人生规划等内容的集中讲座培训，使其在大学一年级就订立明确的学习计划和目标。

二、爱国卫生教育

1958年4月，学校开展以除“四害”（苍蝇、蚊子、老鼠、麻雀，后将麻雀改为臭虫）为中心的爱国卫生运动。1959年，一、二年级和专修班学生暑假全部下乡除害灭病，并为25个烧伤病人献血。1983年，师生6次共285人次上街开展便民利民活动，宣传防病治病、计划生育等知识；免费看病1709人次，体检6288人次。

2011年，校医室开展突发公共卫生事件应急准备工作；制作春、夏、秋、冬四季健康教育宣传专栏4次；搜集周围传染病相关信息，完成传染病预防、登记及上报工作；建立学生因病缺课登记制度，到教室对急症学生及职工进行急救处理，病情严重的护送医院；为各种考试、运动会、军训、比赛等提供医疗服务。次年，探索“9+3”学生管理新模式，针对性地加强爱国主义教育、民族团结教育、感恩励志教育、法制纪律教育和行为规范教育，在此基础上新增心理健康教育、学籍管理教育、就业教育、藏区历史文化教育。

第二节　体　育

一、体育教学

民国31年（1942），自贡市仁济护校校长朱素荃发布启事，带领学生开展体育活动，称“敝校奉命提倡体育，敬请台瑞于每周三午后四至五点，周四午后二至三点，赐步球场”。

1953年，推行“准备劳动与卫国”体育制度，组织锻炼小组10个，参加同学100人，占学生总数98%。1958年，学校卫生体育工作方面达劳卫制一级的198人，占总人数83%，达二级的21人，占9%；等级运动员4人，普通射手25人。

1983年，医士专业课程设置中，体育为136学时。1993年3月，制定体育课成绩考核记分方式为体育课成绩（80%）、两操（10%）、课外锻标（10%）。2010年，针对学生多为女生的特点，在传统体育课中加大形体课比例。

二、体育竞赛

1956 年 1 月，宋元慈、董可钦、欧癸永在 1955 年下期学校田径体操运动会上，打破 200 米（2 次）、跳高项目的自贡市纪录。1957 年 1 月 9 日，举行学校第二届田径运动会。1953—1958 年，自贡卫校女子篮球队都保持自贡市女篮冠军荣誉，获锦旗 3 面、银盾 2 个，培养三级运动员 6 人。

1979 年，首届冬季田径运动会召开，170 人次在 19 个项目中达国家体育锻炼标准。学生会举办 2 次广播体操比赛，40 多场篮球赛和 1 次拔河比赛。1981 年，参加自贡市大中专运动会，取得女排冠军、女篮亚军、田径总分第三名、女子组冠军等成绩。1982 年，参加自贡市中专运动会，获女子田径团体冠军；参加自贡大中专田径运动会，自贡卫校学生打破上届纪录 8 项，创该届最高纪录 3 项。其中，郭群芳、陈亚梅分获 800 米、1000 米径赛冠军，自贡卫校学生分获 4×100 米和 4×200 米接力赛亚军。

1986 年 5 月 9—10 日，在贡井体育场举行第四届自贡大中专运动会，自贡卫校获女子团体总分亚军。李远群获 400 米、800 米径赛 2 项冠军，其中 800 名径赛破大中专赛纪录，并荣获铅球冠军、女子 4×100 米接力赛冠军。

2003 年，举行秋季田径会，31 个班组团参加，教职工首次组团参加入场队列式评比，给学生示范。2005 年第 14—15 周，在学校篮球场举行学生拔河赛。是年 10 月 14 日，在学校篮球场举行二、三年级学生健美操比赛。2006 年上期第 14—16 周，举行篮球赛。2007 年 4 月 13 日，举行一年级广播体操比赛。是年 5—6 月，举办全校各年级班际篮球比赛。是年秋季，举办二年级健美操比赛；第 14—16 周，举办全校各班拔河比赛。

2010 年，举行全校男子篮球、新生广播体操比赛、乒乓球比赛。是年7—8月，完成历时90多天的省“两运会”保障工作。仁济医学中心制定《关于省第十一届运动会暨第七届残运会医疗救护工作方案》，派出医务人员860人次，接收和治疗伤病员762人次，工作量居全市卫生机构之首；自贡卫校承担省运会1200余名运动员食宿工作，妥善安排575名学生演员及690名外地群众演员的训练和食宿等工作；配合完成羽毛球比赛、飞镖比赛及场馆准备工作；安排200多名志愿者为“两运会”服务。575名学生演员成功完成省“两运会”开幕式《上篇：百川》的演出，受到省体委表扬。

三、义务劳动

1958年，视年级不同，安排学生每周体力劳动2—6小时，专业劳动2—12小时。开学4周后，参加大炼钢铁，上课和专业劳动皆停止。体力劳动含校内义务劳动，如修猪圈，清理阴、阳沟，植树，种菜，搬运煤、米，在校办厂劳动等；校外支农，如积肥、送肥、割麦、挖苕等。1960年5—6月，全校师生支援双塘公社五星管区、舒坪公社金鱼管区农业抗旱，挑白水、挑粪共16456担，抗旱面积160.6亩，打红苕沟、栽红苕40.8亩，打井29眼。

第三节　行为规范

民国28年（1939），自贡市仁济护校订立《私立自贡市仁济高级护士职业学校各项暂行规定》，分别对“学生通告规则、假期规则、宿舍规则、实习规则、餐房规则”订立细则。民国29年（1940），在学生中组织“学生勉励会”，订立《学生勉励会章程》。学生勉励会设正、副会长各1人，德育股股长、纠查员、智育股股长、体育股股长各1人，还有会计、文书、时事、编辑、音乐、交际、游艺员等。

1950年5月，学生会会员代表大会选举产生自贡市私立义济护校学生会执行委员会。执行主席下设联络部、总务部、学习部、文宣部、卫生部。各班经普选组成班委会，班委会负责人为班主席。1995年，自贡卫校进一步开展《中专生日常行为规范》和《中学生守则》及校规校纪教育。2017年6月，川卫康院修订和完善学校原有管理制度，新制定《保卫人员值班制度》《寝室卫生检查制度》《安全教育制度》。同时，根据《四川省教育系统突发事件总体应急预案》完善川卫康院各类专项应急预案。

第六篇

科研·交流

第一章　科研成果

第一节　科研项目

民国33年（1944）9月11日，自贡市仁济护校收到教育部医学委员会护士教育专门委员会征稿函，立即组织学生写作。选推朱伯英、田琪华、刘惠芳、韩甚华、许德全5名学生撰文，皆被教育部医学委员会护士教育专门委员会采用，每人获酬100元。

1958年，原自贡市义济护校专业课教师、川南医干校副校长、市一医院院长马君牧，首创并主持《人工冬眠疗法治疗乙型脑炎及小病灶肺炎》科研工作，使川南地区同类疾病死亡率从70%降至2%左右，获卫生部技术革命先锋奖章；他最早发现川南农村流行急性坏死肠炎的主因，并提出防治办法和措施，使病死率由34%降至12.8%；主持“小儿智能筛测”科研任务，获四川省卫生厅科技奖；此外他还成功主持多项省、市级科研项目，获省、市重大科技成果奖，并在全国性医学刊物上发表论文26篇，著有《小儿疾病系统诊断》一书。

1978年，市四医院与市卫生防疫站合作完成的“炎宁注射液-3治疗病毒性肺炎、上感”获省、市科学大会三等奖及卫生部卫生科技大会奖。自贡卫校“0.618法进行中草药植物浸制标本制作和保存”获省

“双法”三等奖。市一医院“甲状腺手术应用针麻的临床研究”“重症肝炎并发弥漫性血管内凝血29例”“100例出血性坏死性肠炎X线分析”获四川省科学大会奖。

20世纪90年代，自贡卫校有9名教师参与编著出版四川省医学中专教材13部、全国卫生中专教材1部。省编教材中，有8部由自贡卫校教师任主编。

1991年12月，市一医院儿科研究室发现5例罕见染色体疾病，其中2例属国际首次发现，2例属国内首次报道，获市科技成果三等奖。1996年1月14日，市四医院对“微显电钻在鼻中隔矫正术中的应用”等28项1995年度新业务、新技术进行表彰奖励。1997年，市四医院引进新技术新项目34项，向市卫生局申报科研项目2个。1998年，市四医院引进新技术44项，其中14项获市卫生局引进新技术奖；全年开展省级科研协作项目4项，其中1项获省科技进步二等奖。1999年11月，市一医院科研课题“临床实验室通用管理网络系统”项目获自贡市1999年度科技进步二等奖，“‘WDGL’管理系统2.0”项目获自贡市1999年度科技进步三等奖。

2000年12月，市四医院“单孔锥颅CO_2置换术治疗慢性硬膜下血肿”获四川省卫生厅科技进步三等奖。“可吸收内固定螺钉的临床研究”和“强化加局麻下喉显微手术与血氧变化的相关性研究”均获2000年度自贡市科技进步三等奖。2001年3月，市四医院谭伦主研的“前后位X片上髋臼杯前倾角测量的研究”通过四川省卫生厅鉴定，该课题获2001年自贡市科学技术进步三等奖。2002年4月，市四医院与卫生部科教司签订“心脑血管恶性肿瘤防治研究项目——脑卒中规范化外科治疗技术推广应用研究”课题任务书；是年9月，市一医院谷孝华的“不孕患者中一种异常染色体新发”获自贡市科技进步三等奖。

2005年5月，市四医院“正常中内耳结构的高分辨CT研究及在各种病变诊断中的应用”及“Aulen喉气管支架动物模型的建立”2项科研成果分获自贡市科技进步二等奖、三等奖；是年，市一医院神经内科成立卒中病房，“改良卒中单元的建立及临床应用”科研项目，获得自贡市科技进步二等奖。市一医院耳鼻喉科“茎突的DR测量及其与临床的相关性研究”成功申报四川省卫生厅及自贡市科技局重点科研项目。2006年，市一医院传染科开展的人工肝血浆置换治疗重症肝炎技术，获市卫生局科技应用二等奖。2007年5月，市一医院科研项目“改良卒中单元的建立与临床应用”“注射型复合骨水泥的研制及相关基础研究”分获自贡市科学技术进步二、三等奖。2008年6月，市一医院科研项目“VEGF及其他炎性指标联合检测对不同类型胸腔积液的诊断价值研究”获“2008年度自贡市科技进步二等奖”，是卫生系统该年度唯一获得二等奖的项目；“自贡地区社区获得性肺炎病原谱及干预的研究”“COX-2在恶性胸腔积液中的表达研究”分获“2008年自贡市科技进步三等奖”。2009年2月，市四医院“以椎板边缘对腰椎椎弓根螺钉进钉点个体化定位研究”获省级科研成果三等奖，系自贡市卫生系统2008年度在四川省医学会上唯一获奖课题。

2010年1月，市科技局组织省、市专家对市四医院“经皮锁定钢板治疗胫骨干中下段骨折的临床研究”课题进行鉴定，该课题获“具有创新性、科学性和实用性，已达省内先进水平”的评价。是年5月，市四医院刘建辉、曹灵红、章成等主研的科研项目“自贡市突发群体创伤院前、院内急救标准化流程的研究”获2009年自贡市科技进步一等奖。市四医院“经皮锁定钢板治疗胫骨干中下段骨折的临床研究”科研项目获2010年度省医学科技三等奖，为自贡市卫生系统2010年度在四川省医学会上唯一获奖课题。

2013年5月，市一医院游春芳、周利民、张肃川主研的“产超广谱β——内酰胺酶大肠埃希菌中质粒介导的qnrB基因相关研究”和鄢斌成、张恒、杨羿容主研的“茎突的DR测量与临床的相关性研究”，均获2012年度自贡市科学技术进步奖三等奖。是年11月，市一医院肖艰、焦一伟、王健、殷明刚、钟辉秀的“流式细胞术监测再障碍患者淋巴细胞内IFN-γ水平及其与免疫抑制治疗的关系研究”获2013年度自贡市科学技术进步二等奖；市一医院廖常菊、温晓平、杨明全的“应用NAS和TISS对市级医院ICU护理工作量的研究”和川卫康院刘伟平、马应安、殷明刚的“生化检验技术ICA课件的研制及其在教学实践中的应用研究”，市一医院李蜀华、冷蔚、李念的“腹腔镜手术对隐匿性腹股沟疝诊断和治疗价值的研究”和杨明全、肖国辉、李强的“急性呼吸衰竭气管插管咪达唑仑复合氯胺酮诱导对循环功能影响的临床研究”等4项成果获2013年度自贡市科技进步三等奖。是年12月，市一医院病理科科研小组撰写的科研论文“凋亡相关蛋白XIAP/Smac在乳腺浸润性导管癌中的表达及其与其他相关因子和预后的关系”获“自贡市第五届自然科学优秀学术论文奖”一等奖。12月18日，在2013年度引进医学新技术推广医学新成果项目中，市一医院获4项二等奖、6项三等奖。

2014年2月，市一医院病理科“凋亡相关蛋白XIAP/Smac在乳腺非特殊性浸润性导管癌中的表达及意义”被四川省医学会评为“2013年度四川省医学科技奖获奖项目”应用研究类三等奖。是年6月，市一医院中医科“加味四磨汤治疗慢性阻塞性肺疾病稳定期合并焦虑障碍临床研究”获四川省科技厅2014年第二批科技计划项目立项，获项目资金20万元。是年7月，市一医院张雨涛撰写的英文病例报告*Primarymultiple-clearcellvarianturothelialcarcinomasofurinarybladder*：*ararecase report*，被SCI收录的美国专业病理学杂志《国际临床与实验病理学杂志》发表，该论文是市一医院第二篇具有完全自主知识产权的SCI论文。9月，川卫康院邓小利、蒲建萍、黄昌平、罗天蔚、陈洪、秦丹主研的课题“促进中职卫生类‘9+3’学生学习适应研究”获教育部2014年国家级教育教学成果二等奖。

2015年10月，市四医院骨科科研课题“个体化经皮空心螺钉内固定治疗腕舟骨骨折的临床研究”通过自贡市科技局鉴定。12月，市四医院骨科的“3D 打印技术在脊柱外科手术中的应用”获自贡市科技进步一等奖，骨科成为全市唯一蝉联一等奖的临床科室。是年，市四医院罗敏“3.0T 磁共振灌注成像在鼻咽癌诊断及疗效预测中的应用研究”、章成“三种早期预警评分系统在评估急诊内科危重症预后的临床价值的初步研究”获省卫计委 2015 年科研立项，吴超“3D 打印技术在脊柱创伤中的临床应用”、魏健“腹腔镜结合 CTA 对腹股沟疝病人 CoronaMortis 动脉的研究”、罗小波“谵妄危险因素的 logistic 回归模型建立”、李强“一种新型食道超声探测装置对感染性休克患者循环实时动态监测管理的可行性研究”获省医学会 2015 年科研立项，“经食道超声心动图对休克患者循环实时动态监测管理的可行性研究”“端粒重复序列结合因子 TRF1 及 TRF2 在前列腺癌中的表达及其临床意义研究”“rhG-CSF 对兔肢体缺血再灌注无复流现象的影响”等 6 个项目获自贡市科技局 2015 年重点科研立项，市四医院报送的科研项目“诱导细胞死亡的 DFF45 样效应因子-B 在肝细胞肝癌组织中的表达及意义”“湿性功能敷料对体表慢性溃疡治疗作用的随机对照研究”“新型胃管的临床效果评价”获市科技局 2015 年科研立项，项目“蜂蜇伤导致急性肾损伤患者肾脏替代治疗模式的选择及预后研究”“腹腔镜结合 CTA 对腹股沟疝 CoronaMortis 动脉的解剖研究”“端粒重复序列结合因子 TRF1 及 TRF2 在前列腺癌中的表达及其临床意义研究”获自贡市卫生和计划生育委员会 2015 年科研立项。2015—2016 年度，川卫康院省级课题结题 4 个，其中专项课题 2 个；立项教研课题 8 个，其中重点课题、专项课题各 1 个；市级立项教研课题 4 个，其中重点课题 3 个。

2012—2017 年川卫康院院外立项课题一览表

表 6-1

序号	课题名称	负责人	立项单位	立项时间
1	N-脱氢枞基-β-内酰胺衍生物的合成与生物活性研究	伍　勇	广西林产化学与工程重点实验室	2012 年

续表6-1

序号	课题名称	负责人	立项单位	立项时间
2	追踪方法学在护理专业教学质量监控中的应用研究	曾晓奇	四川高等职业教育研究中心	2014 年
3	院校深度融合下的高职医学生临床实践能力培养系统策略研究——以康复治疗技术专业为例	罗天蔚	四川高等职业教育研究中心	2014 年
4	师生共建技能培训团队在高职护理专业技能教学中的实践研究	邹金梅	四川高等职业教育研究中心	2014 年
5	基于项目课程的高职医学生人文素养校本教材开发研究	蒲建萍	四川省教育科学研究所	2014 年 7 月 14 日
6	高职康复治疗技术专业作业治疗方向课程设置的研究——以四川卫生康复职业学院为例	章 荣	四川高等职业教育研究中心	2015 年
7	高职医学检验技术专业“校、院、企”一体化育人模式的探索及实践研究	刘伟平	四川省教育科学研究所	2015 年 5 月 27 日
8	高校思想政治工作实效性研究	刘建辉	自贡市政研会	2015 年
9	高职院校医学生医患沟通能力培育研究	曹志芳	自贡市社科联	2015 年
10	自贡推广应用运动处方研究	马应安	自贡市社科联	2015 年
11	纳豆激酶在人工胃肠液中的活性研究	王爱萍	四川省教育厅	2015 年 12 月 17 日
12	虚拟现实训练对痉挛性脑瘫患儿手运动功能恢复的功能性磁共振成像研究	任 凯	四川省教育厅	2015 年 12 月 17 日
13	高职医学生闲暇教育研究	邓小利	四川省教育科学研究所	2016 年 6 月 1 日
14	近代盐商的教育贡献研究	司志敏	中国盐文化中心	2016 年 6 月 30 日
15	全面开放二孩背景下已有一孩职业女性生育心理研究	罗劲梅	四川性社会学与性教育研究中心	2016 年 6 月 13 日
16	基于工作过程系统化的中高职衔接课程体系开发与实践——以药学专业《药物分析》课程为例	万 杰	四川省高等职业教育研究中心	2016 年 6 月 28 日
17	“互联网”背景下增强高职学生学习效果的研究——以四川卫生康复职业学院护理专业为例	谢 倩	自贡市教科所	2016 年 8 月 8 日
18	高职院校辅导员工作压力对职业认同的影响：心理弹性的中介作用	吴晓博	四川省高校辅导员培训中心	2016 年 8 月 22 日
19	从诚信文化视角研究高职院校考风建设——以四川卫生康复职业学院为例	邓小利	四川省高校思想政治理论课教师培训中心	2016 年 10 月 24 日
20	创新、创业语境中自贡职业技术教育发展路径研究	司志敏	自贡市社科联	2016 年 9 月 26 日

续表6-1

序号	课题名称	负责人	立项单位	立项时间
21	幸福自贡背景下养老康复治疗师培养体系的构建	任　凯	自贡市社科联	2016 年 10 月 13 日
22	基于核心胜任力的 PBL 教学法在生殖中心临床护理教学应用的研究	任四兰	自贡市科学技术和知识产权局	2016 年 12 月 22 日
23	系统的疼痛知识培训提高高职护生疼痛管理能力	刘　琴	四川省教育厅	2016 年 12 月 26 日
24	不同产地绞股蓝的活性成分及其药理作用的研究	马泽刚	四川省教育厅	2016 年 12 月 27 日
25	野葛与粉葛多糖类成分对比研究	周礼仕	四川省教育厅	2016 年 12 月 28 日
26	自组装单分子层修饰纳米金材料作为气相色谱固定相的色谱性能研究	邱雯曦	四川省教育厅	2016 年 12 月 29 日
27	肌内效贴对脑卒中后偏瘫痉挛期患者肩痛的影响	李　威	四川省教育厅	2016 年 12 月 30 日
28	基于微视频的课内翻转模式在高职病理学教学中的应用研究	程　香	四川省教育厅	2016 年 12 月 31 日
29	健康教育理念下大学生健康体育行为培养研究——以四川省高职院校大学生为例	吴小彩	四川高等职业教育研究中心	2017 年 6 月
30	自贡井盐文化之康养业发展研究	吴小彩	中国盐文化中心	2017 年 6 月 20 日
31	非物质文化遗产绿林派武术的口述史研究	吴小彩	民间文化研究中心	2017 年 6 月 21 日
32	健康中国背景下高校康养运动处方体医融合推广应用模式研究——以四川高职院校为例	吴小彩	四川省教育发展研究中心	2017 年 6 月 13 日
33	四川省卫生医学类职教集团体制机制建设及创新实践研究	李　昉	自贡市社科联	2017 年 9 月 7 日
34	“中国梦”引领下的高职医学生使命感教育研究	申　奎	自贡市社科联	2017 年 9 月 7 日
35	非物质文化遗产李雅轩太极拳的传承、保护与发展	吴小彩	国家体育总局体育文化发展中心西华师范大学体育文化研究基地	2017 年 10 月 31 日
36	手术室个性化辅助消毒装置的研制与临床应用	葛芳英	自贡市科学技术和知识产权局	2017 年 12 月 13 日
37	IMB 干预法在房颤患者自我管理中的应用研究	张　婷	自贡市科学技术和知识产权局	2017 年 12 月 13 日
38	自贡市院前急救药品质量调查研究	陈　瑶	自贡市科学技术和知识产权局	2017 年 12 月 5 日
39	整体护理干预对直肠癌根术患者心理状态及康复效果的研究	彭　丽	自贡市科学技术和知识产权局	2017 年 12 月 5 日

续表6-1

序号	课题名称	负责人	立项单位	立项时间
40	刻立特生物医用贴联合碘伏纱布湿敷用于 PICC 导管局部感染的临床研究	车　莉	自贡市科学技术和知识产权局	2017 年 12 月 5 日
41	肠道菌群源性代谢产（TMAO）与心房颤动相关性研究	曹文斋	四川省教育厅	2017 年 12 月 14 日
42	引流辅助装置的临床应用研究	付召军	四川省教育厅	2017 年 12 月 14 日
43	独立管理团队介入医药卫生类高职毕业生规范化培训的管理模式探索	黄　康	四川省教育厅	2017 年 12 月 14 日
44	四川省高职医学生就业价值取向的特点及引导研究	吴晓博	四川省教育厅	2017 年 12 月 14 日
45	基于人文关怀背景下的护士哀伤辅导继续教育课程的构建	张　婷	四川省教育厅	2017 年 12 月 14 日
46	校、院、企合作师生共建“产后康复”创新创业研究	敬　宏	四川省教育厅	2017 年 12 月 14 日

第二节　科研论著

1991 年 12 月，市一医院副主任医师黄云初主编的《小儿麻痹后遗症矫形手术图解》，由中国医药出版社出版发行，系市一医院医务人员首次出版专著。1999 年 5 月，市四医院林栋梁撰写的《重症高血压脑出血外科治疗探讨（附 96 例病例）》，被香港传统医学会、全国青年中医研究会主办的世界青年联合会成立大会录用，并获“紫荆花医学金奖”。2010 年 9 月，由市一医院运行办主任、主管药师黄德财，副院长赵芝蓉共同组织编写的《医院药学内控管理制度》，由中国医药科技出版社出版发行。12 月，市一医院药剂科临床药学室《医院药物警戒快讯》创刊。同月，川卫康院人文社科部教师吴骞到重庆西南大学参加第二届 ERP 研究与应用研讨会，其论文《ERP 在帕金森患者语言认知能力的研究》入选研讨会论文集。2011 年，川卫康院德育教师陈聪杰主编《医护伦理学》《医护心理学》2 本教材，并由西南交通大学出版社出版；化学教师张贵川、张晓毅参编的“十二五”规划教材《无机与分析化学》《有机化学》，由科学出版社出版。

2012 年 3 月，市一医院外科副主任李富贵论文《中国成人标准肝体积评估公式的临床研究》，获自贡市第四届自然科学优秀学术论文一等奖。是年 5 月，川卫康院药剂教研室钟辉云、蒲世平参编的高职高专规划教材《药物化学及实验技术》《药物制剂技术》，由人民军医出版社出版。2014 年，学院教师发表论文 47 篇，其中核心期刊 5 篇；2015 年，学院教师发表论文 45 篇，其中核心期刊 5 篇。是年，市四医院吴超、谭伦、林旭、王翔奕、胡海刚撰写的《矢状曲度参考模棒在胸腰椎骨折手术中的临床应用》获自贡市第六届自然科学优秀学术论文奖一等奖。2016 年，川卫康院教师发表论文 57 篇，其中核心期刊 4 篇；2017 年，学院教师发表论文 98 篇，其中核心期刊 11 篇。

1992—2017 年，川卫康院教师积极编著图书，累计参与编著图书 171 人次，主编 22 部图书，包含医学、药学、计算机等不同门类。其中，包括多部中职医学教材以及护理学、护理药理学、护理心理学等大专类医学教材的编著工作。

1992—2017 年自贡卫校川卫康院教师主编部分专著一览表

表 6-2

序号	姓名	专著名称	出版单位	用途、参编内容	出版日期
1	费经义	《体育》	四川科学技术出版社	中等卫生学校教材	1992 年
2	詹国锦	《儿科护理学》	四川科学技术出版社	中等卫生学校教材	1993 年
3		《儿科护理学》修订版	四川科学技术出版社	中等卫生学校教材	1995 年
4	齐仕元	《中医学概要》	四川科学技术出版社	中等卫生学校教材	1993 年
5		《中医学概要》修订版	四川科学技术出版社	中等卫生学校教材	1995 年
6	李观富	《五官科护理学》	四川科学技术出版社	中等卫生学校教材	1993 年
7		《五官科学》	四川科学技术出版社	中等卫生学校教材	1993 年
8	刘成蓉	《妇产科护理学》	四川科学技术出版社	中等卫生学校教材	1993 年
9	罗劲梅	精神障碍护理学	南京大学出版社	第十二章　心理因素相关生理障碍患者的护理	2014 年
10	刘佳美	社区护理学	南京大学出版社	社区护理学	2014 年
11	邹金梅	护理学基础	南京大学出版社	绪论、护理职责基本要求等	2014 年

续表6-2

序号	姓名	专著名称	出版单位	用途、参编内容	出版日期
12	陈聪杰	医护心理学	西南交通大学出版社	第三章　感知与知觉	2014 年
13	陈聪杰	医护伦理学	西南交通大学出版社	第一章　绪论	2014 年
14	罗劲梅	护理礼仪	华中科技大学出版社	第三章　护士服饰礼仪	2015 年
15	罗天蔚	X 线检查与诊断技术	人民卫生出版社	第三章　正常 X 线表现	2015 年
16	李德英	护理药理学	武汉大学出版社	第一章　绪论	2015 年
17	历光平	大学计算机应用基础实训	中国水利水电出版社	实验一　熟悉键盘与指法练习　实验二　中文录入	2015 年
18	杨　梅	大学计算机应用基础	中国水利水电出版社	第 1 章　计算机基础知识	2015 年
19	邹金梅	护理导论	华中科技大学出版社	认识护理和护理学　认识护士	2016 年
20	钟辉云	药物化学基础	科学出版社	第十三章　维生素类药物	2016 年
21	历光平	大学计算机应用基础实训（Windows 7 + Office 2010 版）	中国水利水电出版社	实验一　熟悉键盘与指法练习/实验二　中文录入	2016 年
22	邹金梅	护理学基础	南京大学出版社	—	2017 年

1992—2017 年自贡卫校川卫康院教师参编部分专著一览表

表 6-3

序号	姓名	专著名称	出版单位	用途、参编内容	出版日期	备注
1	陈聪杰	《思想品德教程》	四川科学技术出版社	中等卫生学校教材	1992 年	参编
		《医学伦理学基础》	四川科学技术出版社	中等卫生学校教材	1992 年	参编
		《医学心理学》	四川科学技术出版社	中等卫生学校教材	1992 年	参编
2	张伯远	《医学生口语训练》	重庆出版社	各类卫生学校教材	1992 年	参编
3	罗光仪	《药理学》	四川科学技术出版社	中等卫生学校教材	1993 年	参编
4	宋　平	《X 线诊断学》第三版	河北教育出版社	全国中等卫生学校教材	1998 年	参编
5	黄德财	《医院药学内控管理制度》	中国医药科技出版社	—	—	—
6	倪　波 高华斌	《美国创新史》	中信出版社	—	—	合作译著
7	邹金梅	《带教手册》	供自贡市第一人民医院及相关医院使用		—	自编
8	邹金梅	《学习适应指导读本》	供自贡卫校“9+3”学生及相关学校使用		—	自编
9	邓晓莉	《学习适应指导读本》	供自贡卫校“9+3”学生及相关学校使用		—	自编
10	邹金梅	《基础护理学》	人民军医出版社	全国中等卫生职教规划教材	—	参编
11	邹金梅	《基础护理学》	人民军医出版社	全国高职高专卫生职教规划教材	—	参编

续表6-3

序号	姓名	专著名称	出版单位	用途、参编内容	出版日期	备注
12	刘佳美	《内科护理学》	人民军医出版社	全国高职高专卫生职教规划教材	—	参编
13	黄贵琴	《外科护理学》	人民军医出版社	全国高职高专卫生职教规划教材	—	参编
14	唐　虹	《妇产科护理学》	人民军医出版社	全国高职高专卫生职教规划教材	—	参编
15	罗劲梅	《医护心理学》	西南交通大学出版社	供高职高专护理、助产及其他相关专业使用	—	参编
16	廖常菊	《重症监护》	四川省卫生厅	四川省专科护士培训教材	—	参编
17	张晓毅	《有机化学》	科学出版社	—	—	参编
18	冯国贵	《医学生读写训练》	重庆出版社	—	—	参编
19	陈　岚	《医护心理学》	西南交通大学出版社	—	—	参编
20	肖　骞	《解剖生理学基础》	科学出版社	—	—	参编
21	肖　骞	《生理学》	科学出版社	—	—	参编
22	李德英	《药理学与药物治疗学基础》	科学出版社	—	—	参编
23	朱　军	《疾病概要》	人民卫生出版社	—	—	参编
24	张贵川	《无机与分析化学基础》	科学出版社	—	—	参编
25	申　奎	《医护心理学》	西南交通大学出版社	—	—	参编
26	宋　平	《X 线诊断学》	河北教育出版社	—	—	参编
27	宋　平	《X 线诊断学题库》	陕西人民教育出版社	—	—	参编
28	罗天蔚	《X 线诊断学应试指南》	广西科技出版社	—	—	参编
29	罗天蔚	《X 线诊断学导读》	天津科技出版社	—	—	参编
30	杜永红	《外科学及护理目标检测》	四川省卫生厅	—	—	参编
31	杜永红	《外科护理学》	人民军医出版社	—	—	参编
32	曾　祥	《医院药学内控管理制度》	中国医药科技出版社	—	—	参编
33	杨光丽	《医院药学内控管理制度》	中国医药科技出版社	—	—	参编
34	周　珍	《医院药学内控管理制度》	中国医药科技出版社	—	—	参编
35	林　晶	《医院药学内控管理制度》	中国医药科技出版社	—	—	参编
36	马应安	《现代文阅读解要》	四川人民出版社	参编议论文阅读分析	2000 年	副主编

续表6-3

序号	姓名	专著名称	出版单位	用途、参编内容	出版日期	备注
37	钟辉云	药物化学基础（第一版）	科学出版社	中职规划类教材	2010 年	参编
38	钟辉云	药物化学及实验技术	人民军医出版社	高职高专规划教材	2012 年	副主编
39	钟辉云	药物化学（第二版）	人民卫生出版社	高职高专规划教材	2013 年	参编
40	宋碧辉	社区护理	中国医药科技出版社	社区护理中常用的卫生统计学方法	2014 年	参编
41	彭克林	药理学	人民军医出版社	胶囊剂、栓剂	2014 年	参编
42	蒲世平	社区护理学	南京大学出版社	社区灾害与急救	2014 年	参编
43	曾晓玲	社区护理学	南京大学出版社	社区护理概述	2014 年	参编
44	温晓萍	社区护理学	南京大学出版社	社区护理程序	2014 年	参编
45	周　丽	社区护理学	南京大学出版社	社区流行病学	2014 年	参编
46	陈相平	社区护理学	南京大学出版社	社区健康与健康促进	2014 年	参编
47	林群先	妇产科护理学	南京大学出版社	正常产褥期产妇的护理	2014 年	参编
48	任四兰	妇产科护理学	南京大学出版社	胎膜早破产妇的护理　子宫内膜异位症和子宫腺肌症患者的护理	2014 年	参编
49	唐　虹	护理学基础	南京大学出版社	入院和出院护理	2014 年	参编
50	孙天聪	护理学基础	南京大学出版社	排泄护理	2014 年	参编
51	李文平	护理学基础	南京大学出版社	生命体征评估	2014 年	参编
52	黄永先	医护心理学	西南交通大学出版社	第四章　记忆	2014 年	参编
53	张贵川	医护心理学	西南交通大学出版社	第五章　思维与想象	2014 年	参编
54	陈余梅	医护心理学	西南交通大学出版社	第六章　注意与意志	2014 年	参编
55	陈　岚	医护心理学	西南交通大学出版社	第七章　情绪与情感	2014 年	参编
56	杨　蕾	医护心理学	西南交通大学出版社	第八章　需要、动机与挫折	2014 年	参编
57	罗劲梅	医护心理学	西南交通大学出版社	第九章　人格	2014 年	参编
58	黄春花	医护心理学	西南交通大学出版社	第十章　心理健康与心理应激	2014 年	编审
59	申　奎	医护心理学	西南交通大学出版社	第十一章　临床心理评估	2014 年	编审
60	黄昌平	医护伦理学	西南交通大学出版社	—	2014 年	副主编
61	曾晓奇	医护伦理学	西南交通大学出版社	—	2014 年	主审

续表6-3

序号	姓名	专著名称	出版单位	用途、参编内容	出版日期	备注
62	张晓毅	医护伦理学	西南交通大学出版社	第二章　医护伦理学的研究对象和内容	2014 年	参编
63	兰　岚	医护伦理学	西南交通大学出版社	第三章　医护论文学发展简史	2014 年	参编
64	刘佳美	医护伦理学	西南交通大学出版社	第四章　医护伦理学原则	2014 年	参编
65	邹永纯	医护伦理学	西南交通大学出版社	第八章　护理道德	2014 年	参编
66	常潇丹	医护伦理学	西南交通大学出版社	第九章　医德评价与修养	2014 年	参编
67	蒋晓娟	医护伦理学	西南交通大学出版社	第十章　计划生育中的道德	2014 年	编审
68	申　奎	医护伦理学	西南交通大学出版社	第十一章　优生中的道德	2014 年	编审
69	黄昌平	临床医学概要	人民卫生出版社	神经系统疾病	2014 年	参编
70	蒲建萍	病原生物与免疫学	人民卫生出版社	抗原	2014 年	参编
71	秦　丹	护理管理学	高等教育出版社	第八章　协调	2014 年	副主编
72	邹金梅	护理学导论	南京大学出版社	第三章　护理学相关理论和基本理论	2014 年	参编
73	黄永先	药物制剂辅料与包装材料	南京大学出版社	第五章　无菌制剂辅料	2014 年	参编
74	蒲世平	护理学基础	高等教育出版社	第九单元　舒适与安全	2014 年	参编
75	邹金梅	内科护理学	南京大学出版社	风湿性疾病患者的护理	2014 年	参编
76	马应安	口语交际	外语教学与研究出版社	“十二五”职业教育国家规划教材，参编板块 2 校园生活	2014 年	副主编
77	马应安	医护心理学	西南交通大学出版社	高职高专规划教材，参编心理健康与心理应激	2014 年	副主编
78	蔡　莉	检验技术专业英语	人民卫生出版社	lesson22、28、29	2015 年	参编
79	刘伟平	医用化学	高等教育出版社	第三章　化学反应速率和化学平衡	2015 年	参编
80	黄春花	护理礼仪与人际沟通	南京大学出版社	第十一章　护士涉外礼仪与多元文化背景下的人际沟通	2015 年	参编
81	徐　玲	药物学基础	科学出版社	第五节　镇痛药	2015 年	参编
82	王晓情	外科护理	华中科技大学出版社	泌尿、男性生殖系统疾病患者的护理	2015 年	参编
83	黄贵琴	外科护理	华中科技大学出版社	骨及关节疾病患者的护理	2015 年	参编
84	潘　燕	超声检查与诊断技术	人民卫生出版社	第一章　总论	2015 年	参编
85	李　成	CT 检查与诊断技术	人民卫生出版社	第四章　胸部	2015 年	参编

续表6-3

序号	姓名	专著名称	出版单位	用途、参编内容	出版日期	备注
86	冯　浩	CT 检查与诊断技术	人民卫生出版社	第二、三、六章　颅脑、头颈部、盆腔	2015 年	参编
87	汤万鑫	MRI 检查与诊断技术	人民卫生出版社	第六章　盆腔；第七章　脊柱与脊髓	2015 年	参编
88	仲健全	X 线检查与诊断技术	人民卫生出版社	第一章　X 线检查技术	2015 年	参编
89	李　冰	内科护理	华中科技大学出版社	项目五　泌尿系统疾病患者的护理；项目六　血液及造血系统疾病患者的护理	2015 年	参编
90	刘佳美	内科护理	华中科技大学出版社	项目五　泌尿系统疾病患者的护理；项目十　传染病患者的护理	2015 年	参编
91	蔡　莉	护理药理学	武汉大学出版社	第二十一章　心绞痛；第二十二章　抗慢性心功能不全；第二十三章调节血脂的药	2015 年	副主编
92	王晓倩	护理药理学	武汉大学出版社	第十章　麻醉药；第十一章　镇静催眠药；第十二章　抗癫痫药和抗惊厥药；第十三章　抗精神失常药；第十四章　抗帕金森病药和治疗阿茨海默病	2015 年	副主编
93	陈　岚	护理药理学	武汉大学出版社	第五章　传出神经系统药理概论；第六章　胆碱受体激动药哈抗胆碱酯酶药；第七章胆碱受体阻滞药；第八章　肾上腺素受体激动药；第九章　肾上腺素受体阻断药；第二十五章　组胺和抗组胺药	2015 年	副主编
94	肖　骞	护理药理学	武汉大学出版社	第十五章　镇痛药；第十六章　解热镇痛抗炎药；第十七章　中枢兴奋药；第四十章　抗恶性肿瘤药；第四十二章　解毒药	2015 年	参编
95	王　莹	护理药理学	武汉大学出版社	第三十三章　抗菌药物概论；第三十四章　抗生素；第三十五章　人工合成抗菌药；第三十六章　抗结核药；第三十七章　抗真菌药；第三十八章　抗寄生虫药	2015 年	参编

续表6-3

序号	姓名	专著名称	出版单位	用途、参编内容	出版日期	备注
96	毛双法	护理药理学	武汉大学出版社	第二十六章　消化系统药；第二十七章　呼吸系统药；第二十九章　糖皮质激素；第三十章　甲状腺激素药；第三十一章　降血糖药；第三十二章　性激素；第三十九章　免疫系统调节药	2015年	参编
97	李鹏杰	护理药理学	武汉大学出版社	第四十一章　消毒防腐药；第四十三章　调节电解质和酸碱平衡药；第四十四章　维生素	2015年	参编
98	刘明洋	老年护理	人民卫生出版社	第七章　老年人的安全与护理	2015年	参编
99	张　婷	基础护理技术	华中科技大学出版社	项目五　排泄护理	2015年	参编
100	李文平	病理学实验和学习指导	第四军医大学出版社	肿瘤的实验和学习指导、发热的学习指导	2015年	参编
101	程　香	大学计算机应用基础实训	中国水利水电出版社	实验十二　PowerPoint2010 幻灯片的基本操作；实验十三　PowerPoint2010 演示文稿放映操作	2015年	副主编
102	李佳林	大学计算机应用基础实训	中国水利水电出版社	实验九　Excel2010 基本操作；实验十　Excel2010 工作表的建立、编辑和格式化	2015年	副主编
103	刘妮娜	大学计算机应用基础	中国水利水电出版社	第 2 章　操作系统	2015年	副主编
104	周　波	大学计算机应用基础	中国水利水电出版社	第 3 章　Word2010 的使用	2015年	副主编
105	林茂然	大学英语	人民卫生出版社	第九单元	2015年	参编
106	钟辉云	药物化学基础（第二版）	科学出版社	—	2015年	主编
107	高华斌	口语交际	外语教学与研究出版社	板块 2　情境 3.2　校园辩论活动	2016年	副主编
108	马应安	医药市场营销技术	科学出版社	第十二章　国际医药市场营销	2016年	参编
109	曾　祥	护理人际沟通	华中科技大学出版社	第六章　护理工作中的治疗性沟通	2016年	副主编
110	徐　玲	药物化学基础	科学出版社	第九章　抗感染药	2016年	参编
111	万　杰	药物制剂技术	科学出版社	第十三章　膏剂制备技术	2016年	参编
112	蒲世平	医用化学实验与学习指导	第四军医大学出版社	第二章　电解质溶液	2016年	副主编

续表6-3

序号	姓名	专著名称	出版单位	用途、参编内容	出版日期	备注
113	张贵川	医学影像技术	人民卫生出版社	第八章　胸部 X 线检查	2016 年	参编
114	李　冰	医学影像诊断基础	人民卫生出版社	第二章第二节　异常影像学表现	2016 年	副主编
115	罗天蔚	护理学基础	中国海洋大学出版社	第十一章　冷、热疗技术	2016 年	参编
116	李文平	护理导论	华中科技大学出版社	项目三、任务三　培养护士按照程序进行护理工作的素质和能力	2016 年	参编
117	孙天聪	护理学讨论	人民卫生出版社	第五章　护士与病人	2016 年	参编
118	孙天聪	妇产科护理学	人民卫生出版社	第二十一章　子宫肿瘤妇女的护理；第二十二章　卵巢肿瘤妇女的护理	2016 年	参编
119	李文平	护理学导论	人民卫生出版社	主审	2016 年	主审
120	邹金梅	护理美学	人民卫生出版社	第三章　护理行为美	2016 年	副主编
121	徐　玲	护用药理学	人民卫生出版社	第六章　心血管系统药物	2016 年	副主编
122	王晓情	生理学	人民卫生出版社	第十章　神经系统	2016 年	副主编
123	肖　骞	形势与政策	西南交通大学出版社	专题四：形势逼人　重点发展——“十三五”中国经济发展趋势与战略选择	2016 年	参编
124	赵天成	护理学基础（临床案例版）	华中科技大学出版社	项目十六　冷热疗法护理	2016 年	参编
125	黄永先	护理学基础（临床案例版）	华中科技大学出版社	项目八　生命体征的评估及护理	2016 年	参编
126	张　烃	精神障碍护理	人民卫生出版社	第九章　神经症性障碍及分离（转换）障碍患者的护理	2016 年	副主编
127	罗劲梅	精神科护理学	人民卫生出版社	第九章　心境障碍患者的护理	2016 年	参编
128	罗劲梅	人体解剖与组织胚胎学	人民卫生出版社	第十章　内分泌系统	2016 年	参编
129	段河军	基础护理	人民卫生出版社	第十二章　给药	2016 年	参编
130	李文平	康复评定技术	人民卫生出版社	第三章　关节活动度评定	2016 年	参编
131	周蜜娟	病原生物与免疫学	人民卫生出版社	第十章　人体寄生虫学	2016 年	参编
132	熊天擎	生物化学	人民卫生出版社	第四章维生素；第六章　生物氧化	2016 年	参编

续表6-3

序号	姓名	专著名称	出版单位	用途、参编内容	出版日期	备注
133	王爱萍	病理学与病理生理学	人民卫生出版社	第四章　炎症；第十章　休克；第二十二章　传染病及寄生虫病	2016年	参编
134	程　香	护理学导论	人民卫生出版社	第二章　健康与疾病	2016年	副主编
135	张　婷	妇产科护理	人民卫生出版社	第九章　异常分娩病人的护理；第十二章　产科手术病人的护理	2016年	参编
136	唐　虹	妇产科护理（临床案例版）	华中科技大学出版社	项目十二　女性生殖系统肿瘤患者的护理	2016年	参编
137	唐　虹	药理学	科学出版社	第五章　第三节　康慢性心功能不全药　第四节　抗心绞痛药	2016年	副主编
138	钟辉云	药理学	科学出版社	—	2016年	副主编
139	钟辉云	妇产科护理（临床案例版）	华中科技大学出版社	项目五　正常产褥期妇女的护理；项目九　异常分娩妇女的护理；项目十　异常产褥期妇女的护理	2016年	副主编
140	任四兰	壮药材—锡叶藤、兰香草、大叶金花草、耳草的研究	广西科学技术出版社	第一节　大叶金花草文献考证、质量标准及资源分布情况	2016年	副主编
141	周　洁	医疗安全核心制度及案例精析	人民卫生出版社	第三十章　医院安全保障制度	2016年	参编
142	张　婷	医学影像技术专业英语阅读与论文写作	东南大学出版社	—	2016年	参编
143	汤万鑫	外科护理学	人民卫生出版社	—	2017年	参编
144	潘　燕	护理学基础	南京大学出版社	—	2017年	参编
145	李文平	护理学基础	南京大学出版社	—	2017年	参编
146	孙天聪	护理管理学基础	人民卫生出版社	—	2017年	副主编
147	邹金梅	护理管理学基础	人民卫生出版社	—	2017年	副主编
148	钟辉云	人际沟通	上海交通大学出版社	—	2017年	副主编
149	钟辉云	药物化学	西安交大出版社	—	2017年	副主编
150	钟辉云	药物化学（第三版）	人民卫生出版社	高职高专“十三五”规划教材	2018年	参编

2014—2017年川卫康院教师在部分核心期刊发表论文一览表

表6-4

序号	姓名	系部	文章名	期刊名称	发表日期	核心期刊类型
1	胡　钢	专业教研室	帕金森病膀胱尿道功能障碍尿动力学分析	医学研究杂志	2014年	科技
2	杨玲娟	护理教研室	全程优质护理模式对食管癌伴负性情绪患者的影响	医学临床研究	2014年	科技
3	黄贵琴	护理教研室	以"导学案"为载体的行动导向教学在外科护理教学中的应用研究	武汉大学学报	2014年	科技
4	刘伟平	检验系	行动导向教学方法在免疫学检验实验教学中的应用研究	中华医学教育杂志	2014年	科技
5	李文平	护理教研室	基础生命支持模拟教学对护生知识获取和自我效能感影响的研究	中医学报	2014年	科技
6	伍　勇	人文社科部	N-脱氢枞基单环β-内酰胺衍生物的合成	化学试剂	2015年	北大
7	张　婷	护理系	我院护理人员癌痛认知状况调查分析	海南医学	2015年	科技
8	伍　勇	人文社科部	新型脱氧枞基单环β-内酰胺衍生物的合成及其抑菌活性	合成化学	2015年	科技
9	单正根	人文社科部	中医针灸推拿实验教学的创新性分析	武汉大学学报	2015年	科技
10	刘佳美	护理系	慢性阻塞性肺疾病合并慢性呼吸衰竭的老年患者护理干预研究	中国医药导刊	2015年	科技
11	邹金梅	护理系	师生共建技能培训在高职护理技能教学中的应用	世界中医药	2016年	科技
12	张　婷	护理系	延续护理模式对乳腺癌患者生命质量影响的Meta分析	海南医学	2016年	科技
13	任　凯	康复系	虚拟现实训练对痉挛性脑瘫患儿粗大运动功能及步行速度的影响	中国妇幼保健	2016年	科技
14	任　凯	康复系	虚拟现实训练对痉挛型双瘫脑瘫患儿肢体运动功能的影响	中国当代儿科杂志	2016年	北大
15	刘珏杉	护理医学部	基于氢氧同位素技术的滇东南峰林湖盆区不同群落降水分配过程	四川农业大学学报	2017年	北大
16	刘伟平	检验系	高职院校医学检验技术专业就业岗位设置与人才需求调查分析	中华医学教育杂志	2017年	科技

续表6-4

序号	姓名	系部	文章名	期刊名称	发表日期	核心期刊类型
17	邹金梅	护理系	追踪方法学在高职护理教学质量管理中的应用效果评价	护理管理杂志	2017 年	科技
18	敬　宏	护理系	卵巢癌肿瘤干细胞及其标志物在卵巢癌诊疗中作用的研究进展	中华妇幼临床医学杂志	2017 年	科技
19	邹金梅	护理系	师生共建技能培训团队在高职护理技能教学中的应用	现代临床护理	2017 年	科技
20	邹金梅	护理系	追踪方法学在护理教学质量监控中的应用研究	护理研究	2017 年	科技
21	马泽刚	药学系	HPLC 法对不同产地柴胡根中柴胡皂苷 a 及柴胡皂苷 d 的含量测定	湖北农业科学	2017 年	科技
22	李　冰	影像系	距后三角籽骨撞击综合征影像表现分析	实用医院临床杂志	2017 年	科技
23	刘伟平	检验系	高职医学检验技术专业“校、院、企”一体化育人模式的构建及运行机制探讨	国际检验医学杂志	2017 年	科技
24	钟辉秀	检验系	基于工作过程的项目教学方法在高职院校血液学检验教学中的应用	中华医学教育杂志	2017 年	北大
25	张　婷	护理系	移动医疗对我国保护性医疗的冲击及思考	医学争鸣	2017 年	科技

1995—2017 年川卫康院教师及附院医生发表部分论文一览表

表 6-5

序号	作者	论文题目	期刊名称	发表时间
1	刘梓华	必须改革毕业生就业的传统模式	四川省中等医教	1995 年 11 月
2	刘梓华	政治课教学中强化道德素质教育初探	中国改革开放系列丛书	1996 年 3 月
3	刘梓华	人事制度改革	四川省中等医教	1997 年 9 月
4	钟辉云	麻醉药品使用过程中存在的问题及对策	自贡医药	2004 年 6 月
5	钟辉云	我院加强麻醉药品使用管理的措施	中国药事	2004 年 12 月
6	石明远	中专学校法律课中采用讨论课形式初探	四川理工学院学报	2006 年 1 月
7	石明远	教学中使用“重点词”教法初探	四川理工学院学报	2006 年 1 月
8	张继声	议职业教育中思想道德课的审美性	四川理工学院学报	2006 年 1 月
9	殷明刚	肺癌患者幽门螺杆菌 Ig 抗体检测	四川卫干学院学报	2006 年 1 月

续表6-5

序号	作者	论文题目	期刊名称	发表时间
10	王晓倩	文拉法辛的研究现状	中华医药	2006 年 1 月
11	游　真	妊娠合并急性胰腺炎 61 例报告及文献复习	中国综合临床	2006 年 2 月
12	曾晓玲	外周动静脉同步换血疗法治疗新生儿高胆红素血症的护理探讨	中国高等教育教学研究	2006 年 3 月
13	高华斌	英语教学中的文化教育意识	中国教育教学	2006 年 3 月
14	游　真	重症急性胰腺炎并发休克的临床探讨	华西医学	2006 年 3 月
15	周蜜娟	针灸按摩治疗落枕临床研究进展	河北中医	2006 年 4 月
16	彭　欣	衰老的病理改变与瘀血的关系	中国临床医学	2006 年 5 月
17	郑沾兵	罕见髂总静脉后输尿管 1 例的超声表现	临床超声医学	2006 年 5 月
18	温晓萍	举证倒置的伦理思考与对策	中华临床新医学	2006 年 6 月
19	廖利兰	恶性肿瘤患者化疗依从性的调查及分析	四川肿瘤防治	2006 年 6 月
20	郑沾兵	罕见先天性倒“Y”型重复输尿管的超声表现 1 例	中国超声诊断	2006 年 6 月
21	钟辉云	感冒通致小儿血尿 1 例	中国新药杂志	2006 年 6 月
22	李　胜	学习前问卷调查对提高教学质量的意义	中国教育教学	2006 年 6 月
23	李　胜	根据预防医学特点灵活运用多种教学方法	中国教育教学	2006 年 6 月
24	钟辉云	我院 2003—2005 年抗高血压药物应用分析	中国药业	2006 年 6 月
25	钟辉云	感冒通致小儿血尿 1 例	中国新药	2006 年 7 月
26	温晓萍	低年资护士职业防护知识及行为的调查分析与对策	中外健康文摘	2006 年 7 月
27	宋　平	医院学校合并对影像专业教学的促进	卫生职业教育	2006 年 7 月
28	温本祥	中职学生考试作弊现象分析及对策	中国教学与研究	2006 年 7 月
29	胡　钢	帕金森病与膀胱尿道功能障碍	四川医学	2006 年 7 月
30	任　凯	运动员腱止点末端病的回顾与展望	中国康复医学	2006 年 8 月
31	钟辉云	我院 2003—2005 年抗高血压药物应用分析	中国药业	2006 年 8 月
32	温本祥	论传染病与旅游的关系及防治	临床和实验医学	2006 年 8 月
33	杨　菊	1534 人次健康体检结果分析	医学创新研究	2006 年 9 月
34	李　冰	影像技术专业中职人才培养模式探索	襄樊职业技术学院学报	2006 年 9 月
35	高华斌	浅谈英语合作学习任务的设计	卫生职业教育	2006 年 9 月
36	章　荣	腰部伸屈肌肌力训练治疗腰椎间盘突出症疗效观察	西部医学	2006 年 11 月

续表6-5

序号	作者	论文题目	期刊名称	发表时间
37	徐小卒	积极推进儿科护理实训基地建设满足教学临床需要	临床和实验医学	2006 年 12 月
38	冯　浩	急性胰腺炎伴脂肪肝的临床观察	川北医学院学报	2006 年 12 月
39	刘梓华	努力提高教育教学质量，开创中等医学教育新局面	自贡市中职校校长论坛	2007 年 1 月
40	罗劲梅	中等职业学校教师心理健康的现状及自我维护	教育前沿	2007 年 1 月
41	张继声	美育课在教学中应注意的几个问题	四川理工学院学报	2007 年 1 月
42	张　恒	GDNF 在面神经再生中的作用	重庆医学	2007 年 1 月
43	游　真	谷氨酰胺与重症急性胰腺炎	华西医学	2007 年 1 月
44	黎　平	消毒供应室对复用器械实施集中式管理的效果评价	中华临床新医学	2007 年 1 月
45	徐小卒	农村儿童常见意外损伤及预防对策	井冈山医专学报	2007 年 2 月
46	徐小卒	全科医师岗位培训中的儿科学教学现状及对策	襄樊职业技术学校学报	2007 年 2 月
47	王晓情	激发学习药理学兴趣，加强学生能力培养	中国教育学	2007 年 3 月
48	吴　瑛	邹议德育教学应渗透心理健康教育	素质教育研究	2007 年 4 月
49	宋碧辉	替米沙坦对高血压大鼠心室重构及 AT1R 表达的影响	基层医学论坛	2007 年 5 月
50	吴　瑛	职业指导教育应贯穿于中职学校教育的始终	中国教育教学	2007 年 7 月
51	马应安	卫校学生课外阅读兴趣的培养	湖南农业大学学报	2007 年 8 月
52	胡　钢	三种正位新膀胱术后膀胱功能的临床观察	中华泌尿外科	2007 年 8 月
53	黎　平	骨科术后患者采用自控镇痛的疗效观察	中华临床新医学	2008 年 1 月
54	黎　平	卒中单元护理对脑卒中患者早期康复的临床效果分析	中华临床新医学	2008 年 1 月
55	钟辉秀	恶性组织细胞病 37 例分析	四川省卫生管理干部学院	2008 年 1 月
56	殷明刚	20 例自身免疫性肝病患者实验室检测结果分析	四川省卫生院管理干部门学院学报	2008 年 1 月
57	吴　波	突出专业特色，提高护理解剖教学质量探讨	医学与护理	2008 年 1 月
58	杨　菊	健康体检工作的管理与服务	医学创新研究	2008 年 1 月月
59	殷明刚	Ⅱ型自身免疫性肝炎并甲亢、系统性红斑狼疮分析	中国误诊学	2008 年 2 月
60	陈　岚	运用多种教学方法，提高护生对人际沟通的体悟	井冈山医专学报	2008 年 2 月

续表6-5

序号	作者	论文题目	期刊名称	发表时间
61	吴 波	中等卫校医学影像专业断层解剖教学初探	中华现代影像学	2008 年 2 月
62	朱 晶	妇产科临床见习的困境及应对策略	教育科学	2008 年 4 月
63	章 荣	原发性骨质疏松症的康复运动疗法	中国中医骨伤科	2008 年 4 月
64	陈余梅	用多媒体引导语文教学的品质	教育科学	2008 年 4 月
65	罗劲梅	案例教学法在医护心理教学中的应用	护理研究论丛	2008 年 5 月
66	黄春花	浅析化学实验中学生实验质量的提高	教育科学	2008 年 5 月
67	陈 岚	某中职卫校护生厌学原因调查及分析	中国教育教学	2008 年 5 月
68	尤 冉	电针治疗第三腰椎横突综合征 56 例	江西中医药	2008 年 6 月
69	章 荣	综合疗法治疗卒中后肩手综合征疗效观察	中国康复医学	2008 年 6 月
70	伍 勇	松香基杂环化合物的研究进展	生物质化学工程	2008 年 6 月
71	周义录	麦味地黄口服液制备工艺考察	中国药师	2008 年 6 月
72	程 香	教学过程中如何构建“以生为本”的课堂教学模式	时代教育	2008 年 6 月
73	黄春花	浅谈一节公开课的体会	读与写	2008 年 7 月
74	刘润佳	由药理学实验考试引发的思考	读与写	2008 年 7 月
75	程 香	浅谈多媒体课件在病理学教学中的应用	时代教育	2008 年 7 月
76	任 凯	运动损伤相关因素分析：理科大学生 568 人调查	中国组织工程研究与临床康复	2008 年 8 月
77	黄德财	我院药品集中招标挂网采购的实践与体会	中国卫生事业管理	2008 年 8 月
78	戴 念	中等职业学校新生心理健康教育探索	中国教育教学	2008 年 8 月
79	戴 念	多媒体教学的应用与探讨	中国教育教	2008 年 8 月
80	朱 晶	浅谈妇护病案讨论课的教学新思路	教师博览	2008 年 9 月
81	刘润佳	中医治疗癌症之我见	医学信息	2008 年 9 月
82	钟辉云	优化产业结构，促进自贡经济又好又快发展	工会博览	2008 年 10 月
83	彭克林	护理专业营养学教学的几点体会	职业卫生与病伤	2008 年 12 月
84	牛小梅	PowerPoint 课件教学运用模式探析	自贡教科所教育与教学	2009 年 1 月
85	章 荣	综合治疗颈椎病 166 例疗效观察	医学信息	2009 年 1 月
86	张晓毅	强化化学实验教学 培养学生创新能力	中国素质教育研究	2009 年 1 月
87	伍 勇	N-（取代苯基）马来海松酸酰亚胺的合成及表征	精细化工	2009 年 1 月

续表6-5

序号	作者	论文题目	期刊名称	发表时间
88	刘伟平	东芝 TBA-40FR 与日立 7600 生化分析仪检测结果的一致性分析	当代医学	2009 年 1 月
89	黄德财	处方指标评价系统开发与应用	中国医院药学	2009 年 1 月
90	黄贵琴	20 名男护生临床实习的影响因素与对策	中华临床新医学	2009 年 1 月
91	章　荣	穴位埋线治疗支气管哮喘的系统评价	医学信息	2009 年 2 月
92	冯　浩	急性胰腺炎侵犯肾周间隙的 CT 表现及其临床观察	中华内分泌外科	2009 年 2 月
93	倪　波	论中职英语教学中材料积累的重要性	文科爱好者	2009 年 3 月
94	彭克林	小儿偏食的常见原因及防制	职业卫生与病伤	2009 年 3 月
95	倪　波	浅析怎样提高中职学生英语书面表达能力	文科爱好者	2009 年 4 月
96	张　恒	颈外径路茎突截短术治疗茎突综合征 136 例	中国眼耳鼻喉科	2009 年 4 月
97	黄永先	浅谈班主任工作中的安全教育	中国教育学术论坛	2009 年 5 月
98	宋　平	《医学影像诊断学》高职教材人卫版与高教版的比较	卫生职业教育	2009 年 5 月
99	牛小梅	基于枚举算法设计“俄罗斯方块”游戏	电脑知识与技术	2009 年 5 月
100	袁　峰	肿瘤标志物 CA 153 和 CEA 联检对乳腺癌的诊断价值	医学信息	2009 年 6 月
101	敬　宏	26 例腹壁切口子宫内膜异位症治疗效果观察	医学信息	2009 年 6 月
102	伍　勇	N－（2－yridylmethyleneamino） dehydroabi-etylamine	Acta ystallographica	2009 年 7 月
103	敬　宏	绝经后妇女阴道流血 90 例临床分析	医学信息	2009 年 7 月
104	欧学余	应将用标准分换算法分析学生成绩引入教学管理	卫生职业教育	2009 年 8 月
105	唐胜云	原地推铅球新解	中国素质教育研究	2009 年 8 月
106	唐胜云	中职体育教学改革的探讨	中国素质教育研究	2009 年 8 月
107	申　奎	哲学课教学方法探讨	卫生职业教育	2009 年 8 月
108	杨　梅	计算机硬件知识教学心得	中国素质教育研究	2009 年 8 月
109	杨　梅	计算机机房网络故障浅谈	中国素质教育研究	2009 年 8 月
110	李　冰	医学影像技术专业模拟现实岗位的实训考试	教育科学	2009 年 9 月
111	周义录	提高阿胶益寿口服液稳定性的制备工艺改进	中国药师	2009 年 9 月
112	黄凌云	怎样上好中专物理课	中国教育科研与实践	2009 年 11 月
113	黄凌云	论教师的修养	中国教育科研与实践	2009 年 11 月

续表6-5

序号	作者	论文题目	期刊名称	发表时间
114	罗劲梅	护理礼仪教学中人文素培养初探	中国校外教育	2009年12月
115	任四兰	胆石症腹腔镜胆囊切除术与传统开腹胆囊切除术的护理体会	卫生职业教育	2009年12月
116	张晓莉	慢性肺疾患病人康复护理	中外健康文摘	2009年12月
117	任　凯	手法复位治疗寰枢关节半脱位的系统评价	中国康复医学	2009年12月
118	张晓毅	谈高三化学总复习	中国素质教育研究	2010年1月
119	仲建全	多层螺旋CT评价左心功能的应用研究进展	西南军医	2010年1月
120	仲建全	食管囊性淋巴管瘤一例	中国医学影像技术	2010年1月
121	杨　菊	门诊护理工作如何满足患者的需求	中外医学研究	2010年2月
122	刘伟平	实验室ELISA的相关因素分析	中国误诊学	2010年2月
123	刘伟平	HBV血清标志物与Pre-S1抗原及HBV DNA联合检测研究	医学研究	2010年3月
124	仲建全	肺多形性恶性纤维组织细胞瘤一例及文献复习	实用放射学	2010年3月
125	游春芳	产ESBLs大肠埃希菌对氨基糖苷类抗菌药物的耐药性探讨	中华实验和临床感染病杂志（电子版）	2010年3月
126	胡　钢	帕金森病排尿症状及相关因素分析	重庆医学	2010年3月
127	廖常菊	1.25%碳酸氢钠人工气道持续湿化的效果观察	中国医学创新	2010年4月
128	仲建全	64层螺旋CT血管成像对主动脉病变的诊断价值	实用放射	2010年4月
129	廖常菊	慢性阻塞性肺疾病患者程序化撤机程序的研究	中华现代护理	2010年5月
130	陈相平	重症监护病房医院感染病原调查分析及管理措施	中外健康文摘	2010年5月
131	陈相平	护理程序在临床带教中的应用及探讨	中外医学研究	2010年6月
132	陈相平	加强护理文件书写质量控制和管理措施的探讨	护理实践与研究	2010年6月
133	黄凌云	论中专物理教学中创新思维的培养	黑河学刊	2010年6月
134	单正根	浅谈针刺补泻手法	文科爱好者	2010年6月
135	刘佳美	个性化护理对于胸外手术病人疼痛的价值分析	中外健康文摘	2010年7月
136	黎　平	提高真空灭菌器B-D测试的效果监测研究	临床合理用药	2010年7月
137	廖常菊	11例人工气道意外拔出的原因分析及护理对策	中国医药导报	2010年7月

续表6-5

序号	作者	论文题目	期刊名称	发表时间
138	肖　骞	激发学生对生理学学习兴趣的几种方法	医学信息	2010年7月
139	陈国强	中等职业学校护理专业团队精神的培养浅析	中国健康月刊	2010年8月
140	陈国强	问题学习法与循证医学相结合的方式在中等职业卫生学校教学中的应用研讨	中国健康月刊	2010年8月
141	冯　浩	CT增强扫描对甲状腺癌的诊断价值	中国医学创新	2010年8月
142	李　冰	结合影像技术资格考试内容进行影像技术学教学	中国健康月刊	2010年8月
143	秦　丹	怎样当好中职校藏区学生班主任	文科爱好者	2010年8月
144	刘佳美	护理礼仪课教学方法探讨	中外医学研究	2010年9月
145	刘佳美	舒适护理对肺癌患者心理状态的影响分析	中国美容医学	2010年9月
146	刘佳美	强化临床实习　提高护生职业能力	中外健康文摘	2010年9月
147	陈国强	运用多媒体技术，创建中职医学教育外科教学新课堂	中国健康月刊	2010年9月
148	仲建全	滑膜软骨瘤病的影像学表现及其病理基础	放射学实践	2010年9月
149	单正根	试析中等职业卫生学校《中医护理学》教学思路	读与写	2010年9月
150	钟辉秀	113例急性髓细胞白血病细胞形态及免疫表型分析	重庆医科大学学报	2010年11月
151	肖　骞	医学院校老师如何应对课堂意外	医学信息	2010年11月
152	王关杰	清脑复神液配合推拿治疗椎动脉型颈椎病的临床观察	中外妇儿健康	2010年12月
153	杨　蕾	如何在教学中提高藏区学生的汉语表达能力	当代文化与教育研究	2010年12月
154	冯　浩	胸膜孤立性纤维瘤的X线和CT表现	川北医学院学报	2010年12月
155	秦　丹	浅谈“9+3”学生的德育工作	读与写	2010年12月
156	杜永红	院校合并，优势互补，多方位提升护生的职业素养	中国教育教研	2010年12月
157	廖利兰	谈如何护理高血压病	医学信息	2011年1月
158	黄德财	住院医嘱用药指标体系的建立与应用	四川医院管理	2011年1月
159	罗雪飞	外用药物制剂治疗放射性皮炎的临床应用	临床合理用药	2011年1月
160	邹金梅	基础护理教学与临床带教统一操作标准的教学实践	医学信息	2011年1月
161	邹金梅	实施基础护理技能实习准入制度的教学实践	中国美容医学	2011年1月
162	罗劲梅	青少年精神障碍患者的病耻感及干预措施	健康必读	2011年1月

续表6-5

序号	作者	论文题目	期刊名称	发表时间
163	伍　勇	浅议“9+3”藏区学生的民族团结教育	科教导刊	2011 年 1 月
164	仲建全	甲型 H1N1 流感的胸部 X 线和 CT 表现	中国医学影像技术	2011 年 2 月
165	刘伟平	尿中磺酸化胆汁酸及其检测方法的研究进展	检验医学（原上海医学检验杂志）	2011 年 3 月
166	冯　浩	胆总管结石的 CT 诊断与误诊原因分析	医学影像学	2011 年 3 月
167	游春芳	产超广谱 β-内酰胺酶大肠埃希菌的耐药性分析	西南军医	2011 年 3 月
168	廖利兰	关于护理文化的研究	中外健康文摘	2011 年 4 月
169	申　奎	创设问题情景　提高教学效果	卫生职业教育	2011 年 4 月
170	冯　浩	小肾癌在 64 层螺旋 CT 多期增强扫描中得影像特征	实用医学影像	2011 年 4 月
171	杨　菊	体检中心规范化服务工作探讨	中外医学研究	2011 年 5 月
172	蔡　莉	内科护理学教学浅谈	学园	2011 年 5 月
173	陈庆红	浅谈卫生职业学校语文课堂人文精神的渗透	新课程	2011 年 5 月
174	陈庆红	浅谈如何激发职校学生学习语文的兴趣	科教新报．教育科研	2011 年 5 月
175	徐小卒	浅谈儿科学病案讨论课的教学新思路	中外妇儿健康	2011 年 6 月
176	宋　平	医学影像技术专业就业与市场需求的矛盾	卫生职业教育	2011 年 6 月
177	牛小梅	数字化校园建设的几个问题和思考	电脑知识与技术	2011 年 6 月
178	蒲建萍	在藏区“9+3”学生中实施小组合作学习的体会	卫生职业教育	2011 年 6 月
179	杨　蕾	在中职语文教育中渗透人文精神	教育科研	2011 年 8 月
180	仲建全	请分析病变性质	临床放射	2011 年 8 月
181	游春芳	耐左氧氟沙星大肠埃希菌的耐药性分析	中华实验和临床感染病(电子版)	2011 年 8 月
182	朱　晶	浅谈妇产科的优化式教学	中国素质教育研究	2011 年 9 月
183	罗　倩	强化生理机能实验训练在基础学中的重要性	神州	2014 年
184	罗　倩	浅析生理实验教学改革	课程教育研究	2014 年
185	黄巧莹	临床护士睡眠质量调查分析及对策	中外医学研究	2014 年
186	徐小卒	谈儿科护理课的人性化教学	中国科技博览	2014 年
187	陈　翔	开创档案工作的新格局	中国素质教育研究	2014 年
188	陈　翔	谈如何提高档案编研工作水平	科教导刊	2014 年

续表6-5

序号	作者	论文题目	期刊名称	发表时间
189	罗　燕	浅谈妇产科病理学实验教学中应用多媒体技术的效果体会	神州	2014 年
190	杨晓红	谈护理工作的人性化管理	中国科技博览	2014 年
191	杨晓红	《医学生物学基础》教学的探索与体会	科教导刊	2014 年
192	杨　蕾	浅析高职护理专业学生敬业精神培养	课程教育研究	2014 年
193	黄昌平	PBL 教学法在普外科临床教学中的应用	中外健康文摘	2014 年
194	黄昌平	循证医学在外科临床实践和教学中的应用	世界最新医学	2014 年
195	陈聪杰	掌握课堂疲劳规律提高教学效果	中国科技博览	2014 年
196	王华栋	社会文化与人的认知的对称性	课程教育研究	2014 年
197	张　烃	行动导向教学法在《护理学导论》教学中的应用	课程教育研究	2014 年
198	单正根	常用小儿保健推拿	健康世界	2014 年
199	陶志文	“Ⅰ型超敏反应”说课设计	学习导刊	2014 年
200	黄　波	安全连接是无线网络安全问题防范的关键	电脑知识与技术	2014 年
201	徐　玲	《护理礼仪与人际沟通》的课程设计	延边医学	2014 年
202	杨　怡	“学案导学”在高职英语教学中的实践与探索	教育界	2014 年 1 月
203	陈聪杰	提高医务工作者职业道德修养的途径	教育学文摘	2014 年 1 月
204	杨　怡	对高职院校行业英语教学的思考与探索	新校园	2014 年 1 月
205	唐凯军	网络伦理及其技术考量探析	硅谷	2014 年 1 月
206	李文平	浅议开展导学案教学提升基础护理教学的教学质量	才智	2014 年 1 月
207	李　成	院校实质合并模式下高职医学影像技术学生岗位体验探索	临床医药文摘	2014 年 1 月
208	宋　丹	乳腺癌患者生存质量与社会孩子吃的相关性研究进展	华声	2014 年 1 月
209	李　胜	行动导向教学在教改不同阶段的实践与思考——以医学教育领域的教学改革为例	新教育时代	2014 年 1 月
210	杨　蕾	浅谈高职高专医学专业学生的心理健康教育	东方教育	2014 年 2 月
211	杨晓红	医学生物学教改体会	健康世界	2014 年 3 月
212	杨晓红	生物实验在教学中的运用	家庭心理医生	2014 年 3 月
213	曹　梅	浅谈护患沟通技巧在护理工作中的重要性	神州	2014 年 4 月
214	李德英	以导学案为载体的教学模式研究进展	科技视界	2014 年 5 月

续表6-5

序号	作者	论文题目	期刊名称	发表时间
215	陈　岚	对精神科护理学教学课堂导入方法的探讨	新课程	2014 年 5 月
216	杨玲娟	职业防护教育对护理实习生锐器伤预防效果的 Meta 分析	医学信息	2014 年 5 月
217	陈聪杰	医学伦理学教学体系初探	科教导刊	2014 年 5 月
218	司志敏	以市场为导向的多元教育价值观——以高职院校教育现状为分析背景	当代职业教育	2014 年 7 月
219	陈聪杰	论德育课中的情感教育	中国素质教育研究	2014 年 8 月
220	黄永先	小组合作学习在口腔实训教学中的应用	中外女性健康	2014 年 9 月
221	李文平	基础护理教学对于信息技术的应用探讨	才智	2014 年 9 月
222	陈　翔	谈如何加强高校教学档案管理工作	教育学文摘	2014 年 11 月
223	李文平	关于高职护理专业学生就业心理问题的探讨	现代企业教育	2014 年 12 月
224	王华栋	意象对话疗法	教育界	2014 年 12 月
225	钟辉云	2013 年我院常见病原菌分布与耐药情况分析	自贡医药	2014 年 12 月
226	曾　俊	浅谈功能解剖学与临床应用有效教学方法讨论	科技视界	2015 年
227	单正根	利用中国传统康复技术走有中国特色的康复道路	健康世界	2015 年
228	单正根	分组 PBL 带教模式应用于针灸推拿临床教学的作用研究	健康世界	2015 年
229	单正根	分析临床路径教学方法在专科针灸推拿专业实验教学中的应用	健康世界	2015 年
230	吴　瑛	《教学工作流程学》的提出与阐释	教育（文摘版）	2015 年
231	邹永纯	加强对高职学生学习《思想道德修养与法律基础》课兴趣的培养	读与写	2015 年
232	毛双法	改进教学方法，提高学习效率——浅谈护理专业《病原生物与免疫学》的教学	课程教育研究：学法教法研究	2015 年
233	申　奎	案例教学法在《思想道德修养与法律基础》中的应用探讨	教育界	2015 年
234	秦　丹	早期专业型岗位体验教学模式的构建与实践	读与写	2015 年
235	刘利英	校院合并背景下档案管理策略	世界最新医学	2015 年
236	陶志文	浅谈生物化学教学	亚太教育	2015 年
237	江　潦	高职高专体育教学中素质教育的重要性分析	新教育时代	2015 年 1 月
238	申　奎	加强高等职业院校文化建设的思考	卫生职业教育	2015 年 2 月

续表6-5

序号	作者	论文题目	期刊名称	发表时间
239	倪鹏程	四川卫生康复职业学院学生体质健康标准的现状分析及对策	教育学文摘	2015 年 2 月
240	吴小彩	高职医学院校班级职业文化建设探讨	镇江高等学报	2015 年 2 月
241	汤万鑫	自制教具在医学影像检查技术理论和造作教学中的应用	医药前沿	2015 年 3 月
242	谢　倩	对口高职学生英语主动学习提高策略	才智	2015 年 3 月
243	王万利	“岗位体验” 在高职护生实践教学中的应用	临床医药文献	2015 年 3 月
244	黄　波	硬盘保护卡在计算机教室管理与维护中的应用	科技风	2015 年 4 月
245	刘　筠	对高职医学英语课改的探索与思考——以 Cesarean Section（剖腹产）一课为例	新课程学习	2015 年 4 月
246	倪鹏程	第 20 届世界杯足球赛决赛阶段运动员犯规情况统计分析	读书文摘	2015 年 4 月
247	杨晓红	高血压脑出血并发症文献分析及护理实用研究	医药卫生	2015 年 4 月
248	孙天聪	护理干预对中老年女性压力性尿失禁治疗的影响	医药前沿	2015 年 4 月
249	郭应华	快速康复外科理念在肝胆外科围手术期护理中的应用	东方食疗与保健	2015 年 5 月
250	谢　倩	利用美国电影提高高职学生英语学习兴趣	才智	2015 年 6 月
251	张惠琼	营养护理对改善终末期肾病血液透析患者生活质量的临床应用价值	医学美学美容	2015 年 6 月
252	钟辉云	2014 年我院抗高血压药物应用分析	中国基层医药	2015 年 6 月
253	钟辉云	注射用双氯芬酸钠利多卡因不良反应分析与防范	医学信息	2015 年 6 月
254	孙天聪	延续护理对泌尿系统结石患者自我效能和自我管理的影响	医学信息	2015 年 7 月
255	黄春花	浅谈导学案教学模式下自主学习能力的培养	新校园	2015 年 7 月
256	常潇丹	浅谈对《思想道德修养与法律基础》课程的认识	新教育时代	2015 年 8 月
257	徐小卒	儿科护理教学启发式的初识	教育	2015 年 8 月
258	唐胜云	四川理工学院公共体育课教师现状分析	教育	2015 年 8 月
259	朱　晶	妇产科病例教学法的思考	教育	2015 年 8 月
260	李　冰	《医学影像检查技术》课程说课	课程教育研究	2015 年 8 月
261	李　昉	浅析桑代克“试误-联结”学习理论在高职专业英语教学中的运用	科教文汇	2015 年 9 月

续表6-5

序号	作者	论文题目	期刊名称	发表时间
262	邹永纯	中职护理专业人才培养问题与对策探析	卫生职业教育	2015 年 9 月
263	毛双法	改进教学方法，提高学习效率——浅谈护理专业《病原生物与免疫学》的教学	课程教育研究：学法教法研究	2015 年 9 月
264	秦　丹	早期专业型岗位体验教学模式的构建与实践	读与写	2015 年 9 月
265	李文兰	Q4 情景互动式康复训练系统对痉挛型偏瘫型脑瘫患儿下肢运动功能的影响	医学信息	2015 年 9 月
266	李　昉	浅析桑代克“试误-联结”学习理论在高职专业英语教学中的运用	科教文汇	2015 年 9 月
267	邹永纯	中职护理专业人才培养问题与对策探析	卫生职业教育	2015 年 9 月
268	李文兰	Q4 情景互动式康复训练系统对痉挛型偏瘫型脑瘫患儿下肢运动功能的影响	医学信息	2015 年 9 月
269	李文平	以问题为基础的学习在高职护理教育中的尝试	才智	2015 年 11 月
270	李文平	以问题为基础的学习在高职护理教育中的尝试	才智	2015 年 11 月
271	谢建新	试论职业教育为先导的职校体育教育创新	教育	2015 年 12 月
272	李　成	浅析高职院校产教融合制度与实践能力的培养	当代教育实践与教学研究	2015 年 12 月
273	王晓情	早期专业型岗位体验在护理药理学教学中的应用实践	当代教育实践与教学研究	2015 年 12 月
274	谢建新	试论职业教育为先导的职校体育教育创新	教育	2015 年 12 月
275	李　成	浅析高职院校产教融合制度与实践能力的培养	当代教育实践与教学研究	2015 年 12 月
276	王晓情	早期专业型岗位体验在护理药理学教学中的应用实践	当代教育实践与教学研究	2015 年 12 月
277	洪晓静	导学案在对口高职英语学科应用的研究——以四川卫生康复职业学院对口高职为个案	当代教育实践与教学研究	2016 年
278	刘凡诗	改进方法，提高效率——浅谈对高职院校生理学教学的思考	课程教育研究	2016 年
279	李　胜	医学生早期反复岗位体验的实践和思考	课程教育研究	2016 年
280	刘妮娜	Photoshop 软件在医学院校中教学辅助的应用	计算机与网络	2016 年
281	曾　俊	浅谈生理学与临床相结合的教学方法探讨	科技视界	2016 年
282	司志敏	高职护理专业学生职业精神培养探析	当代职业教育	2016 年
283	陈　丹	高职药学专业药物分析教学改革的探讨	教育界	2016 年
284	吴小彩	高校运动处方教育的发展趋势	攀枝花学院学报	2016 年

续表6-5

序号	作者	论文题目	期刊名称	发表时间
285	陈　丹	基于工作过程系统化的中高职教育衔接的课程体系开发的探讨	课程教育研究（新教师教学）	2016 年
286	谢　倩	浅谈如何将视频引入英语口语练习课	新校园	2016 年
287	谢　倩	高职护理学生行业英语口语现状及教法初探	考试周刊	2016 年
288	谢　倩	浅议高职院校医学行业英语教学	现代经济信息	2016 年
289	陈　霞	特殊教育教师工作满意度质性研究——以云南省一所培智学校为例	滇西科技师范学院学报	2016 年
290	林燕飞	自贡市部分农民安置型社区文化建设现状调查研究	经济研究导刊	2016 年
291	洪晓静	浅析小说中矛盾修辞的英译——以《尘埃落定》英汉版为例	当代教育实践与教学研究	2016 年
292	韩　慧	家庭跟进护理对老年脑卒中患者康复依从性的影响分析	养生保健	2016 年
293	陶志文	高职检验专业生物化学课程教学改革研究	新校园	2016 年
294	兰　岚	探索加强藏区学生普通话教学的有效途径	新校园	2016 年
295	兰　岚	古代诗歌教学方法探讨	新校园	2016 年
296	李　捷	探析高职护理专业学生跨文化交际能力的培养	新校园	2016 年
297	李　捷	行动导向教学在高职英语教学中的应用	科技经济导刊	2016 年
298	刘凡诗	从现实出发，探索高校科研管理新征途	科技视界	2016 年
299	王　赞	高职检验专业的生理学课程设计	新校园	2016 年
300	罗　霞	合作性学习在《基础护理技术》实训教学中的应用	科技视界	2016 年
301	刘利英	“立专卷”在高职院校管理工作中的应用效果评价	课程教育研究	2016 年
302	毛双法	护理专业《生理学》课程改革探讨	课程教育研究	2016 年
303	谢　倩	成人大专英语教学改进措施初探	新校园	2016 年 1 月
304	谢　倩	榜样对五年高职英语教学影响的实践研究	新校园	2016 年 1 月
305	韩　慧	心理护理在减轻耳鼻喉部手术术后疼痛程度的应用分析	健康世界	2016 年 2 月
306	李　冰	行动导向教学法在影像技术学教学中的应用	卫生职业教育	2016 年 4 月
307	唐　敏	探讨三七的种植和管理	今日健康	2016 年 4 月

续表6-5

序号	作者	论文题目	期刊名称	发表时间
308	谢　倩	浅谈如何开展职工英语口语培训	求知导刊	2016 年 5 月
309	谢　倩	浅谈旅游英语专业 MOOC 平台上微课制作的心得体会	求知导刊	2016 年 5 月
310	谢　倩	浅析“英语沙龙”协会活动对大专学生英语听说能力的影响	才智	2016 年 6 月
311	谢　倩	浅谈微课制作的心得体会	才智	2016 年 6 月
312	罗劲梅	高职护理专业精神科护理学教学设计与思考	卫生职业教育	2016 年 6 月
313	刘伟平	高职医学教育“校、院、企”一体化育人模式初探	中国卫生产业	2016 年 6 月
314	谢　倩	浅谈如何提高职工对英语培训的兴趣	教师	2016 年 6 月
315	唐　敏	射干、金银花、甘草雾化治疗慢性咽炎的药理研究	医药卫生	2016 年 6 月
316	万　堃	浅谈佝偻病的三级预防	神州	2016 年 6 月
317	吴小彩	高校运动处方教育的研究现状	阴山学刊	2016 年 7 月
318	谢　倩	浅谈如何建立良好的师生关系	求知导刊	2016 年 7 月
319	谢　倩	浅析如何上好一堂以讨论为内容的英语听说课	才智	2016 年 7 月
320	谢　倩	浅析高职学生英语口语现状和对策	青年文学家	2016 年 8 月
321	谢　倩	浅谈任务驱动法在英语口语课中的应用	求知导刊	2016 年 8 月
322	谢　倩	浅谈如何通过记忆英文电影台词提高高职学生英语综合水平	求知导刊	2016 年 8 月
323	刘　霞	浅谈《人体解剖生理学》教学	医药卫生	2016 年 9 月
324	谢　倩	浅析一堂以学习英文歌曲为内容的听说课	才智	2016 年 9 月
325	谢　倩	浅析高职学生英语泛读课缺乏兴趣的现状及对策	求知导刊	2016 年 9 月
326	刘利英	民国时期职业学校章程与当代职业院校章程比较研究	医药卫生	2016 年 9 月
327	钟辉云	模拟药房在中高职药学专业人才培养中的应用研究	卫生职业教育	2016 年 11 月
328	李义川	医学图书馆的信息化管理浅析	卷宗	2016 年 11 月
329	黄春花	“先学后教”创新教学模式在高职化学中的应用初探	卫生职业教育	2016 年 11 月

续表6-5

序号	作者	论文题目	期刊名称	发表时间
330	谢　倩	过程性评价和终结性评价在高职英语口语课上的综合运用探索	新校园	2016 年 11 月
331	谢　倩	高职院校英语教师口语现状及改进策略	新校园	2016 年 11 月
332	杨　梅	基于工作过程的医学检验专业“计算机应用基础”课程建设	新课程研究	2016 年 12 月
333	谢　倩	高职卫生院校护理英语自编校本教材的探究——以四川卫生康复职业学院护理专业为例	新校园	2016 年 12 月
334	谢　倩	卫生类高职英语教师结合临床岗位实习探究	新校园	2016 年 12 月
335	李鹏杰	药理学实验考核改革探讨	亚太教育	2016 年 12 月
336	罗智凯	“互联网+”时代下“后发型”高校校史研究的机遇分析——以四川卫生康复职业学院校史研究为例	科技信息	2017 年
337	谢　倩	如何引导对口高职学生扩大英语词汇量—以四川卫生康复职业学院 2015 级护理专业对口高职班为例	智富时代	2017 年
338	谢　倩	高职教师科研现状存在的问题及分析	智富时代	2017 年
339	杨　怡	浅析医学英语词汇的教学策略	新校园	2017 年
340	单正根	物理疗法治疗耳膜穿孔性中耳炎个案报道及分析	按摩与康复医学	2017 年
341	翁雅芳	喉与食管肿瘤、炎症及异物的诊断及误诊分析	世界最新医学	2017 年
342	何福超	浅谈《功能解剖学》说课程稿的设计	中外交流	2017 年
343	何福超	专业教师兼任班导师工作体会	课程教育研究	2017 年
344	周　敏	论马恩对空想社会主义平等思想的批判与借鉴	智富时代	2017 年
345	秦　丹	高职寄生虫检验联动式教学改革实践	卫生职业教育	2017 年
346	王晓情	护理药理学课程考核改革实践	课程教育研究	2017 年
347	杨　婷	关于高职护理专业《社区护理》说课程设计与实施	教育学	2017 年
348	杨　婷	浅谈基于三年高职护理儿科护理学的课程考核改革与实践	现代职业教育	2017 年
349	段河军	对分课堂教学模式在《人体解剖生理学》教学中的应用	临床医学教育	2017 年
350	吴　骞	医患沟通课程与实践沟通的探讨	才智	2017 年 1 月

续表6-5

序号	作者	论文题目	期刊名称	发表时间
351	罗仕容	culture differences on food between China and America	长江丛刊	2017 年 1 月
352	罗仕容	Contrast of the Beverage between china and america	长江丛刊	2017 年 1 月
353	罗 燕	浅谈高校实验实训室建设与管理	神州	2017 年 1 月
354	李义川	图书馆开架书库管理浅析	卷宗	2017 年 2 月
355	卢 丽	新形势下高校共青团工作改革创新的几点思考	教育教学论坛	2017 年 3 月
356	刘伟平	高职医学检验技术专业校企合作现状分析	中国继续医学教育	2017 年 3 月
357	罗 骥	妇产科患者术后疼痛的护理体会	母婴世界	2017 年 3 月
358	历光平	翻转课堂教学模式在高职计算机基础课程教学中的应用	电脑知识与技术	2017 年 4 月
359	梁 乔	高职英语教学中培养学生创新思维的方法	新校园	2017 年 5 月
360	梁 乔	任务型教学模式在高职英语听说教学中的应用研究	新校园	2017 年 5 月
361	曹 梅	高职院校护理实训室引入 5S 管理方法的应用	医师在线	2017 年 6 月
362	郑婉婷	浅析对口高职护理专业职业生涯规划与就业指导课程——以四川卫生康复职业学院为例	时代教育	2017 年 7 月
363	曾 祥	从“马斯洛需要层次”理论出发浅析我校中职学生认知能力及教学对策	知识文库	2017 年 8 月
364	谢 倩	四川省高等职业院校护理英语课程标准制订的必要性和紧迫性的探究	求知导刊	2017 年 8 月
365	黄 霞	浅谈小组合作学习在护理学基础教学改革中的应用	教育学	2017 年 8 月
366	张家斗	试论“中国梦”引领下当代大学生的新使命	魅力中国	2017 年 8 月
367	张前熙	中药饮片质量管理现状及应对措施分析	医药卫生	2017 年 8 月
368	张前熙	临床中药学教学改革的几点思考	医药卫生	2017 年 8 月
369	刘 玲	浅谈中职护理药理学教学	科技世界	2017 年 8 月
370	黄 霞	氧气吸入法的说课设计	现代职业教育	2017 年 9 月
371	宋 丹	压疮的预防及护理说课	现代职业教育	2017 年 9 月

第三节　技术发明

2011 年 3 月，市四医院急诊科科研项目“院前急救团体行为模式研究”被省卫生厅确定为四川省医学实用技术全省推广项目。10 月，市四医院康复科任凯、龚晓明、章荣共同研制的“多维颈椎康复测试仪”获国家实用新型专利。2012 年，市四医院康复科任凯、章荣等发明的“足部负重报警鞋垫”，获国家知识产权局颁发的实用新型专利证书。2014 年 1 月，市四医院冯文艳研发的“新型双接头氧气管”获国家实用新型专利。2015 年，市四医院陈瑶的“医用胃管接头结构”，袁文洁、陈贤利、杨太聪的“一种体位垫”，赵洪祥的“导尿管”“自动排气止液输液装置”获国家专利。

2014—2017 年川卫康院部分科研成果一览表

表 6-6

序号	成果名称	负责人	获奖名称	责任单位	时间
1	中等卫校促进中职卫生类藏区“9+3”学生学习适应的 45351 策略	黄昌平、邓小利、陈洪、罗天蔚、蒲建萍	2013 年度省政府第五届教育教学成果二等奖	四川省政府	2014 年 5 月
2	促进中职卫生类藏区“9+3”学生学习适应研究	黄昌平、邓小利、陈洪、罗天蔚、蒲建萍	自贡市教学成果特等奖	自贡市	2014 年 6 月
3	促进中职卫生类藏区“9+3”学生学习适应研究	邓小利、蒲建萍、黄昌平、罗天蔚、陈洪、秦丹	2014 年国家级教学成果（二等奖）	教育部	2014 年 9 月
4	院校深度融合背景下高职康复治疗技术专业学生临床实践能力培养研究	罗天蔚、蒲建萍、李成、章荣、刘利英	科学研究优秀成果三等奖	四川省高职中心	2016 年 6 月
5	师生共建技能培训团队在高职护理专业技能教学中的实践研究	邹金梅	自贡市第十六次社会科学优秀成果三等奖	自贡市社科联	2017 年 12 月
6	高职医学检验技术专业“校、院、企”一体化育人模式的探索及实践研究	刘伟平、殷明刚、蒲建萍、肖利、徐雪梅、李咏冰	2017 年四川省教育科研课题阶段成果一等奖	四川省教育科学研究院	2017 年 6 月

1995—2009 年自贡卫校引进新技术推广新成果项目获市卫生局奖励一览表

表 6-7

序号	项目名称	项目人员	时间	获奖等级
1	乙肝病毒 C 基因 RFLP 变化与不同乙肝病程关系研究	尹朝伦、邓远诗、钟辉秀	1995 年	二等奖
2	抗 HBS 特异性结合物对丙型肝炎 ELISA 诊断意义研究	尹朝伦、邓远诗 钟辉秀	1995 年	三等奖
3	乙肝病毒 HRSAg 内影检出 HBSAg 携带者的再认识	尹朝伦、邓远诗 钟辉秀	1995 年	三等奖
4	细菌 API 鉴定仪的应用	李培根、殷明刚、谢友运	1997 年	二等奖
5	自制“参麦注射液”及工艺流程	周义录 何 平	1998 年	三等奖
6	医院检验网络管理信息系统	谢友运、彭庆远 殷明刚	1998 年	三等奖
7	碘 131 个性化剂量治疗甲亢	袁 峰、梁纯之	1999 年	二等奖
8	血库数据管理系统的研发和应用	殷明刚、孙婉柳、彭庆远	2000 年	二等奖
9	自研 PT、APTT 试剂在 STAGO 血凝仪中的应用	钟辉秀、彭庆远、吴淑华	2000 年	三等奖
10	简易气管导管套囊压力监测在机械通气中的应用	廖常菊、明淑兰、邹雪梅、谢 娥	2007 年	三等奖
11	流式细胞术的临床应用	殷明刚	2007 年	二等奖
12	临床护理技术操作标准在教学中的应用	邹金梅	2008 年	三等奖
13	中性粒细胞胞浆抗体（ANCA）	黄继伟、阮艳秋、殷明刚	2009 年	三等奖

第二章　交流合作

川卫康院除邀请知名专家教授到学院及附属医院讲学、义诊，还派师生外出培训、交流、合作。先后与德国、韩国、日本等国家和中国台湾、香港地区的10余所高校或行业协会建立教育交流合作关系，与韩国南首尔大学、韩国金泉大学、辅英科技大学、大仁科技大学结为“姐妹学校”，与德国蕾娜范集团开展校企合作；派员到中国港台地区、韩日交流学习6批次36人；向德国、日本输送数名护士就业，向韩国金泉大学选送留学生，参加韩国大邱国际美容美妆大赛，获皮肤护理组特别优秀奖和美甲、彩妆、护肤优秀奖。

第一节　国内交流合作

一、承办交流活动

1959年8月，川南首届医疗技术交流会在市一医院召开。1984年9月，全国儿科遗传学习班在市一医院开班。1987年4月，四川省解剖学会第七次会议在自贡卫校召开。2006年10月，由市一医院肿瘤科承办的“四川省第七届化疗学术交流会”在自贡市召开。2007年2月，由市四医院耳鼻咽喉颈外科主办、自贡市医学会协办的2007年川南地区首届耳鼻咽喉头颈外科学术会议暨“头颈肿瘤诊治新进展”学习班在自贡市召开。7月，四川大学华西临床医学院“博士快车”服务团学术交流会在市一医院举行。2007年，市四医院承办川南七地市第八届检验学术会议和川南影像学术会议。2011年10月，市四医院协办的国家级继续教育项目——四川省医学会第九次急诊医学会议暨灾害应急救援培训班在自贡开班，全国有200余名医务工作者参加了培训。2012年1月，市一医院普外科联合自贡市医学会主办“2011普外科学术年会暨胃癌外科治疗城市巡讲”活动。2013年4月，“天府特殊教育人才素质提升工程”2013年第四期动作康复师资培训班开班典礼在川卫康院举行，来自全省各地市州85个特殊教育学校的109名骨干教师参加培训；10月，川卫康院举行中国残疾人联合会、教育部第五期“通向明天交通银行残疾青少年助学计划——2013年四川省特殊教育康复师资培训”开班典礼，全省20个地区71所学校73名学员参加培训。

二、参与培训交流

川卫康院及市一医院、市四医院多次邀请内地知名专家及香港、台湾地区康复专家访问及学术交流。1986年5月，香港大学医学院M. K.陈教授应邀到市一医院讲学。2001年5月6日，香港特别行政区议员方皇杰雯代表“健康快车”友好探亲访问团到市一医院举行开诊仪式，自贡市市长等领导及医务工作者200余人参加。2007年1月，四川大学华西医院副院长曾智应邀到市四医院作题为《构建医院医疗管理长效机制的思考与实践》的管理知识讲座，重点内容为科室管理。2009年1月，中国“首席物理专家”、放射肿瘤物理协会主席张红志教授参观指导市四医院肿瘤科，并为市四医院医生作题为《放射肿瘤物理技术进展》的讲座。2011年1月，自贡卫校邀请中国职业教育行动导向教学法培训专家、中国职业培训教学工作指导委员会、教学法专业委员会秘书长张治忠到校，为全校专兼职教师进行历时 3 天的“行动导向教学实务操作”培训。2012 年 1 月，《中国教师报》全国教师培训基地主任、全国优秀校长、中国名校共同体副理事长、中国西部教育顾问张海晨到自贡卫校，对全校师生进行高效课堂培训。2013 年 3 月，台湾财团法人补习教育文教基金会董事长李端端、执行长吴志荣及成都市对台办负责人一行到川卫康院参观考察，并就合作事宜提出建议。2013 年 10 月，四川大学华西医院康复治疗师杨霖、自贡市妇幼保健院副院长熊家玲、川卫康院康复教研室主任章荣及康复科骨干医师受邀在川卫康院开展“SET 训练在肢体障碍患儿中的应用”“脑瘫儿童的日常康复护理”等 8 个专题讲座；12 月，川卫康院邀请泸州医学院教务处副处长陈勤作题为《在有效课堂的音符中寻求改革的华章》教学专题讲座。2015 年 5 月，川卫康院邀请西南医科大学附属医院康复博士王剑雄举办以“正确认识康复及康复医学”为主题的康复博士讲坛，康复系全体师生参加；10 月，川卫康院邀请四川平扬律师事务所律师王中平，举行“以案说法”法律大讲堂进高校讲座，300 余名学生参加。2016 年 1 月，川卫康院邀请高等职业教育研究中心、教育部职业技术教育中心、成都航空职业技术学院、齐齐哈尔工程学院等专家教授举行讲座，全院教职工参加；11 月，台湾辅英科技大学国际暨两岸事务处副处长叶金麟到川卫康院参加专业交流会。2017 年 6 月，川卫康院特邀国际著名华人人物美学设计家杜比作“人物美学学科体系与医美应用”专题讲座，200 多名师生参加；7 月，上海健康医学院教授周进祝受邀到校进行为期 2 天的专题讲座与指导交流，周进祝围绕教学设计、专业建设、说课、职业素养培育等进行专题讲座，并就如何说课予以示范。

除邀请相关专家到川卫康院进行学术讲座和培训以外，川卫康院师生及附属医院医生还外出参加各种学术会议、学术活动。1958 年 9 月，全国医疗技术经验交流会在北京召开，市一医院派人在会上交流“人工冬眠疗法治疗乙型脑炎及小病灶肺炎”研究成果。2011 年 6 月，自贡卫校副校长罗天蔚及相关教师到重庆师范大学特殊教育学院学习特殊教育办学经验。2012年5月，受川港康复中心和香港“站起来”组织邀请，川卫康院院长曾晓奇率教务处、创建办、康复教研室、护理教研室负责人及相关人员到成都参加第二届康复医学在中国的发展现状及未来策略高峰论坛会。12月，川卫康院副院长申奎、黄昌平、罗天蔚率川卫康院职能处室一行16人，到川北医学院参观学习。2014年11月，川卫康院药学系钟辉云到北京参加由科学出版社举办的中职第二轮规划教材主编会，钟辉云被聘为中职《药物化学基础》教材第二主编。2015年11月，川卫康院行政办公室龙良媛、护理系和康复系学科带头人蔡莉、单正根代表川卫康院，到成都医学院新都校区参加“中国（四川省）—荷兰（林堡省）老年健康论坛”，就养老医疗与护理体系、健康养老事业发展、老年医护人才教育培训、老年康复与医院管理等展开学术交流和研讨。12月，川卫康院15名赴港交流学生从自贡出发，参加2016年1月4—8日在香港举行的交流活动。2016年8月，应台北护理健康大学邀请，川卫康院康复系临床康复教研室主任周蜜娟、护理系老年护理教研室主任蔡莉、2015级助产专业石钦蓥和康复专业王钰琦一行4人到台北参加暑期研习营，进行为期12天的医学交流。2017年4月，康复系主任章荣、检验系主任殷明刚、药学系副主任钟辉云、护理系副主任刘佳美应台湾辅英科技大学的邀请，到高雄参加2017创新健康照护教育与实务国际研讨会。其间，钟辉云还前往屏东与大仁科技大学进行专业交流；8月，川卫康院应台北护理健康大学的邀请，派出康复和护理专业2名骨干教师和2名学生代表到台北参加为期12天的暑期研习营，与台北护理大学师生进行康复、助产、中药学等专业的医学交流。

三、提供科技服务

本着“大仁求学，大医济人”校训精神，川卫康院在组织各项学术活动的同时，也将科研技术服务于基层地区和群众。1969年5月，市一医院派4人参加市医疗队到凉山彝族自治州普洛县和雷波县。1970年10月，市一医院组成70人“六二六”卫生工作队到自贡市郊区九洪、永安等6个公社开展医疗服务。1978年1月，派3人参加第二批赴藏医疗队。2000年4月，市一医院举办首届“生命之光”癌症病人康复联谊会，有省内外30名癌症患者参加活动。2005年3月20日，市四医院举办首届全市乡镇卫生院医务人员基础知识培训；6月，市四医院选派由神经外科、骨科、耳鼻咽喉科、普外科及儿科具有较高学术技术水平的5名副高级以上技术职称人员，到平昌县医院进行支援。2005年10月，市一医院“肿瘤患者俱乐部”在肿瘤科成立，为医患之间、患者之间提供交流平台。2010年10月，市四医院副院长杨昆等参加由市委组织部、市人才办牵头、市卫生局组织的医疗专家组，到阿坝县、红原县义诊活动。

2014年11月15日，因支援民族教育质量高，川卫康院被四川省委宣传部、省委统战部、省民族事务委员会命名为“四川省民族团结进步创建活动示范单位”。2015年12月23—24日，川卫康院与自流井区中医院、自贡市第六人民医院就聘请康复顾问、建立养老康复进行对接，对医院成为川卫康院教学基地和非直管附属医院等达成意向性意见。2016年12月5日，川卫康院接受市残联“七彩梦”项目任务，承担33名患儿为期10个月的康复训练任务。

四、校企合作

2014年10月29日，川卫康院与四川迈克生物科技股份有限公司签字校企合作，并举办“迈克学院”成立仪式，系川卫康院首次与企业合作办学。迈克公司向川卫康院医学检验技术专业学生每年提供约10万元奖助学金，并定期邀请行业专家、职场精英以校内讲座、校外拓展训练、企业文化体验等形式开展专业技能和职业素养的拓展培训，使企业培养与学院教学有机结合，岗位需求和行业需求前置到学生在校学习中。是年 11 月 12 日，川卫康院与四川杏林医药连锁有限责任公司签署校企合作协议，成立“杏林大学基础学院”，并举行首届“杏林大学基础学院杏林班”开班仪式。“杏林班”采取“订单”式合作培养模式，择优录取优秀学员进入“杏林大学基础学院杏林班”学习，学校根据企业提出的用人需求，在专业课程中引入企业生产技术标准，修订教学内容，并由校企双方共同开发校本教材。

2015 年 3 月 4 日，川卫康院与四川聚信发展股权投资基金管理有限公司医疗健康事业部，洽谈关于输送康复专业学生以加拿大从事针灸技师工作。4 月 1 日，川卫康院与云南省久泰药业（集团）有限公司签订三年合作协议，成立四川卫生康复职业学院久泰大学生艺术团。7 月 4 日起，川卫康院承办自贡市“中德养老护理项目”，该项目系国家发改委国际合作中心牵线，自贡市政府与德国蕾娜范有限责任公司合作开展的培训项目。9 月 7 日，川卫康院与上海力昌医院投资有限公司、上海赫尔森康复医院、四川赫尔森康复医院有限公司（筹建）洽谈康复专业校企合作，达成合作意向。11 月 18 日，川卫康院与江苏恒瑞医药股份有限公司举行校企合作签字授牌，“恒瑞医药班”开班。

2016 年 9 月 18 日，“德林班”开学典礼举行，系川卫康院康复专业第一个“假肢矫形方向班”。10 月 23—24 日，山东威海国际股份有限公司派员到川卫康院，介绍川卫康院毕业生在日本、德国 4 位护士的生活、工作情况，并与护理系学生续签合作协议。

2016 年 10 月 31 日，川卫康院与台北护理健康大学建立友好学校关系并签订学术交流合作备忘录。

2017 年 3 月 3 日，川卫康院与梵恩诗集团共同创立的“梵恩诗产后康复实训基地”揭牌仪式在川卫康院举行。5 月 11 日，以色列 Clalit 医疗机构、四川铁路产业投资集团公司一行到川卫康院交流洽谈，商讨合作事宜。6月16日，第一届假肢矫形“德林班”结业典礼举行，台湾德林康复辅具集团常务董事、中国康复辅助器具协会理事陈建燐，德林康复辅具集团华西总部总经理高必红和川卫康院领导、有关师生参加。

2017年5月15—16日，台湾大仁科技大学副校长黄国光、药学暨健康学院院长陈福安一行访问川卫康院，举办药学讲座，并与川卫康院签署合作备忘录。

第二节　国际交流合作

1972年4月，市一医院派外科医师迟德兴前往索马里任工程队医师。1987年，市一医院邀请美国加州大学教授到医院讲学。1988年11月，西德6名学者到市一医院参观。1989年2月，澳大利亚对外经济协会客人访问市一医院。8月，意大利天主教参观团访问市一医院。

1997年4月，美国“心连心”组织向自贡市赠送药品仪式在市一医院举行。1998年2月，美国凯福林克公司投入147万元人民币设备，与市一医院合作兴办综合性眼科中心。5月，市一医院邀请德国访问学者、德国神经生物研究所所长、国际神经免疫学家Wekerie教授一行3人到医院讲课。

2000年3月，美国密歇根州米德兰市脊柱按摩协会会长、副主任罗德尼，医生科里·马戈里克和斯蒂芬·克尔恩一行3人到市一医院义诊2天，义诊331人次。2001年3月，美国密歇根州脊柱按摩医师协会专家科里·罗德尼、医师克尔思·斯蒂夫、医师乌戈里克·罗里受邀，到市一医院进行为期3天的脊柱按摩义诊。2002年8月，市一医院王绿平到非洲莫桑比克开展为期2年的援外医疗；9月，市一医院周维良、鄢斌成到非洲莫桑比克开展为期2年的援外医疗。2006年4月，美国密歇根州脊柱校正医生再次到市一医院义诊。2008 年 8 月，美国生命大学专家提姆·葛洛斯应邀到市一医院进行脊柱矫形学术讲座，全市医疗单位 200 余人参加；9 月，市一医院与美国生命大学合作科研项目“自贡市儿童、青少年特发性脊柱侧弯普查及非手术治疗的临床研究”启动。

2012 年 2 月，韩国全南大学口腔医学院外聘教授、美格真 MINEC 种植培训组织会长、全南木浦 MIR 口腔医院院长、口腔医学博士金钟哲应邀在市一医院开展讲座和现场教学演示。5 月，美国生命大学伊藤教授在川卫康院康复教研室进行脊柱神经矫正学及美国文化概要专题讲座。2013 年 10 月，美国学术联盟认证专家拉瑞·黄，课程开发专家罗伊·陈，美国学术联盟（中国）护理教育专家、教育部教育中介工作委员会副主任胡晓静及中国教育国际化发展研究综合研究课题组基层调研工作组副组长楼荣和到川卫康院，进行美国学术联盟认证审计及培训。11 月，美国学术联盟认证审计专家拉瑞·黄、罗伊·陈以及医学专业培训专家、北京朝阳医院脊柱外科医生尼克在川卫康院进行为期 3 天的师资认证审计暨培训，AAA 专家就美国学术联盟 APL 教学系统进行培训，并对 11 名拟认证双语教师进行认证。2014 年 5 月，美国学术联盟董事、亚洲区总裁、博士 ElsieLee 到学院指导工作。2014 年 10 月，川卫康院院长曾晓奇率护理系主任邹金梅、学工处处长邓小利、行政办公室副主任李成一行 4 人到日本与万方株式会社、芦屋国际医学交流中心、一般社团国际人才雇用协会等培训、就业机构洽谈合作；同月 15 日，川卫康院与英国斯旺西大学签订意向性合作协议；11 月 1 日，与乐山海天人才服务公司签署合作协议，开展新加坡护士劳务输出项目、韩国加耶大学“专升本”学历教育项目、韩国首都医科大学游学项目等合作，并开设首期雅思培训班，招收学员 14 名。

2015 年 3 月 4 日，川卫康院与加拿大绿叶健康中心、四川聚信发展股权投资基金管理有限公司医疗健康事业部，洽谈关于输送康复专业学生在加拿大从事针灸技师工作。7月4—10日，川卫康院承办自贡市“中德养老护理项目”第一期培训，自贡市政府养老保障管理人员、养老院院长、医院院长、护理部门主管、社区养老机构、休闲养老公寓负责人等共60余人参加培训。该项目由国家发改委国际合作中心牵线，自贡市政府与德国蕾娜范有限责任公司合作，面向自贡市养老机构管理人员、养老护理从业人员、养老护理教师和学生进行4期培训。7月13—24日，川卫康院承办为期2周的美中友好志愿者项目暑期英语培训班开班，培训由3名年轻的美国志愿者教师马修、梅丽萨和特瑞纳授课，川卫康院及市一医院、四医院70名教职工参加。10月19—23日，第二期“中德养老护理项目”培训开班，川卫康院选拔护理专业36名学生及4名教师参加培训，内容包括养老护理好医疗护理模式、老年疾病学、中药预防措施、老年痴呆患者的护理等。11月8日，川卫康院与日中高龄者福祉协会就养老人才教育培训及相关教材、养老设施、养老服务等方面签订合作框架协议。

2016年2月29日，川卫康院与德国蕾娜范控股股份有限公司就养老护理双元制试点教育项目进行洽谈，双方就校企合作、借鉴德国模式、共同制定养老护理人才的培养方案、教师交流互访等达成一致意见。4月19日，川卫康院与日本茨城县福祉介护事业协同组合，合德介护（长沙）投资管理有限公司、四川上善颐养养老服务有限公司签订合作协议。同日，川卫康院与日本茨城县福祉介护事业协同组合合德介护（长沙）投资管理有限公司、四川上善颐养养老服务有限公司签订合作协议。9月，应德国蕾娜范养老集团（RENAFANPflegenundbetreuen）之邀，川卫康院院长曾晓奇等人到德国蕾娜范集团旗下的医养结合实体访问交流。10月，川卫康院副院长罗天蔚率教务处处长黄康、科研处副处长伍勇、康复系康复教研室主任任凯、行办教师李昉一行5人，参加韩国金泉大学学术科研周；10月17日，川卫康院与韩国南首尔大学建立友好学校关系并签订合作协议；11 月 28 日，川卫康院与德国蕾娜范集团签订卫生康复职业教育集团成员协议。

2017 年 3 月 22 日，四川省人民政府外事侨务（港澳）办公室下属的中日会馆副馆长刘勇率员访问川卫康院，双方就探索推动与日本医学界交流的合作渠道达成共识。4 月 10—17 日，中德养老护理项目第三、四批培训开班，含老年护理模式、老年痴呆症护理、养老院管理等，全市养老机构和医院的中高级护理管理人员和护理员 40 余人参加培训。是月，日本茨城县福祉介护事业协同组合，合德介护（长沙）投资管理有限公司董事长今桥孝司、四川上善颐养养老服务有限公司董事长曾姝一行，到川卫康院参观交流，双方签订合作协议。是月 18—19 日，日本芦屋国际学院院长小野一德率员访问川卫康院，双方就订单式培养赴日就业人才达成共识；小野在川卫康院本部和中职部开展“樱花美芦、流芳东瀛”日本护士培训、工作介绍会，与日语护士班同学交流。是月，与韩国金泉大学签署姊妹学校合作协议书，双方在学术交流、师生互访、专升本合作等项目达成协议。是月，韩国大邱市美容美妆大赛在韩国大邱市举行，川卫康院护理系医学美容专业 1 名教师及 3 名学生代表参赛，其中教师徐玲获大邱市地方政府颁发的唯一“皮肤管理类特别优秀奖”，系该次大赛最高奖项；3 名学生均获得韩国美容协会颁发的优秀奖。10 月 9—13 日，川卫康院院长曾晓奇率护理系主任邹金梅、学工处处长邓小利、行办副主任李成一行 4 人到日本，会见大阪万方株式会社社长姜成虎并签署协议，共同建立日本川卫康院校友会；参观访问大阪芦屋国际学院暨芦屋国际医疗交流中心，了解学生学习日语及备考日本看护师情况、日本护士国家考试要求并签署合作协议；访问山本第三病院及 2 所养老机构；访问新亚国际语言学院，双方签署语言培训合作协议；到川卫康院校友雷平工作的蓝之都脑神经外科病院，听取日本用人单位意见；到赤门会日本语学校访问交流；会见一般社团国际人才雇用协会社长新井永镇，在赴日就业学生担保、留学金、大学学费支援方面签署协议，以每人人民币 1.2 万—1.3 万元的学费支持川卫康院学生到日本就业；川卫康院院长曾晓奇率员赴日本，与大阪芦屋国际学院暨芦屋国际医疗交流中心签署合作协议；与新亚国际语言学院就双方语言培训合作签署协议；与一般社团国际人才雇用协会社长新井永镇进行洽谈，双方在赴日就业学生担保、留学金、学费支援方面签署协议。10 月 10—14 日，川卫康院副院长罗天蔚率团参加韩国金泉大学学术科研周活动，并与金泉大学校长康圣爱签署师生交流研修协议。12 月，韩国金泉大学国际教育交流中心行政主管吴钟赫一行到川卫康院访问。

第七篇

附属医院

第一章　自贡市第一人民医院

第一节　沿　革

川卫康院的两所三甲附属医院（市一医院、市四医院），原本是同一所医院即自贡市人民医院（后改为自贡市第一人民医院）所分立，其传承都可以归属到1908年始建的桐梓坳诊所、自流井雨台山医院、仁济医院。市一医院院址雨台山，曾先后经历自流井雨台山医院、福音医院、仁济医院等发展演变；市四医院院址檀木林街2号（原自流井关外财神庙），其前身则是民国31年（1942）由自贡市政府建立的、公立的自贡市卫生院，以及随后在原址改建的公立重伤医院、市立医院。

清光绪二十八年（1902），英国内地会传教士到自流井传教，建自流井教区。清光绪三十二年（1906），加拿大基督教卫斯理宗传教团（又称英美会，1918年改称美道会）派传教士到自流井教区传教。以布道为中心，从布道、教育和医务三方面进行传教活动。其中有位传教士E-. C. Wilford（音译：威尔福德，中文名：胡祖遗），在自流井灯杆坝租2间店铺，门额题“福音堂”。身为医师的胡祖遗一面传教，一面免费行医治病，开创西医在自流井地区行医历史。清光绪三十四年（1908），胡祖遗将福音堂迁至自流井桐梓坳，租李德文所有的房屋数间，传教时正式开办诊所。诊所未命名，时人称洋医馆。聘加拿大多伦多大学医科毕业医师 W. J. Sheridan（音译：谢里登，中文名：沈德才）专事医疗工作。诊所设简易病床 10 张，只收男病人。诊所分内、外两科，外伤用碘酒、高锰酸钾，内科主要用奎宁治疟疾、山道华驱蛔，并派医生到附近县场镇巡回医疗。在华工作预算 900 银圆（加币 300 元）。该诊所开启自流井地区西医医疗机构历史，系今自贡市第一人民医院前身。

清宣统元年（1909），胡祖遗开始为购买医院地产筹资。民国元年（1912）10 月至民国 2 年（1913）11 月，胡祖遗从教会和当地盐商、教民筹银 7500 两，先后 3 次以永租形式（租期 99 年）租得王氏在自流井雨台山西面坡地的旧房屋、废盐井及坟地等地块共 14.2 亩，开始筹建医院。

民国 3 年（1914），胡祖遗组织起草，由成都华英书局铅印《自流井雨台山医院理由书》，报送教会并广为散发。声明创设医院宗旨为："创兴院医，素抱大同主义以保障国民。疮痍扶持，生民危弱，非有观察世界之眼光，裁制物情之识断，为中国前导，为政府后盾，恐不足登同胞于衽席。今欲此举，笃念邦交，热忱公益。使人人有雄壮之胆识，有力量之精神。以身体为主要，以卫生为前提。庶人人可自立，亦人人可自强。此和衷共济，大表同情。组织医科，格物而为济世，救人之心，不如创兴医院，普济同胞。"列举创办医院的困难和克服办法。特别提出"因时制宜，量地创办"的渐进方针。是年，建成一幢二层砖木结构楼房作为病房（使用 40 年后在 1954 年的地震中损毁），并在山顶建成两幢住宅楼（各两层）供加拿大医生居住，其中一幢一直保存并使用至今。时称自流井雨台山医院，初设病床 20 张。民国 4 年（1915），由英国建筑工程师叶其蓁设计出新病房。民国 5 年（1916）初，开始筹建 3 层的男女病房大楼。是年，病床增至 50 张。

民国 6 年（1917），男病房大楼竣工，自流井雨台山医院改称福音医院。设病床 60 张，年手术 500 人次，门诊 1 万人次。是年，开始自办看护训练班。

民国 7 年（1918），英国内地会退出自流井教区，让渡于加拿大英美会，英美会改名美道会。是年，医院女病房竣工，福音医院更名自流井仁济男女医院，隶属中华基督教会医务委员会，院长 W. Crawford（中文名：高子豪）。此时，医院的病房建筑规模已列全川之首，超过成都华西医院。在乐山、荣县设分院，药品、物资由自流井总院供给。民国 18 年（1929），自流井仁济男女医院正式定名为自流井仁济医院，隶属四川中华基督教会医务委员会。民国 28 年（1939）9 月 1 日，自贡市建市，自流井仁济医院更名为"自贡市私立仁济医院"（简称仁济医院）。在抗日战争时期，自贡多次被日机轰炸，仁济医院在救治受伤兵士和市民中，起到主要作用，声名远播。民国 33 年（1944）2 月 19 日，民国政府财政部部长、中央银行总裁孔祥熙签单"中央银行委托书"，特聘仁济医院为"本行委托医院"，承担"本行自流井分行员工医疗及保健事宜"。民国 38 年（1949）6 月，仁济医院最后一任加拿大籍院长 G. B. Helde（中文译名：赫维德）返国，由中国籍内科医师马君牧接任院长。时有病床 80 张，职工 102 人，其中卫技人员 23 人（医师 7 人，护士 11 人）。

1951 年 5 月 23 日，川南人民行政公署委托自贡市人民政府接管仁济医院。9 月 10 日，更名为川南第二医院（川南第一医院在川南行署所在地泸州，后为泸州医专），直属川南行署领导。1952 年 9 月，医院交由自贡市人民政府卫生局领导，时有病床 144 张，职工 102 人。

1953 年 1 月 1 日，川南第二医院与自贡市立医院合并为自贡市人民医院，市政府任命原川南第二医院院长马君牧为自贡市人民医院院长，原自贡市立医院代院长史克宪为副院长。院部和内科部设在雨台山骑坳井原川南第二医院，含内科、儿科、结核科，有病床 144 张，后增设传染科，增病床 20 张；外科部设在原市立医院，设外科、妇产科、五官科，病床 126 张。原川南第二医院与自贡市立医院的 3 所门诊集中在竹棚子老君庙，成立自贡市人民医院门诊部。到 1953 年底，全院病床 284 张，职工 253 人。

1955 年 3 月，自贡市人民医院设在竹棚子的门诊部迁往关外原自贡市公费医疗预防门诊部应诊。是年，因自贡市另建 2 所公立医院，9 月 10 日自贡市人民医院更名为自贡市第一人民医院（简称市一医院）。到 1966 年“文化大革命”开始前，市一医院有病床 400 张，职工 428 人。

1973 年，市一医院新建外科楼竣工。1974 年 1 月 1 日，自贡市第一人民医院分立为以内科部（骑坳井）为基础的自贡市第一人民医院和以外科部（原关外财神庙）为基础的自贡市第四人民医院（简称市四医院）。分立后的市一医院有病床 280 张，职工 362 人。

2003 年 9 月 10 日，经自贡市人民政府批准，市一医院与自贡卫校合并组建“仁济医学中心”，并于 11 月正式挂牌。2004 年底，由仁济医学中心承建的自贡市传染病医院开始动工。2006 年 9 月，仁济医学中心接受四川大学华西医院康复中心授牌，成为其康复医学教学点及假肢矫形器定点装配中心。

2007 年 10 月，经四川省卫生厅批复，市一医院创建为国家三级甲等综合医院。2008 年，仁济医学中心在沿滩板仓建成自贡市传染病医院，并开始门诊服务。2012 年 8 月 1 日，市一医院在首届川南“名医院、名科室”评选活动中，被评为“川南十大名医院”。

2014 年 1 月，中共自贡市委、市政府决定，撤销仁济医学中心，市一医院自建独立机构，并与市四医院一同成为川卫康院的附属医院。2015 年 8 月 21 日，自贡市传染病医院（市一医院板仓分院）被四川省中医药管理局确定为四川省中医药防治传染病临床基地，承担区域内传染病防治工作。

截至 2017 年，市一医院发展成为中国 500 所大型医院成员、卫生部批准的爱婴医院、卫生部国际救援中心网络成员、卫生部脑卒中基地医院、卫生部病理远程会诊及质控试点单位、涉外医疗单位、国家综合医院中医药工作示范单位、国家首批住院医师规范化培训基地，国家机关事务管理局确定的首批节约型公共机构示范单位，四川省儿童先心病介入治疗定点医院、四川省卫计委确定的自贡及内江“医疗作战区”领头医院、四川省综合医院中医药工作示范单位、四川省脐带血采集医疗机构；自贡市公共卫生应急医院、自贡市重大疾病新农合市级定点救治医院，四川卫生康复职业学院附属医院、川北医学院非直管附属医院、成都中医药大学等院校的教学医院、重庆医科大学附属儿童医院指导医院，医院有在岗职工 2199 人，其中专业技术人员 1952 人；年门诊、急诊人次 106.24 万人次，年出院 8.13 万人次。

第二节　管理体制

自流井雨台山医院、福音医院、自流井仁济男女医院、自流井仁济医院和自贡市私立仁济医院属教会医院，实行教会领导下的院长负责制。民国 27 年（1938），建立自流井仁济医院董事会，该院实行教会和董事会双重领导下的院长负责制。

民国 3 年（1914），自流井雨台山医院建成并开始收治病人，胡祖遗任首任院长。民国 4 年（1915），胡祖遗应征回加拿大，参加第一次世界大战。加拿大人克劳福德（Stallaw Crawford，中文名：高子豪）接任，成为第二任院长。

民国 11 年（1922），高子豪被教会调往成都，由加拿大人艾伦（F. F. Allan，中文名：冷泽清）接任。民国 16 年（1927），冷泽清被调往重庆。是年，因南京发生排外事件，并向全国波及，各国侨民纷纷撤回本国。自流井的加拿大医生亦回国，医院便由中国人胡承先担任院长，是为医院第四任（中国籍首任）院长。民国 17 年（1928），加拿大人返回自贡。由长期在仁济医院主持医务的医师沈德才接任院长。民国 31 年（1942），沈德才回国，由霍夫曼（C. M. Hoffman，中文名：洪乃宽）接任院长。民国 35 年（1946），洪乃宽回国，由海德（G. B. Helde，中文名：赫维德）接任。民国38年（1949年9月30日止）8月，赫维德回国，中国人马君牧接任，是为医院第八任（中国籍第二任）院长，也是自贡市建市后的首任中国籍院长。

民国27年（1938），成立医院董事会。由川康盐务管理局局长王佩衡担任董事长，董事有余冠琼、欧阳尔彬、侯策名、李云湘、熊佐周、汉正礼、曾子郁、沈德才等。以后，董事长和董事会成员数次更换。医院大事都经董事会议决，从成立到民国31年（1942），开过8次董事会，平均每年两次。

在仁济医院，长期只有内科医师、外科医师、牙科医师，未单独设立各科科室。各科医师基本上都兼任学校专业课教师。马君牧任院长时，设医务主任一职，由外科医师何贵义担任。此外，医院设立护士部，并设护士部主任，下面设有各科护士长。在未设护士部前，由护士长兼任自流井仁济护校校长，建立护士部后，由护士部主任兼任自流井仁济护校校长。

1951年5月23日，自贡市人民政府受川南行署委托接管仁济医院。由市卫生局局长张泛舟兼任军代表，高永林任副军代表。私立教会医院正式变为人民政府领导的公立医院。9月10日，正式更名为川南第二医院，川南行署任命马君牧为院长，何贵义、高永林为副院长。此时医院的体制为川南行署领导下的院长负责制。在医院内设机构方面，设内科和外科。内科主任由马君牧兼，外科主任罗席全，外科护士长江文馨，门诊部护士长林淑培，手术室护士长王淑芳，供应室护士长蓝芹祥，会计梁作民，保卫干事吕新和。

1952年10月，医院建立党支部，首任支部书记李铁铮，副书记高永林。是年12月，何贵义调川南一医院。

1953年1月1日，川南第二医院与自贡市立医院合并为自贡市人民医院，马君牧任院长，原市立医院代院长史克宪及高永林任副院长。时川康盐务管理局原址（骑坳井）称内科部，病床160张；市立医院原址

（关外财神庙）称外科部，病床124张，职工共253人。内科主任由马君牧兼，检验科主任由史克宪兼，外科主任罗席全，门诊部主任田玉玻，药剂主任陆均清，内科护士长王淑芳、胡治华，外科护士长江文馨、龚静修，手术室护士长林淑培，供应室护士长蓝芹祥，理疗室护士长刘德前，秘书李铁铮，医务秘书杨聚林，事务主任游伯良，会计室主任梁作民（代），保卫干事吕新和、殷灿威。2月，高永林调离，陈守忠任党支部副书记。5月29日，自贡市人民政府批文任命：李志祥、江文馨、龚静修、秦家英为自贡市人民医院医士，郑碧辉、蓝惠祥、黄仲玉、朱贵容为自贡市人民医院护士长，杨静崇、尚昌琳为代理护士长。1954年1月，史克宪调离。1956年4月，任命李铁铮、罗席全为副院长。

1957年10月，建立中国共产党自贡市第一人民医院总支委员会，李铁铮任总支书记，崔鑫任副书记。1960年1月换届，侯勤修任党总支书记，黄生传任副书记，直至“文化大革命”前夕。此间，已逐步过渡到院党总支领导下的院长负责制。

1967年2月，行政机构瘫痪，由群众组织临管会接管医院，其负责人为刘庆英。1967年5月，医院成立革委会筹备组，组长曾正华，副组长谢永昌。1968年7月22日，市一医院革命委员会成立，无革委会主任，副主任杨贵枝、谭延海。1970年7月，市一医院党的核心领导小组成立，黄生传任组长，改组院革委会。革委会副主任为黄生传、谭延海、任占元、徐祖华、肖建章。1972年7月，增补朱坚、陈守忠为革委会副主任。11月，黄生传被批准为革委会主任。12月，免去任占元、徐祖华革委会副主任职务。1973年10月，增补马君牧、朱兆龙为革委会副主任。

1974年，市一医院分立为市一医院与市四医院。分立后市一医院革委会主任为黄生传，副主任马君牧、朱兆龙、谭延海、肖建章。1976年4月，成万钧补任革委会副主任。1978年3月，黄生传调任市卫生局副局长，马君牧任市一医院革委会主任。7 月，成万钧调自贡卫校。8 月，革委会名称取消，恢复院长、副院长名称，马君牧任院长，朱兆龙、侯勤修任副院长。1980 年 12 月、1981 年 11 月，郑碧辉、孙宗鉴先后任副院长。

1984 年 5 月，马君牧退休，陈希文接任院长，副院长为郑碧辉、孙宗鉴、余隆杰。是年，在卫生体制改革中，市一医院开始实行院长负责制，党委起保证监督作用，毕士金任党委书记。

1989 年，市一医院院长未变，副院长变更为孙宗鉴、余隆杰、万国忠、侯叔康。1992 年 2 月、3 月，孙宗鉴和余隆杰先后被免去副院长职务，增补周泸清为副院长。1996 年 8 月，增补张开诚为副院长。1999 年 7 月，陈希文退休；免去周泸清、万国忠、侯淑康副院长职务，周泸清改任院党委书记。

2003 年，市一医院与自贡卫校合并组建仁济医学中心。2014 年，仁济医学中心撤销，市一医院作为川卫康院的附属医院后，市一医院院长由川卫康院党委书记刘建辉兼任，副院长有姜晓燕、丁中印、申奎、张新高、李华、罗天蔚。市一医院党委书记由姜晓燕担任。

2015 年 3 月 25 日，市一医院第八次党员代表大会召开。选出党委委员丁中印、申奎、刘建辉、李华、姜晓燕、舒惠娟，姜晓燕为党委书记、李华为副书记；选出纪委委员王晓玲、成莉、李华、胡伟科、徐立，李华为纪委书记。

自贡市第一人民医院及其前身院长（负责人）一览表

表 7-1

机构名称	姓　名	性别	文化程度	职务	任职时间
桐梓坳诊所	胡祖遗	男	大学	负责人、医师、传教士	1908—1914 年
仁济医院（含自流井雨台山医院、福音医院、自流井仁济男女医院、自流井仁济医院）	胡祖遗	男	大学	院长、医师、传教士	1914—1915 年
	高子豪	男	大学	院长、医师	1915—1922 年
	冷泽清	男	大学	院长、医师	1922—1927 年
	胡承先	男	大学	院长、医师	1927—1928 年

续表7-1

机构名称	姓　名	性别	文化程度	职务	任职时间
接上一栏	沈德才	男	大学	院长、医师	1928—1942 年
	洪乃宽	男	大学	院长、医师	1942—1946 年
	赫维德	男	大学	院长、医师	1946—1949 年
	马君牧	男	大学	院长、医师	1949—1951 年
	何贵义	男	大学	副院长、医师	1949—1951 年
川南第二医院	张泛舟	男	—	卫生局长兼军代表	1951 年 5—9 月
	马君牧	男	大学	院长	1951 年 9 月至 1952 年 12 月
	何贵义	男	大学	副院长	1951 年 9 月至 1952 年 12 月
	高永林	男	高中	副军代表、副院长	1951 年 5 月至 1952 年 12 月
自贡市人民医院、分立前的自贡市第一人民医院	马君牧	男	大学	院长 革委会副主任	1953 年 1 月至 1968 年 7 月 1973 年 10 月至 1974 年 1 月
	高永林	男	高中	副院长	1952 年 12 月至 1953 年 2 月
	史克宪	男	大学	副院长	1953 年 1 月至 1954 年 1 月
	李铁铮	男	高中	副院长	1956 年 4 月至 1959 年 12 月
	罗席全	男	大学	副院长 革委会副主任	1956 年 4 月至 1968 年 7 月 1972 年 7 月至 1973 年 12 月
	杨贵枝	女	中专	革委会副主任	1968 年 7 月至 1970 年 3 月
	谭延海	男	小学	革委会副主任	1968 年 7 月至 1978 年 5 月
	黄生传	男	中专	革委会副主任 革委会主任	1970 年 7 月至 1972 年 10 月 1972 年 11 月至 1974 年 1 月
	任占元	男	初中	革委会副主任	1970 年 7 月至 1972 年 12 月
	徐祖华	女	大学	革委会副主任	1970 年 7 月至 1972 年 12 月
	肖建章	男	中专	革委会副主任	1970 年 7 月至 1978 年 7 月
	朱　坚	男	初中	革委会副主任	1972 年 7 月至 1973 年 12 月
	陈守忠	男	高中	革委会副主任	1972 年 7 月至 1973 年 12 月
	朱兆龙	男	大学	革委会副主任	1973 年 10 月至 1974 年 1 月
分立后的自贡市第一人民医院	黄生传	男	初中	革委会主任	1974 年 1 月至 1978 年 3 月
	马君牧	男	大学	革委会副主任 革委会主任 院长	1974 年 1 月至 1978 年 3 月 1978 年 3—8 月 1978 年 8 月至 1984 年 5 月
	陈希文	男	大学	院长	1984 年 5 月至 1999 年 7 月

续表7-1

机构名称	姓　名	性别	文化程度	职务	任职时间
分立后的第一人民医院	朱兆龙	男	大学	革委会副主任、副院长	1974 年 1 月至 1984 年 5 月
	成万钧	男	大学	革委会副主任	1976 年 4 月至 1978 年 7 月
	候勤修	男	初中	副院长	1978 年 8 月至 1984 年 5 月
	郑碧辉	女	中专	副院长	1980 年 12 月至 1989 年 7 月
	孙宗鉴	男	大学	副院长	1981 年 11 月至 1992 年 2 月
	余隆杰	男	大学	副院长	1984 年 5 月至 1992 年 3 月
	万国忠	男	大学	副院长	1989 年 7 月至 1999 年 7 月
	候淑康	女	大学	副院长	1989 年 8 月至 1999 年 7 月
	周泸清	女	大专	副院长	1992 年 2 月至 1999 年 7 月
	张开诚	男	大专	副院长	1996 年 8 月至 2003 年 9 月
	吕平海	男	大专	副院长	1999 年 7 月至 2003 年 9 月
仁济医学中心	略（见第二篇）				
四川卫生康复职业学院附属自贡市第一人民医院	刘建辉	男	大学	院长	2014 年 1 月起
	姜晓燕	女	—	副院长	2014 年 1 月起
	张新高	男	大学	副院长	2014 年 1 月起
	李　华	女	大学	副院长	2014 年 1 月起
	罗天蔚	女	大学	副院长	2014 年 1 月起

自贡市第一人民医院及其前身党组织负责人一览表

表 7-2

机构名称	姓　名	性别	文化程度	职　务	任职时间
川南第二医院、自贡市人民医院、自贡市第一人民医院	李铁铮	男	高中	支部书记 总支书记	1952 年 1 月至 1957 年 10 月 1957 年 1 月至 1959 年 12 月
	高永林	男	高中	支部副书记	1952 年 1 月至 1953 年 2 月
	陈守忠	男	高中	支部副书记	1953 年至 1957 年 7 月
	崔　鑫	男	—	总支副书记	1957 年 1 月至 1958
	侯勤修	男	初中	总支书记	1960 年 1 月至 1970 年 7 月
	黄生传	男	中专	总支副书记 党的核心小组组长 总支书记	1960 年 1 月至 1970 年 7 月 1972 年 11 月至 1975 年 9 月 1975 年至 1978 年 3 月

续表7-2

机构名称	姓　名	性别	文化程度	职　务	任职时间
接上一栏	任占元	男	—	党的核心小组副组长	1970 年至 1972 年 11 月
	朱　坚	男	—	党的核心小组副组长	1972 年 1 月至 1973 年 12 月
	赵荣章	男	—	总支副书记 党委副书记	1975 年 9 月至 1980 年 12 月 1980 年 12 月至 1983 年 4 月
	成万钧	男	大学	总支副书记 总支书记 党委书记	1976 年 3 月至 1978 年 6 月 1978 年至 1980 年 12 月 1980 年 12 月至 1984 年 5 月
	孙宗鉴	男	大学	党委副书记	1981 年 11 月至 1984 年 12 月
	毕仕金	男	大学	党委书记 纪委书记	1984 年至 1999 年 7 月 1992 年至 1995 年 6 月
	周泸清	女	大专	党委书记	1999 年 7 月至 2003 年 9 月
	邓云尧	男	中专	党委副书记 纪委书记	1984 年至 1993 年 9 月 1984 年 1 月至 1990 年 1 月
	黄志国	男	大专	党委副书记 纪委书记	1997 年至 2003 年 9 月 1999 年至 2003 年 9 月
	袁静华	女	大专	纪委书记	1990 年 1 月至 1992 年 6 月
	王思桂	女	大专	纪委书记	1995 年至 1999 年 7 月
仁济医学中心	略（见第二篇）				
四川卫生康复职业学院附属自贡市第一人民医院	姜晓燕	女	大学	党委书记	2014 年 1 月起
	曾晓奇	男	大学	党委副书记	2014 年至 2015 年 3 月
	黄志国	男	大专	党委副书记、纪委书记	2014 年至 2015 年 3 月
	李　华	女	大学	党委副书记、纪委书记	2015 年 3 月起

第三节　医院建设

一、科室建设

20 世纪 30 年代，仁济医院设有检验室、药室、卫生机器室、割镇室（手术室）。

民国38年（1949）6月，马君牧接任院长。时有职工102人，其中卫技人员23人（其中医师7人，护士11人，其他5人。）。

1953年，川南二院与自贡市立医院合为自贡市人民医院，有职工253人。可供自贡卫校实习的科室有内科、儿科、结核科、传染科、外科、妇产科、五官科。

1966年，市一医院有职工428人。1967年8月15日，新门诊大楼开始应诊，设普通内科、小儿科内科、结核科、中医内科、中医骨科、针灸科和内儿科急诊室。外科门诊在原关外门诊部，设普通外科、五官科、口腔科、妇产科、皮肤科和外科急诊室。

1974年，市一、四医院分立后，市一医院有职工362人。可供自贡卫校实习的科室有内科、结核科、传染科、儿科、外科、妇产科、五官科、口腔科、中医科。

1981年9月，市一医院成立骨科。1984年，在结核科的基础上建立呼吸科。1989年，建立心血管科。1991年10月，设肝胆、烧伤、普外、胸外、神外、泌外、骨科、妇科、产科、口腔、眼、耳鼻喉12个病区、9个手术间。1998年10月13日，市卫生局同意市一医院设置儿科、呼吸内科、肝胆科3个重点专科。2004年11月，市一医院肿瘤科、心血管内科、呼吸科被评为首批市级重点专科。

2005年，仁济医学中心设置一级科室增加到26个。其中，临床类科室有内大科、外大科、眼科、妇产科、传染科、急诊科、耳鼻喉科、中医科、康复科、麻醉科、预防保健科、口腔科、儿科、皮肤科、肿瘤科、重症监护室，医技类科室有功能科、检验科、药剂科、输血科、病理科、核医学科、放射科、营养科、手术室、消毒供应室。一级科室下设有33个二级科室。其中，内大科下设肾病科、消化科、心内科、神经内科、呼吸内科、血液内分泌科，外大科下设普通外科、胸心外科、神经外科、西医骨科、肝胆外科、泌尿外科，妇产科下设妇科和产科，康复科下设中骨科、肛肠科、理疗科、针灸科，儿科下设小儿内科和新生儿专科，肿瘤科下设自贡市肿瘤防治中心、放疗室，功能科下设 B 超室、心电图室、脑电图室、内窥镜室，药剂科下设门诊药房、住院药房、药库、临床医学室，放射科下设普通放射室、介入治疗室、CT 室。是年，市一医院呼吸科有医护人员 20 名，其中高级职称 6 名、中级职称 5 名、研究生 2 名。年门诊量超 5000 人次，年住院 1000 余人次，居全市医疗机构第一位。2000 年，呼吸科通过省级重点专科评审，实现自贡市省级重点专科零的突破。

2007 年 3 月，市一医院神经内科被命名为第二批市级重点专科，总数增至 4 个。2008 年 10 月 13 日，传染病房整体搬迁至板仓医院，该医院住院部全面投入运行。2009 年 4 月，市一医院呼吸科获省卫生厅“省级甲级重点专科”授牌，传染科被批准为省级乙级重点专科在建科室。2012 年 1 月 6 日，自贡市传染病医院（市一医院板仓分院）被国家中医药管理局确定为第三批中医药防治传染病临床基地建设单位。12 月 14 日，市一医院眼科被市卫生局确定为市级甲级重点专科。

2013 年 1 月 9 日，市一医院“康复医学新技术”被四川省外国专家局授予省级引进国外智力示范单位。3 月 29 日，市一医院被确认为四川省儿童先心病介入治疗定点医院。7 月 22 日，市一医院设置健康管理科与体检中心合署办公；成立干部保健科，挂靠健康管理科。9 月 27 日，眼科被评为四川省重点专科建设项目单位。12 月 30 日，呼吸内科被确定为级省甲级重点专科。

2014 年 6 月 30 日，市一医院中医肺病科被省中医药管理局确定为省级重点建设专科。7 月 16 日，市一医院被省卫生和计划生育委员会授予“四川省省级癌症规范化治疗示范病房”称号。9 月 4 日，检验科临床病原微生物、免疫实验室符合自贡市可感染人类病原微生物二级生物安全实验室规范，予以备案。10 月 21 日，医学检验科被评为市级甲级重点建设专科。10 月 22 日，医学检验科被市卫生局确定为甲级重点建设实验室。11 月 10 日。市一医院被市卫生局确定为预防接种异常反应救治定点医疗机构。12月2日，重症医学科通过市卫生局验收被确定为市级甲级医学重点专科。12月23日，市一医院新增市级质控中心7个：康复医学质量控制中心、口腔科质量控制中心、神经内科质量控制中心、感染性疾病科质量控制中心、临床营养质量控制中心、眼科质量控制中心、肿瘤性疾病医疗质量控制中心。2015年10月10日，传染科被四川省卫生厅授牌为乙级重点专科。12月2日，重症医学科被市卫生局确定为市级甲级医学重点专科。

截至2017年，市一医院设有临床科室31个，医技科室10个，建有省级重点专科8个、市级重点专（学）科16个、市级质控中心20个，建成胸痛中心、房颤中心、卒中中心、自贡市癌症中心等。

二、设施设备

民国7年（1918），自流井仁济男女医院有男女病房2幢。民国9年（1920），有床位150张，医院规模与年门诊量居全川之首，时自流井仁济护校办学、实习均在院内。

民国38年（1949）6月，仁济医院有病床80张。1950年10月14日，自贡市仁济医院概况报告表中列有病床120张，实验室有普通检验部、血清部、化学部、细菌部、显微镜5架、细菌孵箱1个及其他用具，爱克司光部有美国产30毫米X光机1部，手术室有一般器械、眼耳鼻喉及脑外科部分器械，药房有天平2架及其他零碎用具。

1951年5月23日，自贡市人民政府接管仁济医院时，有病床80张，占地面积1.3万平方米，房屋建筑面积7963平方米。1952年9月，医院交由自贡市人民政府卫生局领导时，有病床144张。1952年，川南二医院时期，增加中型爱克司光机、紫红外线机、短波电疗机各1部。

1953年，川南二院与自贡市立医院合为自贡市人民医院，全院有病床284张。1954年，添置国产晶体管心电图机1台、匈牙利产100毫安X光机1台、东德产大冰柜2台。

1966年前，市一医院已有病床400张。1967年8月15日，新门诊大楼开始应诊。1974年，市一、四医院分立后，市一医院有病床280张。1955—1974年分立为一、四医院期间，添置心电图机、A型超声诊断仪、黑白同位素扫描机、微波治疗机各1台。1976年，市一医院有肾图仪、心电图机、高压氧舱、深度爱克司光机各1台。1977年6月，市一医院钴60放射治疗室竣工。

1984—1985年，市一医院添置日本产B超仪、NS-II型钴60治疗机、匈牙利产深部X光机、苏联产600毫安X光机、美国产7200型人工肾机、日本岛津产B型超声诊断仪各1台。

1990年9月，市一医院筹建ICU和CCU病室。1991年10月，市一医院外科楼加固加层工程竣工，增面积2551平方米，共6300平方米，增床位101张，达361张。1991—1997年，添置日本岛津产彩色多普勒血流检查仪、西德产经皮胆镜治疗仪、日本东芝产SSH-140A型彩色多普勒超声诊断仪、日本产十二指肠纤维直肠镜、美国产高速血液透析仪、脑电地形图仪、意大利产全自动生化仪、腹腔胆囊切除镜、日本岛津产SCT-4500TE型计算机体层扫描装置（CT）、日本产诱发电位仪、美国产北美麻醉机、国产89II型人工心肺机、美国产610型血球仪、日本东芝产SSA-340A型彩色B超、中国核动力产GWGD80型钴60远距离治疗机、日本岛津产CT-8000型全自动生化分析仪各1台。

2000年10月25日，市一医院病理科与华西医科大学开通GD型病理学诊断仪远程会诊系统。2000—2001年，添置美国CE公司产Hispeed-FX\I型螺旋CT、美国惠普公司产惠普4500型彩色B超各1台，及德国产I-CCD型椎间盘镜手术系统1套。2003—2004年，市一医院添置日本东芝产PV6000型彩色B超、美国CE公司产XR\D型全数字化摄片X线机、美国CE公司产LCV+型血管造影系统X线机、美国CE公司产TH-600型数字化胃肠X线机、日本东芝产纳米型彩色B超、德国产

SonoCA-190型超声刀全套、科医人产Warelight型鹰视专用红外线眼球主被动跟踪系统各1台。

2005年，仁济医学中心投资2600万元新建内科楼竣工使用，有病床506张。5月，投资280万元改造双回路电源工程，由4千伏扩容到10千伏；投资10万元完成汇东门诊电源工程安装工作，安装ICU和手术室共用的自备应急发电机。是年，购置1台AED（自动体外除颤仪）供急诊科使用。

2007年6月，投资1000万元购置德国西门子公司“全数字化PRIMUS型直线加速器”、荷兰“核通三维治疗计划系统”、美国“CT模拟定位系统”、全套铅模系统、专用X线模拟定位机、钴60远距离治疗机等一系列肿瘤治疗设备；为急诊科购买2个指式脉氧仪用于院前急救。7月，购置美国设备“GEM PREMIER3000血气分析仪”。8月，购买美国科医人公司“眼底激光治疗仪”设备，利用北欧贷款130万美元购置德国西门子医用双龙子直线加速器，填补本地区肿瘤治疗空白。11月，购置当时世界最先进的丹麦产MADSEN0B922听力计。

2008年5月，购置美国EPICS流式细胞分析仪。11月，购买美国巴德公司乳腺穿刺活检诊断设备。12月，购买加拿大艾泰克肌电图仪，填补自贡地区一项空白。2009年6月，投资230万元引进美国GE公司的VIVI7实时三维彩色心脏超声检查仪。

2010年4月19日，引进当时世界最先进的美国爱尔康公司产高速玻璃体切割仪。8月，省发展和改革委员会发文，转中央预算内资金下达，自贡卫校教学实验楼（与市一医院共用）建设项目获国家1000万元资金支持。同月27日，安装使用神经外科专用手术显微镜和开颅动力系统。同月31日，引进意大利索灵公司最新生产的全自动化学发光仪和试剂开展TORCH8项目，填补自贡地区该项检测空白。

2011年9月15日，住院医技及教学实训楼竣工验收。2012年3月，引进全市首家新一代奥林巴斯CLV-260SL全套胃肠镜主机及光源系统。

6月1日，省卫生厅对市一医院核准编制床位1800张（含自贡市传染医院100张）。12月16日，“卫生部病理远程会诊及质控项目”启动仪式在北京举行，市一医院成为四川省唯一一家卫生部病理远程会诊及质控试点单位。

2013年4月15日，市一医院艾滋病检测实验室被省卫生厅考评为“2012年度四川省室间质量评价”优秀等次。5月17日，市一医院被省卫生厅评为四川省一级数字化医院。7月22日，市一医院住院医技及教学实训楼工程获2012年度四川省建设工程天府杯金奖。7月29日，自贡市发展改革委员会对市一医院下达儿童医疗服务体系建设项目2013年中央预算内投资计划：建设规模1.8万平方米，中央预算内投资3670万元，地方投资3830万元。同日，给市一医院下达全科医生临床培养基地建设项目2014年中央预算内投资计划：建设规模8000平方米，中央预算内投资1800万元，地方投资600万元。2013年12月4日，市一医院通过国家卫生计生委考核，被评为A级（最优级）“数据对接工作达标”单位，获数据对接正式账户，成为自贡首家达A级标准的医院。

2014年2月19日，市一医院获首批“自贡市温馨医院”称号。4月9日，市一医院被国家机关事务管理局确定为首批节约型公共机构示范单位。6月12日，市卫生局对全市13家二级及以上医疗机构开展优质护理服务专项检查评价，市一医院居第一名。11月10日，市一医院为省医保局确定为医保省内异地结算第一批试点单位，成功通过医保系统验收。12月23日，市一医院参与建设的自贡市影像会诊平台通过测试，开始联网试运行。同月31日，省卫计委组织专家对四川省32个住院医师规范化培训基地进行现场评估，市一医院被评为2011—2013年度“四川省住院医师规范化培训先进基地”。次年7月，市一医院妇产科在全市率先引进高强度聚焦超声肿瘤治疗系统海扶刀。

截至2017年，市一医院占地11.67万平方米（含传染病医院），业务用房面积 10 余万平方米，有编制床位 1800 张，实际开放床位 2300 张。拥有 GE128 排超 CT、ECT、MR、GE 数字减影血管造影系统等高精尖专业设备，设备总值 3 亿余元。

1938—2015 年自贡市第一人民医院（含前身医疗机构）大型仪器设备增加情况表

表 7-3

日期	设备名称	产地	数量（台）	购置成本（万元）
1938 年	30 毫安 X 光机	美国	1	—
1950 年	30 毫安 X 光机	—	1	—
1952 年	中型爱克司光机	—	1	—
1952 年	紫红外线机	—	1	—
1952 年	短波电疗机	—	1	—
1953 年	晶体管心电图机	国产	1	—
1954 年	100 毫安 X 光机	匈牙利	1	—
1954 年	大冰柜	东德	2	—
1960 年	心电图机	—	1	—
1966 年	A 型超声诊断仪	—	1	—
1974 年	黑白同位素扫描机	—	1	—
1974 年	微波治疗机	—	1	—
1975 年	肾图仪	—	1	—
1975 年	心电图机	—	1	—
1976 年	高压氧舱	—	1	—
1976 年	深度爱克司光机	—	1	6.8
1984 年	B 超仪	日本	1	—
1984 年	自动生化仪	美国	1	—
1985 年	NS-II 型钴 60 治疗机	—	1	—
1985 年	深部 X 光机	匈牙利	1	—
1985 年	600 毫安 X 光机	苏联	1	—
1985 年	7200 型人工肾机	美国	1	—
1985 年	B 型超声诊断仪	日本岛津	1	—

续表7-3

日期	设备名称	产地	数量（台）	购置成本（万元）
1991 年	彩色多普勒血流检查仪	日本岛津	1	100
	经皮胆镜治疗仪	西德	1	14.1
	彩色多普勒超声诊断仪 SSH-140A 型	日本东芝	1	99
	十二指肠纤维直肠镜	日本	1	10.93
1992 年	高速血液透析仪	美国	1	13.5
	脑电地形图仪	—	1	—
	全自动生化仪	意大利	1	21.5
1993 年	腹腔胆囊切除镜	—	1	32
	计算机体层扫描装置（CT）SCT-4500TE-	日本岛津	1	269
	诱发电位仪	日本	1	17.15
	北美麻醉机	美国	1	28.5
	89II 型人工心肺机	国产	1	24.7
	610 型血球仪	美国	1	11
1997 年	彩色 B 超（SSA-340A）	日本东芝	1	71
	钴 60 远距离治疗机（GWGD80 型）	中国核动力	1	51
	全自动生化分析仪（CT-8000 型）	日本岛津	1	78
2000 年	螺旋 CT（Hispeed-FX \ I）	美国 CE 公司	1	600
	彩色 B 超（惠普 4500）	美国惠普公司	1	172
2001 年	椎间盘镜手术系统 I-CCD	德国	—	75
2003 年	彩色 B 超（PV6000）	日本东芝	1	198
	全数字化摄片 X 线机（XR \ D）	美国 CE 公司	1	315
	血管造影系统 X 线机（LCV+）	美国 CE 公司	1	514
	数字化胃肠 X 线机（TH-600）	美国 CE 公司	1	94
2004 年	PV6000 型彩色 B 超（纳米级）	日本东芝	1	118
	超声刀全套（SonoCA-190）	德国	1	50
	鹰视专用红外线眼球主被动跟踪系统（Warelight）	科医人	1	50
	XR \ D 型全数字化摄片 X 线机	美国 CE 公司	1	—
	CV+型血管造影系统 X 线机	美国 CE 公司	1	—
	TH-600 型数字化胃肠 X 线机	美国 CE 公司	1	—

续表7-3

日期	设备名称	产地	数量（台）	购置成本（万元）
2005 年	AED（自动体外除颤仪）	—	1	—
2007 年	全数字化 PRIMUS 型直线加速器	德国西门子公司	1	1000
	核通三维治疗计划系统	荷兰	1	—
	CT 模拟定位系统	美国	1	—
	全套铅模系统	—	1	—
	专用 X 线模拟定位机	—	1	—
	钴 60 远距离治疗机	—	1	—
	GEM PREMIER3000 血气分析仪	—	1	—
	眼底激光治疗仪	美国科医人公司	1	—
	医用双龙子直线加速器	德国西门子	1	130 万（美元）
	MADSEN0B922 听力计	丹麦	1	—
2009 年	VIVI7 实时三维彩色心脏超声检查仪	美国 GE 公司	1	230
2010 年	高速玻璃体切割仪	美国爱尔康公司	1	—
	神经外科专用手术显微镜	—	1	—
	开颅动力系统	—	1	—
	全自动化学发光仪	意大利索灵公司	1	—
2013—2014 年	各科室数字化工程建设	国产	1	—
2014 年	自贡市影像会诊平台联网	国产	1	—
2015 年	高强度聚焦超声肿瘤治疗系统海扶刀	—	1	—

第四节　人才及技术

一、医药人才

1951 年 5 月，仁济医院有职工 102 人，其中医技人员 23 人。1952 年 12 月，川南二院有职工 108 人，其中医技人员增至 55 人。1953 年 12 月，与市立医院合并后，自贡市人民医院有职工253人，其中医技人员144人。1960年12月，谢永昌代表儿科出席全国文教群英会。

1973年12月，在分立前，市一医院有职工544人，其中医技人员360人。1974年12月，分立后的市一医院有职工382人，其中医技人员246人。1978年5月，晋升谢永昌等7名正、副主任医师，17名主治医师，12名正、副护士长，并开始正常职称聘任工作。

1985年12月，有职工616人，医技人员426人。2006年，市一医院有职工701人，其中医技人员543人。其中，含主任医师92人，主治医师59人；主任、副主任护师5人，主管护师98人；主任、副主任药、技师3人，主管药、技师21人。

2002年2月20日，周维良评为“四川省2001年度实施群众性经济技术创新工程十佳窗口服务标兵”。2002年4月28日，徐成新获得全市“十佳医生”称号，田逢英评为“十佳护士”称号。2003年4月10日，徐成新获得2002年度全国五一劳动奖章。2005年4月，徐成新获“全国劳模和先进工作者”称号。是年，神经内科引进心理医师黄维亮，填补神经心理学医疗的空白。

2006年8月，自贡市成立内分泌及糖尿病专委会，市一医院王珩任主任。12月，市一医院温晓平被选为四川省护理学会第七届理事，并被聘为护理管理专委会委员；邹金梅、廖常菊、王桂兰、梁玉芬分别被聘为护理教育、院内感染管理、儿科护理、肿瘤护理专委会委员。是年，黄永先、邹巧、刘易梅分别获自贡市卫生专业技术人员“三基”理论及法律、法规考试护理类第一、二、三名。是年，张晓莉、石强获自贡市徒手心肺复苏技术操作比赛双人组第一名。

2007年3月，自贡市卫生系统表彰市一医院晏军、李雪梅为优秀科主任，车德亚为自贡市名中医，鄢斌成、张新高、李爽乐、晏军、周永红为学科带头人。10月，护理人员邱琳云、赖新梅分别获自贡市“三基”技术操作比赛无菌技术、穿脱隔离衣项目第一名，并获团体第一名。

2008 年 1 月 17 日，市一医院眼科主任李爽乐被评为“四川省卫生厅第七批学术技术带头人”。2 月，在第五届自贡市职工技能大赛中，医院获得团体和护理专业个人成绩第一名；护士邱琳云、赖新梅获“2007 年自贡市技术能手”称号。

2009 年，焦一伟、邓治平被认定为四川省第八次学术技术后备人选。2010 年 4 月 28 日，杨明全被自贡市人民政府表彰为自贡市劳动模范。9 月 3 日，主管药师黄德财，副院长赵芝蓉共同编写的《医院药学内控管理制度》一书，由中国医药科技出版社出版发行。

2011 年 3 月 16 日，中共自贡市委、自贡市人民政府命名眼科主任李爽乐为首届自贡市优秀专家。4 月 21 日，妇产科主任周永红荣获市委宣传部、市卫生局等 6 个部门命名的“自贡市第二届十佳健康卫士”称号。8 月 30 日，由市委宣传部、市建设学习型城市研究会主办的“盐都十大学习明星”颁奖，李爽乐是卫生系统唯一获奖者。10 月 14 日，四川大学在职研究生班在市一医院开班，44 人参加研究生班学习。

2012 年 1 月，李爽乐获全国五一劳动奖章。5 月 3 日，神经内科主任黄琳明被推选为卫生部脑卒中筛查与防治专家委员会常委。5 月 9 日，药剂教研室钟辉云、蒲世平参编高职高专规划教材《药物化学及实验技术》《药物制剂技术》由人民军医出版社出版。5 月 29 日，游春芳、周利民、张肃川主研的《产超广谱 β-内酰胺酶大肠埃希菌中质粒介导的 qnrB 基因相关研究》，鄢斌成、张恒、杨羿容主研的“茎突的 DR 测量与临床的相关性研究”成果被自贡市人民政府授予 2012 年度自贡市科学技术进步奖三等奖。7 月 5 日，消化科主任黄忠任四川省消化质量控制中心省级专家组成员。9 月 7 日，四川省脑卒中筛查与防治工程专家组确定，市一医院黄琳明、廖可立、石兆云、王珩、郑沾兵、章荣、杨菊、苏永勇、简萍 9 位医师成为组员。11 月 29 日，妇产科主任周永红被省卫生厅评为四川省妇产科质量控制中心省级专家组成员。

2013年1月24日，四川省卫生厅成立省护理质量控制中心，市一医院副主任护师温晓平任省级专家组成员。1月30日，呼吸科邓治平被省委组织部、省发改委等部门批准为第九批四川省学术和技术带头人后备人选。2月7日，市一医院被评为四川省首批获准开展人工髋关节置换医院之一，获准开展人工髋关节置换医师有杨渠平、彭晓波、张柯。3月11日，市一医院张新高被自贡市科学技术局聘任为2013年度自贡市科学技术进步奖评审委员会委员和卫生专业评审组委员。3月28日，检验科殷明刚当选为自贡市十大道德模范。4月12日，神经内科黄琳明被省卫生厅批准为第十批学术技术带头人。5月7日，肝胆外科杨楠被市政府“幸福自贡办公室”评为2012年度“幸福自贡·爱心医生”；手术室周莉被评为2012年度“幸福自贡·贴心护士”。6月25日，晏军被省卫生厅评为四川省肿瘤性疾病质量控制中心、放射治疗质量控制中心省级专家。7月29日，神经内科主任黄琳明被评为四川省2012年度脑卒中高危人群筛查和干预试点项目先进个人。7月31日，自贡市护理质量控制中心成立并挂靠市一医院，医院护理部主任温晓平任中心主任。8月1日，张新高、邓治平、陈国平、袁锋4人被自贡市职业鉴定委员会聘任为自贡市职业病鉴定专家组成员。8月6日，云端被自贡市人力资源和社会保障局评为第三届自贡市名中医。

2014年2月1日，李爽乐获四川省“三八红旗手”称号。2月10日，吴智斌获“四川省优秀志愿者”称号。3月24日，市一医院卞小蓉被松潘县人民医院评为“优秀援藏干部”。4月1日，晏军被聘为四川省抗癌协会癌症康复与姑息治疗专委会副主任委员。4月28日，中医科主任车德亚被评选为首届“自贡市十大名中医”。6月7日，朱琦任四川省中医药学会肿瘤专委会委员。9月18日，邱涛任四川省医师协会第二届神经内科介入学组委员。11月14日，章荣任中国康复医学会颈椎病专业委员会第七届委员会委员。是日，肖华任四川省医学会神经病学专业委员会第二届青年委员会委员。12月4日，晏军任四川省医学会放射肿瘤专业委员会第二届生物放射治疗专业学组委员；明智任该专业委员会第二届放射物理工程技术专业学组委员；魏成明任该委员会第一届青年委员会委员。12 月 7 日，黄琳明任四川省预防医学会第一届卒中预防与控制分会委员会成员。12 月 11 日，曾洪波获四川省“百名优秀志愿者”称号。12 月 23 日，李爽乐任四川省医师协会第二届眼科医师分会委员。

截至 2017 年，市一医院有在岗职工 2428 人，高级职称 329 人，硕、博士研究生 191 人。其中有临床医师 691 人，副高以上医师 198 人，占医师数的 28.65%。拥有全国、省、市劳模，省、市学术技术带头人，名医、优秀专家、拔尖中医师，“双千计划”杰出人才等 40 余名。12 月 18 日，章荣任中华医学会物理医学与康复分会第十届委员会青年委员会委员。

二、医疗技术

1958 年 9 月，外科主任罗席全与医师叶奇明采用“雪代氏”法成功进行自贡第一例开胸手术。1959 年 8 月，市一医院成功实施自贡首例骨科脊柱手术。1960 年 8 月，罗席全等成功实施自贡首例心脏二尖瓣手术。1975 年 8 月，首次采用针麻作甲状腺切除术成功。1977 年 4 月，皮肤科首次采用氦氖激光技术。1987 年，内科开展腹膜透析，检验科开展乙肝“两对半”检查。1988 年 11 月，建立肝胆胰研究室和脑血管疾病研究室。

1991 年 12 月，儿科研究室发现 5 例罕见染色体疾病，其中二例属国际首次发现，二例属国内首次报道。谷孝华等的课题“101 例染色体研究新发现五例异常染色体核型”获自贡市科技进步三等奖。是月，副主任医师黄云初主编的《小儿麻痹后遗症矫形手术图解》一书，由中国医药出版社出版发行，这是医院医务人员出版的第一部专著。1999 年，尹朝伦主研的课题“临床实验室通用管理网络系统”获自贡市科技进步二等奖，周兵主研的课题“WDGL 管理系统 2.0”获自贡市科技进步三等奖。

2000年5月25日，市一医院肿瘤防治中心首次引用镍肽记忆合金支架治疗食道癌新技术获得成功，填补自贡地区在此领域空白。6月1日，泌尿外科首次引用“尿道内切镜（冷刀）”成功为一例因外伤造成后尿道狭窄病人实施经尿道内切开术，填补自贡市在该领域的空白。2001年，王淑容等的课题“临床实验通用管理网络系统研制应用”获自贡市科技进步二等奖，“病员动态管理系统”获自贡市科技进步三等奖。张新高等的课题“胸腔内注入尿激酶治疗有小房形成的胸腔积液”获自贡市科技进步三等奖。2002年4月28日，血液科成功利用血液分离机为一位血液病伴高粘综合征患者进行280毫升血浆置换术，属自贡首例。4月29日，在川大华西医院教授指导下，市一医院西医骨科成功实施一例“人工全髋关节置换术”，属自贡首例。是年，谷孝华等的课题“不孕患者中一种异常染色体新发现”获自贡市科技进步三等奖。

2003年，课题“商业性工作者（CSW）HIV/STD健康教育模式的研究”获自贡市科技进步二等奖；李爽乐的课题“银杏叶提取物防治老年性白内障及抗氧化作用机理研究”、钟永等的课题“肠康合剂治疗小儿秋冬季腹泻的临床疗效”、王英的课题“P16. TP与子宫内膜癌发生、发展关系的研究”分别获自贡市科技进步三等奖。是年3月10日，医院成功引进人工肝治疗系统用于临床，标志自贡市在治疗重症肝炎上取得重大进步。4月4日，医院首次成功为一位晚期尿毒症患者实行同种异体肾移植手术，挽救病人生命，康复出院。6月26日，医院顺利通过英国国家质量保证有限公司医疗技术专家组的检查验收，成为全市卫生系统第一个获国家质量认证的医疗单位。是年，成功为一例男性肾癌患者实施川南地区首例后腹腔镜肾癌根治切除术。

2004年，晏军的课题“肺癌与幽门螺杆菌感染相关性研究”获自贡市科技进步三等奖。是年，市一医院施行全省首例腹腔镜下活体供肾移植术成功；腹腔镜下脾切除术，动静脉同步换血救治新生儿；腹腔镜下直肠癌根治术和脾脏静脉分流术等新技术成功，填补自贡市在该项目空白。

2005 年，神经内科成立卒中病房及改良卒中单元的建立及临床应用科研项目获得了自贡市科技进步二等奖。2006 年 10 月，“四川省第七届化疗学术交流会”在自贡市汇东大酒店成功召开，来自全省大医院 300 多人参会，大会由市一医院肿瘤科承办。2007 年 7 月，在自贡市率先独立完成特发性室速的心内电生理及射频消融术。9 月，在自贡市率先开展眼底激光治疗术。

2008 年 1 月，市一医院率先在全市开展新技术“脱落细胞组织块的制作和诊断”。3 月，市一医院成立恶性肿瘤生物实验室，成功引进最新生物技术，开展 CIK 免疫细胞治疗恶性肿瘤，填补自贡市一项空白。6 月，市一医院科研项目“VEGF 及其他炎性指标联合检测对不同类型胸腔积液的诊断价值研究”获自贡市人民政府颁发的“2008 年度自贡市科技进步二等奖”，系当年唯一获二等奖的项目；“自贡地区社区获得性肺炎病原谱及干预的研究”“COX-2 在恶性胸腔积液中的表达研究”分别被自贡市人民政府授予“2008 年自贡市科技进步三等奖”。8 月，成功为两名先天性心脏病患儿作“室间隔缺损的介入手术治疗”，标志着市一医院儿科诊疗水平仍保持川南片区领先地位。

2009 年 2 月 13 日，为一名肝硬化致上消化道大出血的病人施行“经颈脉门体静分术”。该技术填补自贡市空白，标志在外周介入治疗领域又上新台阶。6 月 11 日，成功施行“利用腹腔镜脾切除术”，系全市首例。10 月 21 日，神经内科成功为一名患者施行左侧颈动脉狭窄支架置入术，该手术为自贡首例。是年，借助德国产 ERBE 内镜冷冻治疗仪，首次成功实施内科胸腔镜下壁层胸膜冷冻活检技术。该技术在当前国内外均无报道，填补国内及省内空白。

2010 年 1 月 8 日，胸心外科专家与成都军区总医院胸心外科专家携手，成功施行冠状动脉搭桥术，系自贡市首例。3 月 5 日，市一医院儿科成功为 1 例为肺动脉瓣球囊扩张术，系自贡市首例。4 月 8 日，成功治愈 1 例由结核瘢痕所致多发性大气道阻塞患者，标志着市一医院支气管镜下治疗已达省先进水平。4月19日，成功为2名玻璃体视网膜疾病患者施行微创玻璃体切割手术，属川南首例。6月6日，为一病窦综合征双腔起搏器植入术后伴慢性心衰患者，成功植入三腔心脏起搏器，填补自贡该项技术空白。8月27日，开展“急诊蛛网膜下腔出血经翼点入路开颅探查、大脑中动脉瘤夹闭及切除术”“后颅窝枕下乙状窦后入路骨瓣成形开颅术”“改良单鼻孔经鼻蝶入路行巨大垂体腺瘤切除术”，三例均为自贡市首次，其中第一项手术在国内一级城市中亦屈指可数。8月31日，核医学科用最新引进意大利索灵公司全自动化学发光仪和试剂开展TORCH8项检测，填补自贡地区空白。11月29日，成功为一名早期直肠癌患者实施腹腔镜内镜双镜联合直肠癌切除术。系本地区首例。是日，成功为3名难治性气胸的患者实施选择性支气管封堵术，该项技术系省内领先水平。

2011年3月14日，骨科成功为一名颈2椎弓峡部骨折（Hangman骨折Ⅲ型）施行颈后路颈2.3钉棒系统内固定+植骨融合术，该手术弥补自贡该项目空白。5月23日，骨科副主任医师张柯和医师徐剑成功为一名99岁老人进行左侧人工股骨头置换术。为百岁老人成功实施此类手术在全国罕见。7月29日，普外科成功实施自贡首例腹腔镜胃贲门癌D2根治手术。8月8日，病理科张雨涛、朱建华、唐云主研项目“凋亡相关蛋白XIAP/Smac在乳腺非特殊性浸润性导管癌中的表达和意义”获得2011年度自贡市科学技术进步奖二等奖，该文章被英国SCI收录杂志《Diagnostic Pathology》发表；杨明全、曾永红、郑刚主研项目“上腹部手术全麻恢复病人早期鼻面罩无创通气预防术后低氧血症的临床研究”，程新、唐志刚、王应国主研项目“不同血液净化治疗方法对尿毒症难治性高血压的临床疗效观察”，以及周利民、伍欢、李叶辉主研项目“血浆置换治疗重型肝炎的临床研究”，分别获2011年度自贡市科学技术进步奖三等奖。8月29日，心血管内科科研项目——“社区房颤之家”获得欧洲“同一使命，百万患者”基金1万欧元支持，全国仅2项。10月中旬，康复科任凯、龚晓明、章荣共同研制的“多维颈椎康复测试仪”获国家实用新型专利。11 月初，普外科联合肝胆外科成功为一名胃癌患者施行了胃癌扩大根治术（根治性全胃切除+胰体尾切除+脾切除术，Roxen-Y 吻合），标志着市一医院胃癌手术治疗已达国内先进水平。

2012 年 3 月 19 日，外大科副主任李富贵论文《中国成人标准肝体积评估公式的临床研究》荣获自贡市第四届自然科学优秀学术论文奖一等奖。

2013 年 5 月 15 日，儿科在全市率先独立完成小儿支气管镜肺灌洗术。是日，市一医院被省卫生厅批准为四川省首批获准开展神经血管介入医院、开展三级以上综合介入医院、开展参照四级管理的呼吸内镜医院。6 月 27 日，胸外科成功为一例食管癌患者施行腹腔镜右胸两切口食管癌根治术，患者顺利出院。在自贡自主开展属首例，处于全国领先水平。2014 年 12 月 1 日，市一医院获自贡市第二届病理免疫组织化学染色比赛一等奖。

截至 2017 年，市一医院以微创、介入、生物治疗等为核心技术，率先在市内开展肝移植术、角膜移植术、导管消融技术、冠心病介入治疗技术、先心病介入技术、神经介入治疗技术以及生物治疗技术等一系列新技术。

第二章　自贡市第四人民医院

第一节　沿　革

民国29年（1940），因日机多次轰炸自贡，市民死伤甚众，自贡市政府决定筹建自贡市卫生院，成立筹备委员会，筹备主任梁显荣。民国30年（1941）12月，改由王柔坚任筹备主任。是年，自贡市政府给筹备委员会主任王柔坚下训令，将突袭救济药品及防疫委员会使用药品剩余交其保管接收，即赋予卫生院负责战时药品管制与发放的行政职能。民国31年（1942）4月10日，自贡市卫生院正式成立。院址在关外财神庙，即今市四医院院址：自流井区檀木林街2号。卫生院负责战时药品的管制与发放（行政职能）及简单医疗救济等事务。

民国31年（1942），在大文镇（今大安区）、贡井分别建立市卫生院分院；并在市卫生院内建立重伤医院（类似现在的“一套班子、两块牌子”），医治伤兵和被日机炸伤的市民。

民国32年（1943）年，自贡市政府决定将市卫生院的行政职能和医疗职能剥离，分别成立市卫生事务所和市立医院，并成立以张莲池为主任的卫生事务所筹备委员会。是年12月，市卫生事务所正式成立。民国33年（1944）1月，自贡市市立医院相继成立。2月29日，自贡市政府卫生委员会召开第一次会议议决，对市卫生事务所和市立医院的职能分割予以界定：行政管理职能归卫生事务所，由市政府直接管辖；医疗职能和设备归市立医院，院址仍在原市卫生院（重伤医院）原址。市卫生院和重伤医院同时停止运行，办理移交手续。

民国34年（1945）8月，因市立医院乃借用财神庙部分房屋，不能满足医院需要，院长侯仲康呈请建立专门病房。民国35年（1946）10月，始成立建筑委员会，历时一年有余，建成病房，开始收治病人。是年，侯仲康又给自贡市私立义济护校发公函，聘2名毕业生做护士。民国37年（1948），由盐商侯策名捐赠修建三层楼病房，时称“策名楼”；两场盐商办事处捐助1亿元购置设备。从此，院舍、设备初具规模。

1949年12月，中国人民解放军进驻自贡，军管会代行自贡市政府权力，接管市立医院，改为自贡市人民政府市立医院。时有病床120张，职工108人。

1953年1月1日，自贡市人民政府市立医院与川南二院合并，成立自贡市人民医院。原市立医院院址，变为自贡市人民医院外科部院址。1955年9月1日，自贡市人民医院更名为自贡市第一人民医院。

1973年10月1日，自贡市第一人民医院分立为第一、第四人民医院，将原市一医院外科部改建为自贡市第四人民医院。经两个月筹建，市四医院配备工作人员200人，病床170张。1974年1月1日，市四医院正式开门应诊，同时启用自贡市第四人民医院革命委员会公章。自此，市四医院逐步发展为科室齐全的综合性医院。

1993年，市四医院经省医院评审委员会评审验收为二级甲等医院。1999年3月，被四川省卫生厅命名为三级乙等综合医院。2000年10月12日，与泸州医学院签订关于建立《泸州医学院附属自贡医院》协议。

2001年1月18日，汇东分院工程正式开工。分院是以治疗肿瘤为主的“大专科、小综合”“立足自贡”“辐射全川”的综合性医院，系市政府2000年十大招商引资项目之一。2003年4月，自贡市急救站并入市四医院，并在市四医院挂“自贡市急救中心”牌子。2004年4月21日，市四医院成立医院分级管理领导小组和创建办公室，正式启动创“三甲”工作。7月9日，市四医院顺利通过省卫生厅医院分级管理专家组“三甲”资质评审。2006年，市四医院汇东分院建成并开业。2007年10月，经四川省卫生厅批复，市四医院取得国家三级甲等综合医院称号。2014年1月，中共自贡市委、自贡市人民政府决定，将市四医院作为川卫康院的附属医院。

截至2017年，市四医院已发展为国家级爱婴医院、全国首批老年健康急救一体化示范基地、中国基层医师心血管疾病培训示范中心、中国卒中中心、国家科技支撑计划项目智能微创手术中心临床应用示范基地、基层医院急诊急救能力培训基地、中国肺癌防治联盟肺结节诊治分中心、国家级皮肤医疗美容示范基地培育单位、全国健康管理示范基地、川南地区腹腔镜疝中心、四川省首批卫生计生适宜技术推广基地、卫生部《中国卫生》杂志社理事会理事单位、川南区域医疗中心辅助医院、首批市卫计委命名的“温馨医院”、四川卫生康复职业学院附属医院、西南医科大学非直管附属医院、重庆医科大学教学医院；有职工987人，其中专业技术人员811人；年门诊量达37万人次，年手术8000余台次，年收治住院病人2.13万余人次。

第二节　管理体制

民国31年（1942）4月10日，自贡市卫生院正式成立，代院长王柔坚。医院是市政府的下属机构，行使部分卫生行政职能及简单医疗工作。民国32年（1943），《自贡市市立医院暂行组织章程》规定市立医院的性质为自贡市政府所办的公立医院；院长由自贡市卫生委员会推荐，由市长遴选，呈省政府任命；科室主任、医师则由院长遴选，呈市政府委派。民国33年（1944）1月，自贡市市立医院正式成立，首任院长王柔坚。民国34年（1945）8月，王柔坚离职，侯仲康接任。民国36年（1947），侯仲康离职，罗华垓接任。民国38年（1949）8月11日，罗华垓离职，牛曾恕接任第四任（代）院长。

1949年12月，市立医院被自贡市人民政府接收。是时，牛曾恕任院长，史克宪任副院长。医院仍为公立医院，体制变为自贡市人民政府领导的院长负责制。1951年5月31日，市立医院贡井分院整体移交自贡市总工会管理，更名为自贡市工人医院，牛曾恕调任工人医院院长；市立医院副院长史克宪代市立医院院长，直至1953年与川南二院合并为自贡市人民医院。

1974年1月1日，由自贡市第一人民医院分立出的市四医院正式运行。市四医院革委会副主任为朱坚、陈守忠、罗席全、陈德和，朱坚主持工作。6月1日，医院成立党的核心领导小组，组长朱坚，成员有陈守忠、罗席全。下设三个支部，有共产党员41人。1975年，市四医院成立党总支。总支委员有朱坚、陈守忠、朱桂容、罗席全、陈俊华、张自生、席利君，朱坚任总支书记，陈守忠、朱桂容任副书记，有党员41人，设3个支部。

1978年，医院党总支改选，书记由朱坚连任，副书记陈守忠、朱桂容、陈德和。医院革委会取消，行政恢复院长制。院长为罗席全，副院长陈守忠、陈德和、朱桂容、龙武开。自此，医院实行党总支（以后为党委）领导下的院长负责制。1979年12月，总支书记朱坚调市计生委，免去市四医院总支书记职务，由总支副书记陈守忠主持工作。陈德和、朱桂容任副书记，下设4个支部，有党员60人。

1981年2月，阴世发调任医院总支副书记并主持工作。党总支副书记阴世发、陈守忠、陈德和，纪委书记朱桂容。是年，支部改选，下设5个支部，有党员79人。副院长为陈德和、朱桂容、龙武开、刘秉尧。1983年9月，阴世发调市卫生局。

1985年6月，石宏敏调任医院总支书记。8月，党总支改建为党委，由石宏敏任党委书记。同时建立纪委，朱桂容、郭本玉、李家桂当选为纪委委员，朱桂容任纪委书记。是年，院长为迟德兴，副院长刘秉尧、江文荃、李利华，并在市四医院实行院长负责制改革。至2014年，市四医院的领导体制一直为市卫生局领导下的院长负责制。2014年后，则为川卫康院领导下的院长负责制，医院党委则起政治领导和保障监督作用。

1986年1月，李利华被免职，朱文效任副院长。1988年元月，党委书记石宏敏调离医院，免去其职务，由副书记龙武开主持工作，有党员136人。1989年9月，朱桂容退休，免去其纪委书记职务。

1990年，赵荣章调任党委书记，龙武开调自贡卫校并免去市四医院党委副书记职务。1991年2月，医院党委、纪委改选，赵荣章任党委书记，冯伯华任副书记，卿云初任纪委书记。院长迟德兴，副院长江文荃、张若人、程天喜、周泸清、郑松泉。1992年2月，周泸清、郑松泉调离医院。1993年9月，赵荣章调离医院，党委工作由冯伯华主持。1994年，院长为张若人，副院长江文荃、程天喜、郑松泉。1995年1月，柏朝坤调任医院党委副书记，主持党委工作。1996年8月，市卫生局任命杨俊、吕平海为副院长职务，朱文效为调研员。任命杨俊为党委委员、副书记，免去柏朝坤党委委员、副书记职务。1997年5月，市卫生局党组任命郑松泉为市四医院党委委员、副书记，免去冯伯华党委副书记职务。是月，市卫生局任命邹农村为市四医院副院长，免去郑松泉副院长职务。

1999年8月3日，市卫生局任命，杨俊任市四医院院长；邓靖任党委书记、副院长；邹龙村、熊天中任副院长；王思桂任党委副书记、纪委书记，杜冲任院长助理。

2003年9月7日，市卫生局党组议决，刘建辉、吕平海、杜冲、杨昆、毛琼任市四医院副院长，王思桂为市四医院副院级调研员。同时，免去邓靖、熊天忠、邹龙村副院长职务。9月24日，原党委书记邓靖，副院长熊天中调自贡市仁济医学中心任职。市四医院新一届领导班，由高宁、刘建辉、吕平海、杜冲、杨昆、毛琼、邹龙村组成。原党委副书记、纪委书记王思桂，工会主席冯伯华任副院级调研员。高宁任院长，刘建辉任党委书记。

2005年1月27日，市卫生局党组议决，免去市四医院高宁院长、刘建辉党委书记、吕平海副院长职务。同时任命刘建辉为市四医院院长、张然良为党委书记、廖学琴为院长助理。

2008年7月，再次调整班子成员：刘建辉任院长（自贡市急救中心主任），张然良任党委书记、纪委书记、副院长（副主任），杜冲、杨昆和廖学琴任副院长（副主任），龚祥忠任党委副书记、工会主席。

2012年7月31日，张然良任市四医院院级调研员，免去其党委书记、市四医院（自贡市急救中心）副院长（副主任）职务。2015年3月31日，市四医院第五次党员代表大会召开。选出党委委员刘建辉、杜冲、龚祥忠、李鸿伟、高林英、黄昌平、廖学琴。杜冲为党委书记、龚祥忠为副书记。选出纪委委员龚祥忠、罗春艳、王娜、张晓阳、王曦，龚祥忠为纪委书记。

自贡市第四人民医院及其前身院长（负责人）一览表

表7-4

医疗机构名称	姓　名	职务	任职时间
自贡市卫生院（含重伤医院）	王柔坚	院长	1942—1944年
自贡市市立医院	王柔坚	院长	1944—1945年
	侯仲康	院长	1945—1947年
	罗华垓	院长	1947—1949年
	牛曾恕	代院长	1949—1950年
	史克宪	副院长	1949—1950年
自贡市人民政府市立医院	牛曾恕	院长	1950—1951年
	史克宪	副院长、代院长	1950—1953年

续表7-4

医疗机构名称	姓　名	职务	任职时间
自贡市人民医院、自贡市第一人民医院	略	见本篇第一章	—
自贡市第四人民医院	朱　坚	革委会副主任	1974—1978 年
	罗席全	革委会副主任	1974—1978 年
		院长	1978—1984 年
	陈守忠	革委会副主任	1975—1978 年
		副院长	1978—1981 年
	朱桂容	副院长	1978—1985 年
	陈德和	革委会副主任	1974—1978 年
		副院长	1978—1985 年
	刘秉尧	副院长	1982—1988 年
	迟德兴	院长	1985—1994 年
	江文荃	副院长	1985—1995 年
	李利华	副院长	1985—1986 年
	朱文效	副院长	1986—1996 年
	张若人	副院长	1989—1994 年
		院长	1994—1999 年
	周泸清	副院长	1989—1992 年
	程天喜	副院长	1991 年起
	郑松泉	副院长	1991—1992 年
			1994—1997 年
	杨　俊	副院长	1996—1999 年
		院长	1999—2003 年
	吕平海	副院长	1996—2005 年
	邓　靖	副院长	1999—2003 年
	邹龙村	副院长	1997—2003 年
	熊天中	副院长	1999—2003 年
	杜　冲	院长助理	1999—2003 年
		副院长	2003 年起

续表7-4

医疗机构名称	姓 名	职务	任职时间
接上一栏	刘建辉	副院长	2003—2005 年
		院长	2005 年起
	杨 昆	副院长	2003 年起
	毛 琼	副院长	2003 年起
	廖学勤	院长助理	2004—2005 年
		副院长	2005 年起
	张然良	副院长	2005—2012 年

自贡市第四人民医院党组织负责人一览表

表 7-5

姓 名	职 务	任职时间
朱 坚	党的核心领导小组组长	1974—1975 年
	党总支书记	1975—1979 年
罗席全	党的核心领导小组组员	1974—1975 年
陈守忠	党的核心领导小组组员	1974—1975 年
	党总支书记	1975—1979 年
	党总支副书记	1979—1981 年
	党总支副书记	1981—1984 年
殷世发	党总支副书记主持工作	1981—1983 年
朱桂容	党总支副书记	1974—1982 年
	纪委书记	1985—1988 年
陈德和	党总支副书记	1978—1985 年
石宏敏	党总支书记、党委书记	1985—1988 年
龙武开	党委副书记，副书记	1985—1990 年
赵荣章	党委书记	1990—1993 年
冯伯华	党委副书记，副书记主持工作	1991—1997 年
卿云初	纪委书记	1991—1995 年
柏朝坤	党委副书记主持工作	1994—1996 年
杨 俊	副院长、党委副书记	1996—2003 年
邓 靖	党委书记	1999—2003 年

续表7-5

姓　名	职　务	任职时间
王思桂	党委副书记、纪委书记	1999—2003 年
刘建辉	党委书记	2003—2005 年
张然良	党委书记兼纪委书记	2005—2012 年
龚祥忠	党委副书记	2005 年起
杜　冲	党委书记	2012 年起

第三节　医院建设

一、科室建设

民国 31 年（1942）5 月，自贡市卫生院开办时，仅有职工 15 人。1949 年底，自贡市人民政府接管市立医院时，有职工 53 人。

1951 年 12 月，医院发展到 108 人。1952 年，有职工 173 人，其中行政人员 47 人，医技人员 116 人。1953 年，与川南二院合并为自贡市人民医院。1974 年，市一、四医院分立，有职工 200 人。

1995 年底，设有普外、胸外、脑外、骨科、泌尿外科、眼科、耳鼻喉科、妇科、烧伤、口腔、内一、内二、内三、神经内科、中医、儿科、麻醉（其中设镇痛室）、急诊科共 19 个临床一、二级科室，设有 CT、检验、病理、药剂、特检、器械供应室等 11 个医技科室和其他业务科室。年收治住院病人 8000 余人次，年门诊 40 余万人次。1998 年 10 月，增设骨科和耳鼻喉科为重点专科。

2003 年，有职工 732 人。2004 年 11 月，肝胆外科、骨科、神经外科被评为自贡卫生系统首批重点专科。2005 年 6 月，设立感染性疾病科。

2006 年 2 月 18 日，市四医院汇东医院局部启用，设普通内科、呼吸内科、消化内科、心血管内科、神经内科、血液内科、内分泌科、普外科、脑外科、泌尿外科、骨科、肝胆科、妇产科、儿科、眼科、耳鼻喉科、口腔科、皮肤科等 21 个专业，53 名专家坐诊。设有检验科、特检科、放射科、药剂科 4 个医技科室。2007 年 9 月，骨科被评定为四川省卫生厅甲级重点专科建设科室。

2008 年 4 月 8 日，省卫生厅专科医师培训基地评审组一行 11 人对市四医院创建工作评审检查，内科、外科、妇产科、儿科、耳鼻喉科、眼科、口腔科、神经内科、皮肤性病科、麻醉科、急诊科、检验科 12 个科室达省级专科医师培训基地标准。

2010 年 5 月 4 日，组建独立的肾病内科。科室编制住院床位 40 张，血液净化床位 20 张。2011 年，增设门诊部、呼吸内科、心血管内科、消化、内分泌科、肾病内科、康复科。是年 4 月，省卫生厅正式授予市四医院骨科为省医学甲级重点专科，系市四医院第一个省级重点专科。同时，麻醉科成为省重点专科在建科室。

2013 年 8 月 29 日，在全省率先建成智能微创手术中心，并成为省内首家国家科技支撑计划项目智能微创手术中心临床应用示范基地，及清华工研院智能医疗工程中心授予的临床应用示范基地。

2015 年 4 月 17 日，普外、骨科、急诊、皮肤、高压氧、放疗 6 个市级医疗质量控制中心正式挂牌。至此，挂靠市四医院的市级医疗质控中心达 11 个。11 月，市四医院急诊科、放射科分别获批成为省级重点专科、重点建设专科。急诊科成为四川省唯一一个急诊急救类省级重点专科。

2017 年，设有内外妇儿等 29 个临床一级科室，67 个诊疗科目以及 12 个医技科室，27 个职能科室。其中省级重点专科 7 个，市级重点专科 10 个，其他 10 个。

二、设施设备

1949年底，有3层楼病房一幢，病室42间；有门诊室1幢，11间；员工宿舍及办公室1幢，25间，为土筑民房；太平间1幢，2间；厨房、茶炉房各1幢，为瓦房；男女厕所各1幢，2间，为瓦房。至1953年合院，有病床120张。

1973年，市立医院与川南二院合成的市一医院，在外科部（原市立医院院址）新建外科楼竣工，为市四医院的分立打下物质基础。1974年，市四医院分立时，有病床170张。

1995年底，医院有病床502张（另设观察床14张），是川南地区率先拥有CT等先进设备的市级综合性医院。1999年6月1日，自贡市首台螺旋CT在市四医院投入使用。11月3日，医院病房添置316台电热水瓶。

2000年3月21日，市卫生局颁发医疗机构批准书，批准市四医院汇东分院新设床位200张。6月底，购买可容纳100余人的实习生、进修生公寓。8月15日，作为自贡卫生事业标志性建筑的市四医院外科大楼开工。是年，投资800多万元，购置和安装大中型设备：全自动生化分析仪、经颅多普勒（TCD），全新岛津数字化1000毫安X光机和C臂导管床，欧美达210型麻醉机，台湾远西、日本贝蒙牙科综合治疗台，腹腔镜、关节镜等。

2001年3月，购置日本岛津1000AC型臂X光机。2002年4月，投资30多万元购置多波长激光美容治疗机和高能脉冲激光治疗机。10月，投资30多万元购进一台美国产美敦力XPS2000型鼻微创系统，投资20多万元购进一台德国Leicall900型低温恒冷切片机。

2004年7月，投资300多万元人民币购进比利时爱克发—吉华AGFA-GevaertN. V公司生产的ADC SOIO型医用计算机放射影像处理系统。2005年3月，市四医院在全市卫生系统率先引进国际领先的FP/TS全自动儿童保健测评系统。4月，引进日本SYSMEXCA-530全自动凝血仪、美国BDBACTEC9050全自动血培养系统、美国雅培AXSYM全自动标记免疫发光分析仪、日本SYSMEXUF-50全自动尿中有形成分流式分析仪等大型设备。

2006年2月18日，汇东分院急诊科设病床18张，便民输液椅10张。2007年5月，自筹资金20余万元购回“臭氧介入治疗椎间盘突出仪”1台。6月，购置具有国际领先水平的GE0.35T核磁共振设备。2008年3月，引进国内最先进的碎石设备——体外冲击波碎石仪。7月，购进英国产糖尿病足筛查诊断仪。12月起，在全市率先使用德国生产的“GKE PCD灭菌过程批量监测系统”。

2010年4月，价值近百万元的德国原装进口莱卡手术显微镜投入使用。2011年4月，引进全市首台混合高压氧舱。是年12月，省卫生厅同意市四医院编制床位由938张增加到1600张。2012年10月16日，中央专项资金投入项目——市四医院新建住院大楼及综合楼建设工程开工。次年3月，引进眼科用角膜准分子激光手术系统Technolas-217Z100，该系统为川南地区最先进的角膜准分子激光机。6月，引进全省首台骨科机器人，开启微创外科新时代。并继四川大学华西医院之后第二家引进神经外科手术导航定位系统。7月，引进妇产科用CS6E光电一体阴道镜、呼吸内科用光子治疗仪。同月，在全市率先引进肝胆外科用RITA Habib 4X射频止血切割器。8月，引进普外一科用全市首台悬吊式无气腹腹腔镜。10月，引进全市首台美敦力IPC耳鼻喉手术动力系统。是年11月，引进体检中心用心理体检管理系统。

2015年7月，在全市率先引进妇产科用高强度聚焦超声肿瘤治疗系统海扶刀。12月，特定（单）病种质量监测系统建成，实现与国家医疗质量管理与控制信息网无缝衔接，成为全省第三家利用该系统对疾病治疗质量指标进行动态监测与适时跟踪管理的医院。次年4月，川南首台全景成像3.0T磁共振落户市四医院。12月，新建住院大楼及综合楼投入使用。

2017年，市四医院占地面积2.11万平方米，建筑面积10.60万平方米，床位1600张。建有数字化手术室8间，其中1间为全市唯一的复合手术室。拥有MR设备、3.0T磁共振、Force开源CT（第三代双源CT）、AR.star螺旋CT、1000毫安X光机、3D腹腔镜、3D打印机、DR计算机放射成像系统、气压弹道碎石系统、电视腹腔镜、人工肾透析机、全自动生化分析仪、图像引导直线加速器、骨科机器人设备、手术光电导航定位系统、聚焦超声肿瘤治疗系统、角膜准分子激光手术系统、平板数字减影血管造影X线机（DSA）、融合型单光子发射型计算机断层扫描系统（SPECT/CT）等高精尖设备，设备总值达4亿余元。

第四节　人才及技术

一、医药人才

民国31年（1942）5月，自贡市卫生院开办时，有2名医师，药剂生、护士、助产士各2人。1951年12月，有医生12人（含助理医生4人），护士21人（助理护士3人，助产士3人）。1952年，有主任医生2人，主治医生3人，医师7人，医士8人，主任药师1人，药师1人，主任护士1人，护士及助产士44人，检验人员10人。

1995年底，有正式职工702人，其中卫生技术人员546人，占职工总数的77.78%，卫生技术人员中正副高级职称51人，中级职称190人。1999年5月，谭伦被自贡市委授予“自贡市有突出贡献拔尖人才”称号，钟明全、林栋梁被自贡市委、市政府授予自贡市首批学术、技术带头人称号。谭伦、杜冲、高力被市委组织部、市人事局等七部委确定为自贡市学术和技术带头人后备人选。

2004年1月，妇产科副主任医师黄有华被中华临床医学会聘为《中华护理杂志》编委。11 月，市四医院杜冲、梁勇、罗南、高力、梁国庆、刘平凌、周易、王占贵、廖学琴 9 人被命名为自贡卫生系统学科带头人；周俊仙被评为自贡市名中医；杜冲、高力被自贡市委确定为第三批学术和技术带头人。12 月，廖学琴、梁勇、梁国庆、沈鹏臻被批准为自贡市第三批学术和技术带头人。是年，市四医院曾群芳被聘为全市首位主任护师。

2007 年 3 月，市四医院耳鼻喉科主任梁国庆被评为第六批四川省卫生厅学术技术带头人。次年 6 月，经过泸州医学院学位评定委员会数轮甄选，市四医院骨科主任、主任医师谭伦成为全市首位医学硕士研究生导师。10 月 20 日，市四医院启动专科医师培训工作。

2013 年 12 月 13 日，自贡市医学会放射专委会全体委员会议暨自贡市医学影像质控中心成立大会在市四医院举行。该中心挂靠市四医院，放射科主任刘文军担任质控中心主任。同时在自贡市第六届放射专委会委员中，刘文军担任主任委员。

2015 年 1 月，全省住院医师规范化培训基地评估结果，市四医院全省排名第三，全市排名第一，被授予 2011—2013 年度“四川省住院医师规范化培训先进基地”称号。11 月 14 日，市四医院内分泌科副主任邓春颖当选为首届自贡市医学会骨质疏松专委会首任主任委员。12 月 11 日，市四医院钟俊波当选为自贡市医学会整形美容专委会首任主任委员。12 月 20 日，在首届大中华地区腔镜疝修补手术视频大赛西南区决赛中，普外二科张发强获得西南赛区一等奖，系川渝两地唯一一等奖获得者。12 月，市四医院心血管内科易勇、肾病内科甘志芳分获 2015 年度自贡市“十大爱心医生”“十大贴心护士”称号。12 月，市四医院吴超、赵大军获省卫计委城乡医疗卫生对口支援工作表现突出个人称号。

2016 年 7 月 26 日，急诊科徐平获省委组织部、省委统战部、省人力资源和社会保障厅表彰为 2016 年四川省对口援藏工作先进个人。截至 2017 年，有高级职称 112 人，博士、硕士研究生 29 人，四川省卫生厅学术技术带头人1人，四川省突出贡献的优秀专家1人，自贡市拔尖人才1人，自贡市学术技术带头人3人，自贡市卫生系统学科带头人1人，自贡市名中医1人。

二、医疗技术

1998年，市四医院共引进新技术44项，14项获市卫生局引进新技术奖，居全市第一。全年开展省级科研协作项目4项，其中一项获省科技进步二等奖。次年5月，林栋梁撰写的《重症高血压脑出血外科治疗探讨（附96例病例）》一文被香港传统医学会、全国青年中医研究会主办的世界青年联合会成立大会录用，并荣获“紫荆花医学金奖”。

2000年2月26日，市四医院主办首届川南五市神经外科学术交流会。3月，成立护理教研室，鼓励开展护理科研和护理新业务、新技术。12月，市四医院科研项目“单孔锥颅CO_2置换术治疗慢性硬膜下血肿”获四川省卫生厅科技进步三等奖；“可吸收内固定螺钉的临床研究”和“强化加局麻下喉显微手术与血氧变化的相关性研究”分别获2000年度自贡市科技进步三等奖。是年，向市卫生局申报新业务、新技术43项，获奖13项，占市卫生系统获奖项目的50%。

2001年2月，胸心外科在全市率先开展气管隆突成形术。3月24日，谭伦主研的“前后位X片上髋臼杯前倾角测量的研究”在省卫生厅通过鉴定，该课题获2001年市科学技术进步三等奖。4月，在全市卫生系统率先开展食道超胸顶吻合术。4月底，与卫生部科教司签订“心脑血管恶性肿瘤防治研究项目——脑卒中规范化外科治疗技术推广应用研究”课题任务书。该课题为国家“十五”科技攻关计划，市四医院是四川省唯一参加该课题竞标并中标的单位。5月30日，泌尿外科为一名患者成功施行腹腔镜肾囊肿切除术，填补自贡市此项空白。6月12日，肝胆外科为一患者成功施行腹腔镜胆总管切开取石术，填补川南地区技术空白。6月，在全市率先开展经导管心脏介入术。之后，又采用国际先进的射频消融术为两名心动过速患者实施根治手术并获成功，该项高科技技术是自贡市心脏病介入治疗的重大突破。7 月，眼科成功为一名先天性眼球震颤患儿施行 Parks 氏眼球矫正术，填补自贡眼科领域一项空白。

2004 年 4 月 23 日，成功开展肝移植手术，标志着市四医院器官移植术实现零的突破。7 月，骨科为一名年仅 12 岁、有脊柱侧弯症的女患者成功实施“经椎弓内固定治疗脊柱侧弯手术”，系自贡市首例。次年 5 月，市四医院“正常中内耳结构的高分辨 CT 研究及在各种病变诊断中的应用”及“Aulen 喉气管支架动物模型的建立”2 项科研成果被市政府授予 2005 年度自贡市科技进步二等奖、三等奖。

2009 年 2 月，市四医院“以椎板边缘对腰椎椎弓根螺钉进钉点个体化定位研究”获省级科研成果三等奖。2010 年 1 月，成功开展一例重度颈内动脉狭窄支架植入术，此系自贡市首例。2011 年 3 月，市四医院“经皮锁定钢板治疗胫骨干中下段骨折的临床研究”科研项目获 2010 年度省医学科技三等奖。是月，市四医院科研项目“院前急救团体行为模式研究”被省卫生厅确定为“四川省医学实用技术全省推广项目”。2012 年 9 月，运用微创介入手术开展大血管介入手术，成功挽救一名动脉瘤患者生命，填补自贡市无大血管手术的空白。

2013 年 3 月，在全市率先开展冠脉搭桥术。5 月，神经外科使用成长型三维塑形钛网成功实施全国首例儿童颅骨缺损修补术。7 月，成功完成全市首例神经导航下深部颅内肿瘤切除术。是月，特检科与麻醉科联合在全市率先开展股神经超声引导下麻醉阻滞，特检科与肝胆外科联合在全市率先开展超声引导下肝内胆管穿刺置管引流术。11 月，在全市率先将 3D 打印技术运用于临床，成功完成数例 3D 打印导航模板引导下颈椎弓根螺钉置入手术，填补自贡空白。11 月 26—27 日，省卫生厅科技成果推广培训会在市四医院学术交流中心举行，骨科的科研成果“胸腰椎相邻节矢状曲度临床应用技术”被省卫生厅评选为全省十大推广项目之一。

2015 年 1 月，市四医院麻醉科开展术中 TEE（经食管超声心动图）监测，成为全省除四川大学华西医院外，第二家开展此技术的医院。是月，肝胆外科率先在川南地区开展 3D 腹腔镜胰十二指肠切除术。12 月，市四医院 7 项新技术获“市卫计委 2014 年度引进医学新技术”评选一、二、三等奖。其中骨科的“3D 打印技术在脊柱外科手术中的应用”获全市唯一一等奖，是年，市四医院吴超、谭伦、林旭、王翔奕、胡海刚“矢状曲度参考模棒在胸腰椎骨折手术中的临床应用”获自贡市第六届自然科学优秀学术论文奖一等奖。

截至 2017 年，市四医院能开展体外循环下复杂先心病、双瓣置换术及不停跳心内直视术，经蝶窦垂体肿瘤显微摘除术，颅内动静脉畸形切除术，全髋置换术，喉癌切除喉功能重建术，腹腔镜下肝叶切除术、子宫切除术、肾上腺肿瘤、肾切除术、射频消融术、冠状动脉造影及冠脉内支架植入术、骨科机器人手术、3D 腹腔镜技术，光电导航技术、高压氧治疗、高强度聚焦超声肿瘤消融技术等高新、高难技术。年均引进新业务、新技术近 40 项。有 5 项科研成果分获省医学科技二、三等奖，8 项科研成果分获市科技进步二、三等奖。取得国家专利 20 项，1 项专利成果成功转化。

第八篇

人物

第一章　人物传略

沈德才（Sheridan W. J., M. D.）

Sheridan W. J., M. D.（音译：谢里登/谢立丹），中文名：沈德才（1874—?），男，英国人。毕业于加拿大医科大学。先后任自流井雨台山医院、仁济医院首席医师，自流井仁济医院第五任院长、自贡市仁济医院董事会董事，为自贡市仁济护校创办人之一，首任学校董事会董事兼专业课教师。

清光绪三十四年（1908），沈德才被胡祖遗聘到自流井桐梓坳诊所，专事医疗工作。分内外两科，外伤用碘酒、高锰酸钾；内科主要用奎宁治疟疾、山道华驱蛔。工作期间，到附近县场镇巡回医疗。自流井桐梓坳诊所设简易病床10张，只收男性病人。沈德才是该诊所，以及自流井雨台山医院、仁济医院首位全职正规医师。

民国5年（1916），在反对袁世凯称帝的护国战争中，护国军在泸州、宜宾一带与袁军激战。自流井雨台山医院组织救护队，驰赴战场救治伤兵，无分南北同样救治，并将受伤严重者送院医治。沈德才成为救治受伤者的首席医师，救治伤员数以千计。时院中仅有50床位，而病人时达200人以上。在医治伤病员的同时，他还支持自流井仁济护校的办学，为学生上内科、外科专业课。

民国26年（1937），仁济医院第四任院长、加拿大人F. F. Allan（中文名：冷泽清）离职，由沈德才接任院长职。直至民国31年（1942），沈德才回国。其间，民国27年（1938），自贡地区霍乱大流行，医疗工作繁重；民国28年（1939），日机3批27架次轰炸自贡；民国29年（1940），日机2批108架次轰炸自贡；民国30年（1941），日机99架次轰炸自贡。3年共炸死324人，炸伤496人，伤者多在仁济医院医治。仁济医院自身也先后被炸4次，炸毁房屋多间。在此危险环境下，沈德才不但坚持组织医生、护士抢救伤员，而且对军警、贫困病人免除诊治费用。

民国27年（1938），成立仁济医院董事会，沈德才为首届董事会董事。民国28年（1939），医院董事会决定恢复建立自贡市仁济护校，筹备会议即在沈德才公馆举行，同时决定成立自贡市仁济护校校董会。他代表校董会发函聘请成都仁济护校校长朱素荃到自贡，担任自贡市仁济护校校长。沈德才被选为自贡市仁济护校校董会的首届校董，也是被教育部批准的唯一外国人校董。其安排仁济医院医师、护士当仁济护校教师，义务上专业课、外语课，为中国抗日战争培养急需的护士人才。

郭明芳

郭明芳（1883—1958），男，汉族，四川犍为县人。青年时在家乡拜河南人刘尚品为师，学习中医。经过多年理论学习和临床实践，在内、妇、儿、骨科，均获优异成绩。其中，尤以骨伤科为专长。

民国17年（1928）春，到自流井灯杆坝开业行医，以骨伤科专长闻名遐迩。1939年，在自流井道生灏开设贫民医院，对贫苦患者免费医治。1951年，率子郭世能一起加入自流井灯杆坝联合诊所。1956年，第一批调入国家医疗机构，任自贡市第一人民医院中医骨伤科医师。

他的正骨手法精练准确，一步到位。对腰椎间盘突出症，用“仰卧木马法”“侧身斜搬法”“俯卧推搬法”等法复位，疗效显著。还独特运用枳马二仙丹、川均散、铁箍散等治疗各种复杂性骨折疗效高，为治疗各种骨折所采用。1957 年，被选为自贡市政协委员，自流井区人民代表。

胡祖遗（Wilford E. C.）

Wilford E. C.（音译：威尔福德），中文名：胡祖遗（1885—1956），男，基督教传教士。加拿大多伦多大学文学学士、医学博士。持有皇家内科医师学会的开业证书，为放射诊断学家和泌尿生殖外科学家。自流井雨台山医院（仁济医院）创办人、首任院长。成都华西协合大学医科科长、协合医院院长助理、齐鲁华西联合医院外科主任。

清光绪三十三年（1907），胡祖遗作为加拿大基督教卫斯理宗传教团（又称英美会）派出的传教士，到自流井教区传教。其以布道为中心，从布道、教育和医务三方面进行。在自流井灯杆坝租 2 间店铺，门额题“福音堂”，同时开展传教和免费行医治病，开创西医在自流井地区行医历史。

清光绪三十四年（1908），他将福音堂迁至自流井桐梓坳，用其在华工作预算 900 银圆（加币 300 元），租李德文所有的房屋数间，正式开办诊所。诊所未命名，时人称洋医馆。此诊所开创自流井地区西医医疗机构历史，系仁济医院前身。

清宣统元年（1909），胡祖遗为购买医院地产而筹资。民国元年至民国 2 年（1912—1913），胡祖遗从教会和当地盐商筹银 7500 两，先后 3 次在雨台山、骑坳井租得王氏土地、坡坝、旧井灶房基共 1300 平方米，租期 99 年，准备建医院。民国 3 年（1914），建成一幢二层砖木结构病房，称自流井雨台山医院，并开始筹建三层男女病房大楼，为福音医院、仁济医院打下基础。

民国4年（1915），胡祖遗应征回加拿大入伍，参加第一次世界大战，作随军医生4年。民国8年（1919），胡祖遗被派到在成都的华西协合大学任外科医师。民国9年（1920），参加由华西协合大学医科科长莫尔斯组织的“华西边疆研究学会”，该学会的刊物《华西边疆研究学会杂志》，包括许多稀有历史资料，被称为是“无价之宝”。1920年，胡祖遗担任“阴阳尿经病症”的教学任务，并把该课更名为“生殖尿具学”，泌尿外科在华西医院的发展就此起步。

民国13年至民国16年（1924—1927），胡祖遗继莫尔斯之后，担任华西协合大学医科第三任科长（后该科独立建成协合医院，现四川大学附属华西临床医院称其为第三任院长），同时他又兼任华西实习医院——四圣祠医院外科主任直到民国27年（1938）。

民国16年（1927），大革命时期，四川掀起驱赶洋人的反教风潮，华西坝上外籍人士全部离开去上海，唯有胡祖遗选择留校。学校教学、管理十分艰难，他依靠留校的中方教师和高年级学生，克服重重困难，带领学生们上课、实习，让他们顺利完成学业获得毕业文凭，度过学校关门的危机，得到师生爱戴。

华西协合大学医科第二任科长（1919—1924）、华西协合医院院长（1929—1936）、美国人莫尔斯所著《紫色云雾中的三个十字架》中记述有胡祖遗的事迹：“1927年1月18日，第一批侨民离开成都……到1927年5月，170所西医医院关闭了55所，中南地区最著名的湘雅医学院沉重的关门声，更是震动了华西。外籍人士全部撤离，华西还能不能存活下去？1924年担任医院院长（引用者注：当时称医科科长）的胡祖遗决定留下来。胡祖遗戴一副黑边眼镜，微胖的脸上始终挂着微笑，他不仅能说成都话，还能说自贡话，热爱中国文化的他，背唐诗宋词，说成都典故，有很强的亲和力。胡祖遗独撑门面的100多天，华西医院秩序井然。没有兵痞流氓来寻衅闹事，也没有游行的队伍来抗议示威。各地来的病人络绎不绝；手术安排仍然紧张；要生娃娃，要打针吃药，要输液，要救命——生命的需求就是医院存在的理由。”

民国18年（1929），胡祖遗任华西协合医院院长助理，民国30—38年（1941年至1949年9月30日止），任齐鲁华西联合医院外科主任。在他任华西联合医院医科主任期间，正值抗日战争时期，培养出的学生、医生，许多奔赴滇缅抗日战场，为抗日战争的最后胜利做出贡献。民国38年（1949年9月30日止），胡祖遗离开中国返回加拿大。

朱素荃

朱素荃，别号永芳（1892—?），女，四川泸县人，基督教徒。自贡市仁济护校首任校长，也是自流井（自贡市）仁济护校首位中国人校长。

民国7年（1918），由北平协和医院师资训练班毕业，到自流井仁济男女医院做护士，兼自流井仁济护校教师，是自贡市首位中国籍护士兼教师。后到成都继续进行学历深造，民国21年（1932）5月12日，同时于成都仁济护士学校和成都协合师范学校毕业。是年，在中华护士学会注册，成为正式护士。民国22年（1933）4月27日，在武昌同仁、武昌仁济、汉口协和、汉口普爱联合考试中，获第二名，并于汉口协和私立护士专门学校产科毕业。是年5月30日，在北平公益产科医院当助产士、护士。民国23年（1934）4月1日至民国28年（1939）4月1日，在成都仁济护士学校做护士、助产士，并担任训育3年、校长2年。

民国28年（1939）4月3日，被自贡市私立仁济高级职业护士学校校董会（筹）沈德才聘请，担任该校首任校长。到校后，立即办理招生及立案手续。她独自一人主持一个学校，在她的任期内，学校4次遭日机轰炸，她无所畏惧，一面坚持办学，一面扩大招生以应抗日之需，在应届初中毕业女生生源太少的情况下，多次向省卫生厅争取多招同等学力生，皆因生源质量未达标而未被批准，进而又直接向教育部请示，以拳拳抗日爱国之心，言辞恳切，最终获准特许多招同等学力生，并准予扩大招生范围到威远县、荣县。她不但当校长，还同时兼任仁济医院护士部主任，帮忙接生；兼任自贡市仁济护校教导主任及儿科、产科、妇科、护病学、饮食学教员。

民国 31 年（1942）1 月 16 日，被自贡市培德初中校长邱常爵聘请，兼任培德增设高中班筹备委员会委员。是年，因自贡市仁济护校校舍被日机炸毁不能使用，培德中学也为躲轰炸而迁到外地办学。朱素荃因必须带领学生随时抢救被敌机炸伤的民众，不能将护校外迁，便借用培德学校校址，冒着被敌机轰炸的危险，坚持继续就地办学。

民国 32 年（1943）10 月 20 日，新运总会伤兵之友总社自贡分社成立，分社社长、自贡市市长刘仁庵特聘朱素荃任该社理事。她将本校师生全部带入伤兵之友自贡分社，成为其会员，为救治抗日伤兵和在日机轰炸中受伤的市民做出特殊贡献。此外，为推行政府提倡的平民教育，其在仁济护校内开设夜校，义务为仁济医院和自贡市仁济护校 30 多名工友进行识字教育。

民国 34 年（1945）1 月 15 日，朱素荃因要求学校独立，不受医院约束，与医院产生矛盾，且因家务要事向校董会提出辞呈，是年 5 月，获省卫生厅批准。辞职回泸州，旋即被泸州医专聘用，担任助产士。1949 年，泸州医专被川南行署接收，改名为川南人民医院，朱素荃成为川南人民医院资深助产士。她为献身医护事业，一心扑在工作上，终身未婚，民望很高，被当地人誉为“四川林巧稚”。

李府东

李府东（1896—1979），男，汉族，贡井区艾叶滩人。自贡市第一人民医院中医师、中国农工民主党党员，曾任自贡市医务工作者协会执行委员和协会中医学术组组长。自贡市政协第五、六届委员，自贡市第三、四、五届人民代表。

民国10年（1921）起学习中医，对中医理论较有研究，并积累一定的临床经验。曾在军队中任军医、院长、处长等职。1942年，在贡井万盛昌、大生祥等药店坐堂行医。1950年，在自流井广益药号执业。1952年，加入自流井三圣桥联合诊所。1956年，第一批调入国家医疗机构，任自贡市第一人民医院中医师。

他积50余年临床经验，长于中医内科，将痹症的治疗分寒、热、顽、虚四型，治疗头痛，以外感重视内因，内伤需辨明脏腑；治疗痿症独取阳明灵活用药与主张痿痹同病，痿多挟痰以及对肾炎从肺论治与活血化瘀的应用都有独到的见解，在临床上均收到良好效果。在临床工作之余，从事中医理论的著述与编写中医教材，编写有《中医内科简编》《中医内科简编续编》《温病提要》《伤寒表解》《中医理法方药汇编》《气功疗法辑解》等。1956年，市卫生局组织市内西医科主任以上医师学习中医，在市一医院召开向李府东等名老中医拜师的拜师会。

1965年，年近七旬的李府东还参加农村巡回医疗队，驻黄市公社医院，与其他医疗队员同吃同住，生活上从无特殊要求。其白天坚持门诊，开设家庭病床，按时巡诊病人，晚上还坚持写书到深夜。更为可贵的是，80多岁时，仍坚持每周定期查病房，随时会诊疑难病人。他毫无保留地讲授临床经验。工作不分上、下班，不分节假日，无论在路旁或宿舍内，凡有患者请他诊病，均能得到精心诊治。

刘天健

刘天健（1899—1974），男，汉族，自流井区人。中国农工民主党党员。1959年，任自贡市农工民主党支部副主任。历任自贡市卫生工作者协会秘书、副主任、主任，中医进修班副主任。曾任川南区第二届人民代表会议代表，市工商联秘书，市科普协会委员、常委，市文联委员、常委、副主任，自贡市政协第一、二届委员、常委，自贡市第三、四、

五、六届人民代表，市人民委员会委员等职。

早年习文，民国20年（1931）随父学医。后从师陆渊雷、恽铁樵学习古典医学。遍及《千金》《外台》等著作及明清各家，对中医理论颇有研究。民国23年（1934），开始行医。民国26年（1937），与周掷声在自流井正街创办仁人药室，以医带药。1952年，与周掷声等组织三圣桥联合诊所，任主任。1956年，第一批调入国家医疗机构，任自贡市第一人民医院中医门诊部主任、中医科主任。

长于中医内、妇、儿科，特别对温病、肝病、肾病有独特的诊疗效果。临床上遇危难重症，有胆有识，善于思考，敢于投剂用药，使患者转危为安。积累有40余年的临床医疗经验，撰有《伤寒论注释》《临床医案录》《诊余医话》等手稿。

他谦逊好学，又诲人不倦，从不将自己的意见强加于人，善于诱导启发。他教授的15名学生均成为中医骨干。

洪乃宽

洪乃宽（1904—1991），男，加拿大人，牧师。加拿大医科大学毕业，仁济医院第六任院长。

民国31年（1942）底，仁济医院院长沈德才返加拿大。民国32年（1943）1月1日，洪乃宽接替沈德才任院长，直到1946年。他在领导医院医疗工作的同时，致力修缮被炸房屋。他通过在国外募捐，获加拿大教会补助16万元，将被炸坏的X光机送成都修好，补充医药设备，在国外购买医药器械；同时与医院董事会、学校校董会联络，取得东、西场盐商经费支持；又与自贡市仁济护校校长朱素荃一起，争取到国民政府教育部拨款5万元扶助。他对于建筑富有经验，亲自义务监理修缮事宜。不但将被日机炸毁的医院房屋、学校校舍修缮完备，且较前更形进步。将护校师生从培德借用的临时校舍中接回医院，更便于教学和实习。

他接手院长后，半年即将医生由 3 人增至 6 人，接纳住院伤病员 627 人，门诊 11502 人。民国 35 年（1946），洪乃宽奉调回国。

许肇先

许肇先（1908—?），女，四川自贡人。自贡高级仁济护士学校首届毕业生。曾任自贡市工人医院副院长。

民国 28 年（1939）9 月，许肇先为恢复建立的自贡市仁济护校的首届新生。1943 年至 1944 年，分配到自贡市卫生事务所服务一年。1944 年 3 月至 1949 年 7 月，在仁济医院任护士、护士长；民国 38 年（1949 年）8 月至 1950 年 5 月，在自贡市私立义济护校任教员；1950 年 5 月至 1952 年 4 月，在川南军区卫校做教师，被学校评为模范；1952 年 5 月至 1956 年 5 月，在自贡市第三康复医院任护士长，被该院评为模范；1956 年 7 月，调四川省自贡护士学校，任护病学、针灸课教师，当班主任。她工作不顾份内份外，从不计较个人得失。学校设针灸门诊部，她积极兼任针灸医师。到校医室及学校所在居委会，对全校师生员工、全体居民进行钩虫粪检。在班主任工作中注意思想政治工作，要求既严，又爱护学生。学生没有棉衣，就主动送钱、棉花、布。下乡治肿病时，因未赶上吃饭，就把临走时别人送给她的饼，给学生吃。学生毕业后还经常与她联系，汇报思想和工作。1960 年，被评为市、省劳动模范。1960 年 9 月，调自贡市工人医院任副院长。

杨恩和

杨恩和（1910—?），男，江苏省青浦县人。主任医师兼教办主任。川南医干校教员。

民国 26 年（1937 年）7 月，毕业于成都中央军医大，就职于中央军校医院航空特务旅卫生队。时值抗日战争爆发，战事逼近南京，是年 9

月，杨恩和随军区医院到武昌。12 月，进川到铜梁。民国 27 年（1938）12 月，军校由铜梁迁到成都北较场。民国 29 年（1940），杨恩和在成都甫澄医院任外科住院医师。民国 30 年（1941），成都遭到日机狂轰滥炸，杨恩和在返院途中，见到一片瓦砾和受伤群众，立即回院开展救治工作，通宵为受伤者施行手术。这次轰炸，更激起他对日本侵略者的痛恨。

民国 31 年（1942）3 月，因工作需要，到自贡市盐区医院担任外科主任。民国 37 年（1948），先后任自贡盐区医院主治医师和院长。民国 37 年（1948）至 1951 年 9 月，在贡井旭水医院开设私人诊所。1951 年 9 月以后，先后在川南医干校任教员，市立医院、市一医院、市四医院任外科主治医师、主任医师兼科教办主任。在普外科专业方面有较高造诣。

他响应党的号召，参加第二批自贡市四清巡回医疗队，下乡为农民看病。他在乡村临时布置简易手术室，重拾丢了十多年的眼科手术和其他门诊手术，5 个月内完成 220 次手术，无一例感染。

杨恩和从事外科学工作四十几年，精通本科基础理论，具有丰富临床经验，擅长外科疾病诊疗，在自贡市外科界享有盛名，是自贡医学界“朱马牛杨”四大名医之一。曾与他人合著《急性颅脑损伤 2152 例分析》《胆囊扭转》《肱骨上骨折并发肘内翻机理的探讨及预防》《骨盆骨折合并后尿道损伤的早期处理》等专科技术理论论著，在《中华外科》《自贡医药》等刊物上刊登发表，多次被评为医院及系统先进工作者。

刘慧根

刘慧根（1910—1975），字世禄，又名若平，男，汉族，荣县富东乡人。自贡市第一人民医院中医师，历任自贡市卫生工作者协会候补执行委员，自贡市政协第三、四、五届委员。

民国 17 年（1928），师从荣县名中医伍怀钦。民国 23 年（1934），到贡井艾叶滩椿生堂行医。民国 24—36 年（1935—1947），辗转于荣县、资阳、峨嵋等地执医。1947 年 12 月返荣，后在自贡市大坟堡洞口井华康药号坐堂应诊。1956 年，第一批调入国家医疗机构，任自贡市第一人民医院中医师。业医 40 余年，刻苦钻研中医理论，在学术上特别推崇张仲景、叶天土、王清任的学术思想，博采诸派众长融为己论，临床经验丰富。尤其对妇科疾病的诊治有独到之处，不少疑难重病患者慕名前来求治。大坟堡东垣庙一位崩病患者，久医无效，病转危急，家人含泪拟办后事。经邻居介绍请刘慧根诊治，投药 1 剂转危为安，继服 3 剂病愈。他根据妇女的生理病理特点，总结出“妇女之病以调经为主，经调而诸症自除，无论经产各症，概以‘四物汤’为主，随症加减治之”的临床治疗经验。他精于妇科，也长于内科杂症。成都 132 厂朱某，身僵硬如尸，不能饮食、排泄。辗转北京、上海、天津等地诊治无效，经人介绍急驰刘慧根处求治，在他精心治疗下，病人化险为夷，重新踏上工作岗位。1952 年，有一家境贫寒，全身浮肿，腹大如鼓，屡治不愈的患者万某，经诊治后，赠送丸药一剂，服后身肿全消，继服 2 剂病愈。他高尚的医德和精湛的医术深受群众赞颂，有一病家赠诗写道：“刘公著手便成春，慧根深能鉴肺心。根本病明如日耀，君家术果若神灵。医道仙道原非俗，学透玄机莫与伦。最令人惜钦仰处，良言更可胜金针。”

武天保

武天保（1911—1993），男，河北曲阳人。初小文化程度。自贡卫校党支部书记、校长。

民国 26 年（1937）参加革命，民国 28 年（1939）6 月 15 日加入中国共产党。民国 26—29 年（1937—1940），担任村副主任、民兵中队指导员、党支部书记。民国 29 年（1940）4 月至民国 35 年（1946），任区委书记。民国 35—37 年（1946—1948），在北岳区党委党校学习。1948 年 4 月至 1950 年，在解放军部队担任连指导员。

1950—1955 年，先后任西南医院人事科科长、西南医院护士学校副校长。1955 年 6 月 14 日调到自贡卫校，先后任副校长、党支部书记兼副校长、党支部书记兼校长。1966 年“文化大革命”开始，被造反组织夺权。1968 年 1 月，成立革委会，任革委会副主任。因革委会主任系军代表担任，未长驻自贡卫校，他成为实际主持工作者。1969 年 12 月 26 日，恢复建立中共自贡市白求恩卫生学校党支部，仍由武天保任支部书记。1982 年 10 月 22 日，主动申请并被批准离休。

武天保是自贡卫校校级干部中任职时间最长者，达 29 年之久。其中任校长或副校长主持工作共 12 年，副校长或革委会副主任 17 年，任自贡卫校党支部书记 16 年。他虽然学历不高，但善于学习，尊重知识分子，在工作中善于团结教职工，廉洁自律。在他担任校长的 1960 年，试办 2 个大专班，为以后自贡卫校的高等教育积累宝贵经验，为自贡卫校升格为川卫康院奠定最初基础。

滕光辉

滕光辉（1912—1963），男，汉族，四川威远县城关镇人。自贡市第一人民医院中医科副主任，中国农工民主党党员。历任自贡市卫生工作者协会副主任，自贡市政协第一、二、三、四届委员。

他出身于中医世家，其祖父、父亲均为威远县名中医。民国 13 年（1924），随父学习中医。后拜名医翁心泰、刘蕴之为师学习中医。民国 36 年（1947）3 月，到自贡市自流井铁岩路复昌源药号坐堂行医。1952 年，参加自流井十字口联合诊所，任主任。1956 年，第一批调入国家医疗机构，任自贡市第一人民医院中医门诊部副主任、中医科副主任。

医术上以伤寒和内科杂症见长。在临床诊断上，胆识过人，处方灵活。尤其对胃病、慢性肾炎有独到的临床治疗经验。他所带的徒弟，成为医院中医骨干。遗著有《金匮浅注》一书手稿。

丁　兰

丁兰（1912—2000），女，原名刘智。四川彰明县（现属江油市）人。曾兼任自贡卫校校长。

民国元年（1912）10月16日，生于彰明东兴乡草坝场一个地主家庭。其父刘子举思想较开放，冲破丁兰祖父“女子无才便是德”、不许读书的禁令，在丁兰6岁时即送她去读私塾，受到国学启蒙。民国15年（1926），刘子举全家迁彰明县城。丁兰以出色成绩考入彰明县女子学校初级师范。民国19年（1930），以全校第一名成绩毕业。是年秋，考入成都树德中学读三年级，第二年初中毕业，考入成都尚志学院高中部。民国20年（1931）夏，随夫唐尧勋到上海，以优异成绩考入上海同德医学院妇产科专业，唐尧勋是职业革命者，丁兰大学期间的学费和生活费，全靠自己勤工俭学维持。3年后毕业，取得妇产科医生文凭和资质。在上海期间，丁兰随丈夫唐尧勋参加一系列革命活动。

民国26年（1937）夏，接上海地下党通知，撤离上海到延安。是年9月26日，到达八路军西安办事处，受林伯渠、胡乔木接待。经政审合格后，编入八路军，成二等兵。10月23日到达延安后，丁兰即被安排到陕北公学，后又转到延安女子大学学习。民国27年（1938）4月，丁兰加入中国共产党，5月后即提前转正。民国29年（1940）2月，丁兰被调到该院成为妇产科医生。民国32年（1943），在延安整风（即“抢救运动”）中，唐尧勋和丁兰受到冲击，但后来同多数人一样，被“解放”。民国34年（1945）“三八”国际妇女节，丁兰被陕甘宁边区政府评为模范工作者。是年10月，丁兰和唐尧勋被调去华北工作，丁兰在京绥铁路局医院任医生。民国36年（1947）4月，奉调东北齐齐哈尔军区医院任医政科科长。是年12月，奉调哈尔滨市立医院任副院长。民国37年（1948）12月，奉调哈尔滨市卫生局任医政科科长兼秘书科科长。

1949 年，随军进军大西南。1950 年 2 月，任五通桥盐务管理局秘书科科长。1951 年，任川南盐务管理局人事科科长兼党总支书记。1952 年 2 月，调任自贡市卫生局副局长。1957 年 9 月，兼任四川省自贡卫校校长。在担任校长期间，她还亲自下课堂，为学生上课，讲授临床医学和妇产科、内科、儿科等课程。1958 年，丁兰赴北京出席全国卫生工作会议，回来后不仅在自贡传达会议精神，还受省卫生厅委托，代表省卫生厅到宜宾等地传达。1959 年，在“反右倾”运动中，受到错误批判。1960 年 6 月，市委书记处作出对丁兰“清除出党，撤销党内外一切职务，交群众监督使用，工资级别降 5 级（由行政 14 级降为 19 级）”的处分。1979 年 2 月 13 日，市委行文对丁兰平反，撤销一切处分，恢复工资级别，安排适当工作；实际工资恢复为行政 13 级，比处分时提一级。安排为市卫生局顾问、市政协委员。这时，她已经 67 岁，还拄着拐杖，天天步行到卫生局看文件、听传达、听汇报，参加各种会议，到机关、企事业单位了解情况，为政协发言作准备。她以自己的行动，为后来者示范，受到各方面推崇、尊重，《自贡日报》曾专文报道其事迹。

马君牧

马君牧（1912—2004），男，湖北宜昌人。华西协合大学医学院毕业，儿科专家。历任自贡市仁济护校专业课教师、自贡市私立仁济医院院长、川南医士校副校长。

民国 31 年（1942），毕业于华西协合大学医学院。是年 8 月，应征分配到成都眷属医院，为抗日战争服务。民国 32 年（1943）9 月，应征期满，被自贡市私立仁济医院聘任为内科医师，兼任自贡市仁济护校专业教师，教授内科、儿科专业课，直至 20 世纪 50 年代院校分离。在自贡市仁济护校上课期间，他不顾在仁济医院当医生的繁重工作，利用一切业余时间认真备课，专心上课，受到学生敬重和热爱。

民国28年（1939）6月，仁济医院最后一任加拿大籍院长赫维德返国，马君牧接任院长，是自贡市设市后仁济医院首位中国籍院长、也是仁济医院历史上第二位中国籍院长。

1950年后，历任川南第二人民医院、自贡市人民医院、自贡市第一人民医院的首任院长和主任医师，并兼川南医干校副校长。曾任自贡市卫生局副局长，自贡市第一届至第九届人民代表。1958年至1961年，4次获自贡市劳动模范称号。1961年，加入中国共产党。他是自贡儿科的创始人，擅长诊治小儿危重疾病，担任中华医学会儿科分会常委，四川省医学会儿科分会副主任。1958年，由他首创并主持的“人工冬眠疗法治疗乙型脑炎及小病灶肺炎”工作，使川南地区同类疾病的死亡率从70%降至2%左右，获卫生部技术革命先锋奖章；他最早发现川南农村流行急性坏死肠炎的主要病因，并提出防治办法和措施，使病死率由34%降至12.8%；主持“小儿智能筛测”科研任务，通过多年临床实践和探索，科学设计出“自贡市小儿智能测定量表”，并应用于5067名儿童，证明量表的科学性、实用性和可靠性，获四川省卫生厅科技奖。马君牧还成功主持多项省、市级科研项目，获省市重大科技成果奖。在全国性医学刊物上发表论文26篇，著有《小儿疾病系统诊断》一书。以其严谨求实的学风、精益求精的医风和卓著的专业建树，成为盐都医务工作者的楷模。

1956年4月至1967年7月，任自贡市市卫生局副局长，其间，仍兼任第一人民医院院长。1973年7月，任自贡市卫生局副局长。1973年10月至1978年8月，兼任市一医院革委会副主任（主任为军代表）。1983年8月，年满71岁的马君牧从卫生局副局长任上退休。1984年5月26日，马君牧被市一医院聘为顾问。2004年5月，以92岁高龄逝世。2009年9月1日，被评为自贡建市70周年十大杰出人物之一。

何玉书

何玉书（1913—1968），别名光麟，女，四川新繁县（今成都市新都区新繁镇）人，基督教徒。成都仁济护士学校及国立重庆中央产校专修特科毕业。自贡市仁济护校第二任校长，自贡市私立义济护校首任校长。

民国25年（1936）至民国28年（1939），在成都仁济医院任护士长、在联合女医院任护士主任，其间于民国26年（1937）任成都四圣祠仁济男院护士长2年半。民国28年（1939），任成都惜学宫仁济女院护士主任兼训育教员1年。民国29年（1940）开始，任重庆国立中央产校教导处实习指导4年半。

民国34年（1945）5月，继朱素荃之后，接任自贡市私立仁济医院护士部主任、自贡市仁济护校第二任校长。是年12月5日，市政府转发教育部10月31日训令，同意自贡市仁济护校改名为自贡市私立义济护校。何玉书即为自贡市私立义济护校校长，同时兼教导主任。民国时期，作过妇女会名誉理事。

1949年12月5日，解放军入驻自贡。1950年2月13日，自贡市人民政府接收盐务局，医院董事会（校董会）停止工作，医院和学校请求自贡市人民政府接收。5月10日，学校根据市卫生局指示，成立7名教职工和4名学生组成的校务委员会，作为学校临时权力机构。校务委员会公推何玉书任主任委员。12月5日，自贡市军管会正式接管自贡市私立义济护校，何玉书被留用，曾一度代任教导主任。1953年，被四川省卫生厅任命为学校教务处第一副主任。1958年9月，调内江市卫生学校，参与四川省内江卫生学校（今四川省内江医科学校）筹建。

雷超群

雷超群（1916—2002），女，四川罗江县（现德阳市罗江区）人。成都仁济护士学校毕业。曾任自贡卫校副校长。

民国22年（1933）9月至民国24年（1935）1月，任綦江小学教员。民国28年（1939）1月至民国29年（1940）6月，任三台联合医院助理护士长。民国29年（1940年）7月至民国31年（1942）6月，任康定省立医院护士长。民国31年（1942）7月至民国35年（1946）2月，任华西医院护士长。民国35年（1946）3月至民国36年（1947）3月，任重庆中央医院护士长。民国36年（1947）4月至1950年10月，任重庆中央医院护校教员及教务、训育3年半。1950年11月，重庆市人民政府正式接管重庆中央医院及护校，雷超群被留用。1951年3月至1955年4月，在重庆西南医院任护校副校长。1955年5月，调任自贡卫校副校长，直至1968年1月，自贡卫校建立革委会为止。“文化大革命”中受到冲击，被错定为“参加国民党”“重业务轻政治”，划为“第三类”。1979年10月8日，在她退休3年后，由自贡卫校复查，本人同意口头平反纠正。

雷超群在担任自贡卫校副校长13年，一直分管教育教学。工作务实敬业。如1955年学校会议安排表中，定期召开的学科委员会会议、班主任联席会议，皆由雷超群主持。1956年12月，被选举为自贡市第二届人民代表大会代表。1960年2月，被安排为自贡市第三届市政协委员。“文化大革命”中即使受到冤屈，也被安排担任革委会下设的教改组组长（相当于教导主任），她能上能下，认真搞好工作。可以称得上任劳任怨，直至1976年退休。

朱兆龙

朱兆龙（1918—2005），男，汉族，中共党员，民国7年（1918）1月出生于河北武安。内科主任医师，曾任自贡市第一人民医院副院长，自贡市第八次、第九次人大代表。

1954年9月，被自贡市人民政府任命为自贡市人民医院内科副主任。1957—1958年，兼任自贡卫校专业课护理、内科、儿科、传染病、皮肤科教学。1958年，获自贡市劳动模范称号。他在内科领域以及肿瘤治疗有很深的造诣，在全国及省、市报刊上发表《链霉素治疗流行性乙型脑炎的探讨》等15篇论文。曾任自贡市医学会副会长，科技成果内科专委会主任委员，中华抗癌协会自贡分会名誉会长。1979年3月2日，市卫生系统成立“七二一大学”，朱兆龙被任命为副校长。1984年5月21日，任市一医院顾问。2005年2月逝世。

何贵义

何贵义，男，民国7年（1918）10月出生于四川乐至。曾任自贡市人民医院副院长、泸州医学院院长，自贡市私立义济护校专业课兼职教师。

华西大学医学院毕业。民国32年（1943），任西康省立医院外科医师。民国33年（1944），任华西齐鲁大学联合医院外科助理医师。民国35年（1946），任华西齐鲁大学医院代住院总医师、华西齐鲁大学医学院专任讲师。民国36年（1947），任华西齐鲁大学医院外科住院总医师。民国37年（1948），任华西齐鲁大学医院外科主治医师、华西齐鲁大学医学院高级讲师兼自贡仁济医院外科主任。民国38年（1949年9月30日止），任自贡仁济医院外科主任，兼任自贡市私立义济护校专业教师，上外科专业课。1949 年 10 月，任仁济医院医务主任兼外科主任。1949 年 12 月至 1951 年 10 月 14 日，任仁济医院副院长兼外科主任，仍兼自贡市私立义济护校外科专业教师。1951 年 5 月 23 日，自贡市人民政府接管仁济医院，何贵义被任命为副院长。随即又调任川南人民医院（即现在的西南医科大学附属医院）任副院长，1956 年 6 月，升任院长直至“文化大革命”。1961 年，他创建的心胸外科，发展成泸州医学院（现西南医科大学）重点专科，进入全省先进行列。“文化大革命”中受到迫害。1978 年 9 月，得以平反。1979 年 2 月，在泸州医学院第五次党员代表大会上，被选为院党委常委。1979 年 5 月，泸州医学院成立学术委员会，由专家、教授 21 人组成，何贵义任主任委员。1981 年 11 月 19 日至 1985 年 9 月，任泸州医学院院长。1977 年 10 月、1982 年 12 月，分别被选为第五、六届全国人大代表。

罗席全

罗席全（1919—？），男，四川汉源县人。中共党员、医学博士。曾任自贡市仁济护校外科教师，自贡市第四人民医院院长。

罗席全初中毕业时，其家庭因战争而四处逃散，经济陷入困难，一段时间靠与同学借债维持生活，终考入成都华西协合大学医学院，走上从医之路。民国 34 年（1945）6 月，毕业于华西协合大学医学系。同月，征调到贵阳部队军区医院。民国 35 年（1946）年 7 月，任四川省立医院外科医师。民国 36 年（1947）7 月，任成都华西协和大学医学院外科助教讲师。民国 38 年（1949 年 9 月 30 日止）7 月，到自贡市仁济医院任外科主治医师，兼任自贡市仁济护校外科专业课教师。1951 年 5 月至 1952 年 6 月，任川南二院外科主治医师。1952 年，在“三反”运动中担任打虎队队长。1952 年 7 月至 1956 年 3 月，任川南二院、自贡市人民医院外科主任。1953 年 1 月在川南二院与市立医院合院时，任合院筹备委员会执行委员。1956 年 4 月至 1973 年 12 月，任自贡市第一人民医院副院长。1974 年，任自贡市第四人民医院革委会副主任。1978—1985 年，任自贡市第四人民医院院长。1985 年后，任市四医院技术顾问，在胸心外科方面有较高造诣。

张希学

张希学（1922—?），男，山东沂蒙人。中学文化程度。1953 年 10 月 13 日，从川东医院办公室主任调任四川省自贡卫校副校长，主持工作，是自贡卫校第一个主持工作的专职副校长。

1955 年 1 月 1 日，调任市文教局局长。1958 年 2 月至 1962 年 9 月，调任自贡市第三届文联主任（即今文联主席）。后调任市卫生局局长，在“反右倾”斗争中受到错误批判，改革开放后落实政策，任自贡市委宣传部部长。后调任四川省人民医院，1981 年任该院党委书记至 1983 年离休。

李远志

李远志（1926—2011），男，四川乐至人。大学本科毕业。中国农工民主党党员，高级讲师、中医内科主任医师。曾任自贡卫校副校长，农工民主党自贡市第一、二届主任委员，四川省第五、六届理事，自贡市政协第八届、九届副主席兼文史资料委员会主任，四川省人民代表、成都中医学院自贡市中心函授站副站长等。

民国 35 年（1946），考入四川国医学院。民国 38 年（1949）1 月，四川国医学院正科毕业（修业 3 年），获医学学士学位。毕业后在自贡开业行医 3 年。1952 年 8 月至 1956 年 6 月，在自贡市卫生局任科员。1956 年 7 月至 1958 年 10 月，在自贡市第一人民医院任中医科副主任。1958

年11月至1970年8月，再次到自贡市卫生局任科员。1970年9月至1978年4月，在自贡市精神病医院任中医师。1978年4月至1980年6月，经中共自贡市委宣传部批准，担任自贡市精神病医院中医内科副主任医师。1979年9月，任中华全国中医学会四川分会理事、内科委员，自贡中医学会副理事长，《自贡医药》副主编。1980年，被选为自贡市第八届人民代表和市人大常委会委员。1980年7月，调自贡卫校任教。1982年4月，被四川省卫生厅批准为中医内科副主任医师。1983年5月，任自贡卫校副校长，并在农工民主党自贡市第一届党员大会上，被选为农工民主党第一届主任委员。1987年9月，晋职中医内科主任医师职称。1989年5月，自贡市农工民主党第二届党员大会召开，李远志代表首届委员会作题为《认清形势，团结奋斗，在治理整顿、深化改革中做出新贡献》的报告，获大会通过，并在差额选举中，被选为第二届主任委员。

李远志对精神病研究较深，在精神分裂症、抑郁症、更年期精神病、精神官能症、癫痫等疾病的治疗和研究成绩突出。同时，具有扎实的医古文和古代汉语基础，曾担任成都中医学院函大《伤寒论》《金匮要略》课程的讲授，在晋职中医内科主任医师时免考医古文。1959年，被评为自贡市先进生产者。1960年，被评为自贡市文教红旗手。1971—1974年，以主研人身份参加“马桑治疗精神分裂症”科研课题工作，该项研究成果分获1978年自贡市科学大会奖和1979年卫生部协作奖。1972年编写《精神病学讲义》，供川南地区举办的精神病学习班使用。1977年，作为主编和审定组组长参加自贡市卫生局组织的《中医学讲义》编审工作，该书获1979年自贡市卫生局著作一等奖。1985年11月，被自贡市人民政府授予名老中医荣誉证书。曾发表和编写论文、讲义多篇（本），如《祖国医学对精神病的认识和治疗》《神经官能症的中医治疗》《舌诊在临床上的诊断价值》《精神分裂症治验》《中医治疗痛经》《癫狂的辩治》《龙马散治疗癫痫初步体会》《病因与病理》《治疗原则》等。曾被中共自贡市委统战部誉为自贡市医卫界有影响的代表人物。

唐祖珍

唐祖珍（1928—1988），女，四川乐至人。中专学历，教师。中共党员。

民国29—32年（1940—1943），乐至初中学习，随全班集体参加国民党，无活动，无职务。民国32—35年（1943—1946），在成都省立女子师范学校学习。民国36年（1947）至38年（1949年9月30日止），在成都龙江路十一区二校任教。1950年1—5月，在二野军大三分校学习。1950年5月至1951年9月，在川东军区卫生学校学习。1951年10月至1953年3月，先后在第七军医大学、重庆医学院、四川医学院进修。1953年4—9月，在重庆卫校任教。1953年10月至1954年8月，在西南医院护士校任教。1954年9月至1955年8月，在云南大学进修。

1955年8月，调至自贡卫校，任解剖学教师兼学科委员会主任，后兼学校文书。1959年，被评为自贡市“三八红旗手”。1966年12月，加入造反组织。1967年3月，被打成“现行反革命分子”“反革命总指挥”，拘捕入狱15天，随即被释放并平反。平反后能正确对待其他群众。是年7月18日，以学校造反组织“燎原战斗团”为主，组成“临时接管委员会”，唐祖珍被选入临管会，参与对学校的管理。1968年1月23日，市革委批准建立白求恩卫校革命委员会，唐祖珍为革委会委员。退休后曾任退休党支部书记。

谢永昌

谢永昌（1929—2002），男，汉族，贵州省贵阳市人。中共党员。

贵阳医学院毕业后到仁济医院工作。1960年，代表自贡市第一人民医院儿科出席全国文教群英会。1961年，获自贡市劳动模范称号。1978

年 5 月，晋升为市一医院内科主任医师。

撰写《一家所见七例血卟啉病》等 32 篇论文、译文，发表在国家和省、市级专业报刊上。他参与的丁胺卡那霉素的临床科研项目，获省重大科技成果奖。

汤森林

汤森林（1931—2012），男，安徽省霍山县人。曾任自贡卫校党总支书记。

1949 年 1 月，在安徽霍山参军入伍，加入中国人民解放军第二野战军，一路辗转，随刘邓大军入川。1950 年 6 月，在西南军大川南分校学习毕业，并加入中国共产党。1951 年，因病在四川乐山军区就地转业，调往自贡市人民政府，担任卫生局秘书。1952 年，参加四川省委党校学习，结业后到自贡市机械一厂参加厂矿企业建党工作。1953 年 5 月，被自贡市人民政府任命为自贡卫校政治辅导副主任。1954 年，调回市卫生局，担任卫生文教党委秘书。1968 年，调到自贡市第三人民医院担任党支部书记。1978 年 9 月，调任自贡卫校临时党总支书记。1981 年 12 月，任自贡市政协第七届委员会委员。1985 年 7 月，任自贡卫校党总支书记。1991 年 9 月，离休后任自贡卫校调研员。

龙武开

龙武开（1932—2016），男，布依族，贵州省天柱县人，高中文化。曾任自贡卫校党委书记。

1949 年，参加中国人民解放军第二野战军，参与解放大西南战斗。1954 年 11 月，加入中国共产党。至 1955 年 5 月，先后在解放军十军军部、卫生部、教学医院任战士、警卫员、文书、秘书等职。1955 年转业，负责自贡市第二人民医院（现自贡市中医院）的组建工作，是医院成立党支部时的第一任书记。1956 年 5 月至 1957 年 5 月，任该院负责人，1958 年，兼任该院工会负责人。1970—1978 年，任该院革委会副主任。他刚直不阿、光明磊落，尽管受到不公正待遇，事后也一笑了之，不打击报复、不抱怨指责，照样兢兢业业埋头做事。1978 年，调至市卫生局医政科任副科长，同年，又调任市四医院革委会副主任。1980 年 3 月，兼任市四医院工会主席，1982—1984 年，任市四医院副院长。1984 年 6 月，任市四医院总支副书记，主持总支工作。为使医院的医疗器械、设备尽快更新和提升，他积极争取外资，获国内外一些机构、组织的支持和帮助，为医院购得一台日本岛津 2000 型 CT 机，当时在世界上也属先进设备，系自贡市第一台 CT 机。分管医院后勤工作期间，将医院食堂改建为职工食堂和营养食堂，既方便职工用餐又保证病患需求。1990 年，调任自贡卫校任党委书记，1992 年离休。

龙武开在自贡市医疗卫生战线工作 36 年，清廉正直、谦虚谨慎、严于律己、宽以待人，从不居功自傲；生活中淡泊名利、乐观豁达、平易近人，对家属和子女要求严格，从不搞特殊，不给组织添麻烦。他数次被评为先进工作者、自贡市民族团结先进个人。20 世纪 80 年代，当选为自贡市卫生局党委委员、自贡市自流井区三届政协委员等。

陈惠敏

陈惠敏（1936—2003），女，四川自贡人。1953 年 9 月，从蜀光中学初中毕业后考入自贡卫校助产士班，任该班团支部副支书。1955 年，自贡卫校毕业后分配到四川省卫生厅，先后在省防疫队、仁寿县医院工作。1960 年，与蜀光中学的同班同学、重庆铁路局二机校（位于成都）的教师樊忠焱结婚。1965 年，陈惠敏调二机校。“文化大革命”中，二机校停办，樊忠焱被转至重庆磨床厂任工人、技术员、工程师。陈惠敏被转至重庆工商大学卫生科担任主治医师。

陈惠敏 4 岁丧父，靠母亲一人支撑全家，四姐妹中仅她一人存活下来。却因生活困苦，体质受损，刚工作不久，即患上风湿性心脏病。1975 年，樊忠燚也患上冠心病。二人相濡以沫，克服重重困难，与病魔斗争，并未影响工作。1998 年，二人便讨论身后事。陈惠敏提出，身后将遗体捐献给红十字会。2003 年，陈惠敏病危临终时，叮嘱樊忠燚和儿女完成其遗愿。是年 3 月 26 日，陈惠敏病逝。樊忠燚带着儿女，将其遗体无偿捐献重庆市红十字会，了却其遗愿，也反映出陈惠敏对母校仁济精神的传承。

陈希文

陈希文（1938—2003），男，汉族，四川荣县人。中共党员。

四川医学院毕业后，任自贡市第一人民医院内科主任医师。自贡市第八届党代会代表，四川省第四次，第五次人大代表。1984 年 5 月，被任命为市一医院院长，并开始实行院长负责制。1993 年，获“四川省卫生先进作者”“全国百名优秀医生”称号。他在心血管内科领域有很深造诣，在全国的省市报刊上发表多篇论文。参与“电击复律治疗心律失常和心内膜起搏”科研课题的研究，获省科技奖。曾任自贡市医药学会副会长、内科专委会主任委员。

第二章　人物简介

张泛舟

张泛舟，男，曾任自贡市卫生局局长，兼自贡市川南医干校校长、自贡市卫校首任校长。

1950 年前，是中国人民解放军第二野战军第二纵队野战医院二所所长。1950 年 12 月 5 日，自贡市军管会正式接管自贡市仁济医院、私立义济护士学校，军代表皆由张泛舟兼任。1951 年 9 月，川南医干校成立，川南行署指定自贡市卫生局局长张泛舟兼校长。1952 年 8 月 12 日，自贡市私立义济护校与川南医干校合并，更名为自贡市卫生学校，仍由自贡市卫生局局长张泛舟兼校长。1954—1956 年，担任中共四川医学院（今四川大学华西临床医学院/华西医院）总支书记。1957 年，任四川医学院副院长。1981—1984 年，任四川医学院附属医院院长。

袁嘉楷

袁嘉楷，男，民国 13 年（1924 年）5 月出生于四川犍为。武汉大学化学系毕业，共产党员。自贡卫校第二任校长、首任专职校长。曾任自贡师范学校首任校长、自贡化专首任校长、自贡市文教局副局长等职。

自贡市第二届各界人民代表会议代表、自贡市第一届至第六届、第八届至第十届人民代表大会代表，四川省第五届人民代表大会代表。

民国31年（1942）9月，考入内迁至乐山的武汉大学化学系。民国35年（1946）5月，武汉大学毕业，取得理学士学位。民国35年（1946）8月至1951年2月，在自贡市私立蜀光中学任化学教员。1951年3月，调任自贡第二初级中学（剑南中学）校长。4月，作为代表出席自贡市各届人民代表会议第二届一次会议。12月，加入中国共产党。1954年7月至1967年12月，被选为第一届至第六届人民代表大会代表。1954年12月，调自贡卫校当第二任校长（第一任专任校长）。1955年8月14日，奉令调往北京教育行政学院学习一年。1956年5月，回自贡卫校在校长职务上继续工作，同时参与筹建自贡师范学校。9月，担任自贡师范学校首任校长。1958年8月，参与筹建自贡化专，并担任自贡化专首任校长。1962年8月，因贯彻中央“调整、巩固、充实、提高”的方针，自贡化专撤销，合并到泸州化专。9月，袁嘉楷调任自贡蜀光中学校长。1974年8月，调任自贡师范学校校长。1977年12月，被选为四川省第五届人民代表大会代表。1978年5月，调任自贡市文教局副局长。1978年7月至1988年5月，连续三届担任自贡市第八至第十届人民代表大会代表。1983年，被自贡市教育学会评为先进工作者。1984年5月，被自贡市教育局党委表彰为优秀共产党员。1984年7月至1985年6月，被自贡市人民政府聘为教育督导员。1985年退休。退休后继续发挥余热，1986年、1992年，两次被市教育局党委评为优秀共产党员。1989年2月，被市教育局党委评为优秀组织员。2004年8月，被中共四川省委组织部、四川省老干局、四川省老龄工作委员会办公室表彰为四川省老干部学习邓小平理论知识竞赛先进个人。

李肇叙

李肇叙，女，1931 年出生，祖籍重庆。中共党员，高级讲师。1950 年考入重庆大学医学院医学专科系学习。1952 年作为中央卫生部培养的中级医学基础教师抽调到浙江医学院（现浙江医科大学）进修学习，并由西南卫生部统一分配到自贡市卫生学校工作，任基础医学专业教师，其间由组织安排到四川医学院和南京医学院进修学习。

在自贡卫校工作任教 37 年，曾担任微寄生组教研组组长，获 30 年教龄教师荣誉证书。曾担任医学生物学、医学微生物学、医学寄生虫学和医学免疫学等学科教学。担任过 3 个大专班（在职提高班、西医大专班、中医大专班）和一个全国药师班教学工作。1953 年在学校无生物学教师、教材的情况下，自编自教完成了医学生物学的教学工作；1981 年 7 月任教“全国中级药师班”和校内“七二一大专班”时自编自教医学免疫学课程；1981 年 11 月代表自贡市卫生系统参加全省中等卫生学校微寄学教学大纲的修改。先后担任五个专业、九个班的班主任，认真负责班级学生的日常学习生活管理和思想政治工作，1968 年被市教育局和卫生局评为优秀教师和优秀班主任。

1989 年退休。退休后参加关心下一代工作委员会，1993 年聘为自贡二十八中学校外辅导员，继续发挥余热。因工作出色，1993 年和 1997 年被学校表彰为“优秀共产党员”。

成万钧

成万钧，男，1932 出生于四川省合江县。中共党员，国立沈阳医学院（1948 年 11 月并入中国医科大学）六年制医疗系本科毕业。政治学高级讲师，曾任自贡卫校校长、党总支书记。

民国21年（1932）8月14日，生于四川省泸州市合江县。1950年12月，在四川江津师范参军入伍，为西南军干校学员。1951年3月，进入中国医科大学军医期医疗系本科学习。1953年11月，加入中国共产党。1956年12月毕业，授衔中尉，副连级。1957年4月至1962年9月，先后在西藏军区转业建设委员会门诊部、西藏当雄机场卫生所、拉萨军分区卫生所任军医。1959年和1961年，2次随部队参加平息、清剿西藏达赖集团发动的叛乱作战，受到团嘉奖，荣立三等功一次。1959年10月，应邀赴京参加庆祝中华人民共和国成立10周年观礼，受到党和国家领导人的接见并合影留念。1962年，晋升为上尉、正连级。1962年10月至1969年12月，任西藏军区后勤部卫生部保健科、医疗科、医院管理科助理员。其中1962年12月至1963年3月，到西藏军区前线指挥部，任首长的保健医生，参加中印边境自卫反击作战。1970年1月至1971年1月，任西藏军区后勤部扎木大站卫生科长。1971年2月至1976年3月，任西藏军区门诊部主任。

1976年4月至1978年7月，任自贡市第一人民医院党总支副书记、革委会副主任。1978年8月至1982年3月，任自贡市第一人民医院党总支书记、党委书记。1978年7月、1983年12月，被选为出席中共自贡市第四、第五次党代会的代表。1978年，作为四川卫生工作先进单位及个人表彰大会的代表出席表彰会。1982年晋升主治医师。1984年4月至1987年7月，任自贡卫校校长。1985年11月26日，市卫生局批准自贡卫校改革方案，实行校长负责制。1985年12月，被评为四川省职称改革工作先进个人。1987年12月，晋升政治学高级讲师。1990年1月15日，当选为自贡市自流井区第十二届人民代表大会代表，并被评为活动积极分子。1990—1994年，被聘为自贡市委、自贡市人民政府科技顾问，1995年2月，受市委、市政府表彰。1992年8月，届龄退休。2001年，获自贡市仁济医学中心优秀共产党员称号。2005年，获自贡市卫生系统2004—2005年度优秀共产党员称号。

1981年10月，在《医院管理》杂志上发表《开展医德教育，树立医疗新风》一文（增刊2期，总第006期）；1989年在《自贡医药》第四期上发表《论思想政治工作科学化及其管理》一文。参编供四川省专科和中等医学院校使用的《医学伦理学》教材；作为自贡市科技顾问团人才组成员，1990年12月，在《市科技顾问建设》上发表《改革我市中等医学教育体制，迅速改变农村医技人员短缺状况》一文。

孔玉昆

孔玉昆，出生于民国23年（1934），川南医干校、自贡卫校毕业，中专学历。病原学高级讲师。曾任自贡卫校副校长、党支部副书记、党总支委员。

1952年8月，入共青团，1956年5月22日，加入共产党。1951年9月，考入川南医干校，1952年9月，毕业于自贡卫校化验一班，留校担任助理教师。1953年7月，被送江苏医学院师资班进修一年。1954年10月至1958年9月，任基础课教研组组长。1958年10月至1968年1月，任教导主任。1958年，再送四川医学院进修1年。1959年，回校继续担任教导工作，同时兼任基础课联合教研组组长、班主任。1968年1月23日，市革委批准建立自贡市白求恩卫校革委会，孔玉昆为革委会委员。1971年2月26日，增补为校革委副主任。1976年4月7日，兼任自贡卫校民兵连连长。1978年8月19日，调市卫生局。是年11月，任卫生局科教科科长。1982年9月6日，市委宣传部同意其任自贡卫校副校长。1984年11月23日，兼任自贡卫校工会主席。1985年7月3日，任自贡卫校党总支委员。1986年1月27日，任调研员。1992年2月，被聘为川南片区中等卫生学校晋升高级讲师学术作品鉴定专家。1993年，参编中等卫生学校教材《医学微生物学与人体寄生虫学》（四川科学技术出版社）。1994年退休。1995年11月，因担任中华医学会四川分会第一、二届医学教育委员会委员期间工作突出，受中华医学会四川分会表彰。

谭言海

谭言海，男，民国23年（1934）11月12日出生于四川内江。自贡卫校解剖学高级讲师。

1956年5月，毕业于泸州医士学校。7月，分配到自贡卫校任助理教师。带领学生看标本，收集无主尸体灌注、绘制教学挂图。带领学生上山，挖无主坟捡骨供学生实习用。1957年9月，参加四川省解剖师资培训学习班，在重庆医学院学习一年。1958年9月，支援内江卫校，担任一个护士班的教学实习工作。1959年，在市一医院儿科病房当医生一个学期。1961年，在贡井艾叶建设公社双塘大队搞巡回医疗、治水肿病人3个月。1964—1965年，在自贡人防工程医务室工作。1966—1967年，在市一医院外科部（今市四医院）进修。1967年，自贡卫校解剖教研组全部换为男教师。1972—1973年，到重庆医学院附一院进修外科。1975年，川南片区骨科医生提高班在自贡卫校举行。1982年5月20日，谭言海被省高教局授予讲师职称。1984年，四川省解剖学会年会在自贡卫校召开，全省各大学、中专的解剖教研室代表都来到自贡卫校。见到这么多标本，无不称赞。是年，川南片区节育手术并发症防治培训班、中华医学会自贡外科分会外科学习班都安排在自贡卫校举办。都由他讲授解剖课程。此外，自贡卫校还为厂矿医院培训初级卫生人员，谭言海牺牲周末和周日，指导他们参观标本。

1985年6月14日，被选为自贡卫校首届教代会代表。1985年9月10日，被四川省委、四川省人民政府表彰为“优秀教师”，并被省人民政府授予“劳动模范”称号。1986年2月26日，被学校任命为解剖教研室主任。1987年，被评为中专高级讲师。1994年12月退休。

杜举贤

杜举贤，男，民国24年（1935）5月出生于四川德阳。主任医师，市四医院皮肤科主任。

1954年，毕业于成都医士学校医士班，曾先后在四川卫生厅皮肤科、四川医学院皮肤科、上海第一医学院华山医院皮肤科等地进修学习。1954年9月至1973年12月，就职于自贡市第一人民医院。1974年1月，任自贡市第四人民医院皮肤科科主任。

杜举贤具有丰富的临床经验，是自贡地区皮肤专业带头人，人称"杜皮花"，他开设的脚病门诊，是四川省第一家专门看脚病门诊，他的治疗"脚鸡眼"新疗法，解除不少患者烦恼。他主持开展的新技术新项目"斑先组织病理的研究"，获省级科技成果一等奖，并纳入《中国技术成果大全》。获得自贡市重大科研成果2项，市科技进步奖1项，著作在全国发行。

他曾担任中华医学会四川省皮肤科分会委员，自贡市中华医学会皮肤科学组组长。1975年，全市普查麻风病，杜举贤主要负责市麻风病学习班培训和麻风病鉴定工作。他冒着酷暑闯入到谈虎色变禁区，到富顺麻风病院与患者摆谈，到四区两县和街道、厂矿指导，取活组织检查，摸清全市有各类麻风病100人，患病率百万分之一点四，他撰写的《四川自贡麻风流行病学调查报告》获论文二等奖。为消灭头癣，他深入基层，指导赤脚医生和基层医务人员，用显微镜检查诊断。有一家三口全是严重头癣患者，杜举贤亲自为其洗头抹药，全家得以治愈。他的示范，带动赤脚医生和基层医务人员共同努力，在全市基本消灭头癣病。1986年，获"自贡市卫生系统最佳医务人员"称号，1993年，获国务院颁发的政府特殊津贴。

谢淑卿

谢淑卿，女，笔名丹青，1938年7月出生于四川自贡。曾任自贡卫校纪委副书记（专职）。中专高级讲师。

1951年3月至1953年7月，自贡培德初中（今自贡一中）读初中。1953年，加入共青团。是年9月，保送到自贡卫校读中专，任团总支委员兼班团支部书记。1954年，被选为团代表，出席自贡市团代会。1955年8月至1962年3月，毕业留校，任团总支书记、政治课教师。1956年至1957年2月，被抽调到市文教大口肃反办公室工作。1959年，带队到安岳县除害灭病，被《安岳日报》登报表扬。1959—1960年，在四川省教育行政学校进修。1960年，被评为自贡卫生系统先进工作者。1962年3月至1984年2月，在自贡市三医院、自贡市劳动局任干事，做人事、组织、纪检工作。1963年，抽到上山下乡办公室工作。1964—1966年，在农村“四清”工作分团任副组长。1965年，受自贡市“四清”工作总团通报表扬。1970—1973年，在市“一打三反”办公室文卫口工作，三次被评为市级机关先进工作者。1980年，被评为自贡市先进工作者。受到市革委表彰、奖励。

1984年3月至1993年11月，回自贡卫校工作。先后任校办副主任、党办主任、校第一届纪委副书记、政工党支部书记。同时兼上政治课。1986年7月，被评为市卫生系统优秀党务工作者。是年11月，获“四川省长虹奖工运知识竞赛一等奖”，获奖品长虹牌彩色电视机1台。1989年11月30日，被评为讲师。1990年7月，获市委、市政府授予的“党的建设和思想政治工作二十年以上”荣誉证书。1990年10月，获四川省法律知识竞赛一等奖。1993年2月，获市卫生系统“政治工作积极分子”称号。1993年9月25日，被评为中专高级讲师。谢淑卿关心学生成长，她在学生中共发展23名共产党员。

1993年退休。任学校“关心下一代工作委员会”委员。2003年1月，被评为自贡市“关心下一代先进工作者”。

齐仕元

齐仕元，男，1940年2月出生于四川巴县。曾任自贡卫校校长、党委委员。

1965年8月，成都中医学院（现成都中医药大学）中医专业本科毕业。1965年8月，分配到自贡市第一人民医院任中医师，1972年借调到自贡卫校任教师，1978年正式调入。1975年，与胡家邦、罗光仪合著的《中草药浸制标本》，由《自贡科技》《四川省科委推优资料》发表，获省革委、省科委推广“双法”1978年四等奖。1981年9月28日，任自贡卫校教务副主任。1982年5月20日，经省高教局核准为讲师。1982年9月4日，由中医内科医师晋升为中医内科主治医师。是年，被评为科委科技工作积极分子。1983年，被评为省、市科协系统先进个人、市工农教育优秀教师。1984年5月27日，任副校长。1985年1月2日，加入中国共产党。1985年1月30日，出席中华全国中医学会第二届会员代表大会。1987年10月16日，被评为中医内科学高级讲师。1987年，任市卫技人员系列中医、中西医结合中级职务评委兼秘书长。1988年11月，任该机构副主任委员。1988年，任自贡市中等卫生专业学校教师中级职务评审委员，市卫技人员系列副高级职务评委。1990年6月2日，市教委职称改革领导小组批准自贡卫校成立教师系列初级职务评审委员会，齐仕元任主委。1992年6月3日，被四川省教委、省工交财贸政治部、省劳动厅、省人事厅、省总工会联合表彰为全省职工教育先进个人。1993年，齐仕元任主编的中等卫生学校教材《中医学概要》及修订版，由四川科学技术出版社出版发行。1994年5月24日，被任命为自贡卫校校长。1992 年，获市科协系统先进工作者。1993 年，被评为市招生先进个人。1994 年，被评为市精神文明先进工作者。

曾任自贡市中医学会一、二、三届理事会副理事长兼秘书长，四届理事会理事长。四川省中医学会四届理事会理事、常务理事。四川省中医学会仲景学说专委会第二届副主任委员。

2000 年 6 月，届龄退休。1998 年至 2003 年间，被自贡市科技局聘请为自贡市科学技术进步奖卫生专业评审组委员，负责申请项目的评审工作。

张宗海

张宗海，男，大专学历。民国 29 年（1940）3 月 4 日出生于四川自贡。1965 年 12 月加入中国共产党。政治学高级讲师。曾任自贡卫校党委委员、副校长、工会主席。

1960 年 8 月参加工作，任机关办事员、干事。1965 年，任市委书记机要秘书，1970 年 7 月至 1973 年 10 月，任十一中、二十四中党支部书记兼革委会副主任，主持该两校党、政工作。1973 年 11 月至 1980 年，任市教育局党委副书记、副局长。其间兼任过自贡市工宣队领导小组副组长，曾任市招生委员会办公室主任、市委农村基本路线教育工作团党委委员、邓关工作队党委书记兼队长。1978 年 7 月，挂职任蜀光中学副书记、副校长。

1986 年 1 月，调任自贡卫校副校长。校党委成立后兼任党委委员。并被选为自贡卫校第四届、第五届工会主席。工作中分管德育和后勤工作。在自贡卫校创办“四川省办学水平优秀级学校”、省重点中专中，承担重要任务，做出重要贡献。

在学术方面，担任过四川省医学伦理学术委员会委员；自贡市社会发展促进委员会委员；市卫生经济学会、市卫生政治思想研究会理事；

连任5届市招生委员会委员。1990年，自贡卫校被市教委定为德育实验学校。是年，受市教委之托，由张宗海起草《中专德育大纲》《中专生行为规范》，受到省教委肯定，批转全川，成为全省统一的《中专德育大纲》的三大来源之一（成都、重庆、自贡）。受省卫生厅委托，张宗海起草《四川省卫生中专思想政治工作条例》。张宗海先后撰写的论文《论德育的八大基础工作》《试论学校精神文明建设的领导模式》《市场经济条件下对学校后勤工作的新思考》等，在省、市刊物发表。有的评为全国优秀论文。1990年11月7日，他被省委宣传部、省教委授予全省德育先进工作者光荣称号。

1999年6月，任副县级调研员。2000年6月30日退休。退休后返聘留校任教至2008年1月。主要担任四川省卫生干部学院、泸州医学院、川北医学院、自贡电大的联办班，以及本校五年高职专科班等30多个大专班的临床医学、高级护理、药剂、检验等专业的教学。讲授马克思主义基础、中国革命史、法律基础、邓小平理论等课程。2004年，被任命为创建国重办公室顾问，直接分管十多个条目的指标体系建设。同原校长齐仕元合作，修订和重拟数百个规章制度、岗位责任制和若干工作条例，共数十万字，编辑成册。参与综合报告起草工作。2003年9月日，仁济医学中心党委成立，张宗海被选为老干部党支部书记。2006年7月，被评为优秀党务工作者。2006年10月，被市委组织部、市委老干局评为老干部先进个人。

侯叔康

侯叔康，女，出生于1940年。农工民主党党员，主任医师。超声医学专家。川卫康院兼职教授。2017年获得四川省超声医学终身成就奖。

1965年，重庆医学院毕业后分配到自贡市第一人民医院内科工作。1978年3月至1987年10月，任市一医院特检科主任，主任医师。1979年起，任自贡市超声专委会主任委员（五届）。1987年11月至2003年6月，任市一医院副院长。1994年6月至2003年6月，任泸州医学院外聘教授。1995—2006年，任中国超声医学工程学会理事（三届）、四川省超声专委会副主任委员（三届）、四川省超声医学工程学会副会长（三届），任四川省、自贡市医疗事故鉴定专家；历任四川省政协常委（三届），自贡市政协副主席（四届），自贡市人大常委会委员（四届）。

从事超声特检工作50年，具有良好的科学态度和职业道德，临床经验丰富，工作能力强，学术造诣深，知识面广，掌握本专业国内外的新理论和科技动态，在本专业同行中有较高知名度。先后获得省、市科研成果、引进新技术奖12项，其中省级四等奖一项，市级一等奖四项，二等奖三项，三等奖四项。曾在国家级、省级报纸杂志上发表学术论文30余篇，如《彩色多普勒超声心动图对冠心病患者左心结构及功能探讨》（临床超声医学杂志，2002年）《超声心动图与心电图对肥厚型梗阻性心肌病的诊断价值》（临床超声医学杂志，2005年）。

魏明杰

魏明杰，男，1941年出生于四川宜宾。大专学历，高级讲师，曾任自贡卫校副校长。农工民主党党员，中国共产党党员。

1964年8月，由泸州医学专科学校（现西南医科大学）毕业分配到自贡卫校，任解剖教研组教师。1965年下学期至1966年上半年，参加卫生系统大学生下乡劳动半年，参加人民代表选举工作半年，其间任舒坪乡高洞街工作组组长。1966年上半年，返校任教师并参加“四清”运动。1968年2月至1977年，任自贡卫校革委会副主任。1978年至1985

年上半年，在解剖教研组任教师、教研组长。其中1979年至1980年初，在四川医学院组胚教研室进修一年。1985年下半年年至1989年上半年，先后任教务处副主任，教务科科长。1989年下半年年至1998年，任学生科科长、教务副校长。其中1993年初年至1994年5月23日，曾主持学校工作。曾任四川省卫生厅主办杂志《中等医教》编委，1992—1999年，任自贡市教委《中专教师职称评定委员会》主任委员、市大中专体协副主席、自流井区两届政协委员。1998年至2002年2月，退二线任副校级调研员至退休。2003年5月年至2012年2月，任市教育局职业成人教育协会主办的自贡市成协学校副校长。

詹国锦

詹国锦，女，1941出生。大学文化程度，中共党员，儿科学高级讲师。四川省儿科专委会秘书长、30年教龄的优秀教师。

1965年9月，毕业于南京医学院医疗系。分配到自贡卫校担任儿科学教师，曾任党支部委员、校纪委委员，校门诊部主任。由于班主任工作出色，曾9次被评为校优秀班主任，连续19年被评为学校先进工作者，教书育人先进个人。1974年10月至1975年10月，在南京儿童医院儿科进修。1982年，被评为省优秀班主任，同年被市卫生局批准为儿科主治医师。1984年，被评为省总工会读书活动先进个人。1987年，被评为全国卫生文明先进个人。1989年，被评为全国优秀教师。同年，经四川省中等专业学校教师高级职务评审委员会通过，被评为高级讲师。1992、1996年，两次主编中等卫校教材《儿科护理学》（四川科技出版社），1995年，被卫生部聘任为全国护士执业考试委员会委员，担任儿科护理学的命题工作。

李观富

李观富，男，1942出生于四川成都龙泉驿。大学本科学历，高级讲师。

1960年9月，考入重庆医学院（现重庆医科大学，以下简称重医）医疗系。1965年，毕业后留校在重医附二院五官科任住院医师，历任五官科主治医师、讲师。1984年底，调入自贡卫校，从事五官科、口腔科教学工作。1987年12月，任五官科高级讲师，以及中华医学会四川自贡分会耳鼻喉科分会及眼科分会副主任委员。1988年5月，任自贡市第九届政协委员。1990年、1998年，连续被选为四川省中等卫校第一、二届五官科学科委员会主任委员。1998年9月，被四川省人事厅、四川省教委评为全省首届优秀教师。1999年4月，被自贡市委、市政府评为“医学类学术、技术带头人”。曾任自贡市医疗事故鉴定委员会成员、自贡市医学专业（五官科）中级职称评委。1992年，任川南片区中等卫校晋升高讲评委。

曾获中华人民共和国实用新型专利5项：（1）可调屈光度增视额镜（1992年3月，专利号：91214541.2）；（2）眼科多功能检查器（1992年9月，专利号：91230295.X）；（3）旋转式视力表（1993年10月，专利号：ZL93238156.1）；（4）输液监视报警器（2007年4月，专利号：ZL200520019423.4）；（5）一种新型眼镜托叶与脚套（2005年8月，专利号：ZL200520105575.6）。其中，他设计的“旋转式视力表”，于1995年7月获得四川省卫生厅科技成果奖；“可调屈光度增视额镜”，于1993年9月，获得自贡市卫生局医药卫生引进新技术、科技新成果推广应用二等奖；“用口唇黏膜重建泪囊术”，于1993年9月，获得自贡市卫生局医药卫生引进新技术、科技新成果推广应用三等奖；“重垂吸接式定位器”，于1986年被自贡市科学技术委员会评审为科技进步奖；“睫毛碎囊术”因简便、效果好，被列入中等卫校教科书。曾主编《五官科学》(1992 年，四川科学技术出版社出版)、《五官科护理学》(1993 年，四川科学技术出版社出版)、《五官科教学目标及检测》(1997 年，四川省卫生厅科技教育处出版)、《五官科护理教学目标及检测》(1997 年，四川省卫生厅科技教育处出版) 4 部教材。

先后在国家级、省级刊物发表论文 20 余篇，如《双氧水治疗单孢病毒性角膜炎初步报告》(角膜病杂志 (1982) 第 2 期)、《用口唇黏膜重建泪囊术》(中国医学文摘眼科学 (1989) 第 4 卷第 2 期)、《睫毛碎囊术》(中华眼科杂志 (1982) 5 卷)、《睫毛碎囊术的再研究》(中国实用眼科杂志 (1992) 10 卷第 5 期、《“标准视力表”的困惑》(中国实用眼科杂志 (1992) 第 10 卷第 6 期、《“对数视力表”之我见》(中国实用眼科杂志 (1995) 第 13 卷第 1 期)、《对国家公布的“视力表标准”行间增减率的看法》(中国实用眼科杂志 (1995) 第 13 卷第 3 期)、《硅橡胶管在泪道疾病中的应用及阻塞原因的分析》(生物医学工程学杂志 (1998) 第 5 卷第 2 期)、《白内障手术预置缝线断后补救法》(四川医学 (1982) 3 卷第 2 期)、《硅橡胶管在泪道中的临床和病理观察》(四川医学 (1992) 第 3 卷 3 期)、《近视力表的重新设计》(四川医学 (1997) 增刊)、《旋转式视力表的设计》(重庆医学 (1995) 第 24 卷 5 期)、《再吸一次的教益——眼球内双异物两例的体会》(重庆医药 (1980) 第 6 期)、《硅橡胶管逆行置入术治疗鼻泪管梗阻》(重庆医药 (1980) 第 4 期)、《槽状环形硅胶管治疗上泪道阻塞》(重庆医药 (1990) 第 19 卷第 5 期)。

兰金容

兰金容，女，民国 32 年 (1943) 2 月 11 日出生于四川自贡。1962 年自贡卫校毕业。妇产科高级讲师、副主任医师。农工民主党党员。

1962年毕业留校，先后担任助理教师、专业课教师；担任6个专业（包括医士、助产士、妇幼医士、放射医士、护士、中医大专班等专业）的妇产科教学工作、24年班主任工作。除理论教学外，带领学生实施计划生育手术。为提高业务能力，先后7次去华西医科大学进修，参加妇产科主治医师学习班、妇产科主治医师研修班、全国新生儿讲习班、计划生育学习班、妇科肿瘤学习班。1985年，脱产去南京江苏省肿瘤研究所进修妇科肿瘤的诊断治疗1年。1986年7月，去上海医科大参加全国肿瘤学习班，是当时四川省唯一参加者。回校后，除理论教学外，其余时间全在兼任市四医院妇产科医师。亲自主刀剖宫产、宫外孕手术、子宫切除等手术1000余例，无一例发生医疗事故，受病员及医院科室领导好评。1988年，与学校同科教师刘成蓉、市一医院妇产科主任朱佩英等，在自贡卫校主办“川南地区妇产科肿瘤学习班”，担任教材主编与教学主讲，主讲卵巢癌、子宫内膜癌、宫颈癌的早期诊断、早期治疗，讲解南京、上海学到的新知识、新技术、新进展，受川南地区15所医院近160人的妇产科医生好评。1990年，应自贡市妇联邀请，主办“全市厂矿、基层单位卫生技术人员培训班”，主编教材20份，连续10天每天主讲6小时，完成任务。1986—1998年间，10余次被市级医院、市妇幼保健院邀请去会诊、处理妇科肿瘤病；去各医院诊治妇科恶性肿瘤30余例。经临床治疗追踪，疗效满意。

1986年11月，从上海医大进修学习返校，任放射5班班主任。该班属全省招生，90%学生来自农村，含彝族、土家族等少数民族学生，缺衣少穿，40%的学生无棉衣、被盖，温饱都难以维持。而兰金容正患“二尖瓣后叶脱垂心脏病”，健康状况差，要担任该班教学与班主任工作4年，面临很大困难，但还是下决心接受下来。她将丈夫的衣服、毛衣、棉衣给最困难的学生，又将情况汇报给校长成万钧，组织全校教职工捐赠衣物，成万军本人捐赠军大衣2件、棉衣3件，才使学生度过寒冬。

她爱生如子，将学生的破衣服带回家中，晚上灯下缝补。全班学生几乎都称她为“兰妈妈”。1993年9月，被国家教委、劳动人事部评为全国教育系统劳动模范并授予人民教师奖章。2002年12月，被自贡市医学会聘为自贡市医学会医疗事故技术鉴定专家库成员。

刘梓华

刘梓华，男，1952年2月出生于四川自贡。自贡卫校医士专业、四川省干部函授学院党政干部基础专业专科、西南师范大学经济与行政管理专业本科毕业。中共党员，曾任自贡卫校副校长。

1972年9月，入自贡卫校医士班学习，任劳动委员。1973年8月，出席自贡市第七次团代会代表。1974年5月，毕业留校工作。任校团总支副书记兼政治学教员。1974年9月，兼任市卫生局团委副书记。1975年1月，加入中国共产党。1975年9月，在自贡市“五七干校”学习。1976年6月，送四川省第三批、自贡市首批赴藏医疗队到昌都波密县。1977年8月至1984年7月，任自贡卫校政治处副主任。1977年7月，任基本路线教育工作团沿滩卫生工作组组长。1975年9月至1977年10月，兼任西医五班班主任。1978年6月，参加市委学校政治理论培训。1979年，抽调到市委宣传部工作。1983年1月，入四川省大、中专德育教研学会成为会员；入自贡市卫生系统思想政治工作研究会成为会员。1983年12月，被市卫生局党委评为优秀党员。1984年8月至1989年2月，任自贡卫校人保处主任、政治学助理讲师。1988年8月，四川省干部函授学院党政干部基础专业专科毕业。1989年3月至1999年6月，任自贡卫校人事科科长、政治学讲师。1991年6月，西南师范大学经济与行政管理专业本科毕业。1994年7月，被市委组织部、市计委、市经委、市教委、市人事局联合表彰为“自贡市普通高校、中专校毕业生分配工作先进工作者”。1995年6月，送护士专业20名毕业生到西藏自治区第一、二人民医院工作、送9名毕业生到西藏军区医院从事护理工作。1998年1月，任政治学高级讲师。1999年7月至2003年9月，任自贡卫校副校长。2003年9月至2012年3月，任自贡卫校副县级调研员、政治学高级讲师。2003年12月，被教育局、市劳动社保局、市经贸委表彰为“自贡市职业教育先进个人”。

欧学余

欧学余，男，1952年7月出生于四川自贡。大学本科学历，医学学士学位。中共党员，曾任自贡卫校副校长，外科学高级讲师。

1974年，毕业于自贡卫校，分配到自贡市一人民医院工作，任麻醉医士，同期当选为医院团总支委员。1978年，就读重庆医学院医疗系。1983年，毕业分配到自贡卫校外科教研组任教。1987年，晋升外科学讲师。1991年，任教务科副科长。1992年，任教务科科长。1994年，晋升外科学高级讲师。1996年，被省卫生厅聘任为全省中等医学教育专家督导组成员及川南片区组长。1998年8月，当选为省中等医学教育外科学科委员会副主任。1999年，任教学副校长。2000年6月至2003年9月，主持学校行政工作。2001年4月，当选为中华医学会自贡分会理事。2001年5月，担任《自贡医药》副主编。2001年7月，当选为省医学教育专委会委员。2001年，被自贡市教育局聘为自贡市中级职称评委，被自贡市卫生局聘为医疗事故鉴定委员会专家组成员。2001年4月，向市政府提出自贡卫校与自贡市一医院联合发展，学校升格为大专层次教育，最终发展为医学本科教育的建议和设想。2002年，全力协助市卫生局完成学校和医院联合发展的调研和论证工作，为校院合并乃至学校升格做了基础工作。1987—2012年，先后在各级杂志和学术会议发表论文26篇。2002年，被评为全市职业教育先进个人。2003年，被省教育厅聘为四川省中职教育高级职称评审委员会委员。2005年，担任教育部职成司推荐教材《急救医学基础》主审。2014年退休，被学院返聘，担任教学督导工作。

徐成新

徐成新，男，1952年10月出生。中共党员。自贡卫校外科教师。市一医院主任医师，肝胆外科主任、外大科主任。

1972年，考入自贡卫校普二班，1974年，自贡卫校普二班毕业。留校作外科教师。1977年12月29日，被选为自贡市德育工作先进个人。1979年，调市一医院。1981年1月15日，被选为学生党支部委员。1982年9月29日，由外科医士晋升为外科医师。后又毕业于重庆医科大学临床学专科。曾任中华医学会自贡外科专委会副主任委员。2002年4月28日，被评为全市“十佳医生”。2003年4月10日，被评为2002年度四川省全国五一劳动奖章获得者。2005年4月，获“全国劳模”和“先进工作者”称号。

曾晓奇

曾晓奇，男，1958年出生。本科学历，高级经济师，曾任四川省医学会、四川省医院管理协会理事，自贡市职业教育与成人教育协会副会长，川卫康院首任院长。

1982年1月，毕业于泸州医学院医学系。1997年至2003年任自贡市计划生育委员会副主任；2003年3月至2005年6月任自贡市卫生局副局长；2005年7月至2013年9月任自贡市仁济医学中心（自贡市第一人民医院、四川省自贡卫校）主任、党委副书记，兼任市一医院院长、自贡卫校校长；2013年11月至2018年3月任四川卫生康复职业学院首任院长、党委副书记。2003年9月参加自贡市政府组织的赴新西兰澳大利亚环保卫生考察；2011 年 11 月参加赴奥地利、德国、瑞士、卢森堡、法国、比利时、荷兰考察医院和医疗设备考察团；2016 年 9 月到德国与蕾娜范集团交流洽谈养老护理人才培养合作项目；2017 年 10 月赴日本考察学生就业市场，洽谈赴日学生培训及合作办学项目，并签订一系列协议。

曾晓奇卫生行政管理、医院管理经验丰富，2003 年“非典”期间主持全市“非典”治疗、留观工作；主研自贡市科研项目“综合性公立医院综合运营指标体系的构建与分析”；在《中国医院院长》《中华现代医院管理杂志》等杂志发表《综合性公立医院对临床科室管理困境分析》《项目管理运用在医院信息化建设中的应用》等论文多篇。

他在职业教育和高等教育管理方面也颇有见解，能准确把握医学职业教育发展趋势，善于抢抓机遇，高起点谋划发展。在他担任校长期间，凝心聚力，多方协调，团结全体教职员工，于 2012 年将学校一举升格成功，一所具有百年历史的中职学校成功建成高职院校并走向辉煌发展的下一个百年。他曾多次开设“仁济医学人文讲坛”“学院文化”等专题讲座；主研省教育厅“四川省医养结合养老机构、社区对医学相关人才需求调研报告”和高职研究中心“追踪方法学在护理专业教学质量监控中的应用研究”等科研课题。

杨　昆

杨昆，男，1962 年 7 月出生。民革成员。川卫康院副院长，市四医院副院长。

1982 年，重庆医学院医学系毕业，供职于自贡市第四人民医院普外科、肝胆外科，1998 年 4 月至 2003 年 9 月，任市四医院肝胆外科主任。2003 年 9 月至 2014 年 1 月，任市四医院副院长，2014 年 1 月，任川卫康院副院长，市四医院副院长。

杨昆长期从事普外临床工作，擅长肝胆胰脾外科疑难重症、肝胆癌，重症胰腺炎，腹腔镜外科的诊断治疗。获市卫生局引进新技术推广新成果三等奖。2013 年担任外科专委会主委后，开展学术交流、学术讲座，使本专业医务人员的专业技术水平很大提高。担任四川省普外科质量控制专家、四川省抗癌协会肝癌专业委员会常务委员、四川省医学会医学科研管理专业委员会第七届委员会常务委员、四川理工学院兼职教授。2008 年，被卫生部授予“抗震救灾医药卫生先进个人”称号；民革中央委员会授予“民革全国抗震救灾先进个人”称号；市精神文明办、市总工会授予“自贡市首届敬业奉献模范”。2017 年，获省卫计委首届临床技能名师称号。

曹灵红

曹灵红，男，1963 年 4 月出生。中共党员，市四医院主任医师。

1984 年，川北医学院专科毕业，2006 年，泸州医学院临床医学本科毕业。1984 年 9 月至 1985 年 12 月，在自贡市大安区卫生进修学校任教师。1986 年 1 月至 1997 年 12 月，在自贡市肿瘤医院肿瘤科任副主任、主任。1998 年 1 月，自贡市第四人民医院急诊科任副主任、主任。

长期从事急危重症诊治工作，对呼吸心搏骤停、多发性损伤、急性重症胰腺炎、急性中毒等的诊治方面有丰富临床经验，开展混合高压氧治疗，使各种有害气体急性中毒病人不转华西医院、省人民医院，降低死亡率，填补自贡市空白。主持省卫计委课题 3 项，参与 2 项，创建自贡市急诊医学与灾害研究中心，获自贡市创新团队称号。科研项目先后获自贡市科技进步一等奖、四川省医学科技成果推广二等奖、自贡市科技进步二等奖。带领急诊学科团队，制定两个五年规划，并基本实现目标。主持开展急诊气管插管及气道管理，无创和有创通气技术，PICCO 血流动力学检测，在地市级医院率先建立急诊重症监护病房，急诊综合病房，实现从普通专科到市级重点专科再到省级重点专科跨越式发展。

长期担任中国心胸血管麻醉学会急救与复苏分会全国委员，中华医学会航海医学分会第七届高气压临床医学专业委员会委员，四川省医师学会急诊医学专科委员会常务委员，四川省医用高压氧质量控制中心专家组专家，自贡市医学会急诊专业委员会主任委员。2016 年，被表彰为市优秀科技工作者，2018 年，获四川省第二届大美医者称号。

杜 冲

杜冲，男，1963 年 8 月出生，副主任医师。中共党员，川卫康院党委委员，市四医院党委书记、副院长。

1985 年，毕业于泸州医学院医学专业本科，1995 年 7 月，毕业于华西医科大学心血管内科专业研究生。1985 年 7 月，在自贡市第四人民医院工作，不久即任科主任。

1998 年，当选为四川省医学会心血管病专委会委员。2001 年，牵头成立自贡市医学会心血管专委会并担任主任委员。临床工作中，发展心血管内科诊疗技术和组织全市心血管内科学术交流，开展心血管危急重症救治及介入诊疗技术，率先开展“心内电生理检查及射频消融术”“先天性心脏病经导管封堵术”“人工心脏双腔起搏器暗安置术”“PTCA+冠状动脉内支架植入术”等领先技术，多次获得自贡市医药卫生引进新技术、推广新成果一、二、三等奖。

1999 年，担任市四医院院长助理。2003 年，担任副院长，仍继续从事心血管内科的临床工作，开展全市学术交流和全市心血管内科专业人才培养，在全市心血管内科领域享有较高知名度。2001 年，被评为第四批自贡市学术技术带头人。2003 年，被评为自贡市卫生系统首批学术技术带头人。

谭　伦

谭伦，男，出生于1963年9月。中共党员。毕业于重庆医科大学临床医学专业。自贡市第四人民医院骨科中心主任，硕士生导师。

1984年7月，谭伦分配至荣县人民医院麻醉科任住院医师。1985年12月，调入自贡市第四人民医院骨科。1988年9月至1989年9月，在第三军医大学医学附二院骨科进修学习。1992年至今，任自贡市第四人民医院骨科主任。

1984年毕业后，谭伦一直在骨科临床工作，在市内率先独立开展人工关节置换术、多种带蒂皮瓣术、脊柱椎弓根钉内固定术、颈椎固定减压术等高难度手术；能独立完成髋关节翻修术、上颈椎复位固定术、脊柱侧弯矫形术、椎体肿瘤全切重建稳定术等国内先进的骨科高难度技术；在国内创造性地开展了“sander’s缝合法”一期修复屈肌腱断裂、可吸收PDLLA螺钉治疗松质骨折、前后位X片髋臼杯前倾角测量、胸腰椎矢状曲度模棒设计应用、髋臼中心化的全髋关节置换术；治疗DDH；3D打印导板引导下椎弓根螺钉治疗脊柱疾病等技术，取得良好临床效果，得到病人和社会充分肯定。近年来，主持和指导的12项科研项目分别获省、市政府科技进步奖，其中：1998年的“骨诱导成骨材料多途径使用的相关研究及骨修复治疗中的疗效观察”项目获四川省卫生厅科技进步二等奖；1999年的“外踝撕脱性骨折的X线摄片方法研究”项目获四川省卫生厅科技进步二等奖；2009年的“以椎板边缘对椎弓根螺钉进钉点个性化定位的研究”项目获四川医学会科技进步三等奖；2010年的“经皮锁定钢板治疗胫骨中下段骨折的临床研究”项目获四川省医学会科技进步三等奖；2011年的“胸腰椎相邻椎矢状曲度测量的实验和临床研究”项目获四川省医学会科技进步二等奖；有26项新技术项目分别获自贡市卫生局引进新技术新成果一、二、三等奖。

谭伦在1992年担任骨科主任以来，致力于骨科的学科建设和团队的技术发展，带领骨科顺利通过“二甲、三乙、三甲、三甲复评”的医院等级评审，并使骨科从院内重点专科成为自贡市重点专科。2010年，成为四川省医学甲级重点专科。2018年，建成省级医学重点专科，其科技影响力综合评价在全省排名第4位，仅次于四川大学华西医院、成都总医院、四川省人民医院。其个人也获得了各级政府授予的荣誉，1999年，获“第四届盐都优秀青年”和“第五批自贡市有突出贡献的拔尖人才”称号，2001年核准为“自贡卫生科学技术学科学术、技术带头人”，2002年，获“四川省杰出青年技术创新带头人”；2003年，获“四川省有突出贡献的优秀专家”和“自贡市技术创新先进个人”称号；2006年，获“第六批自贡市有突出贡献的拔尖人才”等荣誉称号。

刘建辉

刘建辉，男，1963年11月出生于四川威远。研究生学历，医学学士，中共党员，主任医师。四川卫生康复职业学院党委书记，兼附属自贡市第四人民医院（自贡市急救中心）院长（主任）、附属自贡市第一人民医院院长。中国人民政治协商会议四川省第十三届委员会委员，四川省医学会灾难医学专委会副主委，四川医院协会第四届理事会副会长，中共自贡市委、自贡市人民政府决策咨询委员会委员。

1986年，毕业于泸州医学院医学系。毕业后分配到甘孜州康定县人民医院工作，任外科主任。1989年，到自贡市第四人民医院工作，任医教科科长。1999年，任自贡市第三人民医院副院长。2003年，任自贡市第四人民医院党委书记、纪委书记、副院长。2005年，任自贡市第四人民医院（自贡市急救中心）院长（主任）。2013年，任四川卫生康复职业学院党委书记，兼任附属自贡市第一人民医院（自贡市传染病医院）院长、附属自贡市第四人民医院（自贡市急救中心）院长（主任）。

主持的科研课题“自贡市突发群体性伤害急救标准化流程的研究”先后荣获自贡市科技进步一等奖、四川省医学科技奖（成果推广类）二等奖。撰写的理论文章《进一步加强高校学生思想政治工作实效性研究》入选《四川省高校党委书记谈思想政治工作》一书，《进一步加强高校学生思想政治工作实效性研究》获自贡市卫生计生系统思想政治工作课题研究一等奖。

姜晓燕

姜晓燕，女，1963 年 11 月出生于四川自贡。中共党员，大学本科学历，四川卫生康复职业学院副厅级调研员，自贡市第一人民医院党委书记、副院长，高级经济师。

1982 年 9 月，毕业于自贡卫校护理专业，分配到自贡中国电焊条厂，任卫生科护士。1985 年，任自贡中国电焊条厂干部科干部管理科主办科员。1986 年，在四川师大自贡辅导站学习，并取得四川师范大学汉语言文学专业大专学历。1989 年，取得助理经济师任职资格。1989 年调往自贡市委组织部，先后担任副主任科员、主任科员、副处长、处长、副县级调研员等职务。1995 年，在四川省委党校自贡函授站学习，并取得省委党校经济管理大学本科学历。2003 年，任自贡市妇幼保健院党委书记、副院长、纪委书记、工会主席。2005 年起任自贡市仁济医学中心（自贡市第一人民医院、四川省自贡卫校）党委书记、副主任（副院长、副校长）。2012 年，自贡卫校升格为专科层次，建成为四川卫生康复职业学院。2013 年，任四川卫生康复职业学院副厅级调研员、附属第一人民医院党委书记、副院长。

2007 年 1 月 7 日、2011 年 10 月 8 日，先后被选为中共自贡市第十次、第十一次党代会代表。2011 年 8 月 22 日，被四川省委组织部表彰为优秀党务工作者，享受省劳模待遇。2012 年 9 月 10 日，获四川省卫生系统“创先争优”先进指导个人称号。在市委宣传部组织的2007—2008年度中心组理论学习检查中，其理论文章《加强党风建设，构建和谐院校》获得理论成果奖。

科研课题“应用NAS和TISS-28对市级医院ICU护理工作量的研究”获四川省医学科技奖三等奖；书画作品荣获四川省卫生计生系统第二届“墨影丹心·书绘健康”论文评比三等奖；理论文章《新形势下护士职业道德建设改进探索》获自贡市卫生计生系统思想政治工作课题研究优秀奖；理论文章《护理职业道德建设效果评价的研究》获自贡市第十六次社会科学优秀成果三等奖。

聂洪玉

聂洪玉，女，出生于1964年12月。中共党员，主任医师。市四医院外大科主任。

1986年，泸州医学院医学系本科毕业，1986年7月，在自贡市第四人民医院内科工作，历任自贡市第四人民医院老干部病房副主任、主任、内大科主任、呼吸内科主任等职。1996年1月—1997年10月，在重庆医科大学附一院肺科进修。2013年，带领呼吸内科创建自贡市重点在建专科。2016年，通过评审，创建成功。

聂洪玉具备丰富临床经验，擅长支气管镜和胸腔镜的检查及镜下介入治疗，具有处理突发公共卫生事件和灾害事故的应急救治能力。2002年，新技术新业务“选择性支气管内注气法治疗外伤后肺不张5例”获自贡市卫生系统引进新技术三等奖。2017年5月，率先在自贡发现两例H7N9禽流感病人。2011—2015年，作为项目主要负责人之一，参与自贡市重点科技计划“肺康复训练对慢性阻塞性肺疾病患者肺功能和生存质量的影响”。2016年，“肺康复在慢性阻塞性肺疾病患者治疗中的应用”获2015年度自贡市卫生系统引进新技术三等奖。“自动调节持续气道正压通气在阻塞性睡眠呼吸暂停低通气综合征治疗中的应用”获得2015年度自贡卫生系统引进新技术二等奖。

2016年，经科技成果鉴定为国内先进水平，并获2017年自贡市科技进步三等奖。聂洪玉担任四川省康复医学会呼吸专委会常委，四川医学会呼吸专委会委员，四川省睡眠医学会委员，四川省病案质量控制中心专家，自贡市医学会呼吸专委会副主任委员，自贡市医学会病理质量管理专委会主任委员。曾获得四川省第六届劳动模范、自贡市卫生系统优秀科主任、自贡市人民政府颁发的优秀学术论文三等奖。

罗晓中

罗晓中，男，1968年10月出生。九三学社社员，博士、西南医科大学骨科硕士研究生导师、副主任医师，市四医院骨二科主任，川卫康院实习教师。

1991年8月，泸州医学院临床医学系本科毕业。1998年8月，重庆医科大学附一院硕士研究生毕业。2005年8月，四川大学华西医院骨科博士研究生毕业。1991年，在自贡市第四人民医院参加工作，分别取得住院医师、主治医师、副主任医师等职称。2006年4月，任自贡市第四人民医院骨科副主任，2015年3月，任自贡市第四人民医院骨二科主任、骨科中心副主任。

骨科临床工作27年，先后师从著名骨科专家安洪教授、杨志明教授和姚建锋教授，能成功完成各种复杂骨盆骨折及髋臼骨折复位固定术、全髋、膝关节置换以及翻修术、先天性髋关节脱位、足畸形、儿麻后遗症等手术治疗、骨科机器人导航下的多种骨科手术等高难度手术。在教学方面长期代教轮转医师、住院医师、进修医师以及重庆医科大学、西南医科大学以及四川卫生康复职业学院的实习医生，为专科医生培训导师。2015年9月，担任西南医科大学骨科硕士研究生导师。在科研方面，先后完成十余项科研及新技术项目，分别获四川省医学科技奖三等奖 3 项，四川省卫生厅科技进步二等奖 1 项，自贡市科技进步一等奖 1 项，获 2000 年度自贡市政府科技进步三等奖 2 项。

先后担任四川省骨科专委会委员，四川医师协会骨科医师专委会常务委员，四川省创伤学会委员，四川省骨科质量控制中心专委会委员。2017 年 11 月，获四川省卫计委首届临床技能名师称号。

李爽乐

李爽乐，女，出生于 1969 年。民革党员。硕士研究生，主任医师，市一医院眼科主任。

2000 年，华西医科大学眼科专业硕士研究生毕业。2006 年 12 月，被评为主任医师。善于把握眼科专业发展趋势，擅长疑难、复杂眼病的诊治，在省内具有较强的影响力。曾带领眼科团队开展多项先进技术，建成川南地区唯一省级眼科重点专科；科研能力强，先后获国家卫计委、省卫生厅等基金资助科研课题 7 项，获自贡市科技进步奖 3 项；有 4 项发明获国家专利。在《中国实用眼科杂志》、《国际眼科》（科技核心）等专业期刊上发表论文 20 余篇。工作 20 余年来，坚持“病人至上，服务至上”宗旨，获得同行及病人高度认可和尊重。2009 年月，被选为市人大代表。2012 年至今，担任市政协常委。

2015 年，被中共中央、国务院表彰为全国先进工作者。2012 年获得全国“五一劳动奖章”。2014 年 3 月，被四川省妇联授予省三八红旗手称号。2015 年 3 月，被中华全国妇联授予“全国巾帼建功标兵”称号。2016 年 3 月，被中华全国妇联表彰为全国三八红旗手。2017 年 10 月，被中央文明办公室、国家计生卫生委宣传司评为“中国好医生”。2008 年，被评为“四川省卫生厅第七批学术技术带头人”。2016 年，获省卫计委学术技术带头人称号。2017 年 8 月，被川北医学院聘为硕士生导师。

先后担任中国医学装备协会眼科专业委员会委员、《中华眼科医学》杂志（电子版）通讯编委、省眼科专委会常委、省医师协会眼科专委会委员、省眼科质量控制中心委员、市眼科专委会主任委员等社会职务。

杨　楠

杨楠，男，1973 年 11 月出生于四川自贡。民革党员。附属市一医院肝胆科副主任，副主任医师。

1991 年 6 月，自贡一中高中毕业。1991 年考入泸州医学院医学系，1996 年毕业后成为自贡市第一人民医院肝胆外科医生。2003 年被评聘为主治医师，2009 年被评聘为副主任医师。2014 年 8 月，任自贡市第一人民医院肝胆外科副主任。2002 年 3 月至 2002 年 12 月，成都军区总医院肝胆外科进修学习。2005 年 8—12 月，第二军医大学长海医院内镜中心学习。

杨楠由一名普通外科医师成长为娴熟掌握传统手术、腹腔镜技术及内窥镜诊疗技术转变的复合型人才，他注重新技术的开展，在自贡市率先开展“前入路断肝及肝外解剖肝静脉治疗复杂肝癌”“单孔腹腔镜胆囊切除术及腹腔镜肝叶切除术及腹腔镜脾切除术”“内镜下胆道支架植入术”“内镜下乳头括约肌气囊扩张微创治疗胆总管结石”等，并成规模进行 ERCP 诊疗。开展的七项新技术荣获自贡市新技术评审二等奖 3 次，三等奖 2 次，优秀奖 2 次。2015 年，继续开展“三镜联合一期微创治疗胆囊结石合并胆总管结石”“B 超联合放射介入经皮肝穿刺胆管置管引流治疗恶性胆管梗阻”等新技术。

杨楠不仅重视专业技术水平的提高，刻苦钻研业务，更特别注重医生的医德。在开展 ERCP 技术的初期，经常需要在射线下操作很长时间，对身体有一定危害，但他没有任何怨言，在他心中，练好技术才是实现治病救人的根本保障。经过他的不断努力，将原来需要 8 小时以上完成的胰头癌手术缩短至 6 小时。他是自贡市当前完成胰头癌切除术例数最多的医师，且有胰头癌术后病人生存时间大于 3 年的良好手术效果。他用新技术完成大量的肝癌切除术，病人术后生存时间长，有多发性肝癌术后病人无瘤生存达 8 年的成功案例。

2007 年，杨楠值夜班，收治一位 91 岁高龄急诊病人。之前患者到过近十家医院，都不愿收治，此时老人的胆管结石已发展为化脓性胆管炎，是肝胆外科最危险的疾病。如果手术，患者随时可能死亡，医生可能“吃官司”。但医务人员的良知不允许他退缩。凭多年的经验研判，开刀手术风险太大，他紧急为患者实施 ERCP 下的括约肌切开取石术。短短数天后，患者痊愈，生命被杨楠从死神手中夺回。

2006 年，获“自贡市第一人民医院首届十佳服务明星”称号。2013 年，被自贡市政府评为“自贡首届爱心医生”。2014 年，获“四川省卫生厅先进个人”称号。2017 年，被四川省人民政府表彰为四川省劳动模范。

刘官智

刘官智，男，1973 年 12 月出生。九三学社社员，博士研究生。皮肤科主任。川卫康院双师型教师。

1996 年 7 月，毕业于泸州医学院临床医学系临床医学专业，供职于自贡市第二人民医院。2002 年 9 月至 2005 年 6 月，在泸州医学院皮肤病与性病学专业取得硕士研究生学历。2005 年 9 月至 2008 年 6 月，在第三军医大学皮肤病与性病学专业取得博士研究生学历。2008 年 6 月，供职于自贡市第四人民医院，历任皮肤科副主任、主任。

在临床工作中，他系统掌握皮肤科相关知识和各项专业操作技能，基础理论扎实，对疑难危重皮肤病有深入的研究和丰富的诊治经验，在自贡及全省均享较高声誉。作为西南医科大学和四川卫生康复职业学院兼职教师、国家级住院医师、规范化培训基地导师和主任，他承担四川医科大学和四川康复职业学院的临床教学，被评为医院十大优秀教师。1项科研项目获国家自然科学基金资助，1项获四川省卫生厅科研课题参编专著。

担任中国整形美容学会中医美容分会青年委员、四川省医学会皮肤性病专委会委员、四川医学协会皮肤科医师分会委员、自贡市皮肤病与性病医疗质量控制中心主任。获省卫计委第十一批学术技术带头人后备人选、自贡市第三批高层人才培养“千人计划”杰出创新人才。

胡　楠

胡楠，女，1979年7月出生于自贡市自流井区。自贡卫校毕业生。现为北京如戏科技有限公司签约编剧，任文学策划。

1994年，从自贡一中毕业后考入自贡卫校临床护理专业。在校期间，因爱好文学书画，长期为班级和卫校设计制作主题板报。1995年，开始尝试《红楼梦》八十回后故事的写作。1997年，从自贡卫校毕业。在中山口腔和大富口腔任口腔护士6年。2003年，辞职去往杭州，做过护士、医药代表，但一直没有放下手中的笔。历经12年，三易其稿后，终于完成25万字的《梦续红楼》一书，由自贡籍红学家邓遂夫和作家廖时香为其作序。2007年1月，《梦续红楼》由作家出版社出版。红学界名人邓遂夫、张庆善、刘世德及文化名人周海婴、韦韬出席新书发布会。《梦续红楼》承接曹雪芹的七十九回原著，续写至一百零八回，全部遵循曹雪芹原著的诸多伏线暗示，以及脂砚斋、畸笏叟批语中对佚稿情节的披露，并充分发挥作者的艺术想象力。红学泰斗周汝昌为此书题诗称赞道：“天公抖擞降人英，解悟奇书十五龄。梦续红楼身入梦，鸿蒙两赋在通灵。”2007年春，被自贡电视台评为“自贡骄傲人物”。是年10月，经红学会会长张庆善推荐，胡楠进入李少红导演的《新版红楼梦》剧组，成为编剧之一，负责8集剧本的改编。此后，胡楠跨界转型成为编剧，十年间已写作《王熙凤》《天下第一刀》《快乐小东西》等多部影视、动画作品，其中作为顾问的电影《花木兰》已上映，系列动画《快乐梦多多》在央视播出并获优秀动画奖，另策划有《四海鲸骑》。

第三章 人物名录

自贡仁私立仁济高级护士职业学校首任校董会校董履历一览表（1939 年）

表 8-1

任职	姓名	性别	年龄	籍贯	简历	住址
董事长	欧阳尔彬	男	61 岁	简阳	留学日本实业学校，曾任县长、厂长，蜀光、昌平、培德三校校董	长生街 30 号
董事	曾子郁	男	41 岁	自贡	四川工业专门学校毕业，历任中小学校长及教员，曾任蜀光中学校长、第五区区长、保安大队大队长、社商同业公会主席等职	三台寺裕商银行
董事	侯策名	男	54 岁	荣县	时任裕商银行经理	八店街
董事	王履丰	男	45 岁	江苏	川康盐务管理局帮办	新村一号
董事	康强吉	男	—	—	自贡市新华书局	正街
董事	刘阶平	女	31 岁	彭县	国立四川大学教育系学士，曾任建国中学训育员，时任培德中学校长	培德中学
董事	邱常爵	男	34 岁	荣县	私立华西协合大学文学士，峨眉军官训练团第二期毕业。曾任初级中学校长	培德中学
董事	何美贞	女	46 岁	英国	加拿大护士校毕业。曾任成都仁济男医院护士主任、护士校校长 10 年。现任自贡市私立仁济医院护士部主任	雨台山
董事	沈德才	男	64 岁	英国	加拿大医学博士，自贡市私立仁济医院院长	雨台山
董事	汉正礼	女	65 岁	英国	加拿大多伦多大学毕业，曾任英文教员	雨台山
董事	易淑贞	女	43 岁	英国	加拿大多伦多大学毕业，现为培德女中教员	培德中学

1978—2007 年部分知名医师一览表

表 8-2

姓名	性别	学历	技术职务	名人种类	授予机关	授予、任职时间
谢永昌	男	大学	内科主任医师	学术	自贡市人事局	1978 年 5 月
张要必	男	大学	儿科主任医师	学术	自贡市人事局	—
余隆杰	男	大学	外科主任医师	学术	自贡市人事局	—
陈希文	男	大学	内科主任医师	学术	自贡市人事局	—
卢泉毅	男	大学	外科主任医师	学术	自贡市人事局	1989 年 7 月
余子刚	女	—	主任检验技师	学术	自贡市人事局	1989 年 9 月
代墩谷	男	大学	口腔主任医师	学术	自贡市人事局	1991 年 2 月
黄荣初	男	大学	外科主任医师	学术	自贡市人事局	1994 年 2 月
张世清	女	大学	内科主任医师	学术	自贡市人事局	1996 年 1 月
庄玉珍	女	大学	儿科主任医师	学术	自贡市人事局	1997 年 3 月
赵烈炎	男	大学	内科主任医师	学术	自贡市人事局	1998 年 11 月
杨承美	女	大学	儿科主任医师	学术	自贡市人事局	2001 年 1 月
刘曼玲	女	大学	内科主任医师	学术	自贡市人事局	2001 年 6 月
肖弟祥	女	大学	内科主任医师	学术	自贡市人事局	2001 年 12 月
周朝清	男	大学	内科主任医师	学术	自贡市人事局	2002 年 8 月
刘冬媛	女	大学	内科主任医师	学术	自贡市人事局	2004 年 12 月
邹正帮	男	大学	外科主任医师	学术	自贡市人事局	2004 年 12 月
张家兵	女	大学	内科主任医师	学术	自贡市人事局	2004 年 12 月
马君牧	男	大学	儿科主任医师	学术	自贡市政府	2004 年 6 月
曹文华	女	大学	病理科主任医师	学术	自贡市人事局	2005 年 1 月
朱兆龙	男	大学	内科主任医师	学术	自贡市政府	2005 年 2 月
邹永祥	男	大学	中医主任医师	学术	自贡市人事局	2007 年 6 月

1952—2011 年自贡卫校部分知名校友一览表

表 8-3

姓名	在校班级	毕业时间	工作单位	现（曾）任职、主要成绩
孔玉昆	化验一班	1952	自贡卫校	高级讲师、副校长、党支部副书记、党总支委员、工会主席

续表8-3

姓名	在校班级	毕业时间	工作单位	现（曾）任职、主要成绩
谢淑卿	助产四班	1955	自贡卫校	高级讲师，党办主任、纪委副书记，自贡市先进工作者
喻淑芳	护士十一班	1957	自贡卫校	自贡卫校党支委、卫生局知青办副主任、自贡市先进工作者
兰金容	护士十七班	1962	自贡卫校	高级讲师。全国教育系统劳动模范
郑禄才	医士八班	1971	自贡市自流井区 自贡市第十四届人大常委会	区委书记 副主任
徐成新	普二班、重庆医科大临床医学专业	1974	市一医院外大科、肝胆外科	主任医师、科主任。获全国“五一劳动奖章”、全国先进工作者、全国劳动模范
刘梓华	医士九班	1972	自贡卫校	政治学高级讲师、副校长，全国优秀教师
欧学余	护士二十七班（三医院组）	1974	自贡卫校	副校长主持工作。教育部职成司推荐教材《急救医学基础》主审
贺俊夫	医士十一班	1976	自贡卫校	副校长，一度主持学校工作
余大远	医士十三班	1979	自贡市人口计生委	科 长
颜亿先	医士十三班	1979	市四医院放射科	主治医师
冯国贵	医士十三班	1979	自贡卫校 自贡市仁济医学中心	高级讲师、党办主任 纪委副书记
周金池	医士十三班	1979	沿滩区政府 自贡市卫生局	副区长、人大常委会副主任 副局长
王自治	医士十三班	1979	自流井区爱卫办	主 任
罗光跃	医士十三班	1979	自贡市卫生情报站	站 长
龚富华	医士十三班	1979	自流井区疾控中心	副主任
余荣昌	医士十三班	1979	大安区疾控中心	副主任
马程建	医士十三班	1979	市一医院麻醉科	主治医师
陈家林	医士十三班	1979	市妇幼保健院妇科	主任、副主任医师
王 星	医士十四班	1980	自贡市疾控中心	自贡市诗词学会会长
肖永钢	西医士专业	1980	市卫生局	党委副书记
陈国平	药学系放射医士专业	1980	市一医院放射科、影像教研室	主 任
丁中印	中药专业	1981	仁济医学中心、川卫康院	副主任、副院长、党委委员

续表8-3

姓名	在校班级	毕业时间	工作单位	现（曾）任职、主要成绩
罗惠玉	助产六班	1981	市妇幼保健院护理部、市护理质量管委会、市爱婴医院	主任、委员、评估员
姜晓燕	护士三十三班	1982	仁济医学中心 川卫康院 市一医院	党委书记、副主任 调研员 党委书记兼副院长
毛　琼	护士三十二班	1982	市妇幼保健院	党委书记
周　萍	护理专业（本科）	1983	市一医院手术室	护士长
吴　平	放射五班	1990	成都军区总医院	副教授、研究生导师
龚焕楷	临床医学大专班	1990	自贡市发展和改革委员会	主　任
邹金梅	护士五十七班	1991	川卫康院	护理系主任
申　奎	西医士专业	1993	仁济医学中心 川卫康院	副主任 副院长、党委委员
罗银灯	放射八班	1993	重庆医科大学第二临床学院放射科	副主任技师、影像医学与核医学专业博士
陈锡建	放射八班	1993	四川大学华西二附院	医　师
杨照勇	放射八班	1993	成都理工大学校医院	院长兼党支部书记
严贵华	放射八班	1993	四川人民医院放射科	主　任
叶　荣	放射八班	1993	四川人民医院肿瘤放疗中心	医　生
朱礼坤	英语护士一班	1996	泸州医学院附属医院泌尿科	主管护师、护士长、副教授
邓小莉	助产八班	1996	川卫康院	学生管理处处长
胡　楠	护士六十三班	1996	如戏科技有限公司	作家、签约编剧。在自贡卫校读书期间开始著《梦断红楼》
张前熙	药剂二班	1998	川卫康院	学生管理副处长、招生就业处副处长
江　超	检验系	1998	贡井区艾叶镇卫生院	院　长
廖常菊	护理专业（本科）	2000	市一医院外大科	护士长
黄荣杰	检验系	2000	自贡市海逸商贸有限公司	总经理
杨　露	医学检验专业	2001	泸州市合江县委组织部党建办	副主任
李　峰	临床医学专业	2001	市仁济医学中心病理科	医　师
董　琴	护理七十三班	2002	市四医院儿科	护　师

续表8-3

姓名	在校班级	毕业时间	工作单位	现（曾）任职、主要成绩
陈　瑶	护理七十四班	2002	市四医院普外科	护　师
谢露霜	护理专升本	2003	成都中医药大学基础医学院	教师、博士
徐　敏	医学专业	2005	市第四人民医院护理部	主任、副主任护师、市劳模、市卫生系统十佳护士
罗　梦	五年制高护班	2010	川大华西附院临床风湿免疫科	护士、团支书、优秀团干
陈　莉	高护十班	2010	华西医院泌尿外科	医　师
胡　茂	高护十五班	2011	四川大学华西医院肿瘤三病房	医　师
李　林	高护十五班	2011	华西医院小儿外科	医　师

四川卫生康复职业学院部分知名校友一览表

表 8-4

姓名	在校系、班级	毕业时间	工作单位、竞赛名称	任职、成绩
罗　月	康复系	2014	2014 年全国康复技能大赛	获奖选手
吕泓佐	康复系	2014	2014 年全国康复技能大赛	获奖选手
卿珊珊	康复系	2014	2014 年全国康复技能大赛	获奖选手
彭禾苗	康复系	2014	2014 年全国康复技能大赛	获奖选手
李丹丹	康复系	2014	2014 年全国康复技能大赛	获奖选手
雷　黎	康复系	2014	2014 年全国康复技能大赛	获奖选手
唐可薇	康复系	2014	2014 年全国康复技能大赛	获奖选手
向语成	护理系双语班	2016	日本德洲会医院	医　生
林　聪	医学检验系	2002	富顺县中医院	副书记、县政协委员、市优秀共产党员
邹星梅	医学检验系	2015	专升本到成都医学院考上广州医科大学	研究生
宋延波	影像系	2005	重医附一院放射科、肿瘤科	主治医师　肿瘤学博士
曹正华	药学系	—	市食品药品监管局行政审批科	科　长
刘跃辉	药学系	1998	市一医院药剂科	主　任
王仲书	药学系	1999	市四医院质控办	主　任
洪　莉	药学系	1998	太极集团自贡太极大药房连锁有限公司	经理、太极集团 2016 年“十大杰出青年”

续表8-4

姓名	在校系、班级	毕业时间	工作单位、竞赛名称	任职、成绩
廖　奎	影像系	2000	重庆医科大学附一院放射肿瘤科	主治医师、硕士
梁　适	影像系	2004	重庆医科大学附一院放射肿瘤科	主治医师
叶森林	影像系	2002	重庆医科大学附一院放射肿瘤科	主治医师
黄倚云	高护二十八班	2017	德　国	护　士
雷　平	护理三班	2015	日　本	护　士
杨　蕾	护理十二班	2016	日　本	护　士
向语城	护理一班	2016	日本德洲会医院	护　士
任子涵	护理一班	2017	日　本	护　士
谢坤玲	护理一班	2017	日　本	护　士
詹　旭	药学系	—	四川久泰医药贸易有限公司	总经办助理
刘光杨	药学系	—	科伦集团四川华芝药业有限公司健芝源大药房连锁有限公司	总经理
王自强	药学系	—	国药控股集团川南分公司	销售经理
钱丰雪	药学系	—	太极集团自贡太极大药房新美商城店	店长，多次获集团“金牌店长”称号
黄之强	药学系药学三班	—	四川杏林医药连锁有限责任公司杏林大药房西河店	店长，获2016省药品营销技能大赛经理组冠军
魏燕梅	药学系药学三班	—	四川杏林医药连锁有限责任公司营运中心	营运助理
胡　娇	药学系药学三班	—	四川杏林医药连锁有限责任公司杏林大药房斜阳路店	店　长
邓　月	药学系药学三班	—	四川杏林医药连锁有限责任公司总经办	商品规划专员
杜志威	药学系药学三班	—	四川杏林医药连锁有限责任公司质量管理与公司事务部	质管专员

附　录

附录一　文　献

自流井雨台山医院理由书

民国3年（1914）　成都华英书局印

创设医院宗旨：创兴院医，素抱大同主义以保障国民。疮痍扶持，生民危弱，非有观察世界之眼光，裁制物情之识断，为中国前导，为政府后盾，恐不足登同胞于衽席。今欲此举，笃念邦交，热忱公益。使人人有雄壮之胆识，有力量之精神。以身体为主要，以卫生为前提。庶人人可自立，亦人人可自强。此和衷共济，大表同情。组织医科，格物而为济世；救人之心，不如创兴医院，普济同胞。

医院进步：欧美两洲，科学医院，自一百年来，愈推愈广，究未创之前，得病求外科医者，一百人中医好不过三十余人，后有创新法者起，较从前沉疴未愈者，而今一百中有九十五人。此一千八百四十年以前，在一个医院治男女老幼各种病患，名为普通医院也。此时修特别医院，谓特别分所，系专门医士，见症医治，可分十余种也。因有长进，而建此特别医院为格物科机关。医学精微，非有格物智识不能。泰西日本各国，格物多在医院研究，如德国柯医士、英国李医士，标名于世界。非各国创设医院，焉能有格学济人之博士，而国有科学进化之称？此医院为格物之机关也。

与社会有益：普及婆心，迪启同情，为大有益于社会，莫如表明夫医院。医院当中，不分富贵贫贱，爱心之所至，即为良心之所发。十年刀兵，水火灾害，不如一年病症毙者无数。是大有责任在社会矣。欲攻击此大病，惟愿同心组成医院除病大机关。

与国家有益：今民国成立，不拘什么人，在国家里占有一分。或他身体不健，国家觉得一分之损害；或他精力不足，国家又受一分之软弱。推及多数亦如是。岂不是有益国家而为最强国之国人也。

医院关系内外情况：总而言之，此医院外与生命、与社会、与国家、与格致既然有关系极大之责任，所以不能靡有医士。最聪明而科学、最进步而智识，即医院内容。或外而或所用之器具，皆作精妙之完全也。

创办医院楷模：科学医院创办之法有两端，即私立公立也。盖公立者，即公款筹措；私立者，即绅商乐捐。英美两国私立多，俄法德国公立多。至于修医院楷模大小不同，用款多寡不一。如第一等顶大的医院，需银三百万之谱，能坐数百人，该经营医士三十位。此举一创造医院之大略也。

医院两难处：虽照彼为模范，不得不因时制宜，量地创办。今到川省以来，约有两难。兹时由西而学回医业者鲜矣。学者既少，创设又寡，此一难也；则教会教士所设立医院，因款不足，未全同情，故精神软弱无完全，此二难也。合而观之，此两面缺欠，可改为至善之坚固矣。川省绅商既多，西国医士不少，共四十余人。若此华西两家，能同心协办，表明联合普及生命善心，岂不美哉！岂不美哉！若自贡绅商如此之殷富地段，如此之辽阔能助创医院，救民于水火之中，此又何难之有。

雨台山现况：要属二位医士，可办第一品医院，须俭省其款录后：

器具：家具器具银圆一万几千元，其内有卫生钢丝床 170 乘，值 5100 元，铺盖 1000 元，椅子、板凳、桌子、瓷器与各种杂物几百件，约值 1500 元。为少割症房所使用器具，价不便宜，上等割镇床银圆 600

元，中等250元，或者最便宜者10元上下。割镇效果是靠灭微生物之妙法，也必有灭微生物机器才得行。其机器内有灭微生物锅与压甑及灭微生物烘箱几样，已经拢至雨台山。此4件值1258元，即显微镜几百元，试验眼睛器具100元，各样割镇刀锯钳筒几百数，造冰机、磁电机、X线机要共2000余元。

基址：雨台山医院一幅地段，连平地基与围墙，一万之谱。

修造：论修造之形状，男女各别，即施药院另修，睡室、药室、卫生机器室、割镇室一共110个房圈。已照科学卫生，各病家要受空气才好。所以房圈高朗而空气多。男人医院定长12丈，宽9丈，4层高。女医院未定。大约算来，修男医院与施药院要25000元，女医院要15000元。总共算来，要6万元之谱。西国愿捐3万银圆，不过该用之数，一地考此数之来由，不是公款，乃是泰西教会信徒乐捐以为善。今到中国捐款甚微，不过千里送毫毛，重意不重物。惟愿善与人同，取诸人以为善，是以为善者也。故君子莫大乎与人为善。

自流井雨台山医院启。

私立自贡市仁济高级护士职业学校董事会简章

〔教育部民国29年（1940）10月4日应准备案〕

第一章　名　称

第一条　本会定名为私立自贡市仁济高级护士职业学校董事会。

第二章　目　的

第二条　本会以协谋本校之进行，造就医务、护士人才。并应战时之急需，以养成服务社会之能力为目的。

第三章　事务所在地

第三条　本会事务所，设于四川省自贡市骑坰井本校内。

第四章　组　织

第四条　本会以下列人员组织之：（一）设立本校者2人；（二）富有教育经验及医学经验者7人；（三）赞助本校者2人。

第五条　本校遵照私立学校规程，外国人充任校董，不得超过人数三分之一。

第六条　本会董事长以中国人充任之。

第五章　任期及改选办法

第七条　本会校董任期，以3年为限，期满改选，但得连选连任。

第八条　校董因有要事辞职，开临时会，另选补充之。

第六章　职　权

第九条　关于学校财务者：（一）筹划经费；（二）审核预算决算；（三）保管财务及监察；（四）其他财务事项。

第十条　关于学校行政者：

（一）由本会选聘校长；

（二）校长有失职时得改选之。

第十一条　会议各类列后：

（一）大会　每学期始末由董事长召集各开大会一次；

（二）临时会　遇有特别事件发生，由董事长召集开临时会议。

第八章　经费

第十二条　本校经费由川康盐务管理局在公益项下拨经常费，本年5876元。如不敷用时本会设法筹集之。以后公益费按年增加经费。

第九章　附　则

第十三条　本简章如有未尽事宜，每年开大会时提议修改之。

第十四条　本简章自核准立案之日起，即生效力。

私立自贡市仁济高级护士职业学校简章

民国28年（1939）

（一）定名　本校定名为“私立自贡市仁济高级护士职业学校”。

（二）沿革　本校成立于民国6年（1917），创设于美道会自贡市仁济医院内，民国7年曾向中华护士学会注册，民国28年成立校董事会，依法呈请立案。

（三）宗旨　本校以“改进护士教育，造就护士人才，服务社会”为宗旨。

（四）经费　本校经费由本校校董事会负责筹划。

（五）学程　本校学程分为试读期及肄业期。初入学六个月为试读期，后三年为肄业期，共计三年半毕业。

（六）毕业　学生在肄业期内，品行端正、病房实习优美、各科考试及格者，始发给毕业文凭。

（七）实习设备　自贡市仁济医院设备病床一百架，分为内外科、产妇科、小儿科、眼耳喉鼻科，并设门诊所，以便实习。

（八）投考资格

（甲）凡入本校肄业者，须初中毕业或有同等学力者为合格。

（乙）凡年龄在十八岁以上三十岁以下，品行端正体格健全者为合格。

（九）投考手续

（甲）凡入本校肄业者，必先填清报名单，须经二人签名盖章负责，一为保证人，一为前校校长，证明该生品学皆优。

（乙）凡入本校肄业者，须呈缴最近二寸半身相片二张。

（丙）凡入本校肄业者，须照本校检查身体表，请正式医生检查逐项填清签名盖章。

（十）入学时间　每年订于国历九月一日入学。

（十一）入学规则　入学之初为试读期，期满时甄别合格者方得继续肄业，但在肄业期内不得无故退学，须照本校一切规则办理。

（十二）缴费　凡入本校肄业者必须预缴下列各费

（甲）试读期缴学费五元，书费拾元，膳费二十元。试读期满甄别不合格者与自愿退学者，膳费照算，每月六元，其他之费概不退还。

（乙）入学时缴押金五元（如在仁济医院实习时，损失物品应负赔偿责任）毕业时未有损失者即将原数退还。

（丙）第一学年缴学费五元、书费五元。

第二学年缴学费五元、书费叁元。

第三学年各费一概免缴，惟毕业时文凭费自备。

如有事故半途辍学者，须按日赔偿膳费。

（十三）入学须知

（甲）入学须备下列各项物品

（一）有秒针手表一只

（二）自来水笔一支

（三）白色枕头、被褥，圆形蚊帐。

（四）黑白色长筒袜子

（五）黑白色软底平鞋

（六）深蓝色布短旗袍二件为学校制服，身长离地八寸长袖。

（乙）除上列各项及随身应用之物件与文具外，不得多带其他物件及贵重物品银钱等来校，否则如有遗失，本校概不负责。

（十四）例假　学生每年每人休假规定四周为限，假期由管理人酌量分派。

（十五）病假　学生如患疾病三年半内准病假三周为限，若逾限定之期应于领文凭前按日补足。

（十六）医　药

（甲）学生在肄业期内，如患疾病须用医药治疗者，均得于仁济医院医生诊治，如有不测，听天安命，一切医药费用由本校负责，但有特别医药，视其情形酌定。

（乙）如有返家医治者，听其自便，一切医药等费本校概不负责。

（丙）若有病时应先报告管理人，不得自行聘请医生及擅取药品等。

（十七）升　级

凡学生实习与课程不怠、品行学理皆优者方得升级。

（十八）学　科

遵照教育部颁布课程，分期教授每科，教授与实习均有定时，以期实习与课程齐驱并进。

试读期　护病原理与技术　护士伦理学　绷带学　解剖生理学　心理学　个人卫生　化学　护士史　细菌学　公民　国文　英文　社会

第一学年　护病原理与技术　细菌学　药物学　公民　解剖生理学　饮食学　国文　英文　产科学　妇科学　揉捏术

第二学年　护病原理与技术　药物学　饮食学　国文　解剖生理学　产科学与技术　外科学　英文　内科及传染病学　小儿科护病学　急救学　家政学　物理治疗学

第三学年　眼耳喉鼻科　公共卫生　国文　英文　护士职业问题

呈省教育厅的学校组织大纲

本大纲系遵照省教育厅令发范示拟就之。

业于民国30年（1941）7月11日呈请鉴核。7月14日

第一条　本校定名为私立自贡市仁济高级护士职业学校。

第二条　本校以造就高级护士人才为宗旨。

第三条　本校校址设于自贡市骑𡑒井仁济医院内。

第四条　本校设校长1人，综理校务，并兼任教学、聘选教职员事项。

第五条　本校设教导处，处设主任1名。协助校长处理全校教导事项。

第六条　本校教导处下分设教务、训育、体育卫生三组，各设组长1人，分管各事项。

第七条　本校设实习主任1人、实习监督3人，指导学生实习事项。

第八条　本校设专任教员3人、会计1人、书记1人，由校长分别聘任之。

第九条　本校各主任、组长均由校长聘请专任教员及仁济医院护士长兼任之。

第十条　本校设立5种会议：

（一）校务会议。以校长、全体教员及会计员组织之。校长为主席。讨论全校一切兴革事项。每学期开会一次，若有紧急事宜，可开临时会议。

（二）教务会议。以校长、全体教员组织之。校长为主席，校长缺席时教导主任为主席。讨论一切教学实习及图书设备购置事项。每月开会一次。

（三）训导会议。以校长、各主任、组长组织之。校长为主席，校长缺席时教导主任为主席。讨论一切训导、管理事项。每月开会一次。

（四）事务会议。以校长、以各主任、组长、全体职员组织之。校长为主席，校长缺席时教导主任为主席。讨论一切事务进行事项，每月开会一次。

（五）体育卫生会议。以校长、各主任、组长组织之。校长为主席，校长缺席时教导主任为主席。讨论一切体育卫生事项，每月开会一次。

第十一条　本校设左列 3 种委员会。

（一）训育指导委员会。由校长、主任、专任教员、医院护士长组织之。以校长为主席。负责一切指导学生之责。每月开会一次。

（二）职业问题指导委员会。由校长、主任、实习科目教员及实习主任、监督组织之。以校长为主席。负指导学生职业问题、推广技能之责。每学期开会一次。

（三）经费稽核委员会。就专任教员中，公推 3 人组织之。由委员轮流充当主席。负审查收支账目之责。每月开会一次。

第十二条　本校学则另定之。

第十三条　本大纲自呈奉主管教育行政机关核准备案后施行。

财政部川康盐务管理局发给私立自贡市仁济高级护士职业学校证书

民国28年（1939）11月

私立自贡市仁济高级护士职业学校自1939年秋季起开办护士班一班，除收学费外，年需经费5876元；又第二年添招新生一班共2班，年需经费8236元；第三年再添1班共3班，年需经费10396元。函请公益费保管委员会拨足经费。经该会1939年7月25日会议通过，签请本局准予支付。特发该校证书执存。

自贡市私立仁济高级护士职业学校校歌

（配有简谱、五线谱，略）

一环釜水漾山光，川南大好盐场。攘往携来日夜忙，饱罹寒暑风霜。人生幸福惟健康，卫生设备须光。殷勤调度事周详，济人济世心肠。是仁心仁术，应求学术精良。体先圣视民如伤，跻仁寿，乐康庄。

附：另外三个版本的校歌：

一

朱素荃给毛宅三的信函：请尊师撰写校歌。

某年7月10日，剑南中学张湘声给庆生、子郁的信函：承命谱写高护职校校歌，按谱草就，呈乞正：

雨台山上釜溪旁，弦颂朗朗。沙场战士，病房护士，果敢与慈祥。一样牺牲，一样忠良。宇宙是摇篮，载满了痛苦呻吟的人类，无限凄惶。地陷有精卫，天缺有娲皇。我愿借补天手、填海心，抚平人世创伤。

二

护士学校校歌：

心不忍病苦呻吟，人不分贫富疏亲。献身在药房寝室，沉沉夜漏独芳辛。惟将殷勤意，凡同胞一视同仁。

天地覆育万物，圣贤拯救群生。天地意，圣贤身，是为工作中心。努力完成志愿，勉酬提倡精神。

三

护士学校校歌：

为人类而服务，为仁爱而献身。不问中西民族，不分贫富疏亲。待遇一律平等。痌瘝原在抱，何忍见呻吟。

天地覆育万物，圣贤拯救群生。天地意，圣贤身，是为工作中心。努力完成志愿，莫辜提倡艰辛。

私立自贡市仁济高级护士职业学校各项暂行规定

民国 28 年（1939）

（甲）学生通告规则

学生须尊重道德，爱惜名誉，服从各种校规，及临时布告等。

学生宜遵照规定制服，不得随意着杂色衣服，以昭划一。

学生对于同学，互相亲爱，不得以非礼言语侮慢同学。

学生在校，无论何时，均不得嬉笑喧哗，有碍观瞻。

校中公物，学生不得任意损毁。

学生往来信件及寄代物品，须交管理员转递。

学生会客，定于每周星期六午后一钟至六钟，会客时必须先告知管理员，方得请入会客室接谈。但值班学生，须待休息时，始准会客。

学生课外练习风琴，每日午后四钟至七钟，非时不许练习。

（乙）假期规则

依照本校简章，每年以四星期为寒暑假期，但由管理员酌定情形，预为宣布。

遵照教育部规定，每周放半日例假。但例假时间，学生有事出校，务须请假，方准出校。

每日学生实习，夜班毕后，可休息一日半，但休息时间，学生欲出校，亦须请假，始准出校。

凡学生在夜班期内，不得请假出校。

凡寒暑留校学生，每星期准假二次，但不得在校外寄宿。

凡学生每请假时间，定于正午十二钟。销假时间，定于午后六钟。违者禁假。

凡学生请假及销假，均须本人到办公室，不得请人代替。

凡学生病假，依照本校简章第十五、十六两条办理。

（丙）宿舍规则

每晨六钟起床，每夜九钟半就寝。

每夜九钟半灭灯，灭灯之后，学生不得用别灯点照，以免他虞。

学生系一人一蹋，不准两人同蹋。

寝室内理宜肃静，不得高声谈笑，口角争论。

凡寝室内器具，务须爱护，不得损坏，及移置他处，并借与他人。

室内宜整理清洁，不得随意抛置废物及唾涕。务必遵照，指定器具内装置。

凡学生遇值夜班时，每日午后八钟半就寝。但在于特别夜班寝室内住宿。若过未授课之日期，须睡至午后五钟起床。如在寒暑假时间，值夜班以后，亦须睡至午后四钟起床。

学生不得私自留客在校住宿。

学生晨起洗面、刷牙，务在指定地点浣漱，并设有水槽放水，不得乱倾。

学生浴盆，各人浴后，宜整理清洁，以免污垢停滞。

学生洗衣，规定每周二次。每次至多不过十件。每件须照各人号码装入袋内。若超过限制，又无号码，洗衣工人，可以拒绝。

寝内女生，分配确定。学生如有使用女工，只能就寝室女工呼用，不得呼及其他女工，并男工入寝室。

（丁）实习规则

务须准时上班，不得迟到。

上班衣冠鞋袜，须整齐清洁。

不得高声谈笑，步行勿重。

应受各病室护士长之指挥。

上班下班，须报告病室护士长。

病室工作，不许私自会客。

不得私受病人馈赠。

不准向病人借贷银钱物品。

不得保存病人衣物用品，须交护士长存查。

不得私自请人代替、调换休息。

值班时因要事耽搁，须经护士长许可，方准离病室。

学生应当重视病人，计划工作，如工作未毕，不得即下班休息。

学生各有因事往会病人，须经护士长许可，但每日在午后七钟起，不许往会。

学生每遇器具物品，若有损坏时，先行报告护士长。

学生应遵照各病室护士长所派定之休息钟点，若有特别情形，须报知护士长。可否更改，由护士长酌定。

学生值班时，不准接、发电话。且待下班时接发，以免有误病人。

（戊）餐房规则

每日三餐时间：早餐六钟半至七钟。午餐十二钟半至一钟。晚餐五钟半至六钟。

学生每桌以八人为限。

用餐时宜肃静，不准喧哗。

不得至厨房私作食品，及招待宴客。

凡餐房碗盏器具，不得移入寝室。

自贡市仁济医院妇婴卫生婴儿保育会启事

民国 30 年（1941）

敬启者：军心以还，三载于兹。在我贤明政府领导之下，前方继续奋勇抗战，后方尤当努力建设。以达到“抗战必胜，建国必成”之期望。用乃观婴儿之重要，实为社会将来之主人。对于婴儿健全发育，若不注重，不啻促其死亡！尤其害及国家民族，殊非浅显。现在世界上强健之民族，莫不注意于婴儿之健全，本院有鉴于斯，乃发启成立“妇婴卫生婴儿保育会”一所，订定《保健婴儿办法》，均以不取费为原则。并专聘医生护士以任其事。力求扩充以推行于社会。是会虽已于本年 2 月 1 日成立就绪，正式开幕，然以自贡 20 余万人口之多，婴儿数目之大，亦有可观。乃处此非常时期，物品高昂，本院经费来源有限，扩充此举，颇感心有余而力不足之憾！继经筹划募款，承蒙台端倾囊捐助，对此公益之热忱，感佩良深！本会不及趋谢，谨先奉函，以表敬意，得此巨款，直接强健婴儿，间接帮助国家。不但为本会之幸福，实即社会民族之幸福也。

为抗战扩大招生请示多招同等学力生函

民国 32 年（1943）4 月 28 日，朱素荃致省教育厅呈函：

窃查此次倭寇犯我领土，将士浴血疆场，将近六载，战事日渐延长，战线日渐扩张。士卒伤病者为数甚多。抗战其中，军事第一，若不将健者保健、得病者治愈，赴战杀敌，势难维持长期抗战之局。惟欲达此目的，除各方面建设外，非多培植医护人才不为功。且我川省为抗建根据地，人口众繁，各地卫生人员深感缺乏。更屡获层峰命令，饬总动员征调服务。可惜人数微乎其微。本校每期招生，用尽方法，总难收足预计名额，其他护校亦有同感。或因初中毕业生出路太广之故。兹为宏造计，惟请钧厅设法，使各校毕业生踊跃投考，抑或准予多收成绩优良之同等学力生，以资推广，而利抗建。

自贡市医院30年教务情形报告书

（1914—1944年）

沈德才医师于1908年到自流井倡用现代医术，1914年始在现址设医院，容纳住院及门诊病人。复改建现时房屋，于1917年完工。

后数年多为医疗伤兵。1916年抗拒袁世凯叛变，接受伤兵治疗者数以千计。本院组织救护队驰赴前线，治疗伤兵，并将其中受伤较剧者运院医治。院中虽仅50张床位，而病人人数时达200以上。士兵有北方人，有云南人，皆同等待遇。加上军中尚有专设救护队，本院贡献殊大。

创办之始，美道会及地方绅士均感设立一较大、较完善医院，服务地方之需要，故于1914年捐款建立新医院，1917年完成，只有男病房。两年后复由美道会及地方士绅再度捐款，设立女病房。本院成为中国西部之最大医院。30年间惠及人民以万计。

30年间困难颇多，并因中日战争困难益增，唯办院宗旨未尝间断。数年前地方人士关怀，组织董事会，自流井盐务管理局长任董事长，去年筹措巨款，购买急需药剂及救急贫困病人之用。

本院在过去5年间，被敌机轰炸3次，男女病房、手术房、护士训练学校实验室等，均被波及。全部玻璃均遭毁坏，铁床及其他设备半致无用。本院主持人沈德才医生犹不断为伤病者服务，此精神为地方人士所共见。

在中日战争数年间，恐敌机轰炸，大规模修缮觉须从缓，但于工作殊感妨碍，又在战事结束前略加修葺，又借得款项从事兴修。1943年幸得洪乃宽牧师义务协助，亲自监理，美道会及美道红十字会捐助巨款，共 157.5 万元，修理房屋及购置必须之器具。

护士训练学校——1918 年在院设一护士训练学校。经中国护士联合会立案。1937 年，因未经政府立案而停办。1939 年在教育部办妥立案手续，复设而较前规模为大。其初经费由盐务机关补助，后由该校董事会筹措款项予以维持。困难殊多，又两次受敌机轰炸，几全毁坏，但教职员及学生工作从未间断，允堪称许。自政府立案以来，已办大班两班，毕业被政府征用派赴各地 31 人。现尚有 39 人在受训中。

本院现有病房能容纳 140 人，每日门诊能达 200 人。职员有医师 7 人，内有牙医 1 人，护士 10 人，实习护士 39 人，制药师 1 人，实验房技师 3 人，事务部门 5 人。

本院为四川省本区域之最大而设备最为完善者。财务另作报告，皆有资金来源及用项。美道会为本院聘外国医师 2 人，外国护士 1 人。其薪金概不由本院支付。

将来计划（略）。

本院自去年 11 月 1 日至今年 1 月 30 日收支列于后：

收入：住院病人缴费 287.49 万元，出诊收费 33.34 万元，X 光收费 3.87 万元，售药费 20.83 万元，牙科收费 33.98 万元，试验室收费 29.69 万元，手术费 56.50 万元。捐款：教会 220 万元，盐务管理局 2.4 万元，董事会 45 万元，救济会及红十字会 45.55 万元，其他 2.94 万元。杂项收入 30.02 万元。总收入 991.02 万元。

支出：薪俸 116.98 万元，工资 31.56 万元，灯油费 88.67 万元，伙食费 458.59 万元，修缮费 63.81 万元，药品及仪器 121.83 万元，家具 13.35 万元，杂项 45.18 万元。总支出 988.96 万元。本年度盈余结存 2.06 万元。

自贡市卫生院开办时职员名册

民国31年（1942）5月

职务	姓名	性别	年龄	籍贯	学历及毕业学校	简历
代院长	王柔坚	男	39	自贡	上海同德医学院医学士	镇江县高桥卫生事务所主任，自贡市仁德医院院长，在本院全面负责
医　师	张佩琼	男	29	富顺	国立江苏医学院毕业	江苏医学院服务1年。在本院负责医务
医　师	孙继成	男	28	湖北荆门	国立江苏医学院毕业	江苏医学院服务1年。在本院负责保健防疫
药剂生	曾景贤	女	26	富顺	成都仁济护校毕业	自贡培德女中校医1年，慈幼院护士2年，保育院护士1年
助产士	陈翠容	女	26	广东	广东妇孺助产校毕业	广州市卫生事务所护士兼助产士
护　士	陈瑾先	女	26	荣县	成都仁济护校毕业	嘉定成都仁济医院、洛西公路卫生站护士
助理员	王玉华	女	16	自贡	自贡宝善小学毕业	—
助理员	王素鸣	女	14	自贡	成都外南小学毕业	—
助理员	王永书	女	15	自贡	自贡新文乡小学毕业	—
助理员	代桂华	女	15	自贡	自贡培德小学毕业	—
助理员	丁隆茂	女	15	富顺	富顺中山中学毕业	—
助理员	刘纯一	女	15	富顺	富顺高中部肄业	—
事务员	路永年	男	32	自贡	私塾	制盐公司会计3年，在本院负责庶务
事务员	孙策勋	男	35	自贡	四川医学专科预科毕业	任科员、书记等职，在本院负责文书
事务员	关尧修	男	42	—	私塾	任私塾教员数年，在本院负责文书
卫生督查	刘仲涵	男	25	富顺	富顺中学毕业	小学教员2年，富顺卫生院服务1年

自贡市市立医院暂行组织章程

民国32年（1943）拟就，民国33年（1944）施行

第一条　自贡市市政府为便利市民医疗起见，设立自贡市市立医院（以下简称本院），掌理全市市民疾病治疗，并医务人员之训练等事项。

第二条　本院置左列各科室：

一、内科（包括小儿病科、精神病科）；

二、外科（包括泌尿科及矫形外科）；

三、产妇科；

四、眼耳鼻喉科；

五、皮肤花柳科；

六、检验室；

七、调剂室；

八、护理室；

九、事务室；

十、社会服务室。

以上各科室得斟酌业务进行状况合并或增减之。

第三条　本院置院长1人，承市长之命，综理院务及监督所属职员；置医务主任1人，商承院长，佐理医务；各科室各置主任1人，承院长、医务主任之命，办理各该科室医务或事务。

第四条　本院视各科室业务之繁简，酌置医师1至2人，护士长3人，护士5人，助产士2人，助理护士6人，调剂员1人，事务员2人，

会计 1 人，雇员 2 人，分理医疗、技术、文牍、会计、庶务事项。

第五条　本院院长得由本市卫生委员会推荐，市长遴选，并请省政府委派之。各科室主任、医师，由院长遴选，呈市政府委派之。其他医护及事务人员等，由院长派充呈市政府备案。

第六条　本院以事实之需要，得在各乡镇设立分诊所，以便乡镇市民之医疗。

第七条　本院得附设医士职业学校，其章程根据教育部颁发办法另订之。

第八条　本院为便利本市各机关法团员工之医疗起见，得另订免费及减费办法，呈请市政府备案后施行之。

第九条　本院各种诊疗规划及收费办法，另订简则，呈请市政府核准后施行之。

第十条　本院办事细则另订之。

第十一条　本章程自呈准公布之日起施行。

自贡市私立义济高级护士职业学校学生实习及操行记录表

民国 38 年（1949）6 月 26 日

一、工作性质

1. 准确：分超等、优等、平常、劣等。

2. 整理：同上 4 等。

二、工作计划

1. 速度：分甚速、平常、甚慢、故意慢。

2. 次序：分自行计划、有计划、不能计划、能计划而不行。

3. 体力：分无妨碍、易瘦倦、似病、不能支持。

4. 工作多寡：分甚多、平常、少、甚少。

三、智　能

1. 领会其工作。2. 领会其报导。3. 观察力。4. 记忆力。5. 判断力。6. 应付力。

以上皆分超等、优等、平常、劣等 4 等。

7. 英文：分能会话、流利、能写护士表、懂英文处方 4 等。

四、品　行

1. 准时。2. 尽责。3. 良心。4. 节省物品。5. 进取心。6. 热心工作。

以上皆分超等、优等、平常、劣等 4 等。

7. 评论：分乐意采纳、采纳、不注意、怨恨 4 等。

8. 合作：分乐意助人、与人合作、愿合作、纷争 4 等。

五、人　格

1. 整洁：分超等、优等、平常、劣等 4 等。

2. 态度：分端庄、礼貌、常容、怒容、轻浮 5 种。

3. 对病人：分温和、同情、乐意、易怒、怨恨 5 种。

4. 对客人应付：分超等、优等、平常 3 种。

六、属于何部工作当注明之

1. 高年级工作。2. 夜班何部。3. 负责何事务。4. 门诊何部。5. 产科房。6. 婴儿房。7. 饮食部。8. 眼耳鼻喉科。9. 公共卫生。

七、才　干

1. 对指导低年级同学之才能。分超等、优等、平常、劣等。

2. 对低年级同学之态度：分乐意帮助、帮助、不管、严厉、命令式 5 种。

最后是平均分、护士长签名。

四川省自贡卫校改革试行方案

一、改革目的

贯彻中央教育改革决定，落实方针，提高管理水平和工作效率，调动积极性，改革“大锅饭”弊端，使学校办得具有生机、活力。

二、实行校长责任制

对上级卫生行政机关负责。校长具有以下权力：

1. 对教学、行政管理有决策权和指挥权。

2. 按上级下达的编制和规定，根据精简原则，决定对校内处、室、教研组的设置。

3. 支配国家下达的包干经费、预算外收入和校长基金。

4. 审定教职工的奖励和卫生津贴。

5. 审定人民助学金和奖学金。

6. 决定对教职工的聘任、调配和奖惩。

7. 在上级下达的进人指标内，有权在校外招聘人员。对调入人员，除政策性安排外，有权审查，决定是否接收或退回。调出学校人员，由校长决定。

8. 在完成指令性招生计划后，有权按规定经考试接收委培生，并发给结业证书。副校长是校长行使各项工作的助手，承担校长分配的部分工作，直接对校长负责。

三、教职工聘任制

1. 按中央规定实行聘任制和合同制。实行逐级聘任。校长由上级任命，副校长由校长提名，报上级审定任命。正副校长任期3年。本届校领导，已在民主推荐中产生，不再聘任。全条件者可连任。处室正副主任、教研组长、班组长由校长任命。教学人员和行政处室人员，由教研组长和处室主任提名，副校长审定，校长聘任。聘任期间考核不合格，经校长批准，可随时解聘。

2. 各类人员的聘任条件。3. 对未经聘任的人员，自动免去原职务。可接受校内其他岗位的聘任，或由组织安排适当工作。待聘者可安排进修，停发奖金、卫生津贴，本人负担进修费用的10—30%。定期进行考核，考核合格者，方可受聘。待聘超过半年，工资可按规定下浮。

四、逐步实行制度改革

1. 毕业生分配，实行“择优分配，优才优用”原则，并逐步过渡到供需见面的分配。

2. 改革人民助学金制度，改为奖学金为主，助学金为辅政策。

3. 实行教学人员工作量制，行政后勤人员实行岗位责任制，责任承包，奖惩兑现。

五、搞好党政分工

党总支主要精力放在贯彻执行党的路线、方针、政策上。对教学、行政上的大政方针，提出建议，让行政决定。党总支主要任务是做好思想政治工作，了解考察干部，抓好精神文明建设，做好党的组织建设和思想建设，积极支持校长行使统一的教学、行政管理。加强对工会、教代会、共青团等群团组织的领导。对行政工作做好监督、保障作用。

六、建立教职工代表大会

这是保证教职工民主管理学校的基本形式。教代会在党总支领导下，行使教职工当家做主的权利。

（以上方案1985年6月16日教代会通过，同年10月25日报市卫生局，经市卫生局局长办公会研究，11月26日下文批准同意试行。）

川卫康院新校区教学板块总体规划设计方案

（2017.2.27 讨论稿）

一、新校区教学板块（办公区域、教室大楼、实训大楼）

1. 建筑面积为92300平方米，其中办公区域6300平方米、教室及阶梯教室31000平方米、实验实训室55000平方米。

2. 入住学生规模为10000人。

二、普通高校12项最低建筑标准及面积

高校12项最低建筑标准及面积分配表

建筑名称	指标（平方米/生）	人数	建筑面积（平方米）	备注
教室	2.75	10000	27500	生均建筑面积指标参照：建设部、国家计委、国家教委《普通高等学校建筑规划面积指标》
图书馆	1.58	10000	15800	
实验、实训室	6.92	10000	69200	
室内体育用房	1.09	10000	10900	
院行政用房	0.65	10000	6500	
系部及教师办公用房	1.02	10000	10200	
师生活动中心	0.37	10000	3700	
学生宿舍	10.00	10000	100000	
会堂	0.41	10000	4100	
食堂	1.27	10000	12700	
单身教职工宿舍	0.45	10000	4500	
后勤附属其他用房	1.81	10000	18100	
合计	—	—	283500	—

三、新校区教学板块建筑规划面积及相应设计建议

（一）1号楼（行政中心，康复、临床、中医、针推、部分新增专业实训大楼）规划总面积20000平方米。

1. 行政办公楼（6300平方米）：建筑面积6300平方米。行政办公楼是学校决策指挥中心，在功能上应满足现代化管理要求，大楼前要有回车道，附近应有停车场（室外与地下），初步设计为6层高，办公室、会议室若干。

2. 康复系部分（6200平方米）：普通教室16间，建筑面积1600平方米，标准及功能要求同教学楼。实训室部分46间，建筑面积4600平方米，满足康复技术、针灸推拿等专业学生的专业教学及教师办公。

3. 临床部分（2000平方米）：普通教室8间，建筑面积800平方米，标准及功能要求同教学楼。实训室部分12间，建筑面积1200平方米，满足临床专业的专业教学及教师办公。

4. 中医及其他部分新增专业（2500平方米）：普通教室6间，建筑面积600平方米，标准及功能要求同教学楼。实训室部分19间，建筑面积1900平方米，满足临床专业学生专业教学及教师办公。

5. 阶梯教室（3000平方米）：10间200~250人/间，每间300平方米。

（二）2号楼（影像、药学、检验实训大楼）规划总面积11800平方米。

1. 药学系部分（6400平方米）：普通教室14间，建筑面积1400平方米，标准及功能要求同教学楼。实训室部分50间，建筑面积5000平方米，满足药学、中药学专业学生专业教学及教室办公。

2. 检验系部分（1800平方米）：普通教室4间，建筑面积400平方米，标准及功能要求同教学楼。实训室部分14间，建筑面积1400平方米，满足检验专业学生专业教学及教室办公。

3. 影像系部分（3600平方米）：普通教室8间，建筑面积800平方米，标准及功能要求同教学楼。实训室部分28间，建筑面积2800平方米，满足影像专业学生专业教学及教室办公。

（三）3号楼（护理、助产、美容及部分新增专业实训大楼）规划总面积29400平方米。

1. 护理系部分（25000平方米）：普通教室50间，建筑面积5000平方米，标准及功能要求同教学楼。实训室部分200间，建筑面积20000平方米，满足护理、美容、助产专业学生的实操功能，学生技能训练中心的功能及教师办公。

2. 部分新增专业（3600平方米）：普通教室8间，建筑面积800平方米，标准及功能要求同教学楼。实训室部分28间，建筑面积2800平方米，满足新增专业学生的实操功能。

3. 阶梯教室（800平方米）：1间，500人/间。

（四）4号楼（普通教室、阶梯教室、计算机房、人文社科教室办公室）规划总面积15800平方米。

普通教室按建筑面积100平方米/间，阶梯教室按常规标准设计，每层应考虑教师休息室、教室后设计学生物品放物柜，每5—6间教室间设计一间学生劳动工具间（有工具储存洗涤功能）。

容量及类型	普通教室（50人）	大教室（120人）	阶梯教室（200人）	计算机及语音室（50人）
数量（间）	100	10	10	20
单间面积（平方米）	100	160	220	100
总面积（平方米）	10000	1600	2200	2000

（五）5号楼（基础医学部及部分物理化学实验室含教室办公）规划总面积15000平方米。

1. 基础医学实验部分（6600平方米）：72间实验室，建筑面积6600平方米，满足开展微免与微寄、生理、药理、病理等实验。

2. 化学实验部分（1000平方米）：10间实训室，每间100平方米，满足开展有机、无机、分析化学等实验。

3. 科研中心（1000平方米）：16间实验室，建筑面积1000平方米，满足科研要求。

4. 生命科学馆及解剖楼（6400平方米）：46间实验室，建筑面积6400平方米，满足解剖实训课的开展，解剖标本制作、捐献者纪念厅、尸体灌注、生命科学馆等功能。其中生命科学馆2000平方米，能满足面向社会开放功能。

（六）新建动物饲养中心（300平方米）：3间，建筑面积300平方米，建议与后勤辅助用房共建。

四川卫生康复职业学院行政办公室

2017年2月27日

附录二　学生名录及部分班主任

自流井仁济护校

（1937 年前）

蓝伯昌、吴绍先、刘云洲、王义舟、廖礼方、叶援华、钟传贤、邱子扬、李庶云、赖其昌、蓝伯昌、林彦霄等。

（说明：毕业共 41 人，因要求严，毕业率低，招生数远大于此。由于档案佚失，此 12 人名单系依据蓝伯昌等人回忆整理）

自贡市仁济（私立义济）护校

（1939—1952 年）

第一班（入校年月：1939 年 9 月）

许肇先、罗富全、陈文君、曾祥洁、何德先、黄仲卿、黄仲玉、余佩尧、李恕纲、胡治华、龚哲渊、龚静修、余淑君、郭智君、梁贞淑、陈静瑶、蓝其璳、王文珍、王淑全、曾祥志。

第二班（入校年月：1940 年 12 月）

钟福华、蓝芹祥、张淑华、王宇芬、王文玉、李良贞、夏少容、江素容、李仲芳、刘崇宇、周远英、刘淑华、黄世清、陈静瑶、郭智君。

第三班（入校年月：1943 年 2 月）

周咏贤、颜俊英、杨德容、王桂祥、罗淑文、田琪华、韩甚华、朱伯英、柯愈英、曾祥禄、曾祥玉、曾祥荃、刘荣琨。

第四班（入校年月：1943 年 9 月）

刘惠芳、刘正端、苟为玉、颜淑辉、李真华、魏相才、杨俊兰、曾祥玉、柯愈英。

第五班（入校年月：1944 年 2 月）

刘素云、董凤华、钟钰芬、钟祥淑、刘泽云、谭淑贤、彭先华、刘玉辉、王淑容。

第六班（入校年月：1944 年 9 月）

邱淑华、董淑阶、蓝其璘、刘玉芬、许德全、刘玉清、林朝琼、王志君、王典琴、徐志华。

第七班（入校年月：1945 年 2 月）

杨淑明、伍文兰、刘世培、李玉容、李桂曼、陈志辉、李映雪、王志君。

第八班（入校年月：1946 年 2 月）

叶惠兰、钟淑华、罗素威、邹树彬、熊菊芳、杨薛贞、刘仲坤、戴慧琼、李常伦、李志祥、蓝文祥、曾昭仪。

第九班（入校年月：1946 年 9 月）

胡德祥、蓝淑君、罗正乾、萧慎先、胡祖良、文德贤、张胜富、饶泽源、唐淑昭、俞淑媛、邓淑容、朱麟凤、詹淑琴、许祖芸、董士明、李孝御、林世同、严玖成、刘树桃、詹玉容、廖衍宜、张雪明、吴淑君。

第十班（入校年月：1947 年 2 月）

苏德琴、廖衍琪、周松筠、官紫云、刘昭常、曾昭德、李孟君、王素琴、严淑琼、林淑培。

第十一班（入校年月：1947 年 9 月）

江文馨、王淑芳、蓝惠祥、张德育、李玉兰、刘洁泉、谢桂芳、戴运芳、陈伯琼、黄从芳、黄文芳、董仕尧、范雪英、罗蕴韩、余美华、张耀薇、苟为泉。

第十二班（入校年月：1948 年 2 月）

杨静荣、朱桂容、黄玉莲、夏桂兰、董玉华、姚青云、陈云灿、陈黎彬、刘露君、黄文芳、江淑华、曹德辉、曾玉芳、曾惠文、王培杰、赵文和、郝露茜、林兮群、胡辛华、谢德琼、钟凤鸣、郑碧辉、朱绍玉。

第十三班（入校年月：1949 年 2 月）

黄德文、刘荣华、钟冠群、萧昌琳、李静兰、刘露君、郝露茜、陈灿辉、王培杰。

第十四班（入校年月：1949 年 9 月）

颜绍霖、江金文、王明昆、邓淑华、毛月华、虞文权、钟淑华、吴庆常、邓绪容。

第十五班（入校年月：1950 年 2 月）

杨筱芬、曾恕辉、许佩文、喻家清、唐德惠、熊美美、方承熙、刘道芳、康继馨、江文沛、李长玉、李菊华、毛洪喜、郭淑华、黄淑云、谢玉华、李若云、李文礼。

第十六班（助产一班，入学年月：1951 年 2 月）

林国美、曾幼端、胡慧君、江淑兰、余子筠、曾文华、欧子娟、李德伟、陈若华、牛望菊、陈淑章、戴敏玲、刘世荣、王之敏、李孝模、刘桂芳、詹述勋、李云芳、朱安庆、李应槐、舒仕杰、徐淑鑫、吴光群、詹述慎、赖敦钰、邬淑华、詹述成、张静贤、朱朝静、曹秀英、张淑尧、钟仕明、徐东文、曹文燊、毛又华、杨俊梅、高如兰、袁洁纯。

（说明：此班系受川南行署委托所办）

第十七班（护士一班，入学年月：1952 年 2 月，班主任：梁惠礼）

李盛园、康正宣、罗淑华、何光灿、陈孝莲、康正先、李志君、王伯宣、薛庆忠、张琼玲、姜大均、官淑明、林燮瑶、刘云逵、叶美丽、龙显芬、林广瑛、陈玉华、魏法兰、朱崇德、詹玉林、贺世冰、赵碧英、甘文成、孙德华、倪禄兰、冷慰慈、王树媛、陈青全、钟德芳、刘盛文、尹　晶、黎碧霜、严德明、尹　君、易俊玲。

四川省自贡卫校

（1951—2011 年）

1951 级

化验一班（一年制，7 月入学）

颜心裕、周维其、萧世庆、雷仲仁、罗鸿龄、张春元、陈明淑、喻言珍、孔玉昆、陈继能、陈巾帼、夏德芬、李昌群、屈义为、朱时芳、吴正贤、蔡德蓉、杨群山、陈近民、刘明淑、申明娇、杨天翼、廖开渠、陈国荣、李文庄、肖明霞、黎康宁、邓正国、谢卿质、黄荣章、黄远梁、张代兴、曾世达、林玉聪、钟曼萝、张世恒、邱闽徽、王素荣、罗燮安、沈仲文、张作楣、李正华、曾世相、梁正新、张荣蕙、曾淑华、李如海。

（说明：化验一班、医士一班皆川南医干校招生，合并到自贡卫校时已届毕业。1952 年 9 月分配）

医士一班（一年制，7 月入学）

熊汉初、林贵华、廖价藩、赵荣生、邵伯勋、杜寿康、谢光辉、白云龙、陈光德、余一君、毛意诚、罗冶新、满守仁、邹　蕙、胡淑模、刘济民、赵守章、谢华龙、李静如、黄健民、李扬俊、牛杰民、黄季年、王广慈、杨俊儒、袁熙培、李铭生、曾德康、吴平良、杨彦伦、黄元吉、王宗凯、聂幼仙、贾明安、张俊才、刘平章、李应权、林华义、朱化良、戴素华、吴华枢、王明达、戴天申、白礼强、赵文郁、李镜涛、贺斗文、卢德海、李维新、王自容、李忠贤。

1952 级（说明：自是年起为 9 月入学。后列如无特别注明，同此）
化验二班（一年制，班主任：李肇叙）
缪淑清、郭淑容、杨筱芬、陈君敏、钟润芬、张淑辉、张彦恒、张淑群、胡碧全、张淑君、王佩华、袁淑聪、杨俊辉、邱树桃、陈利群、周止倩、朱慧娟、刘蜀乔、姚文之、杨鸿烈、李祥符、高净辉、郑任之、张维良、张毓松、曹寿康、王叔雍、刘本第、徐可人、张居正、商自修、罗华章、殷培端、陈明高、李希才、潘邦祥、李志远、王辉五、李道治、聂荣达、刘立身、李德培、张耀瑜、刘有旺、李湘林、莫天国、江忠礼、黄明方、李燕文、吴清月、张炳全、刘蕴江、曹九思、缪世能、王典正、钟仿奎、林伯文、倪福椿、李怀仁、陈乾富。

助产二班（班主任：陈炳奎）
吴维珊、邓自强、赖家林、王典尧、袁淑君、赵生玉、曹润章、倪淑平、赵敬萍、王文玉、罗锦云、叶泽华、黄淑君、王丽萍、蓝瑞祥、余瑞英、官　明、王甸坤、吴文珊、王玉先、张仲威、陈黎彬、陈蜀彬、林培清、屈智琼、林淑容、赖忠钰、范华淑、范承淑、廖礼明、李登书、杨玉清、李学铭、杨运鸿、钟敬义、尤及贤、谭仲勋、温淑琼、马淑华、南宫致祥、叶贤惠、毛蜀文、林建星、熊淑云、张　霖、萧德源、王琴甫。

1953 级
护士二班（入学年月：2 月，班主任：高廷秀）（说明：系内江护校合并而来）

张自华、姚光永、陈紫芝、赖志恒、彭曼丽、陆培关、马爱华、刘月嫦、易素文、曹继蕙、张春玉、何廷元、彭洁英、何淑容、蒋碧仙、李本仙、刘存华、曹志君、肖体云、曾继荷、程德明、蓝健祥、黄俊权、范富念、张洪连、李友志、官孟光、李静肃、张淑明、张云端、株树蓉、郭树德、唐冰菊、龚剑熙、吴诚钧、曾繁淑、晏光亮、谢义全、马丽华、袁世芬、刘述华、李淑芳、张进芝、刘文华、林彬如、谢传瓔、喻正荣、钟奇华、刘国聚、许崇碧、朱沪珊、樊素华、周桂蓝、王友明、唐玉芝、晏淑芝、张素明、陈镜容、严泽端、罗象初、尹　珊。

护士三班（班主任：杨淑邮）

马宿芳、胡伯群、郭德卿、吴敏如、吴建策、朱锡兰、刘瑞国、丁玉芳、宫淑琴、邹成玉、罗昭容、黄秀清、李玉华、钟淑群、杨兰勋、杨淑媛、黄燮忠、朱永乡、詹淑容、胡碧华、汪延先、刘玉辉、邱淑容、朱淑琴、彭淑华、张淑嫦、曹伯玉、邱超伯、王玉珈、刘显华、李华芝、张绍春、刘育文、王典纯、刘春群、黄淑华、林菊英、梁惠清、万丽华、雷淑坤、王智先、钟淑芳、张淑媛、汪锡珍、邱超奇、陈丽清、宋永芳、董孝琴、王志咸、王义庄。

助产三班（班主任：马祥润）

陈淑贤、易俊珍、王文华、徐应德、何智浓、梁蕴清、钟学芳、王勋俊、黄蕴秋、张遐淑、诸世益、万德康、何纯义、谭俊华、郑论礼、张著兰、黄淑群、廖韵乔、吴润琴、诸仲尧、崔家容、姚玉兰、蔡全芬、周玉康、董洁瑜、曹季良、刘忠兰、倪佩琼、何德芳、罗必珊、侯梦秋、戴晓叶、廖福勤、黄惠芬、谢成美、苗丰毅、张玉琴、万学琼、张冈贞、姚淑馨、王淑清、余顺香。

助产四班（班主任：李肇叙）

郭惠久、晏光玉、余群辉、周贤坤、何凤仙、谢名忠、吴光清、温淑琴、张淑华、虞良方、董士君、杨德文、张仁国、杨淑君、郭舜容、王瑞朝、钟德芳、曾仲敏、王玉彬、陈润华、王淑芳、张贵琴、沈树仁、王德馨、游淑芳、董存霞、游明芳、李树萱、李志明、蒲桂芳、龚华贞、徐垚芳、陈慧敏、谢淑卿、张明秀、叶瑞芳、李玉壁、刘娟池、姚淑琴、曾桂玉、刘庭芳、王泽芳、张承秀、朱嘉玲、冯淑仪、彭云清、温素新、曾明清、刘玉芳、周纯勉。

1954 级

助产五班

张淑芳、饶淑田、张遐玉、张维坤、李德芳、钟玉辉、虞淑琼、胡懿君、吉淑华、蓝淑华、梁淑芳、王学容、陈玉清、刘惠君、陈玉容、李文林、王碧清、王春萱、陈培君、范淑明、戚淑芬、罗荫昌、蒋玉煊、罗凤银、胡淑琼、游学德、邓典尧、颜菊芳、蓝灼祥、范富庆、陈隆芳、李富德、彭理制、童翠涵、钟雪芹、徐燕秋、杨麟先、王淑芳、潘云初、谢增芬、张仕德、张电兰、许秀文、郭家惠、王雪乔、宋丽容、龚淑琼、林淑容、颜淑先、王麒祥。

护士四班甲组（班主任许肇先）

杨桂芳、詹群英、王俊琴、曾玉田、陈荣开、王知非、王典清、彭义华、黄淑媛、王文熙、宋元慈、王玉明、李诚素、黄蕴舒、何淑芳、陈淑兰、吴俊华、夏宗铭、萧淑金、张淑琼、邓惠清、陈若茜、颜烈先、王玉春、王淑辉、王典惠、陈玉良、宴淑琼、樊训仪、范富知、漆玉琼、王明德、刘桂芳、李丽康、詹明书、王景英、吴淑芳、彭淑华、杨远芳、张举云、王惠君、李倩晖、刘鹤鸣、丁淑芬、曾伯君、曾宏芬、廖君竹、曾和竺、张馥芳、林伯华。

护士四班乙组（班主任：万德康）
曾玉辉、黄德纯、毛杰光、余淑端、郑远容、钟载俊、王承节、李淑含、钟砚华、罗文宣、欧癸永、蒲文清、毛培先、翁德芳、杨群莲、罗明德、郑桂贤、张曼励、王德容、王炳常、蔡俊碧、龚和先、古本玉、邓远焜、彭淑华、张彦修、林建新、徐玉松、谢奉林、熊慎衢、余大麟、李素芳、曹玉华、张惠芝、陈勤世、喻家秀、李华玉、刘玉良、徐仲仪、任佐德、蔡志娟、陈德明、刘泽祥、周淑娟、王淑德、萧玉清、李文明、张玉群、黄德芳、曾玉华。

1955级
护士五班甲组（护士五班，班主任：许肇先、游和之）
杨远根、吴淑贤、罗淑容、梁承英、吴玉香、陈汝芬、钟淑聪、赵胜辉、萧馥华、罗淑芬、曹淑琼、吴贞廉、曹启惠、陈丽常、颜秀群、毛美玉、吕九华、胡广雪、莫全芳、钟嘉瑞、巫淑清、熊远志、陈丽坚、袁永清、王冰洁、刘翠玉、崔英芳、晏淑能、王敏仪、但淑轩、杨静芳、尧文玉、何淑芳、李心意、彭秋容、朱崇君、陈素兰、白利华、胡兰君、钟天华、吴淑芬、张淑琼、陈淑芳。

护士五班乙组（护士六班，班主任：马祥润、孔玉昆）
晏湘尧、黄吉山、刘秀华、方平一、左明芳、廖远仁、李婉秋、

谭志纯、郭士静、但忠孝、郝玉衡、谢淑先、饶先容、黄惠芳、
谭志祥、黄淑权、漆琴芳、罗淑华、刘玉琼、王秉瑞、胡昭敏、
李皓碧、杨瑞丽、钟玉兰、戴淑华、邹振麟、李成林、刘惠玲、
温厚芳、徐淑春、雷惠先、李孝良、李琼珍、田荣英、李学明、
赵自修、董可钦、辜良志、喻正容、刘文超、古本真、曾玉辉。

护士五班丙组（说明：本年招收的护士甲、乙、丙3个班，后合为甲、乙2个班。）
李美兰、余华民、赖琴仙、黄比玉、王佩玖、钟建辉、王存芳、
王素芬、陈谋淑、朱伯芬、舒文霞、钟其云、尹声嫦、李宗碧、
江和芬、钟蕙芳、范淑良、王典荣、胡必言、钟明伟、蔡终富、
颜云芳、郭德齐、刘本礼、王惠群、余淑芬、邓培吾、李筱萍、
蓝择兰、胡慎芳、王美娜、蓝芬祥、王俊勲、杨淑群、蓝白熙、
黄世荣、邱淑容、王良士、邱剑仙、杨德君、陈君若、彭义华。

1956级
护士六班甲组（护士七班，班主任：林菊英、范祯伟）
徐克芳、王之渠、曾维贤、凌世坤、王淑英、林桂仙、万淑先、
谭淑华、罗俊清、蓝淑芳、杨碧华、游敏榕、潘玉蕙、张承贤、
刘蜀懋、黄泽贤、赵蜀藩、顾筱锦、魏淑芬、李凤琴、李文健、
刘国荣、蒋光容、古春华、王仲伦、江淑华、何长文、孙启容、
李淑芳、袁正银、王似玉、吴文荣、杨桂芳、颜玉清、郑淑兰、
李懋辅、杨昆荣、万喜萍。

护士六班乙组（护士八班，班主任：伍国容、向琼林）
郭琼芳、古木华、彭焕芳、邱淑仙、钟俊芳、张淑芳、张玉芬、
邓淑芳、冉隆惠、颜汝芳、袁焕卿、刘启碧、王永宗、黄永林、

凌钦碧、唐述容、刘安贤、段兆林、邹德容、郭德华、张启镛、肖鸿清、何贵华、刘祖芳、万怀碧、廖淑芬、荣廷美、陈先德、曾维良、张声和、程昌敏、肖玉梅、王蕙兰、张淑蕙、王桂秋、周春群、陈秀芹、邓先碧。

护士六班丙组（护士九班）
蒋志和、温淑群、曾慧玉、陈德湘、邹耀先、李静贤、杨远文、刁本雍、万桂容、李明书、王典贞、陈德勲、刘家玉、廖刚愚、吴绮林、赵国秀、江朝敏、张远禄、唐名秀、周玉莲、陈淑义、曹天洁、王淑静、王幼良、龚和秀、杨炳芳、罗孝荣、缪淑林、任裕德、周全碧、陈世芳、何长凤、陈昭泽、胡正仪、杨桂芝、张仁玉、李　勤、刘志贞、曾德繁。

1957 级
护士七班甲组（护士十班，班主任：范祯伟）
詹淑芳、袁建清、王彦西、钟淑辉、谢群芝、吕淑仙、彭素文、曾俊华、朱群芳、詹惠清、刘淑英、缪品芳、张国清、黄瑞芳、陈时芬、李樾秋、叶淑芳、吴松荣、李淑贞、谢奉辉、周素清、毛华玉、缪淑伦、曾婉琴、李明华、王德英、李俊英、张自容、黄蕴异、喻光筠、刘淑芳、何廷均、钟竞华、胡昭航、陈宇坤、代仲琼、卢淑华、张玉清、张德礼、刁玉芳。

护士七班乙组（护士十一班，班主任：谢淑卿）
钟琼芳、喻淑芳、李淑芳、雷淑芳、胡继岚、罗淑芳、魏正菊、曾淑贤、彭玉华、晋火祯、林建培、郭德尧、杨惠芳、刘良玉、黄英华、邬碧涵、文淑华、邬玉涵、高国君、黄敬修、曹汉珍、隆道仙、陈鸿荣、张明先、吉容芳、谢贵君、张玉昆、毛顺英、曹淑芳、周桂仙、唐淑淮、黄淑华、刘显芳、邹振辉、邢沐雷、朱国芳、郭玉君、刘茂琼、孙玉琳、汤婉清、周玉莲、杨桂芝、陈昭泽、缪淑林、段兆麟、程昌敏、雇筱锦、魏淑芬、颜玉清、李懋辅。

1958 级

护士八班甲组（护士十二班）

钟淑华、郭庆芝、尹自慧、余德芳、陈淑先、万淑琴、代常芬、林汝端、钟正明、肖良芬、胡淑贞、邓淑琴、钟淑芬、刘茂容、李邦清、杨仲云、樊敏秀、甘淑芬、王绍霞、陈明芳、黄德群、张良美、代淑芳、林玉琴、陈永淑、周玉仙、曾世章、杨开群、杨桂华、凌宗儒、刘荣仙、杨桂芳、周桂芳、杨大珍、颜佩琼、代淑芬、周玉芳、陈素华、温业书、杨俊华、李道永、倪禄英、曾玉清、曾茂辉。

护士八班乙组（护士十三班）

刘淑仙、王素英、刘玉霞、刘文彬、杨永琴、宋水仙、谢翠华、朱彬祥、刘凤仙、苏碧秋、王开先、张朝宜、夏翠芳、江澜贤、万润兰、唐翠君、高淑群、郑淑仙、刘水金、肖淑芳、代玉凤、李素容、杨彩云、叶祖训、郭菊芳、曾淑芳、曾淑华、周心遂、吕永宣、甘桂芳、董文芬、谢芳茗、陈桂仙、张素仙、王光玉、蓝蕴祥、朱才淑、汤玉萍、王淑琴、安生珍、丁永明、王典玉、秦桂容、李　萍、贺金玉、倪秀华、李翠芳、姚金华、曾世容、陈惠云。

1959级

护士九班甲组（护士十四班）

谢琼芳、李新明、张惠先、陈淑芳、朱正尧、江培英、范淑芳、王尊莲、邓家惠、何玉凤、张绍清、张远琴、陈淑坤、游秀兰、李义芳、王华仙、潘桂金、严根容、陈化桥、白利芬、李婉琰、杨振英、王淑芳、周发琼、程淑芳、谢先清、周自敏、王菊容、谢淑华、王绍辉、晏永君、代淑琴、王瑜娟、吴淑琼、朱淑媛、伍菊芳、李淑华。

护士九班乙组（护士十五班，保育护士）

张淑华、周晓禾、余淑纯、范芝兰、罗孝芳、黄淑琼、邹朝镒、王德华、周桂兰、朱碧清、杨容先、徐成芳、万淑芬、王明芬、谢邑容、张汉先、尹自齐、朱淑芳、赵亚林、祝菊华、杨玉芬、袁芝琼、张勇全、肖淑玉、陈淑清、郑信芳、罗淑华、代淑华、李淑清、刘宝贞、冯学勤、赵国伦、刘华琼、朱淑春、邹水贞、张志英、邓礼强、章志成、张惠英、邱明凤、虞昭容、张永春、许淑芳、倪念贞、曹玉若、郑昭琴、曾淑芳、陈秀昌、王孟莲。

护士九班丙组（护士十六班）

刘华群、张良清、宋文英、刘必聪、袁文琼、黄玉兰、陈淑清、童　莉、陈清瑞、梁素明、余治衢、黄珍秀、兰琼芳、赵淑清、谢艳容、曾孝彬、刘志忠、谭有仙、余桂芳、张永春、朱克芳、李容芝、邓礼强、肖淑玉、江廷玉、杨素琼、田水云、许淑芳、林世容、余兴芳、陈秀昌、钟爱丽、周玉珍、黄孝仙、雷玉芳、曾秀芳、黄孝先、汪廷玉、马淑容。

护士九班丁组（护士十七班）

陈谋铨、王玉琴、李玉萍、郭国建、陈玉芳、兰金容、雷章容、张淑芳、孙文仙、林宇芬、王正君、王典英、肖冠英、高淑秀、陈淑华、方淑一、饶桂芳、钟芙蓉、王淑芳、李乐君、陈寿宣、沈六明、廖先丽、张志君、邓俊纲、刘裕湘、刘顺容、胡桂芳、何如秀、刘玉萍、祝德容、代淑先、朱志君、刘菊良、黄国华、程德芳、李应嫦、杨桂华。

1960 级

护士十八班

邹惠兰、刘淑琼、罗艳平、钟淑芬、张淑华、刘自芳、谭淑华、陈淑英、谢芝郁、刘任宁、梁志华、黄万盛、李淑华、谢淑良、陈开礼、李赛群、黄淑芳、张淑琼、欧玉芝、刘必芳、李淑芳、廖淑芳、刘淑兰、陈　敏、郭敬容、简美华、冉茂光、刘润先、曾正先、钟淑清、刘淑芳、江剑秋、刘国全、赖琼芳、魏国群、禹淑芳、刘淑媛、缪品星、曾俊贤、谢玉清、郑素英。

护士十九班

杨锡贞、高淑清、缪淑芳、邱淑芳、赵淑琴、陈淑仙、邱淑华、黄淑仙、吴淑蓉、裴绥琼、王常仙、林淑康、彭淑琼、李培华、周纯一、林云芳、郭德芳、钟淑兰、刘智英、吴正辉、梁贵容、陈芸莲、刘格非、游玉芳、雷贞才、李淑清、商玉祥、杨幼钦、王敏华、宋瑞兰、曾素芳、刘佐华、饶淑仙、曹德玉、林志久、徐淑芳、陈　泉、黄维贞、魏淑琴。

医专一班

（女）

魏正菊、王瑞朝、曹伯玉、代仲琼、钟麒云、张玉清、李倩晖、董可钦、张明先、詹玉林、曾惠文、杨淑君、李淑芳、李淑含、周桂先、卢淑华、贺秋华、林国美、刘浩泉、芦　焜、谢芳清、李学明、王炳常、黄淑华、曾德璋、王自华、黄德芳、高国君、倪禄英、代国容；

（男）

李公直、华式明、陈克安、王官仁、李象朝、宋士箴。

医专二班（支农压缩）（说明：该班为社区医士班）

刘嘉覃、陈谋英、朱松林、刘学昆、赵廉科、冷贵兰、林碧霄、邱永华、罗正熹、汪伯康、姜秀群、郑兴华、王诗白、舒贵田、王小丹、廖淑真、唐淑芬、冯南邑、阴世从、陈淑兰、黄增碧、徐淑清、刘良壁、范诗文、童春华、胡淑蓉、罗永锡、周泽芬、翁信涵、朱群芳。

医士一班

李俊德、郑淑芳、王素娴、刘英伟、钟琴文、苏先仿、曹玉华、沈淑华、李桂华、吴德芳、郝彦文、付良华、刘泽明、马淑群、钟淑华、蔡淑琴、肖凤仙、曾祥德、王淑英、罗淑华、林淑清、周传华、钟玉群、万淑贤、罗一华、邓思东、梁礼明、黄俊涵、李德寿、徐富良、陈谋才、阚德成、曾玉林、黄显春、章志高、欧阳学、张其根、童国实、张清行。

医士二班

（女）

罗世秀、李淑清、刘碧玉、王敏新、罗凤琴、游学玉、张新华、朱淑仙、杜丽贤、代志文、叶仲华、邓淑琴、李静宁、魏朝志、黄泽芳、林淑芳、肖淑君、王用容、陈淑芬、戴淑芳、张范元、张淑琴、黄思容、林永秀、罗世秀、周家静、王学琳；

（男）

贾永宣、王大林、陈茂源、代相林、王培军、张汉周、余灼尧、李德燊、林志义、李文亮、卓俊文、张友明、张昌荣。

医士三班（说明：该班为工矿班，上课一期后解散）

（女）

黄福贵、黄群英、余淑华、曾国君、詹淑群、陈蕴勤、刘泽芬、张淑华、刘淑一、杨富琴、庞年云、卢天华、罗华芳、罗淑兰、陈一萍、李淑蓉、张淑懿、王明清、余德芳、缪世琼、廖泽华、童玉容、杨淑德、曾旭岚、伍凤鸣、李长芳、蔡平芳、甘万平、朱淑文、曹邦容、曾淑华、江淑蓉、王大媛、饶利君、熊淑珍、刘明芳；

（男）

李启兴、缪府元、官德常、黄元培、颜槐先、雷泽光、刘汉江、徐典模、刘洵智、李克让、陈德孝、张胜云、降远余、梅文彬、刘华夫、张玉祥。

1961 级

医士四班

熊淑芳、郑万群、陈汝全、倪淑清、李友芳、缪玉芬、夏玉容、郑淑芳、林永芳、罗淑华、党玉琴、朱淑芬、郭菊华、陈淑芳、黄桂芳、邓明芳，张淑兰、陈淑芬、舒世琴、黎德华、毛祀洁、胡碧仙、万淑清、代至芬、杨本福、王用廉、马淑群、刘英伟、曾祥德、陈谋才、黄俊涵、章志高、李俊德、李桂华、周传华、万凤仙、钟立群。

医十五班

张启容、王玉兰、夏桂芳、崔英惠、晏淑华、颜淑清、王桂容、廖淑芳、尹自芳、梁智芸、李孝颐、胡立言、刘仁裕、唐玉明、陈玉华、王成模、杨桂仙、王才菊、喻淑芬、兰富仙、荣淑华、郭月英、李友芳、钟淑兰、杨凤秋、王淑英、郑淑芳、郝孝文、沈淑华、钟琴纹、曾玉华、罗淑华、傅银华、刘泽明、万淑贤、钟淑华、余桂芳、张新华。

1962 级

护士二十班

龚淑芳、王之敏、易启翔、李淑银、钟丽华、肖锦纹、邓淑芳、吕丽钧、罗贵容、郭纯琪、周仁芝、余礼谦、朱凤翔、曾信芳、赵淑琴、毛玉兰、余启凤、胡淑仙、欧贞淑、朱　群、刘淑君、詹智明、王希廉、孙秀荣、黄群芳、林春惠、王邦琦、钟秀兰、李淑芳、蒋明玉、冯淑芳、喻家琴、王培坤、毛金玉、李永芳、朱远康、李友书、刘宏珍。

1963 级

护士二十一班

席立君、代明富、彭　涛、黎春玲、陈寒秋、李远芳、梁桂华、李仿兰、朱德君、李淑坤、吴幼芳、王淑坤、陈淑群、谭家珍、黄竹芳、王淑先、何跃敏、颜婉馨、廖文美、何有琴、王玉兰、罗裕才、张淑明、钟光钰、胡淑理、陈德芬、龚小玉、刘淑清、陈淑芬、周思群、朱先棣、毛正美、邓淑华、罗桂芳、毛淑芳、林泽兰、林建芬、缪文芳、赵淑芳、苏远芳。

护士二十二班

游筱安、廖其英、袁国清、舒世芬、王典容、张富坤、陈玉芳、吴淑芝、侯爱华、罗永怡、彭兴镛、廖加明、项淑芳、兰英莉、曾德芬、陈建容、黄凤荣、罗淑成、欧淑华、肖德群、王淑华、罗正熹、丁代琴、张忠英、夏慧英、黄淑龙、陈淑渊、王诗惠、黄德芳、郭庆书、陈谋春、陈泽芝、游淑贤、罗淑清、刘菊芬、郭逢辉、易润芳、杨淑容、张春燕。

护士二十三班

张永华、郭圣聪、李学琴、曹家仪、赖志君、刘淑辉、何淑兰、廖显芳、廖远余、陈惠君、黄宗坊、黄淑琴、曾跃坤、冯春英、肖文芳、缪淑芬、裴勤真、李湘鸿、王孟琴、钟碧辉、陈宗华、谢富华、刘信惠、陈琴书、曾开琼、王玉芳、张宇明、蔡秀兰、王佩玲、陈泽芳、张淑清、邹祥芬、曾祥英、雷淑兰、陈六琴、张玉华、邓淑茗、胡伯文、周淑芳。

医士六班

陈琳秀、余厚明、陈淑玉、金光丽、李朝明、林素芬、钟和生、缪其相、陈申友、林万楷、万奉之、蔡福初、周汝娴、潘国瑛、何树林、方云玉、陈淑兰、黄泽康、倪治平、何春源、刘秉林、王健华、袁正康、王登琼、刘婉云、王用维、王昌俊、杨一生、王敏辉、陈永志、杜正诚、罗惠仙、何能德、杨大明、陈昇富、刘康文、王申明、李利海、沈淑华、刘代国。

1964级

护士二十四班

曾清华、杨淑清、罗玉芬、刘美琪、魏炳祥、郑淑芬、倪桂英、陈淑辉、曾淑华、杨梅丽、曾淑昆、吴文芳、余德康、吴素君、胡宁逸、李淑芳、刘淑芳、游群仙、朱国凤、杨伦芳、张桂仙、荣国秋、李汝华、刘真福、魏淑清、贺光容、廖玉文、刘华琳、张续华、钟质华、甘润秋、彭秀英、郑玉萍、万淑芬、邓淑琴、何能珍、雷绍坤、陈建群、罗惠仙、刘敬慈、王学华、李淑清、林玉华、詹旭琴。

护士二十五班

张翠容、许斌文、张义秋、付明凤、董琼芳、甘秀芬、黄德芳、宋学芳、项华芝、李淑筠、陈慧聪、渣玉坤、宋淑明、钟传贻、邓淑礼、刘淑芬、卢玉良、覃光新、华纯书、张仁怀、陈富容、江淑湘、刘玉良、李心俊、张淑萍、乔淑芳、罗德芬、陈淑芳、黄桂君、罗敬玲、贺永湘、梁启桂、胡润蓉、陈孝廉、王东华、梁志群、杜茂兰、温淑琴、张忠英、杨桂华、黄光清、朱德华、李天蓉、尹华萍、余世筠。

护士二十六班

钟炳荣、罗柏兰、张爱明、彭桂兰、徐淑勤、周富容、李新琴、宋淑芳、彭素琴、段玉芳、周淑明、王桂华、林琴芳、何碧洁、夏大絪、廖志芬、刘富容、魏俊良、张乐君、罗存坤、李仲康、何升容、童芳洁、熊纪熹、汤万学、范春容、熊成英、唐伯佑、苟昌书、曾文英、钟载珊、郑利华、李开永、陈利群、陈淑芳、王永惠、黄荣芳、王友禄、柳淑芬、黄群英、张秀兰、李月琴、郭蓬辉。

1965 级

护士二十七班

胥宗丽、邓义华、陈守云、倪桂容、杨淑君、刘祖瑶、曾群信、欧阳丽华、卓桂芳、陈久廉、林国英、邓远聪、倪富容、涂国芬、余宗全、钟淑仙、陈淑琴、王典玉、高庆群、董丹书、王良慧、朱贤芳、白利英、王亚玲、王嘉丽、陈玉兰、杨淑琴、邹泽秋、仲淑华、李志华、刘润芳、龚根容、谢题英、何光瑜、李长真、郝一屏、邓学光、邓铭泉、李淑华、谭佩兰。

医士七班（社区医士）

（男）

李万方、杨远岗、邓云冰、陈奇山、缪江品、龚金连、张宗尧、钟守金、周万奎、古世坤、刘正崇、余家良、连世登、刘相智、林家宽、胡德明、雷先成、张远发、文吉星、陈长煊、明廷华、练子华；

（女）

韩宗华、宋桂容、张宗云、邹代碧、刘淑琴、周国萍、代义贵、刘　玲、喻南芝、黄原芬、兰静恕、张承容、杨正容、张玉仙、陈自书、张世勤、王泽友、李淑兰、黄方琴、刘德琼。

第一期卫生员训练班（入学日期：10 月 4 日）

（男）

郗　荣、代开文、仲平周、梁志尧、金泽良、付少林、王怀斌、刘德方；

（女）

许华仙、钟建辉、阙淑华、汤淑琴、钱淑华、陈继林、曹官群、宋燕梅、刘昭华、詹亚玲、黄廷汇、刘国华、王章荣、胡昆瑶、谢泽芳、李淑瑶、李佑才、陈淑清、林　群、江玉英、罗世勤、陈淑清、陈淑华、谢国华、王连芳、钟淑凉。

第二期卫生员训练班（入学日期：11月29日）

曾笑梅、谢文玉、袁任英、曹淑芳、赵德芬、杨定文、黄淑聪、宗祥芳、毕淑琴、邹正荣、邓淑芝、李信清、吴德金、舒康胜（男）、刁淑芳、何淑芳、毛淑明、黄仲文（男）、李庆端、刘满先、尤淑华、罗润先、肖谟华、唐　崎、胡露晴、蔡金华、邓继芳、向正英、潘荣秋、曾本恒、高奇辉、徐祖全、陈重世、郝静衡、黄淑伦。

1971级

医士八班（普一班，二年制）

郭本玉、熊万金、黄厚德、郑禄才、肖富明、郑方才、杨宏模、雷正先、曾家琪、曾学良、缪上元、谢先怀、张耀萍、杨富金、吕朝泽、张明清、宋心全、杨元德、罗光玉、甘玉琴、龚富生、胡文礼、陈世芬、廖顺勤、谢世贵、胡从俊、陈木生、陈淑兰、黄绍琴、黄自全、王应华、廖火荣、梁礼奎、杨火高、邹玉芬、杨淑兰、黄俊琨、周玉兰、邓昌华、万松青、廖学良、黄永明、夏国清、朱九元、曾玉明。

1972级

医士九班（普二班，二年制）

童永桂、徐成新、谢九纯、陈加一、刘梓华、钟长明、王乐音、程亚利、李正时、陈述芬、刘淑蓉、邓新明、张振榜、张文刚、陈六平、刘子玉、郑朝彬、张孝芬、罗大能、李玉芳、张瑞琴、兰祥珍、龚复金、林金蓉、周维良、梁纯之、黄一生、余仲华、明淑云、余泽华、杨贵基、陈世琴、邹明英、江国华、罗淑群、罗楚英、余新贵、张和元、曾富义、王家富、代相林、谢凯鹰、伍泽芳、余桂琴、钟水仙、李运群、张淑华、钟凤仙、曾文玉。

护士外办班（三医院组，二年制）

欧学余、胡　格、温丹雄、郑松泉、杨民宪、罗有权、陈显清、胡玲玲、罗大琴、罗秀红、汤万蓉、周玉华、陈剑萍、刘爱劳、张群芳、张茂徽、李世玉、吴宗明、李香莲……

（说明：此班档案资料佚失，此名单系凭欧学余记忆所列）

1973 级

医士十班（普三班，二年制）

陈泽君、王　兵、钟玉芳、陈桂林、郑均环、杨彦馨、王大明、王志英、林玉华、徐川穗、侯金玉、何　维、梁丽锋、殷仲义、陈　盎、杨玉芳、罗德群、陈秋华、徐剑秋、张秀芳、崔治国、朱　明、陈昭明、刘永富、陈泽云、罗正华、陈学辉、吴继永、杨选静、邱淑华、江利权、徐学彬、江成礼、叶传新、邱德明、王玉强、付培南、杨晓明、兰　强、宋亚凡。

中医士一班（二年制，班主任：刘俊茹）

李静华、何燕松、陈春华、王绍丰、黎家英、林幼清、宋信芳、王　雯、王建芬、李金秀、王　惠、陈静平、邹　清、李俊芳、曾贯一、杨建明、张　河、何正全、赵可庄、兰政祥、李籴泉、钟利群、陈家伦、刘顺海、肖　奇、陈树章、邹农村、李国华、李心保、吕新贵、何富财、曾凡荣、周材元、毛方敏、童建民、王大平、陈建均、雷大明、李月良、彭志聪。

中医士二班（二年制，班主任：孙秀云）

张祖焕、何志模、胡顺华、王永红、周正前、宋信聪、罗淑华、颜淑蓉、陈淑勤、徐立利、杨泽芬、许孙玉、周俊仙、丁学昆、杨淑兰、黎德华、王典书、谢淑兰、罗家德、胡国远、毛俊贤、甘伯居、詹志辉、向福先、李勇非、李世平、钟跃德、刘华千、王怀章、李忠信、林德云、黄治国、代吉仁、李树荣、付永录、何培根、蔡典明、郑信森、周官玉、雷雨相。

1974级

医士十一班（普四班，二年制）

朱德云、贺俊夫、叶康年、冯安乾、唐玉湖、李二贵、王咏常、李爱民、杨明全、万富崇、刘伯清、彭明书、张富贵、彭昭鸣、黄自清、黄增虎、刘克用、付正燊、雷珍富、杨思锐、郭建国、郑水和、杨国培、廖泰永、胡开华、刘炳松、王文群、熊艾芝、王典秀、梁共庆、颜德群、罗建群、黄学英、杨居林、周万书、张淑权、王溶滋、王第萍、王瑞庆、黄家会。

中医士三班（二年制，班主任：胡家邦）

吴俊华、辜淑辉、周湘坤、金咏兰、钟世玉、黄国芬、夏桂琼、余文群、李一贵、李明龙、蔡康琴、王俊辉、张新华、刘兰英、潘　端、邓新华、彭玉先、何志均、徐光华、王永池、钟世荣、李咏梅、郑信华、詹远东、万吉辉、刘淑兰、王淑群、郑应君、邓华清、李其先、周　群、余淑芳、甘水华、王文芳、王绍珍、胡义容、杨国培、邓柏金、陈玉华、杨富新、缪志伟、曾正荣、刘桂芳、李庆亨、李泽红、官秀清、高培莉、李建华、邓幼芳、邓国英、邱富华、廖森林、代仲文、吴建奇、侯邦清、李春明、李素兰、吴仲高、王宇平、王瑞庆。

1975级

中医士四班（二年制）

刘伍泉、吴有长、曾世荣、杨长贵、朱世仁、范正良、毛永幸、陈仁礼、官世德、郭玉民、黄松荣、钟传德、倪树其、贺其源、兰家发、李俊琴、张继武、刘德容、刘　红、曾国群、王桂清、曾良芬、李淑芳、钟淑琴、王桂芳、曾庆华、刘玉芬、王光群、韩学芬、罗怀仙、邱万成、何敬宗、陈筱骥、曾永祥、李邦华、罗群英、孙玉芳、邱功才、彭华明、刘玉先。

医士十二班（普五班，二年制）

陈光明、周玉珍、高国彬、王建华、郭淑芳、刘进新、罗继莲、费新潮、胡淑芬、李　莉、舒克群、王鏖丹、刘容兆、刘绪敏、谢群英、朱永芳、邵春生、陈孝路、周平鸽、吕质祥、邱玉兰、林泽其、舒卫强、陈祥杰、曾正权、刘元章、郭德全、杨德荣、刘锡铮、杨秉怀、王典成、李秀兰、王玉华、兰大群、马东方、叶淑琼、曾荣繁、缪正权、王学明、尤树文、孙克强、何开新。

1976年

第六期西医离职学中医班（4月2日—10月18日）

林素君、孙月芬、张世清、周　琦、王方麒、宋永芳、朱从筠、蒋加陵、刘兰君、邓成辉、颜淑芳、未朝智、倪秀华、余美华、李明华、张淑群、刘成蓉、王万菊、胡丛敬、陈琳秀、董有严、项宗友、吴玉香、郑伯群、张明先、陈惠梅、柏景兴、董启弟、万承绪、曾德宗、张玉祥、刘克其、张金海、甘林成、肖志民、刘学农。

（说明：市卫生局委托卫校办。自1971—1980年，共办10期，除第九期为一年外，其余多为半年左右。除第七期由自流井区医院办外，全由卫校所办。档案佚失，只有第六期存有名册）

1977 年

医士十三班（普六班，二年制）

胡宗秀、杨惠耘、伍秀明、陈家林、程淑芬、唐伟建、钟桂芳、杨利萍、黄相君、罗光跃、王　凯、周锦秀、颜亿先、周自良、侯进奇、李明坤、刘春林、陈华富、余达远、宋李初、徐德华、余云昌、倪志成、钟宝南、冯国贵、朱正其、刘　建、周金池、江声潮、倪念信、刘欣平、苏发遥、钟刘树、杨维理、龚富华、钟国全、冯泽君、马程建、郭　毅、王自治。

护士二十八班（二年制）

叶其容、张德萍、罗玉先、徐淑芳、李培霞、杨俊先、尧祖容、李淑英、曾立恒、刘永琴、李　彦、宫淑玉、曾兴明、何桂琴、何群芳、郑基群、张淑芬、罗太英、严晓薇、曹培珏、官富容、彭淑兰、张德玉、张泽华、游凤莲、王俊芳、史淑兰、邱宁芳、陈华明、余金华、王诗琴、刘志华、冯利平、乐建兰、朱正华、余海英、杨朝聪、张良能、倪淑培、刘淑群。

藏族医士一班

向秋才旺、吉拉、其美才旺、格德、群觉、多吉、桑吉多杰、嘎曲、扎西拉达。

中药材班（在职短训班）

兰松子、钟慰云、付淑云、陈金平、龚　勲、陈长清、肖代伟、张开鸿、万淑清、兰顺祥、田永平、胡吉权、张和贞、邓会先、温玉明、胡成章、魏义洪、胡群芳、陈厚祥、李艳红、邱昌明、曹麟书、焦永华、钟泰坤、德青伦琦（藏族）、邓家邦、兰昌鉴、李勇智、罗永贵、唐忠革、郑福瑞、韩存忠、林怀清、张　鉴、周汉儒、倪念群。

1978 级

助产六班

覃淑芳、黄淑先、黄有华、张灵曼、肖菊芳、杨雪梅、代琦辉、张远英、吴瑞发、谢碧辉、章崇仙、李肃玫、姚俊萍、郑群英、曾　英、何玉明、赖润芳、罗惠玉、赖建琪、潘小兰、李　坤、黄　英、邓　立、马景伟、张燕村、杨翠兰、何　华、韩菊英、黄倩萍、黎玉兰。

护士二十九班

刘明英、代茂华、张　慧、王　瑛、何训清、曹　虹、罗礼英、黄　华、蒋臣华、杨玲娟、曹春梅、陈玉梅、夏惠萍、张　晖、胡　昭、李淑燕、蒯　梅、刘素玉、丁德容、陈望东、罗伯明、程惠英、袁德容、丁权英、王　利、苏春慧、张玉波、李良英、张　俐、温建军。

护士三十班

欧连香、邓克琴、毛淑兰、甘玉芬、周惠英、罗明群、丁琼英、张俊英、谢凤云、祝永贵、刘培芝、张发琴、曾静苹、罗丽萍、黄淑兰、吴茂华、马建梅、陈利芬、刘桂容、周　蜜、刘庆华、吕佑辉、黄　义、朱咏梅、刘镜英、朱　华、吴祖兰、孙玉梅、林玉仙、沈淑芬。

医士十四班（1978 年 4 月—1980 年 3 月）

卢淑芳、欧江英、龚木先、罗德芳、代晓玲、宋　涛、邹　惠、徐俊华、陆远元、王　星、刘发碧、周湘威、谢毅芳、何文井、颜代英、王　凌、符红英、潘映萍、向先国、缪国清、朱　靖、肖永刚、刘　甦、王晓奇、张　光、陈国平、张然良、石明远、王明德、胡元礼。

医士十五班（1978 年 4 月—1980 年 3 月）

李淑平、李及英、吴新容、张秀芬、邓绍萱、陈聪杰、王清成、黄　坚、叶绍昆、罗大鸣、兰正华、郭君华、李华文、张贤玉、李春学、张德云、彭贤树、刘　勇、孙爱国、赵蜀一、邱德芳、赵慧群、陈　坤、康　智、蔡典昆、李　勇、张　娅、余菊兰、李大权、明赐萍、段俊超、周　建、张智修、陈汶丽、许明阳、官秀群、陈近良、余　力、石　坚、苏永勇、颜世棋、伍瑞云、罗向阳、王　意、胡世群、向书仿、刘俊明、代毅霞、谭进跃、沈琴芳。

中医士五班（二年制）

李　育、倪念琴、陈计平、曾彦林、崔红阳、钟庆辉、陈建华、白衣康、李　萍、王　林、刘明国、邓福亨、张建华、申　斌、郭润英、何永红、王行坤、廖瑞林、沈俊杰、杨曙雯、杨昆蓉、冬丽君、云　端、张小娜、刘银华、郭建清、陈　酌、李良增、吴　爱、谢德高。

1979 级

护士三十一班

张　谦、宋运湘、罗珍利、万华平、舒桂英、李　艳、张银芬、黄新萍、余德君、吴伯华、付相钰、林珍慧、马俊英、王淑琼、张一兵、兰志林、余文英、肖永春、詹成慧、肖丽英、邓国智、朱丽萍、陈利娟、刘　丽、廖　芳、刘云杉、赵玉华、刘德群、王　霞、薛　慧、张正英、卢群芬、林建芬、杨　春、杨静洁、高　翔、饶淑仙、林建英、杨惠川、冯晓容。

护士三十二班

郑显聪、刘雪梅、陈学敏、黄学容、饶桂华、曹桂凤、陈　英、刘玉英、陈春容、吴淑仙、张　敏、余洪烈、陈　萍、雷晓梅、缪　丽、甘平芳、曾方兰、曾惠均、毛　琼、刘晓琼、黄智容、凌雅群、邓维菊、黄林芳、刘雪英、杨文辛、陈　学、王群英、杨德芳、黄　新、张丽娜、顾　堃、张　洁、谢福华、郑桂琼、张　丽、陈舟秀、李群丽、张曙平、罗碧秋。

护士三十三班

胡正丽、石诚英、刘　萍、杨长容、王运琴、王湘明、余泽钰、黄厚宽、陈丽萍、邱淑兰、王亚兰、刘雪林、姜晓燕、齐光玲、熊晓玉、彭　敏、陈惠群、朱小莉、林群立、宋方平、马德惠、高　颖、温晓燕、张　为、杨艳丽、张　青、龚淑辉、黄　秀、廖桂珍、王泽华、张桂兰、代艳梅、李　滨、周兰春、康　乐、冯　旻、刘艳芳、刘文玉、樊信芳、黄世琼。

公共医十一班

李仲新、周世熙、谢德荣、熊孟鸣、王文章、张国平、邹金国、罗树明、张淑容、古天英、方文明、毕凤安、周育梅、胡　莉、缪俊勲、李　珊、钟丽君、谢　鹏、谭玉仙、江　毅、肖跃明、李　群、邹兰华、胡淑琼、陈宇君、范玉轩、于九玉、曾忠华、万庆容、宋国蓉、罗文政、魏德华、王　杰、龙绍文、谢庆明、林　春、蒋朝培、莫勤夫、杨继忠、晏久贵。

1980 级

护士三十四班

周　兰、王琴芳、曾群芳、李安琴、王　春、王　英、刘宽信、马　英、陈字英、童永清、未小萍、王雪梅、李新华、李　敏、付小凤、温智萍、李　伶、吴　英、钟　敏、倪茂兰、范晓红、朱建华、郭群芳、曾凡群、郭应华、徐玉华、胡翠芳、林　贞、钟碧瑞、王永玉、刘双兰、李胜远、曾和贞、杨景琼、代信梅、陈应梅、杨　萍、张自勤、曹文静、谭胜梅、张　俐。

护士三十五班

胡林萍、徐　敏、张　敏、黄国芝、李安书、郭万菊、龚昌群、马筱燕、唐远秋、杨秀英、江桂芳、罗淑英、杨　霞、徐　静、黄安群、彭　英、李　琼、王世光、廖四清、郑玉群、王仿华、邓春明、曾会群、明群俊、郭万春、陈　俊、廖家玉、曾静涛、缪玉凤、陈家秀、王小平、肖曼玲、周盛英、钟进华、丁登会、邱升华、甘枝勤、李德琼、周木香、孔　平。

妇幼医士一班

陈　燕、朱　蕾、林智玲、范小惠、张　玫、王为群、宋雪丽、侯平慧、林　立、徐玲巧、李　兵、孟茨荪、罗泽民、刘雪勤、雷　杨、刘　莉、刘红星、苏翠英、王　庆、吴洁梅、杨春蕾、袁玉芳、邹祥平、万　艳、唐　敏、田爱萍、谭英书、程　萍、邓凤鸣、曾　义、邓　敏、古　利、林绍英、薛明俐、宋智梅、兰　伶、邓　敏、胡西萍、魏兰英、张　离。

放射医士一班

王纯良、林传友、陈伯祥、虞德才、黄　怡、刘文军、潘贵枝、黄德礼、汤万鑫、徐时宗、韦泽林、詹利平、毛树权、李发义、孔　艺、李小平、邹丽萍、刘　波、彭止戈、叶述良、钟　敏、徐正文、徐志刚、王武成、黄升刚、万举成、钟健秋、曹　烈、张培森、朱永辉、谭德超、兰章贵、胡国明、杨仁舟、李文俊、杜海泉、陈义财、李塘发、陈学文、古珍全。

"七二一"大学班

陈树昶、周晓禾、王桂芳、周晓娟、刘祖尧、杨凤瑞、许建良、谷孝华、郑筠环、曾文英、滕文涛、宋绍均、张振榜、梁纯之、徐成新、甘杏芬、苏奕、欧阳卅一、周维良、钟雪梅、林晓明、曾超照、张淑华、陈　益、杨更敏、付培南、陈世勤、江利权、古世芳、夏惠英、罗大能、张承贤、杨翔鸽、童永桂、颜婉心、杨民宪、吴若兰。

药理师资进修班（1980 年 9 月—1981 年 7 月）

李玉琴、黎明霞、邹汝荣、张海清、万佑湘、黄良民、罗进喜、韦昭善、吴德安、毛勐莲、林贵英、黄新玲、方述义、胡晓菁、何雪平、秦　宏。

1981 级

护士三十六班

徐小卫、李　虹、林　波、梁鸿莲、曾华芳、王玉清、吴淑琴、廖学琴、黄　利、王　芳、谢崇芳、王　文、张雪梅、曹志勇、李升滢、陈秀丽、曾翠容、温晓平、王桂兰、雷国萍、谭翠容、李安书、翁晓蓉、明聪芬、何　明、黄　敏、李玉美、邱桂芬、张伯尧、邓小荣、郭富华、段秀琼、吕　玉、黄桂平、杜艺蓉、朱学明、吕天花、张杰英、董海萍、余　尤。

妇幼医士二班

李　燕、蔡世敏、刘润群、张德玉、刘惠根、邓梅君、侯　岚、魏玉华、罗念辉、丁　萍、周素卿、廖东萍、李　锦、姚　萍、江群英、徐晓辉、沈淑贞、曹嘉颖、张城良、何昌秀、朱　丽、李念桥、宋玉真、陈玉莲、邱桂香、黄仲群、曾　旭、王　莲、张其容、王　蔷、谢淑琼、李翠兰、张　红、李　英、郑　林、罗国平、倪念平、程文静、林　丽、陈玲英。

1982 级

护士三十七班

左仲君、范德容、朱秀英、沈晓华、王爱平、刘　珉、刘　莉、叶蜀平、万素莲、钟东琴、徐孔静、赖莱仙、兰淑芳、明庸芳、杨群芳、邹全英、王淑琼、马　健、吴秋萍、周从信、肖丙莲、张桂华、林玉琼、王世仙、张学兰、罗光香、王菊容、李明英、曾玉莲、龚春梅、陈世英、李淑芳、王　丽、李德芳、殷俊先、滕　红、朱永仙、朱映秋、黄家元。

助产士六班

吴　梅、康　利、周　耀、薛明莲、曾知柳、王晓玲、王谊平、刘秀珍、朱秀英、刘　莉、龚群英、郑桃晓、倪敏霞、钟　敏、杨　勳、邱润华、黄　婷、李　萍、黄　凤、郭亚悦、刘继英、周　艺、谢泽容、缪淑芳、王洪英、李春萍、吴俊清、漆晓玲、王惠英、陈　燕、宋远芬、吕　琳、龚戴和、杨慧英、刘永芬、罗　静、徐光琴、潘放平、刘黎芬。

放射医士二班

李杰敏、胡文忠、陈旭昇、柳骥戎、陶客言、龚业琼、李　海、陈世沛、叶　琦、程　钢、简　萍、缪南东、朱润忠、张清辉、曾正义、何曼萍、敖　伟、阚跃富、王　健、阳　波、蒋　智、王银菊、杨　军、曹存友、郑学军、李文有、匡楚龙、马　旭、李政文、刘先凡、彭学平、刘正华、倪　中、先云洪、张宗惠、卢吉银、陶永红、段　涛、毛　智、罗朝柱。

第二期护理员学习班（1982 年 9 月—1983 年 8 月）

曾淑君、缪利平、喻　薇、陈翠容、王　希、胡德英、陈永达、李　静、严　会、李　红、颜永梅、王　萍、关成良、李　丽、降　英、徐辉娟、曾利新、范丽娟、罗菊华、舒志容、张跃华、毛　霞、陈世俊、庞松久、邓启东、陈昌伯、张雅辉、章化梅、宋群英、林国玉、魏明伟、张　敏、张启平。

1983 级

护士三十八班

汤其书、梁信芬、陈礼银、周红良、吴淑玉、陈琼芳、徐时书、高仁英、杨六乐、肖仕芳、刘正英、周　惠、邓小红、唐异平、李　平、钟智勇、李　英、刘竹梅、龚桂容、周健萍、罗劲梅、张光海、刘仲书、刘秀英、李动芳、刘芳群、陈　兰、李运玲、李俊容、刘佑春、叶二农、杜安惠、应水仙、陈映宇、李　罍、吴新华、邹群英、李　杰、郭大平、王多桂。

护士三十九班

余孝芳、陈　岚、张代春、林彩霞、胡嫦君、邱　芬、刘绪辉、罗富琼、龚晓芳、赖秀丽、江燕涛、刘华英、周德瑜、陈英智、陈仕琴、刘玉芳、朱月英、黄其群、叶世兰、程宗英、刘　利、邹林英、胡孝英、郝烈君、张智平、王致琴、陈　艳、邹永丽、钟方美、邹庆英、曾小平、刘仲英、龚学辉、曾淑琴、张四清、余绪聪、陈淑兰、郭万蓉、胡赞芬、张翠芳、程桂英。

职工护士一班

赵琼燕、温茂君、杨　红、陈茂兰、吴淑辉、姜　茵、李佰琨、熊　英、杨俊华、王南丽、徐春燕、钟　声、李冬梅、甘丽丽、张玉英、魏正群、丁　霞、李　林、王晓华、王　勇、李元秀、余小玲、汤　琪、赖晓平、陈建华、周　英、杨素兰、朱　甦、张建惠、谢小和、代茂芳、潘钧惠、罗　俐、何会君、邓洁玉、郑喜荣、陈蜀平、张浙兵、张　帆、贺小英。

医士十六班

胡　蓉、梁　萍、邹　京、代志铨、刘永刚、邓建虹、余　兵、熊国松、陈　勇、胡　俊、黄君儒、钟正生、商　萍、邓江海、王福生、龚德真、余云礼、王禄平、黄燕梅、罗明亮、程　荣、周玉兰、罗小君、邹　波、雷魁得、姚利祥、段树华、刘孝荣、易　容、程玉强、郑显平、陈光雷、王万银、王蜀君、邹安才、万木春、晏　军、周正华、张翠容、朱晓平。

职工医士一班（1983 年 3 月—1985 年 2 月）

陈祥健、吴　瑛、黄亚强、余　琪、张　平、王宁南、张　洁、谢敏聪、李　聪、唐绍明、黄伶俐、黄小波、黄　城、童　勇、秦　沅、陈　琦、周本庆、丁　锐、胡小枫、胡小雷、钟胜强、周泽毅、肖明翼、张永胜、刘勤文、赵仕淮、王若松、张小棠、杨开民、范　燕、金　一、李茂林。

中医内儿科班（1983 年 3 月—1984 年 2 月）

李发华、毛方敏、徐立莉、林幼清、刘学农、李 惠、李近华、李 萍、王大平、罗淑芳、胡 毅、陈世新、张小娜、刘明国、周俊锋、伍东晓、唐绍先、谢淑兰、陈仁礼、邓佑芳、李 源、许孙玉、曾 倩、王宇萍、罗家然、曹 云、毛 川、金启云、解广联、付若冰、徐光中、王泽华。

1984 级

护士四十班

苗 艳、赵仕萍、邓建到、荣 华、李东静、陈 滨、曾 敏、邓文清、刘秀丽、左 清、钟传聪、王永明、黄 莉、徐学芳、阳宏旗、蔡 燕、韩宗英、黄莉英、葛友莉、刘世芬、罗明英、宋成芬、钟芳萍、赵淑君、顾正容、李常容、罗月华、曾 玲、胡 杰、阮艳秋、谢 娥、张晓学、刘国友、张凤玉、周玉英、胡时聪、吴群芬、李远群、刘玉英、田秀丽。

护士四十一班

杨义芳、赵永春、王桂英、兰吉芬、曾吉芬、蒲 秀、凡晓华、李 群、邹祥慧、周静思、邹泽华、龚群玉、谢联芳、罗群英、唐淑芳、胡 艳、宴国芳、徐本芳、冯国芬、蒲建英、罗明春、聂忠玉、张义凤、袁永书、万桂华、张翠红、杨练熏、辜群英、谢海霞、黄向群、李 倩、方 钊、郑晓雁、徐 珍、舒昌华、江 英、雷跃平、黄 丽、何文涛、黄 蔚。

放射医士三班

陈宏平、黄易良、张国林、王 闽、钟 彬、潘存国、吴晓莉、雷 健、沈文群、祁国海、张德康、曾永学、杨桂兰、郑 明、明登友、戴显会、张文彬、唐建明、张　涛、曾文全、王绍忠、鲁雪勇、代新学、吴德芳、郑国华、蒋兴红、夏和平、赵　斌、牟红卫、杨友琼、陈明军、王自力、易代林、胡仕伯、石　渠、张文明、林平春、刘茂华、徐圣奎、曾宪锋。

职工放射医士一班

李　钟、鲍新民、付正义、汪向东、袁亚平、李绍奎、陈　亮、刘宗瀛、周　明、王劲军、姚　进、陈学浩、邹建华、王强政、王绍华、陈建华、杨　宏、胡　平、杨　钢、马海林、张　宏、刘心远、邱　波、曹　阳、席秋红、高爽秋、朱晓东、陈联盟、杨　映、高雪梅、郭　曦、罗　笛、倪　锋、张贵良、曹　卫、张　建、胡晓东、任　红、万自成、李　浩。

1985 级

护士四十二班

李明聪、李玉容、谢　冰、龚年仲、杨井芬、张胜英、钱盛凤、杨秀英、吴从亨、罗明聪、陈利勤、陈俊清、刘华芬、张家菊、缪仲萍、王端玉、卢淑秋、唐光英、田　莉、韩淑英、柳前英、王永相、袁鸿梅、邓安菊、刘从菊、钟义芳、余秀莲、明　丽、周玉莲、黄其春、黎　平、何　力、张明琴、李淑英、张永会、张永芳、温尤贞、李东琼、罗秀英、胡朝君。

护士四十三班

陈　芳、陈　燕、郭瑞琴、胡云聪、吴正琼、付正平、何淑芬、邹文玉、钟淑琴、张宗琴、黄永碧、陈　敏、胡良慧、朱元芳、邬忠芬、李　华、张维琴、程清礼、罗德君、余厚容、林正芳、余桂萍、黄润莲、庞秀英、凌慧聪、曾清毅、余泳波、尹桂秀、

刘　玲、吴章淑、王　梅、胡良英、宋文玉、肖慈立、吴学仙、陈万聪、胡永芬、朱朝利、宋代仙、谢　宏。

职工护士二班

朱　玲、张　秀、刘茂琼、卓　萍、罗　敏、杨　惠、胡德英、赵桂英、朱　立、于　露、李素萍、刘延凤、强　英、黄晓筠、张　敏、钟永霞、周昌秀、朱　宾、钟德容、李学红、刘宇峰、李　良、徐明英、李江丽、杜　虹、刘淑芳、钟仕彬、张跃萍、黄文芳、徐华梅、迟小红、詹清惠、张利平、秦佳彬、文　红、严　会、丁　莉、陈蜀坤、雷云凤、李海燕、虞文凤。

放射四班

陈中义、张逢运、帅　杨、冯　斌、余志平、向光华、李登维、吴亨平、胡显明、张应祥、何德平、邓安杰、郑兰英、牟奇华、李永楷、王大政、刘　奎、李文武、张学军、邹正霖、张金贵、秦运洪、冯兴文、赵清华、何　桃、罗传斌、曾德群、廖　华、刘明国、余开生、李促军、王先芬、杜国智、何宽能、雷有华、文维敏、郑万伦、左开莱、刘元宾、刘正余。

职工放射医士二班

吴　镝、郑　浩、王明辉、李稀林、梁军伟、张　勇、吴晓雷、江小辉、刘红英、胡爱萍、孙　林、熊近明、马　迅、张文艺、梁　洪、安　平、周　毅、梁　惠、谢　红、熊劲松、王其伟、杜维俊、康跃科、唐　宇、陈　杰、林小勇、兰　鹰、刘震东、程凤奎、蒲　剑、刘　华、李世旭、袁　羽、范高平、林　琪、丁少夔、李志珍、刘邦云、袁　丁、胡跃光。

中药进修班

唐绍勇、刘　宁、余业华、李睦英、罗孝明、潘晓玲、岳淑芳、易国军、宋立新、詹发亨、黄忠华、谭西权、诸茂仙、李庆英、廖刚渠、韩淑媛、王永福、文　成、钟明芳、黄　卫、肖慈玉、任泽洪、宋介维、刘又书、吴玉萍、张远芳、曾贤明。

1986 级

中医士六班（班主任：缪上元）

罗南静、张发平、林依壮、赵永刚、雷开秀、李红梅、李秀英、赖启洪、曾秀美、钟礼慧、张绍君、陈　莉、宋红英、彭德先、龚银莲、李平英、卢友仙、漆红敏、许从辉、李　敬、王诗聪、邱能惠、江　利、陈利惠、曾文彬、黄升明、陈家玉、刘吉容、钱信兰、王笃清、刘群英、杨泽芬、邹建琼、刘德勇、唐　英、庞真会、李长富、邓国琼、李　勇、李　蓉、杨碧英。

职工放射医士三班（班主任：陈世荣）

赵　泉、付云德、王　兵、蒋光平、任　勇、康　军、阳　衡、张　青、张安全、陈　亮、熊　莉、李　豪、李远途、蒋光权、房　波、张　勇、郑祥明、王新明、王　勇、闫亚伯、朱　衔、丁伯忠、游亚辉、谭从普、郑　莉、张大池、黄富和、刘　苹、杨成军、刘志航、罗成智、熊　军、刘述杰、廖达权、陈昌卯、张祖国、彭　泽、张和平、任晓云、徐　良、郭近雄、贺叶建、陈　伟、高　勇。

放射医士五班

吴　平、徐立峰、何友安、江承财、刘邦伦、刘学贵、雷成明、冯安明、曾学文、张书忠、肖慈贵、徐兴明、马翔宇、张　萍、

金　斌、刘　祥、关祖斌、胡小洪、谢　鹏、肖成义、韩乐云、王文进、余　刚、樊福胜、刘云昇、詹永会、王荣芬、黄　霞、郑忠群、张世奎、杨发清、罗先树、吴　辉、刘忠权、黄成富、曹万群、荣增桃、黄开平、毛晓芬、李元芬。

护士四十四班（班主任：张承贤）

郑兰华、卢月村、郝丽清、刘兰英、徐晓玉、陈翠容、李　霓、李　贵、古本英、龚贵先、王晓燕、张明容、曾椿群、晏翠香、陈利萃、陈俊萍、李家会、洪桂芬、尤华英、林桂仙、陈萍芳、刘　英、张庭英、董　利、刘玉英、邓　俐、赖天友、刘仙无、王姜英、刘玉芬、杨　英、应秀莉、钟思琼、何思贵、卢卷聪、陈学君、陈晓英、杨会英、王明凤、余运兰、彭　莉、黄学芬、柯正容、杨碧英、黄仪琼、何永华、代　霞、梁　秀。

护士四十五班

董天群、肖国芬、葛　伟、陈位淑、邓贤琼、曾世芳、廖学英、范金英、曾吉聪、郭正琼、李　静、陈世聪、曾建伟、代　茎、付　倩、黄光芬、熊昌友、陈　平、李云会、朱绍容、王恩菊、颜恩绘、刘彦秀、幸享良、宋贵英、程从彬、陈世芳、周银芳、何洪恩、邹祥金、严乾淑、王明英、李自琴、余文友、谢　曼、洪观菊、杨菊华、陈绍春、卓毓薄、王锡满、王英莲、陈才德、郑玉英、苏泽兰、邹兴宏、曾祥菊、易国芳、廖永华、陈玉莲、缪玉琴。

1987 级

放射医士六班（班主任：王镖）

陈世洪、何碧波、刘汉忠、陈俊霞、左芙蓉、刘　惠、李凤英、李桂先、陈啟明、谌　玲、代　梅、陈祥华、刘　文、吉其胜、杜安全、张　钧、何英友、葛方明、李信友、陈　云、李登林、汪德勇、邹先超、钟　荣、胡胜利、罗德品、李建军、王清文、刘志刚、周礼平、张真东、谢　宏、罗定勇、葛　军、杨　伟、徐　庆、赵仁军、林发洪、梁　廷、罗春强。

职工护士 3 班（班主任：詹国锦）

黄　群、罗　焰、申立琼、余志容、胡淑敏、江文革、姜　蕾、周惠礼、毛　霞、胡　英、刘建丽、龙海碧、周　敏、于学琴、何丽华、高若琴、李淑兰、郝玉梅、曾　懋、黄小兰、过建英、李秀娟、刘建琼、吴令军、李丽加、李　莉、王玉芬、范中跃、朱　江、王　云、张泽忠、毕　文、徐惠娟、肖　敏、袁凤碧、余　琳、石　利、李正华、汤惠玲、陈礼英。

1987 级职工放射医士四班（班主任：张反修）

李安德、杨国俊、陈正容、张鄂川、吴　毅、粟时国、庞啟文、黄卫军、张卫民、胡蜀豫、刘红云、陈　彤、罗　涛、王华建、刘　波、许　涛、刘剑乐、向红权、马良云、代　敏、李文陵、付廷容、曹顺和、徐　彬、李　伟、李再刚、周　勇、石　军、张　洪、陈前力、郑　坚、魏　东、吴　明、成世强、刘正一、肖城良、万　成、肖勤光、刘道贵、曾雪红、潘　清、王　毅、王启学、雷付乾、王近尧。

护士四十六班（班主任：周彦）

黄官琴、邓光淑、李晓林、梁先芬、喻水英、温常芬、张文群、胡明英、张桂琴、李运梅、李文英、汪正英、陈只英、毛淑芳、黄仕平、杨泽芳、刘玉志、侯玉华、姚　熹、刘忠容、黄永华、肖天君、陈　英、陈玉琼、黄玉辉、吴全莲、陈凤英、陈德芳、朱惠芳、曹咏梅、王小玲、梁　英、陈淑英、刘　琼、朱、艳、钟长英、彭　红、杨国秀、周　华、陈定超、周大淑、舒华勤、张琼芳、钟文英、胡淑英、蔡　莉。

护士四十七班（班主任：李文玉）
黄青兰、黄以辉、陈　萍、雷俊辉、林正红、缪淑琴、舒続勤、周孝书、陈雪梅、刘　丽、何淑勤、林群仙、李邦容、胡秀兰、彭远聪、范淑仙、舒德惠、刘琴英、王　琴、殷润林、何利萍、邓家勤、徐月萍、余润平、陈晓燕、罗　萍、余　梅、甘志芳、方　珍、刘道琴、黄秀兰、周付连、彭志君、郝明枢、黄刚玉、林必英、罗巧英、郑凤琼、钟颖芳、李华西、杨淑辉、何建英、杨翠华、查　邓、宋正英、夏红玉、漆志君、李雪真。

护士四十八班
曹佳琼、曾　莲、陶旭芳、陈德英、李忠淑、舒甫万、兰忠秀、周克娣、李刚英、陈相平、刘永平、邓克琴、陈家琴、张代英、陈明惠、刘禄芬、陈润萍、黄显群、张德平、刘　晓、陈永祥、辜世聪、李春琴、张胜恒、赖邦芬、邹晓林、周厚容、唐德先、邱康凤、管铁群、曾大友、贺君芬、吴玉芬、金宗英、郑文清、李春梅、饶桂英、戴高英、甘道容、彭仲英、徐功书、张　莉、陈月琴、喻茂英、熊　淑、林开秀、钱诗英、潘　淼、熊洁莲、何　静。

1988 级
1988 级护士四十九班（班主任：王　曲）
金　钰、黄丽英、余志春、郝崇碧、廖华英、杨　英、钟国辉、姚镯鸿、王　建、杨　平、陈家义、杨建平、范成定、刘　华、龚桂餐、陈晓蜀、廖常菊、缪红芬、李桂芳、刘其芬、张会礼、赖文先、熊玉芳、刘加芬、陈正雯、明淑兰、舒　英、曾晓敏、李　华、刘胜英、付家敏、陶泽荣、何进美、阳小英、文光诊、罗燕琴、刘玉梅、罗明述、黄秀琴、谭玉聪。

1988 级护士五十班（班主任：王成模）

廖利兰、何永平、胡文瑶、付向荣、葛有华、周　萍、连　英、谢贻菊、罗廷芳、兰仲秋、尤淑琴、陈　群、古红梅、刘泽君、温春芳、何纯英、陈利平、郑　静、陈　红、罗　英、陈良芳、程玉峰、方　慧、张筱懋、唐珍舒、王惠芳、黎玉平、舒小玲、兰淑英、刘开芳、田秀琴、刘佳萍、郭水英、邵胜英、葛芳英、陈　容、胡出英、李永芝、张正伟、张　俊。

1988 级护士五十一班（班主任：孙　荔）

李建英、范德夯、杨向彬、胡利英、龚全芳、高　兰、张绍祥、陈群英、李良胜、吴智英、曹　莉、何　静、陈红娟、陈　静、黄　英、旷发勇、罗晓琴、龚朝玉、应慧英、光文生、刘　英、陈文聪、熊惠英、杨丽萍、颜安萍、张　穗、曾贻平、石晓琴、连群英、黄　英、虞洪亮、梁凤仙、廖会中、李伟一、王　瑛、黄莉辉、何　远、黄文萍、李禄英、朱筱敏、李吕聪、余　进。

1988 级临床医学自贡大专班（班主任：张宗友）

管颖超、林登元、魏正贵、王　伟、曾　密、万永奎、李咏梅、莫　霞、杨玉梅、陈　梅、孙常权、罗荣成、赵　英、陈　序、曹文胜、黄昌林、熊　华、漆军岭、吴鸿莉、丁　俊、杨兰英、陶　勇、龚焕楷、罗云开、张前辉、李　淳、唐红燕、王南飞、

尹　红、郑　蓉、沈海炼、郑　红、陈崇达、张建文、李伯亭、杨　南、王晓平、李文超、周　伦、唐泳红、朱泽琼、朱士虹、徐毅军、陈永杰、邱小波、余登海、董玉萍、龚淑兰、陈　斌、吴正勇。

1988 级成都中医学院自贡大专班（班主任：雷仲辉）

马晓莉、李联峰、林　波、刘远强、龚琼玲、戴　庆、李　宏、吕　庆、梁卫东、王润成、熊光六、陈　柯、陈志洪、何岸平、袁丽英、曾　大、黄小梅、王永新、宁　勇、林　茂、周玉清、陈雪梅、刘少洪、赵声友、代跃荣、胡出龙、胡英俊、但文忠、曹让富、张岩松、叶代超、但晓清、明兴平、罗国荣、赵水英、车世彬、钟永平、钱有荣、王金波。

放射医士七班

郑　平、张　琳、龚臻强、徐志强、张宗权、魏　英、张淑英、罗小华、陶有谧、秦发文、刘代良、刘永红、曾洪俊、张琼先、许春华、余　伟、罗　英、黄　平、廖洪权、郑学玉、刘克平、舒佳俊、何　明、黄玉兰、聂忠禄、袁　洪、李清华、韦　俊、曾　勇、胡昌德、尹彬祥、胡胜清、康　旭、商小军、陈　杰、张　洪、李富彬、钟树清、冯慧蓉、李明全。

1988 级职工护士四班（班主任：付佩楠）

张晓琼、柴玉丽、范勤芳、张　[illegible]、马　晓、周　梅、汪　丽、马　涛、舒永荣、罗菊华、郭利平、曾莉新、夏家琴、廖义和、李　争、杨晓红、李旭草、朱国琼、封先莉、杨桂华、何宫梅、王小平、杨　明、邓晓红、侯啟华、赵　津、范丽娟、张玉兰、张鹏翠、梁　莉、杨　桦、王　芳、杨旭春、李　红。

1989级

1989级职工医士二班

王　丹、李　貌、詹　颖、马　玲、林大敏、钟雪梅、廖红林、冯　敏、陈泽明、刘世斌、潘晓科、谢志刚、付　阳、倪　亮、沈绍东、李顺常、夏开伟、杜　润、余运芬、漆丽辉、黄晓平、巫　英、张　翼、胡　沁、孔锦峰、何　宾、李泽辉、何　英、邓胜勇、李　菓、杨　川、徐　燕、付远琼、李绪敏、张红英。

放射医士八班

陶小琴、肖　琪、叶　荣、唐　鹏、邱有大、李成荣、程　彬、汪文良、赵　剑、何三勇、陈锡建、任　银、李春梅、卿晓芬、吴德菊、黄　坤、邓光洪、杨　军、冯良松、徐世康、李　张、刘成渝、秦　川、王　祥、李　勇、严贵华、何　平、谢　伟、颜文贵、阳　慧、罗银灯、范敦朗、刘　钊、杨明勇、郝崇海、王华淑、刘　剑、孙　鸿、敬永勇、冯全艳、王　波、税晓洁。

护士五十二班

杨开宗、曾祥玉、王　英、廖德彬、刘　莉、宋桂芳、杨　霞、张　胜、李明珠、谢守平、吴高琼、游晓阳、张庭丽、李　茂、范士玉、罗国芳、黄贵琴、苗小梅、谭吉英、何德容、黄　英、罗琼英、肖春容、杨德全、应玉华、余慧兰、李友仙、刘昭淑、阳仕芬、陈洪芳、罗云芳、陈庚容、李红艳、葛方英、张方英、胡兰玉、杨春梅、刘久荣、胡晓英、胡显琼、张丽梅、刘　辉、李　丹、肖晓清、李国芬、郭茂林、张宗秀、张　英、曾自棣、郑声群。

护士五十三班

范昌莉、李　丽、陈　兰、廖　琴、潘容花、陈桂英、潘燕洪、周华淑、钟安英、廖　洁、童华卿、殷俊英、李长英、林国英、张　丽、黄五平、罗茂华、王文英、王　英、李昌琴、杨世容、缪　轶、黄承益、刘淑英、王　平、李留苹、章代英、王晓琼、吴芙蓉、彭祥惠、钟建淑、梁晓兰、赵桂英、陈　君、张华英、许　丽、陈利群、何英春、宋光芬、黄　英。

1989 级自费医士一班（结业证书班）

林其容、黄　军、李　琼、张永福、李卫东、杨世英、尤　波、林　聪、杨慧芳、吕　兰、宋世英、郭泰谦、王玉鹏、程　培、陈　宏、李建伟、罗　斯、周　琼、杨叙英、连丽英、丁淑仙、张敬礼、胡丽娟、张　萍、雷　莉、黄　娟、周　静、胡华强、萝　莉、刘春华、范小英、陈　虹、林留春、黄建华、张利英、王建强、陈万明、胡远明、颜　超、陈　丽、冷从泽、龚焕彬、罗　琳、李玲莉、刘　学、邹谋仕、张光平、何　英、何洪英、钟　利。

1990 级

护士五十四班（护士九〇级一班）

钟淑英、官利英、张秀英、王雪琼、周大琼、邱　菊、许晓玉、王万容、乔　静、翁泽秀、程　平、姚　莉、甘国容、邓永红、封红英、刘　利、陈泽聪、刘崇琼、邹文英、王　凤、罗艳智、甘居聪、辜德英、何玉华、余江群、兰利平、丁琼芳、刘红英、张群芳、钟义梅、王益慧、单毓琴、曾小莉、吴翠兰、潘秀花、徐东兰、兰传英、韦汉群、胡英模、杨云孝、朱仕莉、刘光兰、彭大聪、刘　梅、李　莉、辜海君、小　晓、田　敏、杨玉辉。

护士五十五班（护士九〇级二班）

王端琴、林罗芳、刘淑英、龚玉华、袁志平、何东艳、陈　红、曾玉萍、曾　铮、叶正萍、程国芬、陈泽英、程玉华、张晓莉、邱富容、钟宋英、刘　红、王建芳、侯　聪、刘　昕、唐及俊、何　英、虞上荣、陈兴丽、倪利英、刘　秋、游智华、陈银芳、田维英、李可荣、曾钰华、赖玉平、邱学平、郑英贤、王笃君、黄清丽、张　玲、罗红梅、施　英、牟　萍、周建容、陈建萍、叶　静、程孝琴、巫小萍、邓宇琴、廖　燕、吴菊容、王秀丽。

助产十七班

张新琼、杨晓红、罗　俊、沈祥丽、王　华、宗　霖、钟剑英、凌玉霞、先友容、范祖英、杨丽平、余利萍、张钰梦、林　桦、刘丽萍、朱永芳、杨　菊、田大容、张永德、陈定美、张　杰、刘　英、李咏冰、翁德辉、姚良英、黄祥辉、曹柳明、陈　燕、洪祥碧、丁玉平、韩　英、夏明静、谢慧英、李　妍、杨　莲、李琼辉、蒋常聪、张　洪、郑祥利、周　丽、崔红霞、郑佐容、谢秀英、付忠平、王　梦、汤　红、黄世燕、闵利聪、宋　燕、万桂英。

医士十七班

余世平、彭瑞友、林伍贤、朱　斌、罗荣丰、涂成春、陈姚清、唐任聪、何玉书、张　君、何伏因、周菊仙、范建国、邹茂云、杨　永、谢树明、简利清、罗杉奎、朱玉洪、申　奎、陈可佳、吴世玉、刘从茂、李　莉、陈若霞、张弟富、于学康、张　杰、吕宗祥、王长坤、罗太云、丁聪帮、刘付奎、吕玉培、杨建军、杜胜林、王锡平、沈能伍、但　刚、李　红、许文明、王　新、林贤聪、黄　勇、梁革权、江文武、王全章、袁宏伟、宗庆聪、王和林。

自费医士二班

陈　英、雷　勇、陈　亮、隆　华、付忠帅、陈　玉、彭建华、张建华、郭光华、黄文勇、刘文东、殷水源、陈家松、曾雄伟、谭继玲、周　敏、钟　娅、邹　艳、谢世军、谭　素、黄礼杰、周智慧、黄　勇、宋雪梅、胡廷真、张光勇、林　红、钟华英、肖玉琴、李　燕、李小平、杨　秀、施方红、黄　忠、杨万兴、陈礼权、韩　波、彭　芸、杨帮芬、杨　芳、黄贞强、方忠文、刘良英、钟梅丽、殷道聪、卢文秀、钟家兴、邱昌林、郝利贵、聂红兵。

放射医士九班

何万林、张厚强、曹文彬、李继彬、彭波涛、金　林、谈　伟、陈　强、赵　继、凌佳龙、潘　林、王志令、范　盈、晏　静、任玉君、秦小明、崔安明、牟　丽、王一清、廖林森、代贵林、李　伟、谢　锐、郑纯彬、林映常、黄春才、何利群、郑旭东、陈家洪、杨宗秀、刘荣亮、宋烈军、王　东、崔宝俊、钟　鉴、杨玉琼、肖　华、谢　英、林华忠、梁廷俊、黄光辉。

1991级

护士五十六班（1991级护士一班，班主任：王成模）

罗惠银、李　萍、钟安君、余雪梅、王　燕、朱晓莉、涂德录、樊云霞、宋玉梅、丁云先、张钢琴、曾雪梅、万、丽、冯咏梅、陈　芳、刘华芬、应苯辉、侯蜀涛、付　玲、黄永先、周春涛、罗云先、吴红平　杨琼芳、黄丽萍、刘　英、陈德慧、杨小辉、邱丽华、郝红梅、蔡琼英、刘　凤、吴海英、程近英、周晓敏、曾吉琴、邹雪琴、余秀珍、方丽琼、徐志娟、赵兴聪、袁祥聪、张　岚、余　玲、张玉容、张　红、鄢正华、吕　红、余天秀、明利英。

护士五十七班（1991级护士二班）

邹小庆、彭淑华、郝　敏、曹　灵、杨　平、聂成聪、吴晓霞、王润华、杨红英、罗　兰、陈远明、邹金梅、李德萍、贺正菊、陈　炽、陈桂英、张群芳、曾晓兰、吕陆琼、刘乾仙、刘春慧、孙玉芬、陈小红、梁菊杭、苏连英、邱明荣、赵　静、舒维英、胡丽萍、钟玲英、胡启英、毛德芬、黄显淑、龚明英、卓毓珊、林永容、黄清英、肖近英、杨喜平、李雪英、杨丽丽、罗亚林、张丽华、杨淑霞、梅静茹、彭大珍、刘远新、彭礼聪、李　琴、刘素英。

医学影像诊断十班（班主任：付培楠）

李汝辉、吕志祥、贺　军、张　平、严　海、薛玉富、何　灿、陈　文、刘成平、胡常烈、海　砺、陈光文、钟　威、陈政委、黎　忠、周　谊、邓　均、陈　兵、邱雪莲、程　渝、刘　燕、包中英、程国芬、张雪琴、唐　秀、王　浩、郭　利、蔡志清、陈运久、潘力平、钟毓东、刘　纯、阳祥春、包子华、罗天友、何昌健、罗晓红、陈志文、石远昆、马卫兵、董征华、王　萍、张汇霞、陈惠珍、陈　敏、高元礼、鄢振近、毕　强、王拥军、吴华曦。

（说明：原放射医士专业，以后皆改为医学影像诊断专业）

医学影像诊断十一班（班主任：邓昌华）

陈　玲、王　爔、李　黎、万　微、刘　英、李　容、黄小丰、王红梅、张　勇、刘　辉、谯　波、屈培东、吴玉芬、刘　艳、黄新群、周焕萍、李　娜、郭　静、张秋月、王　磊、宋廷芬、曹传军、孟令彬、周　燚、张翠英、陈　勇、龚　丽、明祥有、龚克容、黄　伟、周隆霞、李　俊、李群华、但晓英、虞文英、陈俊莲、沈晓英、林近春、李毓桥、李和平、余运聪、何永东、曹礼坤、曹　琼、黄晓萍、张小平、陈小波、叶　平、陈智英、罗选尧。

医士十八班

王劲夫、朱长友、刘运平、熊维高、朱伯明、罗大胜、赖友清、曹　胜、曾　锦、罗近友、倪仁彬、程　康、古仕荣、林刚本、缪体武、官近平、张　永、黄　勇、吴永强、周洪园、周　宁、刘铁坚、詹家友、郝秀英、伍金刚、刘方桂、钱　泽、熊　剑、许发银、邹年明、朱加聪、林国仙、周礼惠、李光荣、周远清、夏传辉、王小彬、史树明、邹俊敏、徐　敏、刘湘琼、唐　琼、杨淑容、汤晓萍、李　玲、范近国。

妇幼医士三班（班主任：刘　筠）

邹兰英、刘　丽、李德容、王琴英、王和珍、曾　任、曹桂琼、邹雪辉、李雪梅、朱玉萍、梁雪丽、吴　英、伍玉萍、兰文英、朱家英、兰　英、张兴英、邓字勤、张利英、彭　英、朱　群、郑常聪、刘伯英、吴秀玉、林字芳、杨玉芳、梁小红、黎　敏、王明惠、廖春明、陈润芬、徐　英、黄守丽、党　群、许登淑、刘字琼、刘　英、张父玲、王　丽、朱　婧、袁晓郁、许谷利、

邓　俊、徐淑英、陈玉波、陈　英、刘　敏、王盛梅、宋淑英、王晓萍。

自费医士三班（班主任：杨孝辉）
徐　刚、夏　玲、周泽宏、谭　谷、廖荣莉、郭光萍、金　艳、刘　美、林天贤、张　琳、陈　燕、罗成刚、陈树明、张家敏、宋利梅、赖　琼、陈　洪、李　岚、钟　侃、杨　超、刘　杨、程　宁、胡　维、钟晓莉、陈　斌、龙　俐、何国玉、杨兴聪、蔡顺英、余生玉、景　莉、谭小红、林　军、赖友红、王文杰、唐晓英、王晓红、刘桂玲、罗凤琼、江承康、许国锋、黄德琼、魏良敏、蒋　勇、罗明兴、董近华、龚近英、李常兰、余　敏、朱婉仪、陈家秀、刘天慧。

1992 级
护士五十八班（班主任：杜永红）
李平英、宗利敏、江红英、熊　英、陈玉丹、代越辉、杨昌芬、叶凤鸣、何春丽、萝　莉、罗荣芬、范晓娟、宋代坤、陈　艳、黄文英、潘　燕、曹丽娟、陈　果、李群英、李纯芬、周玉容、钟历艳、何光琴、张志红、赵　英、代建萍、兰文洁、钟小琴、陈　英、文丽萍、陈爱萍、卢　英、张美会、潘玉方、王明菊、仁春梅、卢启平、徐寿贞、李　平、邱世群、林　玲、李惠莉、谢　丽、郑左梅、郑晓英、洪冰祥、王惠容、匡　玲、巫恒勇、肖　青、李　霞、陈秀兰、李秀梅、侯坤容。

护士五十九班（班主任：敬　宏）
杨雪萍、刘　莉、丁德君、贺　艳、左清玉、曾　燕、宋延丽、胡兰英、付向芳、董　曾、兰知明、罗　莉、应玉琴、冯根琴、邓绍珊、邹晓琴、赵　莲、王世英、刘长芳、夏　莉、龚玉平、洪祥坪、何　莉、彭桂英、陈宗仪、陈　莲、周　虹、钟贞莲、周晓艳、邹丽容、陈世梅、吴建平、余淑英、梁富平、曹昌英、黄永淑、黄丽渊、林翠根、邹　琼、温红琳、何清萍、康建华、杨芳秀、曹小英、张晓莲、张建红、胡本智、杜洪英、杨春梅、张春容、廖春梅、廖　敏、胡　丽、郭　英、鄢振华。

社区医学十九班

黄雪松、但福荣、曹康俊、郑叶斌、郑远跃、曹　盛、孙其文、冯　利、陈　君、李君仁、张　勇、舒其祥、王联芬、虞　山、但德容、陈万里、曹桂琼、甘旭东、池兴贤、王　霞、王　英、曾　涛、杨新翼、王　斌、赵世明、赵让平、黄利英、吴孝彬、甘国君、万　斌、杨　红、万宗良、邱玉琼、谢玉英、虞德才、范国芳、郭光胜、张国栋、胡启芬、陈世斌、万利英、文光武、商　静、蒲　斌、罗红英、龚旭平、刘祖刚、付晓银、黄　英、胡晓莉、吴利祥。

社区医学二十班

荣　滨、刘　嵩、谢英才、朱　墨、谷向东、吴　娟、何伶利、王　静、童　利、帅红萍、何　英、刘秀君、黄　辉、汪　浩、蔡　丽、王光明、沈小洪、张　群、兰秀芬、雷跃兰、阳　斌、杨　平、张高敏、陈方容、林天富、李胜红、付润华、夏丽英、曹东霞、陈燕燕、刘利琪、高理群、胡　兵、张前梅、徐　燕、杨泽刚、熊春梅、张立超、刘晓波、丁忠莲、戴淑辉、赖帮菲、黄家群、王忠群、梅进英、黄　梅、郑文刚、郑文勇、幸代珣、龙　剑、范丽琼、宗瑞琴、但丽娟、梁琴祖。

医学影像诊断十二班

张礼晖、仲雪梅、喻　华、廖　奎、赵常伦、龚发阔、罗洪云、马青松、陈志银、邓国荣、曹　文、王智清、谢洪彬、谭明凤、孔凡艳、李应美、贺　君、王　军、薛太平、胡义彬、谢　军、李长全、周小龙、张洪玉、夏思跃、文周林、周厚富、马　春、吕　兵、张　莉、张前芳、巫恒平、陈红梅、代　立、程昌平、陈辅贵、王　宏、曾世福、杜　胜、李焱生、罗大友、林正义、邓勇军、王　虎、欧才红、郑显平、杨贵虎、朱　帅、吴万萍、幸享兵、袁　英、吴明珍。

自费医士四班（1993 年 2 月 24 日入学，班主任：雷仲华）

杨　帆、张乃权、梁　英、曹大勇、刘晏利、刘世英、周海润、游　羽、李万能、卢　真、刘本忠、徐培权、郝　军、郑纯英、郝小清、刘丛阳、张世宇、雷海峰、黄　琼、罗　群、梁秀兰、赵善贵、周克勇、陈佳芬、丁聪华、张元纪、无明利、丁俊平、刘　华、罗桂英、雷雪峰、徐　慧、吕剑敏、张刚南、徐素萍、缪宋霞、俞宝林、曹祥德、何幸勇、巫　娜、范卫斌、刘　梅、陈　英、唐　丹、刘智强、何　勇、侯　麟、郭晓敏、毕学娟、代先珍、黄文祥、周洪宇、陈吉芬、程桂君、李红梅、林　勇、姚海英、蒋庆彬、邓小红、李怀玉、印家春、黄莉萍。

自费医士五班（1993 年 2 月 24 日入学，班主任：张玉兰）

邹连娟、欧　杰、谢志清、李凤春、彭俊英、甘芳情、张淑琴、杨翠英、徐晓驰、殷俊兰、黄　刚、胡明芝、宗义然、宗呼然、程婷焱、何议军、曾清勇、郭　华、刘安芬、李发友、王　英、周　红、陈　飞、雷　近、周玉良、陈　慧、舒友君、邓　奇、曾劲松、黄　珍、张小春、龚俊忠、余成平、曹　聪、唐明玉、陈明朋、邓朝玉、李良英、苏　静、文　卫、李　华、林　海、刘　利、龙晓玲、钟梅林、吴　明、叶　江、钟利梅、夏雪丽、张　清、牟　红、陈仁利、段培利、刘清银、曾　萍、腾　磊。

重庆医科大学成人临床医学专业（班主任：罗光仪）

胡　俊、万晓霞、杨春蕾、李念桥、张玲懋、林玉仙、黄德礼、钟　宁、李仲新、万　艳、唐　敏、闫　梅、谢凯英、甘玉芬、朱世龙、邓新民、徐志刚、邓　敏、张秀芬、虞文凤、吴国雄、冯　梅、兰志林、张城良、张世奎、邹兴忠、袁玉芳、郑显平、万天品、罗清芳、张　策、杨　涛、吴丽萍、黄维亮、周维良、徐成新、黄升刚、代　飞、张永学、何　鸣、程　荣、徐玲巧、叶利民、宋国蓉、钟丽君、代茂林、周本长、程文静、刘红星、张启平、陈　西、罗念辉、刘惠根、谭玉仙、付培楠、周克宏、邹　剑。

1993 级

护士六十班（93 级护士一班，班主任：徐文清）

张　旭、舒泽勤、邹　艳、文玉兰、曹红英、吴冬菊、温贵萍、汪　慧、李善芬、钟利萍、邹佳丽、郑　霞、杨小容、曾玉平、小　珍、童丽美、赵勤英、熊　虹、黄学萍、刘万萍、吴大容、樊丽英、黄禹霞、钟洪英、吴　惠、谢丽萍、陈伟丽、沈德琼、樊　静、王容良、肖莉梅、黄文秀、曾世芬、杨泽霞、米孝英、曹玉英、张　敏、平宗英、宋小琼、虞淑辉、苏又林、付　霞、赵秀英、张　杰、李晓燕、杨宋艳、朱伟辉、万秀利、杨修玉、梁　丽、张仁桃、邱开容。

护士六十一班（93 级护士二班，班主任：伍玉浩）

谢贻丽、黄碧君、匡艳娜、樊敏惠、刘景萍、何远红、彭　茂、胡红梅、钟新治、陈祥六、袁道海、孔惠兰、罗晓霞、汤　莉、王　英、谢玉琼、袁　华、罗红梅、杨海燕、张菊容、郑小平、甘水芬、黄守琴、万　莉、丁造宇、余　莉、袁茂辉、宗　莉、谢秀英、余学梅、周　宴、付梓梅、黎昌群、舒茂英、曹海燕、吴红英、陈英琼、李洪宇、韩朝利、李文平、张艳丽、邹文霜、王永芬、廖　平、杨　艳、官　愿、张乃芬、张大菊、谷华英、曾玉平、曹　霞。

护士六十二班（93 级护士三班，班主任：何志模）

周艳平、张旭容、林金明、闵　莉、袁宇贤、温春燕、徐华丽、李雪梅、凌小群、王小玲、廖　娜、吴　妍、钱　莉、钱　琼、林俊容、刘雪玉、罗德连、李　丽、钟艳萍、冯国芬、唐宣翠、汪群怀、李红君、邓小玲、彭　岚、丁　莹、范春华、胡小涛、廖　艳、高成燕、魏小艳、朱晓花、周　莉、郑利英、王雪容、陈开秀、陈　霞、肖建梅、张亚利、邱忠萍、胡　英、张　君、胡　霞、申群英、周厚香、王端钦、崔　雪、彭传益、果小平、周　碧、余　静、丁惠琼。

93 级英语护士一班（班主任：倪　波）

殷筱莉、卢行蔚、尹华芬、周小梅、刘泽英、肖小月、付　燕、沈艳霞、陈　英、金　霞、尹继红、林天霞、贺永宇、杨玖平、黄伯玉、蔡晓兰、朱礼坤、钟志君、张惠琼、张玉兰、罗红玉、赖小燕、兰家文、王文婷、廖泽芳、宋宇莲、文秀英、张家瑛、黄正英、杨丽君、胡　隽、朱先容、薛长聪、吴　萍、王笃桂、刘雪梅、徐淑娟、龚敏芝、虞雪敏、邹雪梅、肖庆春、杨淑英、周小蓉、吴秀华、黄秀英。

93级助产八班（班主任：余　琪）
李　利、丁桂容、郑小慧、何世玲、陈国芬、卢　钰、李尔碧、凌　云、朱　珠、刘　静、刘献伟、王桂芳、龚德勋、邹金霞、刘　燕、王菊芬、于万聪、王丽英、罗　英、胡海燕、林华英、唐　英、陈　静、陈国丽、金　兰、王琼英、杨宋芬、邓小莉、周翠萍、曹惠英、钟喻英、刘开仙、杨　丽、曾新丽、唐世英、王章琼、雷定聪、屈志玉、潘小兰、余文菊、潘丽波、罗　雁、杨秀英、符　艳、朱　英、田　进、张秀英、陈家燕、李澖容、朱晓莉、陈华英、明登容、刘晓娟、何　珊。

社区医学二十一班（班主任：申　奎）
王　波、熊　毅、蒲志超、李　平、张小东、谭　武、徐　林、周承国、刘　刚、王　峰、何　江、陈　瑶、石　刚、张　彦、曾　刚、姜　海、曾品艳、喻　玲、谢福容、蒲海清、郑东华、黄神川、周　红、王名珍、邓小欣、朱洪菊、郭秀兰、刘智红、陈　剑、王　岚、张永菊、卢德泉、谢正兰、王国雄、魏晓军、王明辉、李　月、李　梅、杨佳华、杜　洁、胡淑辉、廖　英、吴韦琴、陈　杰、罗旭英、陈　慧、闫渠东、胡新华、李　娜、赵　兰、胡　刚、钟益彬、于　洁、王　霞、邱春莉、李春燕、刘明芬、钟　姝、罗选荣。

医学影像诊断十三班（93级放射医士一班，班主任：冯国贵）
周玉玲、杨俊玲、杨　丽、邱云国、郭小华、刘　柯、邓永德、张　威、高明军、肖顺华、黄慧明、周国东、龙兴州、谭刚成、张志军、付　林、邓　平、刘　英、查　刚、黄　桃、徐小玲、文万英、邓　兰、宋延波、张茂良、董迎春、李　豪、李　宏、黄泯水、缪体军、肖　石、叶森林、朱心德、毕光辉、李平安、杨　伟、陈　思、周明武、王　菊、杨文良、张　勇、颜述彬、向　彬、余可斌、吴昭阳、黄　平、熊兴昱、杨远新、黄文平、毛　华。

医学影像诊断十四班（93 级放射医士二班，班主任：高华斌）
代传勇、虞旭东、郭　锐、范有鲜、童卫容、李代兵、朱平瑞、于英明、张小芹、隆　杰、许红梅、李红星、周　英、何泽英、陈　伟、吴文明、张昌瑜、李付华、曹　彬、程晓宏、邹嘉陵、邓　俊、龙后波、罗德辉、吴华谦、徐晓明、陈博文、王光芹、吕　霞、颜福田、张奉飞、岳文昌、邱　智、张　剑、罗才成、谭　海、周　艺、杨　俊、罗群芬、曾　宝、郝利俊、王　兵。

93 级自费医士六班
舒泽霞、刘宇聪、杨清燕、廖秀梅、邹永建、甘宇秀、陈　宇、刘茂清、黄　丽、林健彬、王典雄、李秀莉、周　敏、周　敏、张学森、刘春春、杜利刚、刘黎珍、李　练、宋志英、廖志兵、张永华、袁　强、黄西平、甘志权、邓德平、刘　阳、徐智慧、洪祖权、左　群、张　丽、陈　艳、李　萍、荣　英、刘虹秀、徐厚兴、刘　东、王　静、李　红、张　燕、吴魏丽、游　琴、黄文英、万贵才、朱世锋、刘　杰、熊光会、胡兴钰、陈　瑜、易明芬、林小平、何　珊、赖晓华。

93 级自费医士七班
陈　杰、曾家玉、殷文书、孙常聪、刘胜强、黄　艳、曹会兰、李泽双、周方全、游　泉、梁丽琼、叶桂美、周庆利、刘　丽、薛小君、曾辉玲、陈　斌、陈　立、杨承英、胡　林、叶　蓉、周俊邻、万　萍、廖淑英、郑　斌、詹常林、郑淑英、张智慧、彭久英、江开其、黄　霞、陈　梅、廖时彬、黄　勇、欧阳芬、曹雪琴、梁　英、王　丽、李惠君、肖　英、王　勇、王　林、卢跃辉、谢　强、李书奎、雷家川、许子寅、范雪兰。

93 级自费医士八班

周国庆、肖　治、叶长武、杨　丽、杨　刚、王　英、赵　蓉、王　芳、姜　敏、卢文金、雷魁英、田世洪、黄　勇、莫丽萍、姜　萍、甘沦群、黄世洪、聂　章、祝晓兰、陈　勤、陈　瑗、曹　珍、刘　军、胡仕君、胡永秀、杜　艳、胡碧容、李　华、郝明辉、徐　艳、肖远江、张远丽、李　建、谢仕琴、曾　泠、范昌松、罗　敏、周　载、郑　勇、叶德君、罗　强、缪　丽、张惠芬、谢乐静。

1994 级

护士六十三班

邹秀玲、朱雪平、魏晓容、陈晓莉、谢向莲、钟小英、杨瑗林、林秀平、魏　英、刘桂琼、赖玉辉、曹　英、兰红英、张　利、周永桂、王桂琼、林荣辉、黄　萍、宋丽萍、李　莉、黄水莉、方淑兰、刘春秀、魏正桂、龚永琼、罗　英、曾晓林、汤永莲、文吉莲、王　莉、余显芳、唐　栏、黄清华、向小英、赖学英、刘　莉、余和平、刘秀丽、程华芳、王伦春、江大庆、林　春、陈　静、邹立平、李益聪、钟益芬、刘　秀、杨兴群、孙天聪、熊　华、刘宜会、林桂容、胡　楠、何　洁、曹　杨、赵　珺。

护士六十四班

陈秀辉、邓清英、吴　敏、熊罗乐、左正强、罗德聪、兰祥玉、王雪容、贺美先、张珍菊、林世兰、李东萍、邓　莉、杨坤芳、李　利、刘其玉、曹　平、张　赞、陈丽英、吴金玉、刘丽英、陈清杨、曾广杨、黄华英、巫翠平、晏明秀、刘尧平、朱莲英、罗雪春、张红橘、蒲永茂、卞小蓉、屈习莲、乔丽泽、胡良杨、蒋　丽、叶明聪、彭雪莲、童凤君、张方菊、龚珍君、杨义英、刘彦琼、代翠容、钟秀英、黄利平、吴吉辉、应　征、刘润平、罗　燕、黄　艳、陈　银、曾玲玲、钟娟娟。

护士六十五班

李秀容、吕琴丽、周成聪、马　丽、尹发琼、钟　惠、叶丽萍、潘秀琼、邱万聪、胡先静、王礼惠、袁　艳、何小健、周小英、赵中惠、欧立英、梁文琼、邹　燕、刘天平、王　莉、王小英、李爱华、方小蓉、李明珍、文亲蓉、张　霞、陈德玉、张　媛、王小俊、魏华茂、熊　萍、刘燕娜、陈秀清、闵　利、易惠萍、李代丽、李晓英、丁雪清、明　丽、余贵英、张　勇、易秀平、冯跃平、何　杨、赖　霞、李阿荣、王　莉、王　玲、雷　蕾、李华骅、李　薇、陈甫平。

94级药剂专业一班

宋理强、左　君、黎雪芬、曾忠权、罗　兰、李模勇、黄德财、吕天生、张小波、杨慧彬、曹纪华、李　勇、程小平、何胜彬、罗德贵、赵自刚、罗秀英、李忠伟、王明洪、王　军、陈其娟、李　源、邓雪菲、刘　洪、龚建容、谭　娟、廖桂英、黄懿唯、陈凤英、陈会玉、高慧莉、曾茂霞、余　杨、罗　勇、敖跃兰、黄小霞、王　进、桂成江、卿立仙、王　艺、温　超、刘　娟、

邹　颖、李昼花、王　琼、胡永红、曹位金、杨加菊、罗　静、汪小君、张广京、江　萍、惠丽丽、陈国芝、苏玥霖、魏　萍、程　懿、杨　利、钟　智、王利华、李　绯、刘珍华、唐菊英。

医学影像诊断十五班

徐　瑜、马华东、魏华东、邱远胜、马　令、陈清芬、赵明礼、谭光栋、王久华、文登攀、肖方金、张清平、余　强、王　斌、邹万福、徐　静、李永超、王家林、刘　强、范晓萍、胡显德、张　伟、曾　勇、徐富强、陈礼均、罗光明、贺　杰、陈　强、胡贵华、罗锦红、冉启贤、殷　勇、罗　毅、詹孔才、张志琴、邱飞龙、罗　翊、杨文胜、何洪良、杨　斌、刘碧侠、甘清明、杨得顺、钱其新、红　梅、姚水成、周　玥、胡国军、付文琼、甘春梅。

医学影像诊断十六班

王晓芬、李玉兰、汤圣杰、郎仲兵、谭　兴、周祥龙、廖志松、王仕权、张晓忠、余　波、王治力、阙小平、刘　俊、陆连刚、谭　林、苏　敏、李代恩、朱正兵、刘　颖、吴绍林、张家云、沈久凯、曹红菊、侯治成、宋凤玉、孙仕滨、肖　莉、何朝斌、易小庆、罗亚南、向映春、熊正华、陶祖秋、严笑容、雷光芬、刘德勇、李洪波、熊　军、付小弋、孙红琴、梁文信、刘弟炳、王　荣、阿干阿、施建东、尹华山、张建波、陈忠容。

社区医学二十二班

郑　琴、徐庆华、吴　群、黄春琳、钱静容、谭禄伦、罗泽军、宋小玲、邵先林、徐晓群、余建容、巫　娜、李　华、谢小超、方敏燕、邱声聪、方　丽、刘礼谋、游　麟、冯建兵、胡洪全、

文　川、罗　珍、罗　丽、潘建英、王惠玲、魏　英、范　琦、尹　科、陈　乐、陈宏钦、赵正琴、朱　玲、付淑群、陈德生、徐　建、柳洪平、邹义英、梁　平、曾　立、王小容、金　静、张广汉、刘有毅、何　强、赵　明、何文武、项江华、黄　欢、黄显胜、龙国勇、张兴建、王典春、徐明若、胡　燕、宋友松、胡　波、伍　旭、钟　莉。

94 级自费护理一班

邓永桂、易永利、邱红英、钟利兰、詹　艳、黄　霞、吕华艳、万秀英、曾　艳、张俊霞、张俐丽、梁玉梅、张天开、杨宗桃、幸媛媛、曾　敏、曹　丽、张晓萍、顾正辉、何　英、罗　萍、舒　丽、毛亚丽、向　黎、曹　艳、宋　萍、张　华、郑　君、周　华、石　敏、徐学英、但友谊。

94 级自费医士九班

杨　垦、黄家全、王个芳、张代菊、张　建、钟　肃、余　丽、陈国斌、邱中芳、何良春、陈光明、陈世平、欧俊波、李　梅、张兴建、邱世鹏、龚焕祥、龚焕超、余　健、何从伟、张　涛、黄　珊、周健强、田宇莎、严雪芹、邓一光、温丽萍、刘冬梅、杨　俊、龚永忠、杨　宇、龚　建、何　岚、代小君、周亚军、钟利平、宋桂英、余　岚、郭锐锋、李国容、刘加元、游春苗、漆智跃、唐　辉、朱秀林、赵俊丽、郑华财、杨晓鹰、杨可平、黄东梅、刘思其、范世相、周　勇、何世芳、罗筱泉、丁春容、钟琼英、杨顺地、李云英。

94 级自费医士十班

江群林、邱东仙、程升勤、张　艳、童　俊、钟朝亮、尹　科、

马　建、李运洪、陶　娟、徐国彬、彭章才、彭　珍、刘月霞、秦　燕、曹红梅、康远男、廖建平、林　宏、宗　帅、吴金梅、朱保全、曾红英、陈　燕、邓国平、刘恩英、刘萍英、曾圣柯、刘桂林、邓惠丹、阳秀丽、陈家惠、陈志英、万淑仙、杨光桥、李　薇、何　勇、袁绣英、黄文平、曾丰宇、易建军、舒友彬、陈　银、刘权华、王　春、张　建、李晓波、陈学智、曹开富、伍全容、王容信、甘　岭、贾治军、江长荣、龚朝全、戚晓飞、陈　东、汪　洪。

94级自费医士十一班

葛边丽、刘　利、赵　伟、车云良、罗丽惠、周　棠、侯　宇、周　棠、侯　宇、周　韬、曾建波、胡一俊、缪　涛、张　萍、毛培莉、谢　莉、郑红英、周　丽、郭光英、何雪梅、杨万军、陈清英、徐　永、郝东梅、张利萍、万利辉、李毕峰、刘　萍、熊　超、朱明科、叶　红、刘　蜀、刘光永、刘相彬、古永秀、熊光良、韦　斌、林群英、钟　莉、杨丽琼、刘劲聪、陈　勇、李　倩、何志全、刘文祥、曾玉良、郭　宏、李仕艳、郭　黎、杨代文。

1995级

护理六十六班（说明：从本年起，护士专业改为护理专业）

左模秀、蔡清艳、郑孝辉、周　莲、刘　敏、何为利、游华英、陈小红、杨宗丽、聂洪波、宋　燕、殷文娣、李晓英、陶正和、蹇　燕、陈贤丽、熊明玉、张晓红、罗秀英、倪晓敏、张玉霞、胡晓娟、郭秀英、杨　霞、欧玉英、刘　美、詹　敏、黄　丽、胡贵英、李　英、刘　利、邱　琰、张　慧、邹文燕、陈　莉、罗　利、唐　平、廖骊娜、钟　霞、黄　鹰、陈　锐、肖本霞、

杨　慧、田　丽、黄艳美、付国莉、朱小英、曹　萍、马艺方、钟丽平、杨　茜、何玉娜、梅　娟、周柳絮。

护理六十七班

曾文娟、黄　芳、廖世聪、范春梅、简艳平、颜恩秀、曹太芬、李春梅、熊义英、胡启兰、舒　渝、明　艳、宋立聪、郭兰英、易国萍、黄纯秀、胡国英、刘淑君、陈　丽、梁小燕、郝小华、聂志因、曹雪梅、钟建平、周春容、张晓梅、周勇军、李　陶、姚咏川、何丽香、杨万英、王祝君、倪海英、甘　霖、宋　静、甯利慧、喻　婵、余　珊、唐　燕、吴春梅、高泽敏、张卉卉、汪小红、陈　敏、黄晓芬、胡亚男、王林莉、温小英、曹让美、罗桂敏、肖　芳、李友芳、罗　莉。

护理六十八班

吴　菊、查小英、李　燕、黄　萍、雷　艳、陈跃玲、龚晓英、洪　利、单先春、张美兰、刘召芳、吴丽平、陈运丽、何　英、刘人敏、郝春玉、李雪云、谢从琼、邱林英、蔡惠英、郝　红、王海燕、陈　华、罗剑辉、柯绍辉、郑甫英、王春英、王永勤、陈修燕、舒　艳、潘红萍、缪春梅、李　玲、黄玉华、陈屹澜、夏红燕、周　霞、周　磊、郑英蔓、何　丽、黄茗明、陈　林、张文聪、杨　宇、谢　燕、童淑芳、刘　丽、杨　珍、黄学平、温晓红、杨开蓉。

1995级医学检验一班

江华艳、张辉秀、张　易、黄继伟、王开芳、潘光惠、韦　冬、杨锦萍、叶　刚、周远盛、刘　宏、刘　明、余春萍、卞先群、黄　俊、李玉梅、张吉飞、陈瑰丽、刘　利、吴　敏、泰晓红、蒲世周、高　华、魏敏知、王　颖、梁玉风、张凤琼、燕　琴、陈艳梅、罗敏霞、吴琴玲、李　燕、刘慧英、徐　茹、王小红、王彩霞、王　涛、李　丽、袁小华、杨　芬、李丽琼、王　旺、张小青、刘红梅、陈举旗、欧晓红、陈孝梅、甘　燕、万　科、张　英、缪　敏、席云翔、江　超、方　红、黄　华、舒慧英、王　飞、杨　利、刘　丽、杨　利、张德权、顾香莲、但　波、杨莲结、曾凡英、林晓扬。

药剂二班

刘跃辉、童艳梅、范　敏、吴孟轩、程忠华、虞雪峰、龚朝斌、徐　莉、翁远琼、林　霞、廖玉英、张　桃、刘　俐、陈　洪、雷大清、何　旭、王仕丽、赖恩良、曾吉金、陈　斌、钟德强、郑　聪、张朝丽、邬　媛、刘　艳、古　莉、白　炼、张　佩、周研学、罗玉华、李晓群、苏　丽、邓雪莲、李小红、宋丽英、叶　雨、卓先华、张　杨、王志敏、罗桂华、李晓蓉、王秋燕、戴　林、崔发敏、安　芳、沈光芬、闵　涛、陈　艳、朱　意、叶丽红、曹　慧、王　英、邓　雷、徐　燕、廖珍勇、代先聪、罗常芳、刘丽辉、熊凤英、杨　丽、黎　科、李世海、张绍芳、陈　涛、张前熙、欧阳春来。

成人中专护理一班

黄　娟、王　俊、邹　梅、陈　阳、朱进英、胡舒娜、唐均玉、张晓玲、张　敏、黄　旭、李　燕、黄　旭、李　燕、邬培桃、杨秀珍、陈　跃、宋小玲、罗文娟、刘　艳、郑　婷、李　艳、叶　璐、张月霖、王　娟、刘丽娜、雷　英、李鑫伟、廖晓洁、唐晓珊、甘小娟、牟　敏、曾　惠、刘　英、张　霞、王君梅、

王　健、李　芳、张莉珍、许长会、王　燕、张婷婷、邱俊平、胡睿锐、陈　燕。

成人中专药剂一班

陈　敏、曾蔓莉、范春林、黄冉冉、李安富、张琼英、陈　静、苏　丽、曹　伟、董晓峰、陈声群、杨　君、陈　放、黄维英、江　峥、陈　林、王　惠、李　征、林久强、余　宏、雷　波、刘蓓蓓、罗　研、粱红波、帅育君、陈　琛、丹　珊、张　皓、邓　楷、黄媛媛、熊浩莉、姚晓燕、余　英、李秀红、陈　洪、刘思奇、江　毅。

成医二班

周静涛、陈　峭、吴　萍、邓丽梅、陈晓娆、刘晓兰、黄秀英、徐国芝、吴小峰、王鍻忠、刘雪梅、冯桂兰、陈向华、熊　敏、余成莉、唐玉英、张荣菊、郭小林、漆　花、熊丽丽、邱　菊、万小静、宋秀丽、郝礼娟、袁成刚、谢术祥、程　义、刘郁霖、王桂芳、陈莉华、张　勇、罗　莉、陈　坤、彭　飞、李大可、袁义平、林国明、莒学华、毛　羽、陈光杰、何世荣、李庭子、商　勇、徐富友、王光胜、刘国东、李荣华。

成人中专社区医学一班

林传敏、孙海英、明相群、李申鸿、李应春、罗　丽、缪　娟、童兆兰、陈玉英、甘玲丽、罗俐丽、何继锋、李　玲、陈思明、李　超、明兴兰、赵世彬、郝国祥、周　燕、王丹林、朱利红、罗　莉、邱　兰、赖　毅、万　凯、袁晓珊、何小容、吕玉梅、唐方强、张昭渠、黄红萍、黄　艳、罗尤聪、李定华、李　政、明　媚、汤　丽、钟　艳、胡　静、周　浩、陈陆亮、陈家利、王晓东、郭　莉、张世健、王丽霞、蔡帮莲、曾鲁全、吕朝容、邓泽平、徐　瑜、甘雨丽、张源浩、张文刚、胡仕健、刘世敏、邹升慧、王永辉、朱继燕、樊　荣、朱晓娟、邓晓玲、罗岚岚。

医学影像诊断十七班

宴　伟、罗　红、钟　涛、袁智渊、周　杨、刘玉娥、罗　英、李微微、陈仙华、李小会、刘兴娟、陈　军、唐　涌、吴国申、冯江华、王怀武、吴生玉、唐飞云、周宏伟、谢递兵、毛　斌、蔡　勇、廖　波、周春林、梅建飞、贺友才、刘　荣、李天慧、谭昭阳、刘明高、范友成、吴向东、兰　华、谢　勇、邓极燃、李　林、宋玉文、杨朝军、徐　静、李　欣、夏洪芳、李　莉、陈　洲、有国凤、庞　江、龚　莉、郭秀蓉、陈菊红、李　霞、秦　琴、姚　丽、罗建平、蔡佳俊。

医学影像诊断十八班

姚　茂、刘　伟、石　彬、王洪念、牟　茂、王亚林、许奇智、许照芬、徐向英、曹　强、潘　惠、向玉玲、伍红英、谢秀琴、郭燕美、曾明芳、许长红、唐雪均、李　丽、林维明、陈小刚、段　林、李国莲、刘　华、饶会燕、冯松柏、李志平、赵　林、孙杰仁、代小强、胡友美、顾明皎、张　敏、唐　力、胡德权、敖　文、曾德荣、唐　燕、夫哈莫、谢云芳、郭　鹏、李林蔚、贺世超、殷　杰、刘　钢、王新伟、刘　云、郝晓英、李　娟、丁云清、黄丽平、阿苏尔呼、阿尔阿公。

社区医学二十三班

向春华、何　宏、张洪君、肖光明、赵家秀、廖晓兰、刘　平、舒　莉、赖升梅、朱永强、李　健、张应光、郝贵之、汪升礼、

陈　英、王定砰、杨　涛、曾祥才、张钱富、刁玉书、甯　英、熊远淑、林　勇、缪崇梅、吴　希、李　霞、蔡炳芬、黄文丽、郭兴刚、梁　丽、黄小川、高　翔、陈　俊、余红彬、杨利平、邹　渝、金　泉、杨雪莉、李聪伟、邱召益、张　英、肖　鉴、郑显平、雷大彬、滕秀英、单忠秀、曹　蕤、徐筱虹、杨　华、五伯荣、虞洋生、邱　军、赖　静、朱丽鲜、邹丽娜、钟小燕、黄秀敏、肖发刚、洪小君、张贤彬、朱晓玲、刘玥凤、张　玲、江秀娟、陈　流、王　丹、胡鹏君、陈　梅、周　凯、唐　丽。

1996 级

医学影像诊断十九班

唐元超、姜　波、郑文华、何正桃、刘章华、荣儒彬、柯友红、陈　勇、明　勇、陈建彬、冯齐科、代正国、马兴路、赵良燕、唐袁洪、刘正元、林　峰、漆秀英、何祖会、明志北、石生强、江　松、黄代霞、刘　利、杨　建、晏长江、张　丽、范莉娟、唐　娟、邱玲玲、胡世艳、吴　蓉、谭　娟、卢　鑫、彭乙张、田　超、代晨思、张光智、代志芬、温明富、黄雪峰、叶桂群、孙正杰、杨雪琴、邱玉洪、李　北、吴　睿、张晓洪、曹雪梅、金　杰、代　莉、何　静、元　静、刘　权、廖玉华。

医学影像诊断二十班

雷开银、刘　军、沈祥君、曾利桃、侯　洪、林　洪、唐元东、谢云亮、牟高建、尤志勇、李福君、唐益君、杨　欣、胡　胜、谢　兵、程泽云、崔　勇、谢　虹、李海燕、李建容、李旭雪、刘　英、蒋冬容、王　平、潘小文、许　祥、蔡雨霞、付利容、郑敬礼、孙国庆、高　艳、魏家贵、黄建瑛、刘　蕾、徐　浩、曾承钢、任晓荣、刘友琼、梁吉明、樊　英、刘　森、肖力川、

柏　辉、曾本敏、黄　萌、陈立军、李清波、郑　杰、屈小兵、蒋　君、任义财、王　斌、何多术、冯　邻、魏晓燕、李　彰、刘平安。

社区医学二十四班

孔先富、章　旭、张春兰、陈　敬、赖以洪、杨桂萍、程秀英、古　俊、罗　萍、王　敏、张　超、郭　艳、张　焰、邓春荣、贺　珍、彭自珍、刘琳珍、官　恒、段　敏、詹吾蜀、王　涛、罗金柯、陈　江、郭群英、明次英、陈光燕、罗国英、罗晓林、黄小燕、贾永萍、胡　杰、林　敏、陈　真、杨文兰、肖福春、何　燕、田德坤、罗章坤、张大闽、周丽燕、龙成静、吴　敏、何　静、陈　梅、席　涛、李宏伟、甘　伟、兰　芳。

社区医学二十五班

林　蕤、任诏熙、雷　蕾、雷开梅、张子瑗、周　渝、邹明辉、刘玉莲、陈　建、陈晓敏、唐　维、李　洲、宋　丹、王　晏、王晓红、邓　娟、李忠超、颜　媛、陈　艳、钟　勇、王　丽、张　建、陈　梅、娄　丽、冉春秀、彭机英、王　斑、龚利权、袁伦彬、张美力、唐　燕、邱春利、彭琼英、邹丽英、曹　碧、毕常超、李某术、肖　鸿、张　萍、夏子有、何　燕、李　琴、李雪莲、曾　严、刘　勇、梁秀亮、曾　霞、林正英。

社区医学二十六班

黄德玉、毕腾清、刘　洪、曾立峰、杨培娟、黄文芬、叶　钢、吴桂兵、谢柒军、朱文华、杨智慧、虞琼英、莫丽琼、虞海荣、徐敬辉、刘晓容、范玉容、刘从桃、陈桂芝、陈明勇、方廷用、吴功华、黄炳英、刘平川、李小玲、钟述英、余天禄、韩　华、杨心旭、钟远珍、董艳春、何　莉、胡华芳、王晓玉、谢翔飞、陈家勇、吴秀容、李美玉。

药剂三班

张　君、袁才玉、先友琼、林　华、李晓红、卢　燕、王小燕、赵兴权、陈小刚、王仲书、李　艳、叶晓霞、郭金容、兰　涛、杨功丽、李晓宏、胡　凡、左　芳、刘　惠、余健群、吴　沛、龚利英、廖　娟、徐芸芸、朱　杰、林　茜、曹未红、冯　蕾、刘　春、罗世敏、阳泽平、陈雪梅、刘小利、谢明容、徐　娟、张　凯、王灿灿、周容戎、龚小清、杨　娟、廖金梅、邓晓燕、钟　林、詹　婧、陈忠文、梁　平、林　玲、董春艳。

药剂四班

何　郁、陈雪梅、杨奇志、黄良利、罗　怡、钟　燕、梁　薇、李　桃、邱　零、王耀苓、黄　月、谢　伟、肖　莲、魏　昕、邹春秀、詹　蓓、毛遗强、陈红莉、邹细珍、庞　礴、聂雪雅、唐　瑛、赵红霞、谭　新、刘　卉、李　川、李彩霞、王　莉、戴毅波、王咏梅、郑春艳、钟秀春、黄　锐、刁梦楠、梁　霞、方　逵、冉小玲、万　艳、曹艳华、程金燕、龚丽丽、贾丽萍、施彩虹、赵洪波、曹　梦、何天友。

成人护理二班

林　蔚、谢利英、张姝艳、张劲秋、范　霞、罗佳美、曾　骥、钟　艳、王　珊、李　黎、黄玉学、李秋静、谢晓燕、陈　影、吴　珊、李伯兰、邱　菊、姚利玉、钟　静、罗　萍、林　莹、罗　燕、魏　莉、邓华艳、陈　思、林　英、陈　梅、黄　珊、王晶晶、孙悦乔、郑文莉、余　蓓、刘　霞。

护理六十九班

曾桃容、胡　丽、刘育蓉、刘　兰、韦章丽、王　芳、陈艳飞、彭作燕、陈兴群、陈　杰、冯富平、邓小英、胡　容、王义芳、张乃秀、李天星、郑传艳、王　梅、郭　洪、李　萍、范桂英、刘　英、吕　化、彭　平、菖玉辉、周　喻、吴　平、徐建萍、邓远芳、黄　林、邓宝群、刘春梅、詹欣霖、赖　娟、钟俊梅、黄阜轶、刘琪琦、邓敏智、徐碧英、罗　虹、李文莉、邱黄美、罗　明、黄长英、曹琳莉、甘语英、姜德凤、蒲　静、唐　旭、左小艳、贺平兰、刘　洋、杨世菊、吴晓燕、缪　娟、李冬玲、曾仙梅、李　科。

护理七十班

邓小英、倪君连、蔡帮坤、余绍英、李东英、李　艳、孙心绿、张小琴、刘召平、葛　修、何海英、吴桂贞、李和聪、伍远淑、邓秀英、程　平、王海燕、李泽淑、黎高琴、韦汉梅、黄春梅、于万芬、曾通芬、吴凤鸣、林国英、王　连、陈桃英、罗菊英、江秀英、刘春霞、吕家瑛、彭勇群、戴晓燕、曾　梅、何　丽、林　义。

医学检验二班

张宜君、杨玉兰、李述红、陶　莉、刘泽英、刘晓玲、李自珍、王修全、郑　丽、周凤莲、耿生慧、曾玉霞、雷　静、黄秀英、郑瑞雪、李　磊、兰　婷、陈涛英、刘昌军、代　成、何　琳、何　萍、陈　莉、敬化会、肖　兰、代　霞、杨升凤、刘　梅、徐小红、朱小燕、邓基秀、龙学敏、高雪源、陈　悦、卢智玲、田贻密、张学飞、赵莉敏、袁小华、苏　耀、高晓琴、尹庆霞、王　娟、陈　华。

医学检验三班

崔化波、熊丽萍、杨　蛟、张琼文、王　雨、饶红梅、曾　杰、楼　云、刘　琰、廖天凤、孙啸宇、李　群、曾令姝、王　健、邓志伟、梁　静、杨戌静、甘竹琼、田海燕、马　莉、兰　娟、邓小红、康琼芬、刘　虹、唐　丽、周仔荣、何小华、高仲蓉、马长琴、余显慧、周莲红、罗国英、林　华。

1997级

社区医学二十七班

刘晓敏、林　丽、钟雄英、赖秀平、郑春霞、王　丽、宋建康、黄明森、陈　平、何清池、易　刚、康　波、张宏英、曾　莉、王　英、王艳平、黄申菊、彭　莉、杨宗蓉、王　惠、廖红琼、陈　乔、许　萍、张春林、舒　莉、韩春梅、张　英、周宗慧、黄志娟、陈　燕、林华丽、阳　超、陈　其、罗孝钢、万　兵、张　锐、刘　华、罗　浩、杨　波、姚　军、代　刚、郭明泉、刘　勇、谢贻川、唐国平、陈　昱、李海泉、罗　莉、毕林娟、曾　莉、先明芳、游　洁、黄燕秋、陈德兰、周本君、林先洪、吴兆锋、何彩莲、陈　建、李　华、陈贵民、黄文聪、曾　宇、何先含、黄芳芳、王耀波、邓华英、胡艳英。

医学影像诊断二十一班

谢　刚、李增平、胡金涛、张华彬、李成斌、胡明权、杨永海、余　何、王国平、张勇恒、胡利辉、李　霞、郑春梅、周远林、李　美、陈首刚、候玉清、朱大林、罗定全、郭永萍、李银全、李　强、赵　奎、罗　坤、王　均、孙秀英、刘志刚、何国辉、邓少军、黄　慧、章江红、朱晴晴、余皓云、余　华、陈才兴、何皓天、张礼权、肖　钦、胡　敏、马　燕、廖翠英、江　雪、蒋春林、周劲松、郭承勇、靳宏辉、马　昌、吴　辉、石　毅。

医学影像诊断二十二班

黄　波、傅大恩、魏建兵、周　荣、黄　翔、刘旭丰、罗孝平、雷　祥、陈光兰、罗代会、马瑞峰、李　婷、鲁　田、兰金梅、李　萍、刘莉华、张　莉、谢　清、徐　丹、兰发兴、王　燕、王盛均、谭仕勋、罗　宁、王垚明、刘正武、钟　敏、缑兴华、杨吕蓉、何菊容、文　明、马　娥、万小梅、文宇燕、王　姗、谢　文、李小焱、廖　会、晏　玲、徐建强、付　恒。

医学影像诊断二十三班

罗　艺、兰　利、张　杨、兰小强、刘　奎、田贵健、张　君、王　喜、郑小宁、董昌兰、霍　娟、戴小华、冯丽娜、余华委、陈博斌、曾义伟、胡小平、王春财、袁章伯、李建江、谢琳琳、张　燕、李春梅、田　莉、柏少英、余　琼、邓乾慧、郭川兰、刘久才、雷仕旭、罗　伟、张　琢、孔　玲、祝世林、万　敏、周小芳、吴学谦、刘盛林、付　玲、李　媛、刘正建、胡利胜、凌书群、李　秋、杨　贵、周晓东。

护理七十一班

白彩玲、缪　婷、刘易梅、古建兰、陆　莉、陆　平、周义慧、张兴蓉、樊荣秀、宁　霞、吴礼萍、陈乾会、张　莉、但绫梅、邹小英、杨泽美、万红丽、刘丽梅、万淑琼、王秀英、邹丽萍、刘　英、伍智慧、钱茂英、郝　琼、叶晓英、谭开丽、邹勇莲、邹　洁、林应红、王小洪、黄文芳、林　辉、黄　萍、王　萍、李永莲、舒其萍、郑　静、陈万春、刘安梅、赵　萍、杨玉莲、谭玉兰、陈小红、严秀琴、王晓英、李世苹、邱昭莲、李文星、兰　霞、叶晓颜、邱燕梅、朱　玲、单建华、杜　鹃、曾期会、王晓伶、熊家勤、甘　丽。

护理七十二班

谭　瑛、代　莉、冯　兮、黄　莹、陈　燕、邹　庆、罗　凤、余　虹、黄雪梅、王艾莎、缪菊辉、李　梅、熊　芬、邱　燕、刘俊霞、黄　莉、吕泽英、陈晓丽、黄小兰、曾　莎、何世英、杜代丽、钟　鸣、谢　英、张春花、黄远秀、丁莉娜、卢翠英、黄　逾、李　敏、宋晓英、刘　英、王　英、宋文明、龚小平、罗　婷、曾小燕、刘泽英、罗小燕、黄海荣、刘国梅、邹洪娟、谢　丽、王晓梅、吴　秀、张海燕、胡梅丽、王泰琴、丁　丽、曹贵英、秦　卓、王晓燕。

药剂五班

赵　敏、廖志彬、李　梅、牟　强、曾　涛、殷志祥、陈　群、詹兴和、何利平、王　荣、菖　洪、邹玉梅、毕月红、范晓梅、钟代聪、孙正禄、杨丽萍、兰永红、卓子兴、封其林、晏　雪、周际宇、曾文娟、刘　兰、杨柯力、钟秀丽、袁照群、蒲　莉、刘　珊、李俊伟、曾　珊、胡　亮、叶　强、杨春梅、唐红霞、熊杰莉、熊　倩、兰　敏、马　莹、王　琦、李茂　、陈忠培、焦　杨、刘　敏、严　智、王雪容、赵　静、刘　涛、陈琳娥、汪　群、张　艳、胡永红、曾　燕、夏长强、邱　超、钟　珊、熊莉立、刘鸿丽、陈　栖、杨丽霞、邹　婷。

医学检验四班

任　涛、邱　兵、许武艺、冀丽华、罗　超、张　静、缪晓燕、应家元、郭海兵、陈　兰、黄荣杰、廖　娟、余海兰、吴秀艳、邹　艳、黄华英、曾桂英、金　霞、罗爱燕、张家剑、余泽波、周　力、彭　静、晏易容、舒玉英、何　宇、陈　东、周远江、梁利梅、李小娟、吴海涛、田华达、刘　丽、刘维静、杨学琴、李優斯、牟文密、张　燕、霍　英、刘　英、何元玲、钟小敏、蒋　珊、沈　兰、孔小丽、唐　源、安丽丽、李　洋、李　焱、爱如琴、胡春梅、杨　琴、康玉梅、周彦君、罗新华、周淑君、李俊莉、李　桃、杨　静、林淑琼、张丽萍、艾雪莲、吴学文、申利平、林　桃、王莉、李春林。

成医五班

刘廷怡、袁雪梅、吴倩珊、罗茂倩、单　娟、宋　军、曾　强、沈晓兰、陈　澄、刘　杰、冯　乔、张清群、罗晓娟、徐　浩、钟金胜、阳　煴、张　丽、谢　宇、刘　燕、张宏莲、邱　梅、赵君彬、雷嗣慧、朱　冰、郑　艳、陈泽杰、刘　懿、黄　勇、陈小刚、杨　英、缪体芳、郭丹敏、刘　丽、林胜东、顾妮梅、杨　波、袁晓宇、唐　婕、钟　艳、古　治、吕　壳、张　琪、叶冠云、徐　莉、明兴洪、李　洪、叶　健、刘　英、程冬梅、胡俊梅、陈禄刚、张星梅。

成人护理三班

吴晓英、丁相兰、包　莉、李　霞、谭迅捷、陈　燕、刘　英、曾　艳、钟　丽、罗　敏、兰　希、魏　雪、王晓娟、李　妍、李　英、王自红、林小艳、曾丽娜、刘芳静、罗　艳、王祥梅、宋其先、邓　霞、刘红梅、余珍珍、李艾杰、李　芳、李兹侠、罗　娜、郭　洁、黄　娟、余傲梅、郑　沁、陈　霞、方　芳、廖晓雪、赖　秀、黄文晓、郝利群、杨　虹、李月娟、高　袁、

王　燕、谢　娟、徐　玲、易　梅、张　娟、刘　锐、王秀梅、丁相兰、包　莉、吴晓英。

成药二班

古　璐、赵　莲、刘　婷、郑　佳、王卫东、王丽梅、杨宏丽、冯　澜、蔡佩娟、胡　兰、龙　勇、邹　敏、李　凯、古　李、郝　丽、张　雷、龚喻梅、林立勇、张缓霞、郑　直、谢　丹、陈　思、黄雪梅、李利娟、欧　歌、杨　眉、王　涛、龚　毅、崔丹妮、李周玉、陈　梅、林　川、曾宽智、赵　菊、李　兰、杨开武、罗　灵、韩翼翔、程远福、卯　巧。

1998 级

社区医学二十八班

曾　静、杨　彬、黄红梅、罗潇琦、崔　椿、王燕梅、黄　芳、杨　兵、熊远玲、陈然彬、李　超、张雪冬、王　波、缪雪莲、宋科宇、龚真祥、徐木英、陈秀芬、王超涛、吴莲英、张　科、朱家秀、梁书洪、李自强、贺正平、黄利丹、吴建华、邹鲜容、邓　丽、张久玲、邓彩红、黄小英、虞淑君、李彩平、车仕箭、徐小燕、唐富治、熊珍金、黄　燕、熊　剑、曾　秀、黄思明、宋　健、雷　刚、张丽苹、杨开涛、汪国芬、周　平、杨　燕、杨兰平、陈玉梅、张　荣、苏正英、刘贵梅、胡宗芬、王新强、王　燕、吴亭亭、王绿容、邹　丹、覃华吾、林世燕、柳　丽、洪秀英、傅　磊、陈　瑶、王　宣、刘申平、倪进科、杨泽兰、巫　洪、翁志明、张学会、宋科宇、罗　莉。

社区医学二十九班

李　琦、林　娟、尧守灿、黄　玲、吴海英、余　巧、张丽莎、

罗　倩、陈　霞、万家平、吴　波、陈渊才、刘　晓、张　凯、杨　烨、任婷婷、王　丹、付道亮、刘润英、郑尚群、陈永刚、廖　琦、彭大东、范德英、刘福均、蒲胜莲、张前敏、林华英、陈　凯、陈　韬、陈江英、游秀梅、周红梅、周大君、刘　奕、温　惠、刘　英、胡顺平、魏　边、刘亚强、陈　章、徐梦森、李升萍、李升英、罗丽娜、洪述兰、宁　梅、邹小梅、刘　轶、魏鹏剑、古健聪、刘　惠、张袁伟。

社区医学三十班

彭　熙、罗　珊、魏玉兰、万红英、王继亮、尤　源、邓　健、冯　林、黄桃英、刘国锋、李　科、周　磊、曾　莉、曾　艳、陈　珊、周　翔、陈艳丽、刘桂英、罗家燕、李　剑、徐　震、周　川、钟　芸、谢　钢、张大虎、许　俊、崔一宁、梁　艳、李天星、陶　英、江　希、黄显琼、刘建东、林小英、卢蓉芝、刘　英、甘　露、黄　群、王建梅、梁　丽、杨　梅、雷家慧、张红梅、廖　薇、林　静、钟　利、赖　婧、蒋丽峰、周　玲、杨　扬、邓丹丹、彭　熙、张晓丹。

社区医学三十一班

蒋丽峰、韦章棋、张　辉、余　华、刘、丽、刘小梅、甘大英、甘永梅、马康生、黄　波、邱国恒、刘　莉、蒋　兵、李万彬、钟　鸿、杨　剑、沈雁春、郭马力、田冰茹、潘小英、刘翠英、田　莉、毕　磊、邓　磊、余　村、雷定一、黄　燕、王　林、王玉梅、黄　利、黄　盼、都王翔、胡林梅、李　东、钱　悦、罗云剑、王万春、明　秀、何　婧、姚宗丽、吴翠萍、贺淑萍、丁　园、吕建英、陈秀容、张文秀、王科伟、张　春、龚　洁、陈　亮、代　丽、刘兰芬、甘　陶。

社区医学三十二班

胡泽英、丁　易、谢　怡、王　惠、宋　健、徐礼玲、王泽萍、王幸宗、彭大兵、黄思田、李　吉、杨红霞、罗明湘、阳　艳、周德玉、易晓丽、赖平川、廖国伟、陈红玉、陈才英、罗狄香、姚　慧、余　桔、邱　曲、罗艳梅　舒　燕、代建兵、郭　儒、陈　霞、王　强、陈　珂、鄢建春、廖学峰、游海力、王平桃、尚　蔚、车林平、林　罕、雷　莉、李　健、邓礼燕、胡明明、蔡　彬、姚孝波、李　梅、王小瑜、吴艳秋、刘　好、陈双勇、邓志飞、陈　揆。

1998级药剂六班

邹娟娟、钟利辉、李　倩、邓　波、汤利梅、李栋秀、曹颜坤、唐晓丽、陈翠英、吴巧岭、李春燕、李正权、曾介平、陈家良、胡　伟、黄　莉、王　平、成真桢、李　华、高　霞、耿利敏、熊　蓉、俞　凡、罗春梅、邵仕洪、林芙蓉、刘晓清、于　琼、粱　红、薛孝芳、黄　莉、袁　华、苟小英、胡　丽、李　瑛、张小红、雷凤鸣、余　萍、王秀红、李亚霁、刘光扬、何　芹、白晓芳、刘红梅。

1998级药剂七班

黄　洁、饶小英、贺君利、杨　怡、李和芬、文　虹、王火蓉、郑　斌、林　晶、刘　刚、林　红、刘利平、黄　莉、王宗玉、周　霞、姜　燕、孙　薇、谢　婧、李明艳、李勒燕、赵定康、徐志英、谭莉杨、范清平、周小艺、刘应兰、周同会、刘红英、李春花、胡娟明、缪玉芳、黄　堰、刘　容、刘昌蓉、徐明彬、魏　波、王晓燕、杜燕梅、陈　玉、胡　艳、徐红霞、罗轶灵、李凤莉。

1998 级药剂八班

杨　珍、何　蓉、何小英、高黄虎、王　均、王小霞、袁　艳、舒荣华、刘　洋、王　鑫、古　悦、童　竹、徐　玥、陈　桃、彭　颐、詹孔英、秦　岭、曾　洋、余静涛、李　科、余　淇、张婷艳、陈　欢、伍利梅、甘璐珠、曾　莉、陈　莹、张　霞、甘　凌、林珊珊、赖雪梅、胡小梅、郑玉姣、夏明富、刘　婷、刘　永、杨　琦、胡　喻、江　婷、邓　荷、何晓东、张　洁、罗春燕。

1998 级医学检验五班

兰忠会、张　丹、黄　英、王　敏、吴　蔚、王春红、朱礼琼、卢　静、郑　旭、胡仙华、侯小洪、林　霞、袁昌菊、黎或利、刘　吉、赵小平、胡文杰、易述光、董泽会、陆　春、淡立琴、杨　露、任　艺、汪家利、安海兰、邓华英、张云秀、孙丽娜、欧　瑜、孙大志、曾烈军、聂小会、王　平、邓克琼、孟　凡、刘绍平、江　燕、陈俊宏、赵剑东、左　敏、刘厚强、韦小华、郑玉美、王　丽、饶　丽、李丽萍、林　澜、文海军。

1998 级医学检验六班

陈俊莉、曹晓丽、钟　梅、宋信琴、林　丽、邹秀兰、陈秀丽、李　丽、王应萍、黄孟林、黄纯坪、陈玮霞、郑家丽、周晓英、毛春慧、贺　娜、雷　玲、吕中桃、李　霞、刘　敏、王延翠、陈蓉蓉、刘瑛英、邹燕梅、卢晓敏、毕　艳、粟　梅、王　敏、张晓燕、宋丽伟、陈炳容、蒋玉梅、肖　霞、刘艳梅、李秀兰、岳小利、李小蓉、钟其香、杨菊梅、鲁志芳、杨雅琼、李　姝、陈　雯、李　艳、梁　霞、陈钱芳、刘秀艳。

护理七十三班

李　莺、缪　丽、赖新梅、邹华夏、李　瑶、谢　翔、曾　静、张　俊、李　景、夏丽娟、黄雄英、叶　超、翁　利、陈丽梅、曹小燕、余　英、邱忠英、黄云秀、邱　宁、何利梅、王万利、蔡晓英、程丽英、李燕平、余立平、骆　霞、汪　丽、冯茂林、陈洪萍、陈　燕、谭丽英、刘丽平、刘弟英、刘桔香、张寒仙、唐雪平、吴庆宴、刘小菊、唐定群、陶明珍、肖　萧、袁　丽、王　春、杨太聪、罗　平、董　琴、邓　敏、李虹波、周　靖、刘　桃、曾星梅。

护理七十四班

谢　慧、周　晓、陈晓远、张　燕、李　玉、余　婷、王晓丽、兰　南、段丽丽、杨谢丽、万桃红、罗　燕、曾明慧、姚　谨、罗健英、刘　燕、彭　娟、周玉英、明　燕、张　益、明相群、张小燕、古　珍、邹学英、李春兰、杨惠英、李小平、李琼辉、曹晓慧、吴咏梅、蓝　丽、陈春霞、罗　霞、李小丽、吴丽琼、虞箭鹰、胡秀英、罗泽琼、肖　燕、刘莉莉、胡明英、周其英、钱丰英、蔡春梅、程小娟、章　娜、邓存淑、刘定群、杨红梅、李　果、王家念、冉丽娜。

护理七十五班

刘　珊、丁洁蕾、詹　莉、张雪梅、吕青远、陈慧渝、张红莉、郑　丽、李莉莉、万　玥、毛　好、王哲隽、胡　珈、闵孝莉、游春林、李晓婷、彭　夏、方　宏、毕庆华、徐　萍、宋　霞、刘　丽、蒋　宇、罗　丽、张春慧、董　勤、范　静、颜　洁、牟　英、荣海燕、林丽慧、罗　燕、袁　静、魏　媛、陈倩姝、

张　霞、赖　莉、徐惠琴、赵薇薇、陈玉坤、王　骊、江　莉、牟　悦、钟艳玲、丁　婉、张铭鹰、陈　洁、毛　珊、廖敏姝、梁　珊、廖巧毅、陈　芳、缪　恒、谭　倩、林　俊、蒋　玲、李娅梅、彭长秀、徐　珊、邓娅丽、牟　红、钟雅佳、黄　静、李　敏、王　英、张　园、吴　燕、陈　莉、邱　琳、石　竹、李婷婷、刘　曼。

1998 级医学影像诊断二十四班

李　昱、余文静、涂　喜、李　翔、张　超、何　伟、李　逃、吕宗盛、牟启菊、刘　旗、张利波、王　华、易永宏、雷尚利、杨红燕、曾春强、李晓霞、刘昆敏、邱玉泉、黄生齐、高红梅、范小兰、曾祥燚、何守娅、向红卫、张　凤、马淑英、骆　文、田冬娅、熊代平、陈　波、付建军、罗彩霞、沙　英、林　红、荀兵贤、李松辅、刘　震、周　莉、李　勇、袁海燕、龚海荣、王　鸿、王凌云、周红霞、董　攀、申　兵、蔡世洪。

1998 级医学影像诊断二十五班

方　敏、罗　剑、吴　进、黄　波、牟世洪、兰瑞兵、宋　杰、李长宝、罗泽梅、李华军、艾乘波、陈秋萍、魏定伟、郑海燕、周　利、王　娟、周如会、何月娥、曾　慧、石艳琨、曾　霞、黎小梅、阳运强、金艳梅、阚　美、段佐秀、李晓琴、马　莲、余　芳、翁建宏、李莉萍、雷顺刚、刘远芳、胡邦聪、谢小庆、吴明萍、王　莉、李元芳、姚胜发、郑金明、舒　洲、陈双凤、李元林、胡志强、谭培兰、王师军、刘利军、陈　城、周再勇、沈合江。

1998 级医学影像诊断二十六班

李周舟、赖小兰、陈春霞、何　伟、黄小芳、祝　林、蔡　华、薛千素、何　利、唐　敏、徐　静、袁　娅、何定英、陈忠正、郑　兵、蒲　松、杜　敏、李银兰、凌　燕、葛德英、付述莉、代　玲、唐化彬、周　雄、李德全、胡　霞、徐佳玲、陈　近、赵　平、徐　丹、黄雅勤、罗　琳、罗　春、唐　铭、伏小飞、梁云霞、廖　勇、周厚甫、胡学强、赵松林、魏定伟、张　建、张　洋、胡利英、邓文强、董学兰、冯　平、祝海燕。

1998 级成医六班

李　燕、明登权、杨　敏、邹　颖、李小东、朱　虹、查克敏、邹　艳、周　英、李兴梅、管　莉、钱小英、陈　慧、任　娇、谢代川、詹德仙、陈莲君、吴芩节、唐小华、赵佳丽、李　梅、李桂英、刘东梅、甘玉英、吴晓英、邓荷瑛、周　英、王冬梅、程秀娟、蔡　红、王小敏、刘　洋、谢　萍、曾和燕、罗国燕、熊维群、刘小锋、刘　燕、唐　莹、童　燕、郑明丽、李利梅、卓玉凤、姚宗敏、沈玉华、陈　慧、曾吉萍、叶　鑫、明相军、朱永莲、郑金平、吴宗树、王　珊、古小燕、龚丽利、代　英、欧阳梅、曾忠群、蒲兴梅、管　涛、辜晓静、邱能俊。

1998 级成医七班

彭　红、黄　洁、颜　敏、罗　缙、罗　丽、宣钖川、余　洁、杨秀丽、李春燕、叶　钰、林　磊、李春铃、王桃洪、蒲江南、古　贞、杨　玥、冯丽娟、罗　敏、张巧霞、罗　界、曾　玲、古玲玲、王　懿、朱世雄、刘　俊、陈小红、陈琼宇、刘衔春、张晓娟、黄　玲、刘孝梅、陈莲春、付　萍、李亚丽、周　丽、陈　烨、赖俊伟、邹　纯、刘友琼、何　平、刘　敬、谢贻英、宗雪梅、余秋燕、李雪平、刘明珍、缪　兰、陈　媛、张　艳、陈　玲、肖远红、郭　君、余　舸、李培莉、肖　兰、刘润芝、钟　杰、康健容。

1998 级成医八班

崔谢义、罗柱楠、王　峰、廖瑞苗、曾　刚、陈　余、杨　俐、王　领、陈晓波、余旭东、邱　明、林富奇、罗　健、陈　科、杨文均、罗先毅、杨远区、刘　悦、张胜武、陈　帅、田　清、吴　飞、陈　林、李兴茂、范志超、刘东举、郭晓峰、樊惠彬、黄朝金、王海波、陈　强、钟秀翔、罗　冬、晏红兵、林　明、刘　波、张利平、雷　宇、周　颖、李燕梅、张青会、王　燕、陈文武、程　波、胡洪精、曾　义、黄茂聪、曾　颜、范晓厢、李涛英、张胜乾。

1999 级

护理七十六班

任　珊、陈蓓蕾、陈　霞、邓　盈、梁　雪、张　婷、黄　妍、余　杨、何　洋、赖李梅、万莉洪、廖　丹、钟　宇、李　佳、涂珊珊、罗丽娜、雷　玲、柳　英、林晓凤、余　珊、刘　颖、许文静、何　洁、郑孝平、邱红英、李　英、毛　莉、曾　容、周复容、曹　峥、成华枫、吴重莹、张丽萍、谢冬平、何世梅、赖翠莲、钟　莉、徐　瑛、肖尊丽、陈丽丹、黄纯洁、宋　燕、温　霞、聂洪婷、熊　建、蔡　玲、赵　勇、朱晓娟、邓　济、吴秀兰、蒋　华、曾　贞、张晓英、袁　芳、高　阳、代　玲、张莉娟、宋　茜。

护理七十七班

何　婷、伍丽娟、李　红、叶琴琴、温佳丽、林玉梅、马米莎、钟玉梅、蔡张翔、王　兰、舒海英、万　敏、缪国君、陈秀秀、黄　梅、余春梅、陈德群、邱云美、陈　霞、虞文娟、周丽梅、代玉梅、张伯元、邹　姝、黄　梅、陈淑清、罗成莉、邱　惠、江婕妤、罗兴琴、陈相燕、杨　欢、肖君梅、缪　珊、王乙琳、历晓琴、丁　娟、黄茂聪、龚　颖、郑兴红、张　林、吴莉萍、王　翠、冯　娟、陈　月、杨　洋、许　倩。

1998级药剂九班

汪宇莲、杨开莲、刘小容、刘永梅、周　波、胡晓莉、谢　涛、曾春丽、向　弘、雷　芳、陈春秀、赖家春、吴小渝、邱　东、刘建华、雷开平、刘清伟、赵传宁、彭小娟、谢　怡、游梁君、颜丽梅、王　鑫、周　妍、梁祥成、廖　萌、徐　艳、韦　英、杨　婷、刁晓燕、何　玲、邹　羽、朱浪超、陈小燕、曾婉婷、陈终桔、黄　倩、黄德光、谢　怡、彭小娟。

1999级妇幼卫生四班

田　洁、何巧丽、郑虹霞、王　莉、廖秋月、谢　贞、江　旭、罗红梅、廖秋霞、龚显容、朱家瑜、明　媚、林华红、刘　英、程茂娟、余　鳞、刘　平、杨红英、胡　雯、赵　健、林　虹、周策梅、张　勇、关小洁、周　玲、盘　亮、张　惜、罗光容、何　静、邹定容、周建英、张雪梅、沈　燕、张　艳、欧红红、刘　恋、余　虹、李　慧、邹晓丹、毛小群。

1999级医学影像诊断二十七班

王建平、胡胜荣、周　霞、方红英、赵华兰、刘义平、龙丽珍、邓伟轶、魏小芳、高雪梅、王　敏、陈　旺、袁希强、谢关东、宋乾川、包小玲、刘定兰、杨　莉、杨定强、向云良、曾　丽、李灿林、李　静、严速胜、李学芳、孔祥燕、张　帅、罗晓英、游其才、唐世军、钱　勇、李　静、黄世彬、朱　锟、李　伟、汪文华、谢　奇、谭　遵、邹　容、朱　列、李　霞、黄志华、朱　凯、朱　玲、周慧芳、陈　茂、陈明红、陈思宇、杨春兰、周　敏、吴堂梅、廖　益　许　一、陈　静。

1999 级中西医结合一班

黄丽环、付　强、胡小燕、钟传英、梁　爽、梁玉英、李世定、曾玉林、刘寒微、甘语波、刘春雨、沈　英、毕文芳、陈　红、曹红彬、林秀英、唐　莲、聂宏旭、李　梅、冯　波、朱小燕、明　祥、颜清英、郑　洁、谭德美、谢　群、罗　强、张发强、韦　杰、刘　波、吴晓燕、刘　贵、黄定平、郭　勇。

1999 级中西医结合二班

兰　杰、腾　凌、万　娅、吴桂桃、吴友英、林　莉、王　毅、刘冬兰、王桃梅、何　德、宋晓芬、肖利刚、张　程、余俊东、余文辛、张宏萍、罗连芬、王建君、宗曾秀、蔡楚元、王利芬、刘　勇、李育玲、姚　燕、刘　静、徐晓萍、李朝霞、吴良英、罗　涛、杨　丽、舒春燕、廖礼超、张兴平、华　娟、刘冬梅、文　彬、谢　娜、赵　涛、王艳梅、李郑艳、樊文玉、安绍强、孙克建、沙万辉、陈关菊、雷　会、李　峰、张书红、余　钧、杨　琴、廖金梅、李　涛、罗世萍、司道琴、冷　莉、高宇飞。

1999 级卫干院临床医学专科三班

吴华曦、龙林会、李　英、郑　平、杨雪莉、李聪伟、阮付相、

王　凌、周湘威、巫恒平、丁德容、虞文英、刘黎芬、张　群、张　俊、宋运湘、林小勇、孔锦峰、尤玉宗、荣增桃、刘智红、梁军伟、邓建平、周汝科、王文英、周伯华、许春华、徐月萍、曾昭平、余　斌、林华英、刘代良、刘荣亮、李翠兰、肖慈贵、杨贵虎、胡永秀、代先珍、李胜红、陈　莉、郝春玉、陈家松、曾　涛、赵世明、古　利、张其容、龚代和、张　杰、余　涛、冯　利、陈　强、胡常烈、冯　敏、龚　斌、谢树明、李　红、吴昭阳、虞　萍、周玉兰、张立超、朱　婧、陈　霞、黄利英、杨　皖、唐　波、陈荣华、沈祥丽、阳宏琴、张　勇、王　静、何建英、陈树民、郑惠琼、李兰洋、程国伦、李秀敏、张源洁、孙　飙、黄　华、郭万菊。

1999 级社区医学三十三班

宋俊锋、冯　诚、张丽英、喻春梅、陈　欢、魏　茂、李　娟、周　玲、唐叶平、邓洪兵、谢方燕、王张成、郑　刚、周宗平、刘　梅、赵　梅、郑文莉、黄　康、丁燕燕、荣龚平、刘海燕、曹　勇、马　义、陈　杨、孙雪飞、潘　桃、舒利洪、廖家玲、罗智伦、甘立容、张和平、韦章敬、聂　勇、田秀容、李华春、刘　亭、余金梅、鲁小丰、付　红、王明建、陈建红、苏民怡、何建兰、李长燕、刘旭丽、陈明富、陈世端、伍伦霞、高仁债、罗　强、李　勇。

1999 级检验七班

叶　霞、罗　兰、万华英、王颜俊、杨小平、张伦君、陈春梅、郑　莉、林　聪、刘　东、银　丹、张　群、李　菊、杨　平、李　青。

1999 级成医九班

徐　明、李义书、李　玉、郑力槐、郑永梅、邹熙蕾、张玉光、刘秀娟、林于坤、吉　平、兰　易、付　丽、李春兰、彭　艳、李忠涛、李　达、邹　英、李飞燕、唐　黎、李冬洪、胡忍冬、胡　强、陈新尧、刘小琴、宋永慧、黄纯鸿、胡　燕、苏树立、兰祥玲、唐万富、胡惠英、先友荣、万梅琳、熊一波、江　南、宋　娟、胡晓鹏、杜晓琴、漆小翠、郑　勇、苏忠继、巫　岚、郑建波、廖　华、陈　晓、黄　丽。

1999 级成医十班

周　翔、阳春霞、李萍萍、唐　华、李旭红、陈　榛、代　倩、曾利群、王明君、殷群兰、甘　露、巫　红、严　姗、吕朝俊、陈　川、邓昭钰、江春梅、左青松、余　旭、罗丽娟、罗　毓、章利财、李丽莎、梁　艳、明庭姬、陈元哲、胡　敏、彭召慧、张　燕、曾富国、许文俊、王利梅、江丽娟、陈　楠、杨小芳、杨小镒、邱　英、游　丽、王　璞、赵安芬、曹立冬、周雪梅、刘　利。

1999 级成医十一班

姚　远、陈　榕、刘友强、甘跃斌、李　科、胡　琳、刘　珊、谢　颖、杨晓莉、陈　波、陈　平、雷　铭、李　兴、李维佳、张显莉、周红玉、陈　兰、黄雪梅、谢　梅、吴　芳、曾逃平、何万利、赵　微、肖　玉、范　羽、张　林、何莉梅、杜维维、刘　彬、万一曼、明　莉、张世洪、施秀萍、徐时翠、万　里、王　锐、涂　强、郑　伟、袁朝阳、漆光萍、杨晓燕、唐玉霞、陈国群、张　珊。

针推一班（四年制）

周春秀、郑升敏、谢　丽、缪金英、刘方建、赵理想、史利平、张　梅、黄冬梅、刘多万、宋　梅、龚红美、吴　敏、罗红英、李　蓉、李红英、李世萍、陈小均、徐必勇、何于亮、陈　林、侯　进、陈华容、郑阳敏、陈　西、丁　伟、周　刚、邹利群、罗　丽、陈　春、邹梦英、罗　友、吴　莹、李　亮、何　英、潘华彬、方代友、金波兰、曾　剑、黄　珍、张小兰、杨　益、朱　丽、罗　琴、王　容、陈　恒、张　娟。

2000 级

护理七十八班

李　静、魏　巍、陈丽亘、杨玉佳、王明珠、李杏红、吴晓雪、张　倩、刘　栩、杨　艳、梁　希、王　希、王　宇、陈　丽、吴雪梅、黄燕梅、黄燕利、廖静珊、付小娟、钟加慧、缪俊辉、颜　丹、谢　静、李　瑛、代　颖、余幸垒、陈丽佳、徐　姗、肖　珍、黄　纯、颜　芸、陈晓莉、刘吉茂、舒竹泉、童　霞、杨鹊英、龚春梅、魏金萍、李　萍、朱　娟、甘红吕、钱　娟、刘贵梅、刘　丽、田　兰、吴春兰、胡　梅、康　颖、郭美琼、唐　林、范　萍、张　勤、刘　艳、朱　莉、唐　琳、张　碧、李学燕、叶　颖、余利群、张秀丽、黄邦宇。

护理七十九班

白春梅、周　颖、陈　瑜、宁文娟、伍　燕、华　夏、许　袁、汪　丽、杨　柳、袁文洁、易秀灵、代蕴敬、李雪梅、罗　琳、曾　丽、刘　颖、宗　平、李红利、王　燕、巫　灿、江　燕、何云秀、陈国英、黄　燕、郝　媛、黄小兰、余　丽、邹　英、张　媛、毕燕君、卢雪梅、孙　丽、张　倩、潘用波、王　婧、

李 露、谢 燕、罗国琼、罗呷干、周玉平、练雨茵、阳陶然、杨 佳、曾 艳、王丽梅、孙 琴、罗国燕、许慧娟、张 瑜、王 艳、易莉柯、李 瑶、余 妤、张偲琪。

卫干院临床医学专科六班

陈秀兰、胡晓华、周翠萍、甘旭东、向 莉、付 玲、周 丽、王海波、王 丽、曾 刚、何 珊、谢意岗、王 丹、方 玲、虞 山、甘 伟、吴 希、梁革权、钟剑英、陈俊霞、郝崇海、范国芳、荣 滨、张 青、王忠群、徐小玲、罗 英、曾朝红、颜 艳、李红梅、万 涛、万家良、黄文平、陈 昱、李毓桥、唐 英、邱 英、刘 丽、程大鹏、古仕荣、李永超、罗 毅、范家友、黄凤霞、江亚平、何 远、王长坤、魏 英、度泽莲、徐仙容、陈 伟、邹 渝、黄 文、周 丽、吴基勇、龚 莉、刘 阳。

社区医学三十四班

钟小禄、张润芳、尤家贵、陈 俊、黄升全、李 茜、张丽娜、郭耗玲、吕旖旎、胡 鹏、殷 刚、陈晓平、熊桂萍、马 娟、游羽莎、江秀珍、郑俊峰、刘 军、彭 燕、李红林、饶 丽、刘清兰、余 丽、刘小芹、雷 桃、杨 敏、李 靓、唐益梅、赵有利、谢 艳、徐小艳、罗 艳、魏万英、于 梅、童 敏、王佳敏、李玉印、梁 桃、邹建利、杨冬梅、李厚胜、胡 超、赵新兰、刘 丽、朱 俊、刘福均、杨 华、陶晓芳、刘春林、陈卫渠、余晓梅、刘国梅、邹 梅、钟俐娜、舒荣芬、胡 蓉、李永兰、代 莉、何文兰、梁 燕、徐 鄢。

社区医学三十五班

董召琴、李　婧、王志芬、卢　伟、廖丽娜、何晓岚、魏　超、刘　慧、黄　建、刘婷婷、桂俊兰、王　华、舒利珊、练丽娟、刘永芳、谭　梅、陈　霞、黄　旭、刘世鹏、韦　燕、黄秀英、蔡　利、刘　强、陈晓燕、张　珏、袁　霞、陈　欢、吴永森、王思芬、冯健敏、张　丽、曾　魏、杨　鸿、李　健、舒泽兰、苟云涛、邓　利、张　杰、谢聪玲、喻永超、陈然贵、陈　英、刘羽中、彭晓英、张茂丽、丁光源、邱从梅、游　慧、张顺梅、范　林、李　玲、刘　娟。

中西医结合五班

李　鹏、文　哲、凌沛瑜、邓　茂、杨　旭、廖　萍、谢　洁、吴　玲、王　瑛、王莉娜、吕富明、廖　建、廖胜利、陈文力、车　建、刘　君、曾艳娟、邓　莉、余　英、黄　梅、周红元、俞　雪、任永霞、李富萍、洪美祥、易冬梅、林利琴、吴雪梅、刘　芬、杨　宏、李　玲、熊晓伟、罗江秀、胡　伟、舒　林、王　敏、盛　英、钟小琴、侯小琴、贺小艳、舒　俊、欧　超、陈　英、杨喜华、龚岳痕、林甲全、刘　勇、黄　楷、涂　丹、张　丹、严加华、黄玉霞、董　娟、陈　波、曾左堂、詹　洁、陈　超、杨　辉、姚胜祥、丁晓丽、刘燕春、陈利平、邹婷婷、李顺利、陈贵花、舒守彬、李先林、舒守彬、魏天利。

中西医结合六班

才思思、徐琳丽、张　波、雷　凯、王　毅、王旭娟、刘　琰、曾和英、陈家维、赵　霞、黄　敏、兰鹤龙、何春梅、张　敏、谭陈阳、黄映梅、林国苹、龚培琳、童秀君、邹翠苹、黎　洁、刘俊辉、胡海燕、陈　燕、孔德文、王洪敏、曾　勇、宋立娟、邓智泉、陈家礼、喻　梅、谭素香、舒万千、邹　艳、彭　浩、雷文艺、牟丽霞、杜小玉、唐　勇、周　斌、罗　静、谭　敏、陈　娟、何启刚、李德康、万　吉、柳　飚、张小莉、郑声联、古常生、李　懿、胡丽平、兰家琴、龚秀珍、张大伟、罗象英、方　军、黄孝兰、张立刚、朱莉珍、吴　慧、赵　波、龙河银、马　遥、罗　勇、侯　勤、朱莉珍。

中西医结合七班

周　琪、梁　雪、傅　萍、罗　敏、张　燕、李　垚、黄正丽、钟玉娟、刘丽莉、刘　星、陈　艳、吕　霞、谢　丽、曾　丽、舒　鑫、胡德全、沈前英、倪　伟、邹　燕、张　丽、邓　霞、周大松、唐翠萍、明　华、程　桃、曾秀英、丁作伦、刘　军、涂代霞、赵　鸿、周学鹏、喻续剑、甘红吕、李晓强、周　莉、王　立、贾其波、曾　敏、韩美蓉、罗　涛、骆大聪、吉俄嘎嘎、杨翠馨、孙　蓉、江　勇、舒泽波、范　斌、宗瑞英、邓春梅、邓凉筠、李桓昭、陈仁智、刘　英、万　宇、张仁久、杨　平、吕　宏、陈晓幼、张秀梅、陈　艳、王　懿、王　珊、秦　红、殷俊波、王智强、陈　平。

中西医结合八班

杨　媛、钟　涛、梁　燕、廖常意、陈　敏、杜文平、熊　燕、刘　友、张莉娟、胡　兰、黄国慧、杨晓红、王玉兰、温玉梅、徐　超、巫丽萍、黄晓兰、张昌平、刘　书、虞　霞、邹　霞、汪　银、宗　平、刘晓琴、尹　慧、罗　华、唐　丽、胡丽平、黄　燕、李代英、谢其亮、张晓东、陈罗英、刘　婕、蒲玉桦、何　玲、刘小波、朱守丽、王定平、杜作群、胡　敏、潘启平、杨　姝、王芝良、兰小英、刘玉芬、郑尚英、明树群、廖统建、

曾　霞、陈世贵、刘作英、张永波、韩风山、郑尚梅、贺爱英、陈桂英、甘露莎、何恒良、钟小峰、陈　敏、唐方贵、温金梅、张　艳。

中西医结合九班

马　遥、魏天利、马仕君、张　艳、唐方贵、李　苗、陈贵花、赵浚屹、罗　勇、石晓科、龙河银、侯　勤、赵　波、舒守彬、陈利平、韩膳懋、兰瑞涛。

中西医结合十二班

罗　彬、赖　科、杨　丹、陈松铭、刘　滢、李长英、王　翔、熊　琳、何　艳、朱继源、王　翠、李　燕、甘　敏、肖燕梅、陈远劲、黄　强、宋利红、罗春燕、陈建兵、甘慧利、郑宗贵、杨雪英、张义霞、钟小波、肖群梅、范成斌、杨　超、何　莉、王震英。

中西医结合十三班

周　宏、甘李君、廖　梅、张　洁、袁　亮、李万俊、廖　彬、李　智、曾远超、周源超、邓晓瑞、倪　伟、朱　旖、邓　勇、阎菊英、梁春梅、杨国强、刘　佳、熊　静、李　芳、朱　丽、王　兵、张乾英、周春梅、熊　莉、舒泽英、明从均、杨　伶、袁桂芳、舒　平、陈　珊、邵杜鹃、廖金金、杨　敏、袁　利、王清涛。

助产五班

钟春妮、刘庭立、兰发光、刘春梅、曾　霞、张丽红、张永秀、张　秀、龚　莉、陈　倩、邓　涛、肖　敏、黄　莉、曾　洪、

赵　兰、庞丽梅、秦　旭、巫应学、唐莉梅、王江燕、孙　群、付小娟、陈　燕、钱小菊、李　婷、李文婧、兰吉相、周晓玲、刘　丽、熊维光、崔刘华、谢卿钦。

医学影像技术二十八班

梁汝君、黄晓梅、甘　勋、杨　杰、段　练、陈彰萍、龚红秀、陈　晓、陈　丹、钟艳婷、徐文俊、李　燕、刘光红、黄桂珍、赵春燕、胡晓萍、黄　英、岳楚艳、殷　秋、廖　勇、杨　柳、余　涛、钟晨曦、陈永芳、汪　杨、周　斌、罗建伟、陈修燕、谢　波、陈　杰、钟代南、郑宇池、李小洪、代星勇、尼玛泽仁。

药剂十一班

甘莉俊、李　娟、谯　颖、王　燕、郑嘉卉、陈　鹰、周　波、林　琦、王　洋、崔　毅、林晓桢、颜　娇、罗　涛、王　璇、陈　哲、郭利萍、缪建英、余　金、代　婷、袁文侠、王丽川、刘　昀、胡　艳、丁祥春、张　利、唐晓舸、项惠云、魏　燕、雷胜兰、常　伟、林　洪、钟晓玉、黄其彬、余清龙、周　逸、罗其容、颜　彬、张　利、邱廷辉、马秋萍、杨　焱、普　英、陈盛琼、陈　兰、张咏梅、冯鑫钢、张　艺、朱晓燕、林　丽、谢　静、黄琳超、王郭杰、毛智勇、朱丽娟、宗　萍、李全蔚、曾　燕、蓝　旭、王晓琴、胡文静、谢其亮、刘　巧、李　平、胡　红、曾冬梅、苏　莉、刘　庆。

2001 级

护理八十班

兰　柯、刘雪阳、曾显琴、胡启梅、舒　倩、徐　洁、罗　骥、张　虹、倪　利、叶　同、邱富容、杨　翠、廖真珍、张庭利、

王　茜、肖　艳、刘　青、陈　莉、张　菊、张利雅、甘　霖、马东莲、马玉兰、邹晓娟、胡高莲、李　娟、虞晓娟、程文丽、王　燕、陈　婷、张　娇、胡　婧、林　燕、吴　意、梁丽莎、黎梦寒、刘丽佳、夏冬梅、廖　倩、唐媛春、明　丽、毛　娟、曾红林、谢春霞、陈　娟、舒　红、乔　梦、杨　柳、张　林、林　霞、刘　媛、杨　斌、王　琴、黄　倩、刘　敏、王余娟、赵新萍、邱林云、段　萍、张文丽、张秀云、王　霞、郭春梅、刘维娜、杨雪梅。

护理八十一班

袁　慧、崔婧瑶、付　裕、张立杭、肖　雪、袁小林、钟　玲、谢　颖、刘　丽、吕　莎、钟媛媛、罗　莹、刘　梅、陈俊丽、张　曦、钟　雪、张春阳、杨　燕、叶　莉、王　静、龚春霞、邓　玲、李　晓、曾小英、缪俊瑜、刘申丽、吴　旭、陈　燕、吴晓怡、张涟涟、杨　梅、龚　洁、张　培、蹇京燕、潘　雪、邓亭亭、徐　茜、陶雪英、曾佐萍、潘　虹、刘钊均、雷　蕾、刘　林、王　弦、刘俊贤、刘　梅、王单茜、曹丽丽、杨小英、吕　雪、张润芳、张　燕、张　顺、曾　梅、李　莉、易虹坊、胡礼平。

助产九班

卢　茜、曾德萍、冉华丽、黄文历、倪　婷、李婷婷、何世容、韦汉瑶、刘学勤、任　艳、杨姝夏、宋庆娇、杨　静、杨开红、王　晶、陈小蓓、杨　媛、陈　玲、曹凤春、李晓梅、李永芳、杨雪梅、雷先容、罗显丽、缪　珊、段小凤、谭小燕、邱雪萍、刘静雅、李长英、李克聪、宗　玉、卞友梅、康　林、冉　燕、王俊英、林　燕、宋　静、张家丽、李燕平、陈　燕、曾友珍、雷春燕、喻　洁、严丽燕、何仁义。

社区医学八班（班主任：刘筠）

刘志旭、杨宗兴、刘淑君、张玉平、刘　英、彭　乔、舒湘梅、高贵芬、张　雯、何忠梅、王　红、贺　勇、杨　红、龚宗桃、忠　明、卢光银、曾　红、陈　鹏、黄　敏、张　勇、肖顺利、欧家容、胡汉清、邱代芬、杨高平、陈绍芳、胡长敏、蔡德聪、关伸富、张爱春、黎隆海、胡月才、官桂丽、胡成高、赵俊英、倪艳春。

中西医结合十班

龚　君、赖咏梅、杨　斌、李　华、陈　兰、颜　琳、刘　峰、陈燕霞、郑红英、郑　群、曹　旭、陈春燕、龚兰英、明　沐、陈　英、龚　超、林　红、巫利平、朱华英、林　燕、梁　红、钟兴丽、张秀丽、江利红、文　霞、黄　丹、郑秋林、张月霞、李　秀、苏　东、许顺洪、王　兴、王晋超、黄　杰、张利平、邵永波、黄　琴、钟　茜、康清伟、毕国华、乔东梅、郑　超、王俊英、陈　蕾、涂小燕、黄秀丽、林　云、谢任华、黄　鑫、曹和平、林　飞。

中西医结合十一班

辜超兰、邱　勇、傅　捷、邱琳云、邓　婕、刘　勤、李艳玲、魏　议、黄晓玲、倪晓媛、陈春梅、潘　虹、吴　燕、林载芳、刘玉亮、李　珂、李学江、陈　平、曾亚蕾、陈　利、何　林、周询春、何　建、王　勇、关雁飞、林玉梅、邓　月、俞腾芬、左劲松、张涛艳、韦汉聪、向万勇、冷启珍、吴斗秀、陈　琳、廖建梅、李学春、王　猛、卢　勇、周　莉、陈小娟、张小娟、车昭丽、周　佩、王　桃、郭　波、张方利、廖海利、刘春艳、钟方毅、沈　鑫、曲别布哈、刘义剑、李叶青、庞祥春、王　金、赵碧贤。

中西医结合十二班

张　兰、王　磊、吴汯桀、刘　滢、杨　丹、李长英、王　翔、熊　琳、李克聪、朱继源、黄小强、李　燕、甘　敏、肖燕梅、陈远劲、张秀云、黄　强、王海权、宋　科、罗春燕、陈建兵、甘慧利、郑宗贵、杨雪英、明　委、先有梅、祝小斌、肖群梅、彭　佳、伍呷莫、袁秀丽、杨　溪、李婷婷、宋小华、宗　玉、王震英、魏会利、王卓茜、卢　茜、王　翠、黄小林、李柏霖、江　迪、钟小波、何　莉、徐万里、何　艳、王　晶、宋莉红、胡冬梅、罗　彬、赖　科、陈松铭、杨虎鸿、江云杰、张义霞、范成斌。

中西医结合十三班

熊　莉、阳　艳、明从均、杨　伶、袁桂芬、舒　平、陈　珊、邵杜娟、廖金金、徐　艳、袁　利、王清涛、熊　静、曹　兰、冯　英、罗　慧、周春艳、周　红、钟兴健、廖　梅、张　洁、徐文杰、李　英、张　燕、李　智、朱　丽、邱　巍、李明芬、倪　伟、朱　旖、贺　毅、阎菊英、杨　敏、王　曦、周源超、谢泽炳、罗大英、刘　佳、陈玉翠、甘李君、廖　彬、郑润红、尹　健、胡象春、刘心雨、刘　庆、曾佐萍、曾科森、陈洁欣荣。

中西医结合十四班

文　英、胡　萍、刘　利、何仁义、李文红、高小燕、卢远富、廖孝红、姜　平、罗　燕、徐　利、颜　丽、邹　林、曾　剑、李明镜、温春燕、邱青燕、鲁小平、文　刚、李　强、施利君、程世刚、卢桥林、邱泽金、徐云龙、陈　刚、王中平、徐兴平、李　勤、曾　洪、刁扬红、王　凯、王光银、任汝华、夏小兵、徐利强、林建军、周治良、林　刚、曾建军、冯友明、王　彬。

药剂十二班（川北医学院成人教育）

颜　珊、李佳澜、陈　程、金　璐、林　红、郑婷婷、金雅玲、余　佳、卢　波、吴　意、王　藩、潘　桃、郭　燕、邓小丽、罗　曦、张晓渝、王　静、周　星、吕　明、罗　虹、吕红琼、魏　燕、辜胜兰、邹　英、陈晓君、李　军、孙智敏、张　丽、方　聪、万洪立、陈　峡、陈　玲、万　红、毛史古、黄　丹、曾　扬、陈玉琳、杨　莉、林　玲、张　莉、曾晓琳、谢山洁、陈艳丽、李　雪、雷文婧、刘昊凌、曾　霞、朱晟瑜、曾　红、郝紫旭、詹　婧、黄晓平、刘　敏、闵　艳、李新利、肖春雷、王　雪、郑露露、王晓梅、郭正英、吴庆丹、陈　洁、申华蓉、唐克敏、胡文杰、姜　燕、师小燕、余　科。

药剂十三班

林　玲、陈　艳、彭　媛、李　珊、张　毅、吴　倩、陈　漪、周袁丽、钱　波、向　茹、王　玮、王　璇、李佳怡、吴丽娟、袁学琴、卢　燕、杨小丽、李　艳、吕太洪、刘建梅、罗宗祥、彭　超、李文正、周　旭、李　翮、袁胜强、伍秀华、严申慧、邓　春、陶德琴、黄　玉、余　培、赖　强、吴晓燕、邹　智、彭　玲、吴　玲、张莉莉、郭　菲、雷正英、吴　昊、甘功名、钟晓慧、温晓琳、谭林玲、陈　平、龚显聪、张　艳、刘　婷、陈晓燕、陈丽娜、江华英、杨小英、蓝　超、蒋思旭、雷　柳。

药剂十四班

余　科、邓　媛、雷文婧、冷启珍、曾　霞、朱晟瑜、刘　婷、郝紫旭、詹　婧、陈丽娜、刘　敏、俞腾芬、李新利、肖春雷、张涛艳、郑露露、蓝　超、郭正英、吴庆丹、蒋思旭、申华蓉、唐克敏、胡文杰、姜　燕、师小燕、李佳怡、谭林玲、陈　平、雷　柳、僬　颖、文　捷。

卫干院临床医学专科六班

邓极燃、孙先富、赵　松、胡红英、毛　华、李　娟、陶泽容、金建华、余俊东、何先会、罗先毅、张　焰、李　超、熊德宋、牟高建、周远清、曾　丽、朱　列、杨万兴、廖秋月、华　娟、李　峰、李　建、邓　雷、刘亚强、刘冬兰、李春铃、吴亭亭、杨　燕、张久玲、张　伟、周　舜、范　丽、郑　燕、余运芬、陈　江、胡本智、蒋　德、明　艳、赖　毅、叶丽华、何　燕、张宏萍、黄德琼、王绿容、林　藐、钟　群、王　燕、蓝　杰、何　德、万娅蕾、余文辛、万小梅、曾　旭、钟　明、付　伟、向云良、李灿林、罗国英、高宇飞、曹太芬、陈　烨、王琼英、林学芳、曹　艳、何清萍、俞宝林、黄　平、唐元东、黄刚玉、胡廷珍、徐　敏、钟义芳、樊　荣、陈小红、刘丽萍、肖　琪、邓　缨、黄　勇、叶　平、张永新、张　桃、范淑英、黄远林、吴　燕、宋国清、樊　静、万泽明、沈能伍、杨　红、刘　宏、黄显苹、唐元超、何　英、钟晓玲、郑传艳、邓　平、邱召益、龚　辽、赵让平、陈小红、李广宇、谢方燕、冷　莉、陈　婧、官　恒、明登容、熊　文、熊　业、何　宇、黄申菊、陈　媛、钟　鸿、叶　珏。

医影二十九班

黄玉鹏、詹　梅、王裕莲、刘红梅、徐　松、邱廷文、韩声禄、胡元华、周相兵、赵德春、喻　杰、王太君、周迎春、谢　飞、范清胜、余颖会、祝小兵、吴泫桀。

针推二班（四年制）

宋信贵、何　川、陈思达、魏定恒、王熙润、熊德美、陈　果、龚　超、陈　燕、杨　建、张　帆、张利真、付剑波、邹修梅、蔡邹利、邱　勇、谭泳浍、王　淋、曾达凤、宋孟芝、罗　英、韩　梅、肖　磊、林　雪、甘霖莉、汪昌群、王吉萍、陈建东、孔　强、李　静、梁玉平、魏建平、张　晏、刘建梅、张　琴、周洪平、庞祥春、罗显富、缪国平、周　祥、洪祥平、胡礼平、代　红、张　洪、魏　勇、陈　刚、张顺洪、郑尚志、吴平丽、钟　燕、任娇月、黄丽锐。

川北医学院2001级医学影像专业

李福君、陈淇彬、王　勇、邓安杰、李春梅、向　彬、李　勇、王新伟、王晨宇、唐雪均、向宇娅、钱　勇、曹　彬、龙丽珍、罗　予、敏　文、赵思康、钟真杰、毛　斌、陈　丹、甘　勋、谢　刚、刘　钢、刘　英、李　燕、陈博斌、吴华谦、陈修燕、吴　惊。

2002级

川北医学院2002级医学影像专业

赵　奎、张　凤、张　丹、杨　柳、宋乾川、罗　伟、王建平、唐子明、江承财、李　逃、谭仕勋、邓乾惠、廖宏英、林正义、胡友美。

川北医学院 2002 级检验、药学专业

刘　明、查　刚、胡子杰、宋信琴、邓香萍、熊　健、李青山、郑　丽、刘易军、廖利军、黄华英、曾溢梅、杨锦萍、张　波、李玉梅、唐瑜梅、王修全、张　易、李述红、邹　艳、周志红、李　莎、杨　利、何　勇、王　科、刘久才、李　江、陈俊莉、王　超、范殊平、张　霞、阳　多、罗　晶、顾春蓉、王晓辉、郑嘉卉、王明凤、宋　杰、吕　明、李　英、杜洪英、郑声群、李　娜、李　晋、罗章坤、李润容、朱雪平、郑雪红、张凤华、张　燕、曾　宇、李　彬。

川北医学院 2002 级临床医学

朱革先、牟元玉、周道友、涂利平、宋　斌、廖清平、徐春梅、刘　萍、虞进衡、罗明春、罗思敏、李　普、郑润红、梁晓萍、曾　宇、张劲松、黄志强、周志宏、何　图、万　科、李　红。

川北医学院 2002 级检验、药学专业

刘　明、查　刚、胡子杰、宋信琴、邓香萍、熊　健、李青山、郑　丽、刘易军、廖利军、黄华英、曾溢梅、杨锦萍、张　波、李玉梅、唐瑜梅、王修全、张　易、李述红、邹　艳、周志红、李　莎、杨　利、何　勇、王　科、刘久才、李　江、陈俊莉、王　超、范殊平、张　霞、阳　多、罗　晶、顾春蓉、王晓辉、郑嘉卉、王明凤、宋　杰、吕　明、李　英、杜洪英、郑声群、李　娜、李　晋、罗章坤、李润容、朱雪平、郑雪红、张凤华、张　燕、曾　宇、李　彬。

川北医学院 2002 级临床医学

朱革先、牟元玉、周道友、涂利平、宋　斌、廖清平、徐春梅、刘　萍、虞进衡、罗明春、罗思敏、李　普、郑润红、梁晓萍、曾　宇、张劲松、黄志强、周志宏、何　图、万　科、李　红。

成都临床，护理，医影，药剂，检验班

杜洪英、李　普、罗章坤、张凤华、郑声群、李润容、朱雪平、张劲松、张　燕、李　娜、曾　宇、郑润红、曾完宇、张劲松宇、许丽玉、舒洲英、田　莉、范　霞、张　倩、罗　燕、陈　梅、何　静、吴晓雪、杨　艳、谷华英、代　玲、李福君、刘　钢、李　燕、刘　英、王晨宇、王新伟、钟真杰、钟真杰、赵思康、吴华谦、罗　宁、向　彬、敖　文、丁云清、甘　勋、陈修燕、谢　刚、唐雪均、曹　彬、陈博斌、龙丽珍、钱　勇、王　勇、陈洪彬、向宁娅、陈　丹、毛　斌、吴　恽、邓安杰、阳　丽、郑嘉卉、吕　明、顾春蓉、王晓辉、范殊平、李　英、王成风、罗　晶、黄志强、永　霞、宋　杰、王　超、匡艳娜、胡文杰、何　勇、杨　利、黄华英、张　易、李　江、刘永才。

护理八十二班

钟　虹、林　静、曾　洁、刘秋萍、游晓娟、陈王艳、王银柯、范　静、杨　丽、杨筱璇、谭　婧、吴艳萍、唐　婷、陈世燕、王安秀、刘青芬、邓璐莎、苟丽娜、印　惠、刘　梅、徐海兰、廖旭春、苏　舟、郑　丽、曹　梅、黄丹丹、江丽娟、李若碧、宋　妍、陈志聪、杨　琉、赵　茜、徐　丽、陈文娟、唐　丹、胡俊英、包世群、练　静、曾　霞、王　敏、杨　燕、李　阳、邓明波、谢李梦、黄　燕、古秋莎、肖　钰、王婉霞、谢　静、邹　钥、邓　婕。

护理八十三班

欧　丽、高　丽、徐燕平、谢利平、卓　妮、曾　添、杨　欢、刘　星、李砚婷、杨东梅、曾　希、丁　君、周宁馨、罗　荣、万金花、李　燕、杨　艳、刘欧倩、江　丽、邱雯婷、邹　滟、邹　源、何　帆、王诗尧、吴桃梅、刘　艳、兰　静、张　为、赖秀梅、王　菲、刘　洁、陈　瑶、钟　丽、宋　佳、宋　霞、吴雪辉、邓　俊、江曼琳、冯　吉、朱燕琴、杨肖丹、李旻晏、吴雅丽、谢　红、刘　敏、焦小雪、肖言洁、李　慧、何　旭、陈　烨。

护理八十四班

周　旭、张晓玲、曾　琦、曾玉霞、赵　莎、林　敏、张　莉、李　梅、王　丽、黄　钰、李　洁、杨　星、晏慧黠、于　明、杨　崎、朱雯洁、张　静、谢　柳、魏　丽、王　娟、晏玉萍、涂　巧、廖丹妮、李　佳、邹丽丽、章　燕、刘小群、曾乐林、尤茂丹、张　茜、邓　柠、邹　洁、陈　曦、刘　婕、黄　静、罗　丽、刘开怡、黄　玲、曾恩惠、刘　真、杨　俊、蔡　旭、刘娟娟、钟慧玲、杨　丽、陈良辉、赵　敏、张　雨、代静秋、张叶莉、吴小玲、李　玉、曾翠云。

护理八十五班

杨　慧、钟冬梅、刘晓翠、陈东梅、蔡　惠、巫　慧、陈苏丽、黄晓丹、雷跃萍、邓　玲、徐秦梅、毛　鑫、雷媛媛、李　越、何　琴、徐　梅、马雪敏、甘雨梅、胡永丽、刘　杨、李　旭、涂　霞、陈红梅、卢文婷、王　蕊、黄小霞、梁雪梅、陈晓燕、叶恒莲、陈丽娜、王　梅、张晓清、方　琴、黄　雪、林　霞、

刘　霞、李林玲、唐蜀真、易　红、周　娟、徐晓丽、江　崔、毛　娟、王丽娟、钟华凤、胡　利、陈小旭、陈玲洁、曾玲霄、杨　旭、李　丹、谢　飞。

护理八十六班

代筱丽、张琳颖、兰　霞、罗小丽、刘崇星、蒋　叶、丁　雪、甘小娟、潘红霞、段　霞、陈　凤、朱晓玲、朱春艳、肖雯艳、郑美涵、李　庆、王　倩、李晓东、葛　丹、黄　燕、曾丽华、罗　艳、黄　菊、明　宴、谷　叶、王　艳、甘建兰、宋　丹、莫代丽、周　菊、李　玲、周永辉、王　幸、邓　颖、廖　红、许　丹、陈　娟、代冬梅、王素梅、周　琼、罗婷钰、幸靖益、杨　洋、沈晓利、饶玉婷、曾祥钰、邱　菊、符自平、立立石石、立立牛牛。

护理八十七班

梁　萌、郑　静、黄　璐、张　艳、张　蕾、蒋文秀、丁启迪、邹　灵、胡　芳、王小琴、梁婷婷、钟婷婷、姜　宁、王明佳、曾　艳、周洪梅、许顺珍、郑　莉、陈　强、曾远莉、游　佳、唐丽萍、胡启明、李婷婷、缪　珊、赖　红、王　娇、唐　丹、陈丽莉、刘　萍、明　英、杨　洁、陈　洁、廖丽莎、颜　雪、钟珍鹰、程慧玲、胡　霞、张文琪、李　玉、景显英、陈　梦、卢　媛、张媛媛、孙　旭、李　薇、江玉洁、杨　敏、冯　英、黄晓敏、王长会、黄应霜、王菌莹、陈锡梅、廖云莉。

助产十班

徐　丽、袁曼立、程　丹、郑　昆、李罗兰、李晓玥、甘利路、张　娟、张　皎、代　霞、张　敏、舒郑佳、李　霞、胡利平、姜道静、伍永永、徐婷婷、陈　娟、詹　琳、雷　娟、周　洁、邹宗英、熊海燕、黄礼英、王　丽、兰吉芬、丁　丽、邹燕秋、权敬英、丁　兰、康元春、胡雪冰、周　娟、郭春英、缪小娟、张秀梅、邓　燕、郭晓琴、倪　畅、谢世英、殷俊梅、陈吓勤、朱婉莉、梁　梅、张文丽、张　玉、唐晨曦、邓晓练、陈晓茜、王　凤、林　静、杜　丹、雷　丽、李　双、黄　艳、伍晓萍、赖隆坤。

中西医结合十五班

李玉娥、郑常敏、黄建利、何亚丽、涂　燕、程传东、陈万松、李　靖、王　梅、刘定利、甘华斌、郭　洪、李　梅、李越华、张　敏、杨芳明、王　维、王　丽、钟　兰、李　波、龙其恩、张　科、邓　萍、罗曾燕、刘　青、刘　梅、王　涛、黄晓军、曾良春、宋　丽、王敦财、熊庆国、潘　林、邱静霞、曹　勇、李素珍、钟　月、吴天容、缪杜娟、龚　茜、杨象瑜、汤　霞、孙大富、曹春林、陈玲霖。

中西医结合十六班

吴　瑞、王　应、郑常伟、谷明宇、熊在英、胡开健、余燕英、杨丽红、刘　军、许增庆、陈　萍、蔡东池、余　萍、钟　辉、陈　萍、余　俊、吴　瑞、钟传志、曾咏梅、廖兴勤、梁　俊、贺　伟、谢玉莲、谢秀莲、吴　燕、杨丽红、胡剑峰、谷明宇、范鼎科、熊在英、何　静、罗晓玲、王　敏、蓝晓丽、丁　旭、金碧霄、张　超、许龄允、郑显英、杨　勇、余燕英、雷红英、田井奎、黄建军、魏　巍、胡开健、袁　春、廖　剑、李　强、张敬土、李钟波、刘海波、龚晓霞、王　应、万　建、黄　健、曾　义、郑常伟、毛小兵、刘新秀、钟　翔、李　艳、吴玉琴、

刘　军、蔡东池、许曾庆、杨　洋、宋雪梅、李建其、甘春梅、唐　建。

中西医结合十七班

吴小利、钱保彬、李富红、李永军、罗家燕、梁云建、赖　飞、贺建华、雷艳萍、龙世萍、李　琴、余大萍、周　俊、吴小剑、徐　静、向　媛、程杰斌、杨唯唯、钟　萍、李　巧、陈钱宇、刘　刚、丁　玲、张　艳、吴　利、陈　琪、倪玲秀、夏远睿、伍智刚、邹宗英、李　霞、周　虹、侯庭桂、龚俊和、兰　莎、陈志华、黄仁林、林忠银、黄世芬、张冬梅、雷　娟、张　强、刘　萧、陈启香、李　元、罗　云、黄　林、王继生、吴利莉。

中西医结合十八班

杨祖建、张　静、赵梓体、黄　梅、钱　进、袁　霞、曾祥洪、聂　梅、陈志伟、春　燕、赵梓休、史海立、郑文秀、肖　梅、张　磊、刘成平、温秀英、宋　远、宋　英、李淑芬、刘　萍、牟位贵、钱　进、郭召莲、张　静、黄晓敏、陈　慧、张　鑫、郭　波、刘　浩、黄　梅、阳　杰、冯　英、范　靖、肖　珍、张　淘、王丽君、杨　俊、张　萍、兰祥利、周晓玲、牟雪莲、杨祖建、黄　丹、辜春燕、肖　燕、王小平、陈　杰、钟庆华、应　霞、陈治伟、曾　平、谢泽炳、陈文煜、龚科敏、赖晓霞、梁　炜、何春辉、胡剑锋、龚珍珍、周仁聪、陈　静、邓　涛、陈　丽、张远枫、郑天华。

中西医结合十九班

张婷婷、张　强、刘纯丽、周礼通、代　超、谢利平、龙兴陶、吴显丹、刘　洪、黄学珍、刘艳丽、李晓霞、尚文波、何正礼、

汪　燕、王健妹、唐敬利、徐　超、王宜芬、葛方蓉、胡益建、王　玲、潘　颖、张　梅、陈　成、张　和、吴雪冰、黄小利、梁晓琴、甘　翠、荣红梅、黄　杰、夏世平、唐　奎、周国发、刘　敏、谢小敏、殷忠利、王美珍、张相平、尹　敏、梁南英、舒　琴、彭　红、尹得利、徐　进、朱先燕、王　晏、刘祖容。

中西医结合二十班

黄　杰、夏世平、唐　奎、徐建勇、黄烈强、周国发、郑　刚、张　强、陈　英、刘　敏、邱　菊、谢小敏、殷忠利、王美珍、张相平、王小平、莫世芬、尹　敏、邱礼平、梁南英、舒　琴、彭　红、尹得利、夏世燕、梁　敏、徐　进、吕秀英、汪小文、朱先燕、雷　丽、王　晏。

药剂十五班

黄方园、吴　丽、石　秋、钟亚萍、邱　睿、曾　惠、张　然、吴　俊、罗　菲、龚菊香、虞晓容、杨夏郁、郑进梅、谢　武、谭　瑶、王樱惠、兰　娟、王利平、李　由、李　杨、吴　力、秦　宇、吴海燕、颜　丽、王　倩、王茂琦、邹　霞、陈杨静、刘　科、张　超、邹佳伶、孙　颐、梁　薇、钟　丽、胡贤聪、王思敏、杨孟川、曹　丽、李　成、伍　静、杨晓兰、谢贻波、蒋云玲、钟宛瑜、黄宏梅、刘　丽、李冬霞、黄　洁、刘曼丽、吕学琴、聂顺桃、曾　静、吴林蔚、王　剑、张庭美。

药剂十六班

胡　丹、邹　旭、胡伟秋、陈翠丽、张　琴、徐　波、陈　吉、刘　洁、杨　倩、雷　旭、伍明高、王　强、潘雪梅、胡王越、肖　帅、郭　超、周思淇、李　玲、曾显跃、赖　羲、彭蜀媛、潘国波、黄　英、陈莉蓉、古　苹、吕朝杰、邓　菲、应秀兰、王凌菲、缪　惠、胡小玉、曹　洁、邓文洁、宋　敏、王　赟、王　洪、杨丽娟、陈　羽、李　觉、杨　倩、王　鑫、袁曾真、林文婷、刘　英、雷　莉、陈家艳、卢　君、刘奇星、熊代聪、陈　唐、黄　丽、幸　衾、陶　超、周思敏、张　廷、范　毅、胡玉桃。

药剂十七班

杨镇熙、郭丽莎、张建英、雷　毅、罗茂羽、吴玉洁、吴艾聪、彭超林、吕　梅、罗　烨、张雅蝶、彭晓龙、甘洪全、吴　燕、郑　娟、刘　莉、冯　敏、宋　娟、曾文超、刘俊波、王　蕾、钟翠平、范晓超、李修文、周　俊、曹玉梅、刘春梅、林　梅、代　翠、车米兰、兰　岚、王闵双、徐　红、陈　燕、叶　娜、范文沥、王婉霞、李映艳、李晓曼、钟　君、卢天俊、陈俊梅、刘　旒、余　波、王　玲、黄　敏、丁立佳、韩丽娟、王　力、陈科捷、王安秀、胡　磊、叶乾坤、刘小旖。

药剂十八班

吴　怡、伍旭波、卿　旭、蔡明花、代　莉、陈燕梅、黄建军、缪　磊、王晓丽、吕　巧、黄　林、陈钟伟、曾　磊、夏　茂、肖　夏、王海萍、缪燕妮、唐文书、余　敏、雷　扬、贺　贞、邱　方、伍倩慧、刘恒莎、谢贻秀、廖丽娅、陈　红、吴丽虹、朱　林、林国英、谢　翠、卢小燕、张　跃、钟　原、周　剑、王常昆、邓　杰、张　强、万红立、舒　丹、张　扬、黄　梅、刘丽萍、吴　燕、陈　丹、沈小利、梁晓琴、杨　君、张　强、刘木萍。

医学影像三十班

王　楷、周　媛、叶亚林、李　梓、章　霞、应休涛、林　超、梁建平、邓　丽、江　敏、陈定彬、刘成东、葛修亮、漆晓梅、冯小莉、王秀萍、周　波、詹流红、王积英、张　燕、丁涛萍、林国娟、廖思奇、蔡成波、冯　川、杨　洋、李钟波、党安庆、郑　欣、徐建勇、郑　刚、陈　英。

检验八班

陈智慧、段桃梅、杨　林、余　涵、邹雪琴、罗志勇、蔡雪梅、黄　丹、罗　洪、王颖梅、谢　琳、缪　硕、曾婧茹、袁秀丽、梁大明、吴　英、谢卫莲、毛　墙、罗　娟、刘　佳、王琳琳、张　欧、陈　姗、谢青燕、陈　丽、谢毅慧、范玉屏、邓晓燕、彭　松、马　旭、谭芳圆、钟　波、潘　莉、罗秀英、邱能惠。

针推三班

刘　建、梁　敏、黄烈强、莫世芬、汪小文、邱礼平、吕秀英、曾君杰、周　涛、郑声春、张　琳、张　艳、吴　芹、杨晓峰、刘　航、李　旭、周　霞、黄学超、彭　佳、左　华、詹　莉、钟　敏、廖　莉、廖贵玉、赖丽娟、付晓玲、魏晓中、罗秀珍、杨建萍、陈文煜、巫国英、陈　勇、伍秋红、陈小东、贺怀洪、黄　林、曾应洪、李丽娟、郭　洪、邓　强、夏世燕、赵　俊、李於芳、谢利平、曾祥洪。

2003 级

中西医结合二十一班

张玉霞、刘秀兰、罗大洛、冯小强、杨晓梅、胡小林、田贵芬、梁　琴、曾海全、徐德英、江　彪、陈春梅、赵　敏、张文友、

李　艳、熊万芳、林秀生、曾利英、刘　涛、房兴林、刘　强、黄守萍、邓　斌、何　琴、曹　燕、张　锐、陈鑫玉、付利英、厉　梅、曾　羽、陈　鸿、钟雪莉、邓凤莲、王　瑜、胡成丽、刘　幸、杨　罗、陈富钢、吴志友、陈素梅、毕铭应、蒲晓飞、许凤英、孔祥春、黄文秀、罗　波、邓国建、黄　燕、余　莉、郑　洪、姚国敏、程吉英、闫国勇、李　敏、王开德、吴　江、刘　杰、李　青、冯　萍、张　淀、李　波、刘　勇、兰介糖、郑美均、向　淼、郭　伟、刘　辜、何　淼、曾　羽、王开德、李　敏、朱　喻、彭　循、郑丹丹、曾麒英、程吉英、历　梅、付丽英、余　莉、陈鑫玉、黄守萍、张　锐、罗　波、黄文秀、曹　燕、郭雪梅、杨镇菁、雷　阳、典木阿木。

中西医结合二十二班

普国佳、廖　洋、贺正芳、彭　丽、钟　正、林　波、李秀明、谢开达、王　伟、谢仁靖、李长波、王俊力、肖　瑞、杨魏强、李　惠、曾文平、谢　敏、曾晓纯、邱承芳、周　燕、廖　霞、廖　红、黄　群、黄静银、程　美、吴　湘、胡　刚、邓　波、银西兵、陈建乐、杨小丽、詹　洁、郭元利、陈传君、戴　难、张银飞、钟　曲、邱跃凤、胡爱萍、李　华、罗　媛、曾自兰、易晓旭、邓光有、余　梅、曹阳旭、曾祥平、洪家平、田富春、古　春、涂昭南、陈家生、文　慧、刘　星、吴　胜、杨可星、陈柏均、杜　茂、邓俊奇、陈　俊、罗　莲、陈代勇、谢　博、黄秋梅、陈　玲、何智平、王韦华、雷　兵、彭秋莲、黄红霞、邓云峰、万　勇、王　华、钟　曲、陈俊奇、杨小丽、陈建东。

中西医结合二十三班

赵　敏、徐德英、陈春梅、田贵芬、梁　琴、熊万芬、林秀生、

张　平、铁位有、朱小红、代亮亮、胡　凯、李　艳、刘　涛、郑　丽、曾利英、梁　媛、陈小丹、吴玉玺、杨旭君、杨小梅、常馨予、熊明华、易　猛、李念秋、廖金梅、江　彪、缪体剑、吴陈梅、胡小琳、房兴林、李云华、李慧萍、朱　军、余　霞、黄传英、张玉霞、杨晓梅、熊永涛、曾海全、杨雪梅、邹海燕、朱家隆、张文友、彭　英、邹　丽、唐忠艳、舒　建、陈家彬、罗　洁、罗　洪、冯小强、罗大洛、刘　强、黄　继。

医影三十一班

赖　希、胡必华、袁天宇、张传秋、谢林霞、古春梅、李　继、刘秀兰、何金亮、童　飞、余　杨、黄　爽、陈星星、张小琼、周　超、谢学珍、郭　鑫、曹　旭、唐小川、杨　平、石峻铭、范　兴、刘　侠、明　曦、田东升、丁　军、丁朝杰、廖章云、杨　平、涂　林、董　锐、向　林、廖　杰、杨　俊、倪锡英、范　君、黄智全、倪　嘉、黄　建、聂红梅、曹雅琴、余　霞、杨可星、陈家彬、陈代勇、邹翔龙、邓　彬、舒　建、陈柏均、铁位有、张孝珍珠。

医学检验九班

余万能、吴　瑜、钟春梅、刘小草、吴　礼、殷　俊、钟　雪、罗春霞、罗声群、黄　英、高　敏、黄　英、王菁菁、黄雪梅、曾　燕、黄鸣洋、刘　坤、李丽霞、曾思逾、黄　艳、龚　超、王梦双、陈　莲、张晓丹、宋柳毅、杨　静、邓　红、吴　姣、肖蛟勇、宋　毅、陈秋琼。

药剂十九班

何　刚、郭科宏、李　旭、朱小铭、付陪丽、曾　霞、李乾彬、

刘　袁、袁晓丽、张杨杨、陈小娟、陈曦婷、颜　菲、张　健、邓　灵、曾　瑜、付丽丽、朱　珠、袁　海、李　艳、宋肖潇、陈　宇、钟　惠、胡　葭、降　霞、冯　丽、周　静、钟　鸣、缪水香、唐书卷、张春梅、钟黄磊、邹兴彬、袁　雷、范　莉、童　燕、龚　华、廖　珊、邓　欢、罗晓燕、张小梅、万艳霞、谵茜芸、杨俊梅、张冬梅、胡　萍、尤　莉、钟淑芬、陈　建、邹翔龙、张　婕、李　英、吴春梅、付春霞、杨　惠、曾　艳、杨　丽、刘木平、张金容、王明杰。

药剂二十班

徐秀珍、何春梅、张　阳、唐小燕、叶　凯、曾　瑞、罗　孝、李　杰、王琪冉、陈　蕾、陈　蓓、罗　颖、何永恒、罗元芳、罗　强、陈　倩、吕凌搏、谢利强、曾　娟、辛　姗、兰　茜、曾　艳、邓　丽、曾　颖、蔡　娟、邓铃丽、黄　勇、邓　利、陈玉兰、张　伟、倪　敏、蒋曼玲、廖超英、易晓艳、夏　莲、黄　燕、谢欢戈、张　燕、李旭霞、陈　鑫、俞　航、万　进、但沁芡、罗　颖、宋　超、王明杰、张文杰、蒋利英、赖志钢、熊　超、曹小娟、刘　玲、梁擒虎。

药剂二十一班

刘秀琴、杨　帆、王　莉、陈　珊、陈红玉、王明华、曾　萍、谢　婕、刘超英、杨　露、刘婷婷、刘小旖、余　艳、李　燕、殷晓冬、熊守焰、古桃娟、赵海鸥、胡泽梅、陈春燕、陈秩琼、林　玲、宋柳毅、杨稚岚、田　卓、谢　梅、虞金益、姜皓之、钟华英、何宗华、李　燕、周　毅、刘　勇、何　林、赵隆英、蔡　琳、钟　华、金闻俊、余　梅、王茜茄、蔡　利、谢雅玲、张　军、熊永涛、庞化东、李斯薇、杨　珊、殷　茜、张　娜、兰家禄、王　宇、杨　艳、颜雪梅、张　诚、曾　洋、王程婷、杨　珊、李山彬。

2003 级成人大专班

杜洪英、李桂英、廖　薇、明　莉、王　剑、谢　林、黄文丽、罗　苹、李　敬、杨　娟、张宏莲、郑燕梅、陈　勇、陈晓娟、侯　娟、赖友清、黄红平、曾远超、何顺远、李　琴、余　洪、甘平芳、刘　英、张　丽、李海平、李　伟、杨新翼、刘信勇、陈群英、刘礼学、王洪芬、罗　群、张　勇、邹晓丹、杨　敏、雷雪铎、高　翔、龚　建、余秀珍、郑显平、张　春、周　雨、周玉文、胡慧英、舒碧辉、余　丹、倪仁彬、陈　慧、周　洪、肖利刚、李云英、陈华容、何玉书、

护理八十八班

潘丽娟、李鑫月、张雪娇、李麟渊、何小莉、刘　亭、彭　静、喻　虹、曾　川、黄　娟、杨宇莉、李桂桃、雷　珊、李春梅、吴秋洁、张　茜、李　莉、江　英、王应梅、张　莉、巫迎婷、胡小芳、官阅书、何冬梅、李　玲、曹葳琦、缪　熊、王　超、李秀梅、吴　莉、明　越、乔婉莹、孟芸芸、游巧玲、漆小林、邹永芝、黄慧玲、李　艳、赵粒利、许晓霞、万玉莲、李秀芬、冯　艳、刘　英、曾明聪、郭宗倩、黄俊梅、杨　霞、张　敏、张　燕、钱　英、钟春容。

护理八十九班

曾　丽、罗　阳、杨　林、李　梅、雷文艺、张　雪、古艳红、徐　静、彭　瑶、陈　佳、李文玉、廖　胜、张金容　林雪梅、万冬梅、邓　娣、陈晓凤、曾　星、冯　燕、刘　燕、高文慧、

马　媛、林映霞、黄　欣、张　华、李　莉、杨启芳、张星月、舒世葱、董小艳、胡亚丽、黄文秀、罗　瑜、杨诗卉、朱　琳、罗　珊、孟　洁、李燕梅、陈修慧、雷郦娜、曹　阳、曹玉洁、卢　倩、郭　润、赵　礼、李　洁、黄依予、沈　渝、刘　倩、宋　丽、张　静。

护理九十班

毛璐菊、张正勤、黄春梅、魏晓燕、张　铃、张　颖、冯　敏、王翠英、蓝秀英、廖利琴、刘　羽、吴　岚、林　旭、徐　娜、熊倩倩、黄　楚、刘艳燕、黄丹妮、缪丹萍、吴梦莹、罗　英、曾　喻、付玲玲、熊亚兰、程庆萍、蔡　艳、陈小艳、谭　婕、余　露、罗　丹、马丽嘉、胡瑞琴、赖晓英、王梦宇、龚　芸、魏婉珍、曹娩玲、胡　珍、杨启英、曾雪梅、陈　翠、张　莉、甘晓梅、钟　珊、熊倩莹、邓丽娟、刘伟男、欧　梅、李　丹、谢　静、王李华、黄俊利、廖　燕。

护理九十一班

甘腊利、何晓燕、黄桂花、王秀娟、卓　娟、胡　译、朱洁婷、叶　莉、刘　茜、曹雅琴、吴荣禄、龚雪君、晏　兰、贺　萍、周晓倩、吴　俊、罗海霞、谢红梅、胡德丽、唐晓燕、曹　燕、李春娟、王　丽、龚翠玉、何　燕、张　燕、陈　雯、罗郑姣、夏　红、何　涛、王建英、余丽莎、缪　宇、段文静、詹玲利、赵　玉、蔡　梦、谢　玉、郑益莲、刘献梅、陈筱颖、姜佳玲、候海燕、张　洁、梁　旭、梁采枰、张晓昕、龚荣英、李祥英、喻松梅、杨丽君、林永春、张孝珍珠、杨　敏。

护理九十二班

李春娇、李　俐、龚建华、吴亚美、程雪妮、何　昕、陈小玉、廖永洁、平贵英、翁晓雪、赖润媛、黄　婷、熊疆丹、何　为、姚祖莹、徐梦婷、杨玉琴、施秀君、汪　洋、杨　鑫、曾　燕、陈　洁、何小燕、黄钰茄、刘小玲、林　敏、龚　雪、游佳丽、李文群、黄　艳、陈红梅、苏　捷、何信英、范春丽、陈　琳、张　燕、缪　娜、周　莉、李香妮、王　玲、黄　玲、赵　莉、吴桂香、王丽维、谭　燕、王　玲、李雪洁、胡　敏、张　玲、杨　娜、杨　敏、倪燕琳、蔡　微。

高影一班（泸医，五年高职）

罗　轩、刘　可、余　耀、刘　婷、邹　敏、陈晓龙、魏　婷、拓　伟、张　柱、周　赞、江　涛、张　欢、梁飞翔、张　萍、刘　超、贺晓丽、刘润红、牟燕超、孟　陈、朱宇皓、李旭东、聂　倩、倪春兰、王　凤、明　智、曾瀚林、何　涛、张小超、邓　春、谢　雄、郑　秀、余代珊、范胜兰、寇雪娇、刘　聪、冯　韬。

针推四班

陈富钢、梁　媛、陈小丹、吴玉玺、杨晓梅、常馨予、杨旭君、熊明华、易　猛、黄传英、李慧萍、罗　洪、罗　洁、胡　凯、杨雪梅、郑　丽、朱家隆、杨远聪、钟雪莉、李云华、何智平、陈家生、谢　博、李　静、朱　军、代亮亮、李念秋、邹海燕、黄　继、曲木阿木。

卫生保健

彭贵其、肖　鸿、杨兴聪、王德元、肖　林、邱玉容、王忠平、彭久从、彭长芬、车鸿伟、张刚杰、贺建英、黄诗斌、郑淑英、谢亮全、郑回熙、牟录金、梁玉明、欧　群、宋兴华、胡贵康、杨　洪、朱振先、郑利华、周克勇、刘　良、雷平英、兰金武、陈玉兰、王平坤、李晓燕、王海彬、喻时雨、刘家贵、梅全义、张礼淑、方　英、甯　莉、钟文英、王典木、黄义军、刘光敬、梅全丽、王开文、王　烘、苏家财、邹　德、尹榜才、王和平、易　俊、邹定明、黄显龙、胡传义、程荣峰、邱崇明、陈昌恒、代相利、郝利平、陈碧金、杜茂辉、刘五八、陈卫东、周定书、龚显忠、曹春宣、叶卫荣、龚显木、胡家文、何志宗、宋怀娟、朱一中、余让兴、吴定虎。

高护一班（泸医，五年高职）

段美玲、张　雯、陈　姣、尤　梅、刘申玉、蓝晓惠、刘祥聪、王羽婷、陈玥玲、张涵子、黄祥梅、彭小雨、蒋　竹、谢　静、潘　媛、刘　霞、朱丽佳、宋思艳、王思明、丁　茜、王薇一、黄　婷、林　利、周　莉、易国萍、陈洁因、陈　娇、杨　婷、张　丽、邓小玉、杨　娟、曾雪莲、周　瑜、李　进、李国丽、邱李霞、杨婧婧、赵　珊、孙桂英、何　翠、涂　艳、刘　娟、温娅莉、毛倩婷、钟艳玲、胡贵琴、郑晓玲、陈小娟、朱婉丽。

高护二班（泸医，五年高职）

黄文静、陈　琛、罗涵悦、龚燕婷、倪俊莉、李思姜、唐　静、李玉婷、胡　丹、余雅岚、韩宗梅、苟　敏、杜　琰、刘　珊、郑　旭、毛敏妍、马慧立、邓绍懿、王　杰、廖　岚、颜　静、唐照云、曲小琳、林建梅、李　莎、兰　茜、张媛媛、邬文砚、胡婧瑀、巫旭丹、龚　静、黄绿蜓、欧阳文君、缪　珂、李　林、潘　月、张　乐、罗　婷、牟思璇、文　晓、李玲娟、江　帆、林媛静、杨　莉、王培静、周　川、李亚梅、汪　奕。

高护三班（泸医，五年高职）

张晓莉、张月皎、熊江旭、张旭霞、陈静丹、李　慧、黄梦莹、李　莹、王婷婷、王　翠、龚　慧、贺　艳、刘　怡、王玥婷、熊益娟、陈　圆、潘冰杰、李　瑜、邹晓华、刘司南、毛玉平、刘丽平、邓丽春、刘莉娜、姚正容、郑子娟、张　敏、崔　慧、王　玥、明玛丽、邱荟萃、宋丽萍、曾　雪、杨柳荻、陈　露、李　婷、何　欣、郭晓轶、袁世丽、曹　敏、雷文艺、付丽莉。

高护四班（泸医，五年高职）

王　娟、袁　媛、钟　蓓、钟　蕾、张　莉、朱婉丽、宋春艳、何玉基、李庭丽、孙世庆、姜羽平、余巧丽、江思杰、黄双丽、甘　泉、何　丽、李　莉、官丽萍、邓晓洁、韩　玉、余　智、冯宇聪、李　菁、游持茜、刘唐丽、万小会、周　霞、朱　艳、刘雯筠、何文静、刘　敏、蒋　洁、万冬梅、官　雪、何燕萍、舒小红、邹利红、邹林敏、曾　艳、卓　珊、王　静、龚　丽、彭　琰、杨凤贤、王丽茹、赵春霞、王　艳、王梦雪、刘　丽、唐晓娟、王小雨、徐春燕、明　星。

2004 级

药剂二十二班（班主任：周丽）

周小珊、王　莲、赵瑞雪、夏宝玺、杨　洁、何　玲、宋晓娇、龚培琳、万晓桃、陈　茜、张　诚、余　静、邹　丽、王　金、余　源、金梦娟、姚炳龙、王思俊、李　兰、李秋霞、廖　娟、陈　倩、邱　洋、江　丽、余晓玲、曹　燕、吴　霞、卢　宇、雷雨风、叶慧娟、辛　洁、李　珊、余　雷、范　荣、刘　林、韦汉蓉、刘小源、张霆伟、钟明英、洪 旭、刘 亭、王 波、杨 涓、唐青松、祁 燕、张 莉、张 强、朱 萍、雷 超、邹 翔、冯 平、苟 敏、姜 容、林 玲、罗月秋、杨镇菁、赖志刚。

护理九十三班（班主任：周丽）

陈 倩、刁燕梅、马艳红、许婷婷、胡 曦、邵 燕、曾恒敏、龚 洁、朱 平、兰玲玲、甘 丽、黄筱旭、王 丽、罗恒丽、刘 琳、缪新燕、李 娟、易文均、张 燕、李艾琳、邱 敏、李丽娜、刘 媛、陈熊丽、肖 媛、彭泊芳、罗 雪、黎已莲、刘 杰、钟 玲、袁 梅、谢 燕、郭梦露、彭 英、龚亚男、颜 静、但晓梅、潘 丽、陈 杨、游 佳、吴凤美、官玉娟、叶超苹、缪 奕、李艾琳、曾婉秋、曾 丹、杨 鑫、何 莉、邓先萍、刘 萍、宋 昊、冷崇秀、马艳红、陈 倩、曾晓娟、邓凤莲、曾 丽。

护理九十四班（班主任：周丽）

曹 茜、邓 洁、罗艳梅、赵秋凌、王 翔、杨清清、郭家秀、宋沛玲、钟秀娥、曾小敏、何利梅、郑晓霞、吴雪红、罗雅勤、宗诚然、刘 平、周发平、彭 曦、张 旋、王勤悦、刘映菊、许祖萍、胡晓瑜、高 茜、康丽娇、卢思师、何小翠、周 莉、杨腊梅、王春梅、朱 钰、庞婷婷、何 梅、殷翠娟、唐洪琴、段文波、林 洁、何 艳、余莉娜、詹 霞、赵 月、陈益平、单丽娟、刘淑琼、陈 楠、张 娟、彭春华、邓春燕、陈 洋、王 利、辜秀梅、曾 彦、王海峰、范 林、黄 莉、缪修燕、尧春梅、吴 余、赖红英、冷崇秀、余勤勤、罗 颖、吴陈梅、陈 玲。

护理九十五班（班主任：周丽）

谢　梅、叶玉兰、钟玉梅、王思佳、赵文静、黄　勤、王　钰、胡容梅、罗　旭、李　燕、何　颖、李　政、曾秀娟、詹利丽、谢林瑶、林　颖、谢胜蓝、徐建英、王晓珊、许　媛、曾丽玫、代　露、陈丽君、张　丽、何晓梅、兰家麟、张　薇、肖　潇、刘向兰、谭　笑、石小丽、潘秀利、袁信珊、舒冰郁、张晔薇、杨　阳、何建萍、杨滨瑞、黄泽丽、章　琴、陈　莉、邹兴春、钟　琴、李玫琪、林卉宣、陈贤利、郭晓英、韩学丽、王艳君、刘　丽、曾韵琳、余爱萍、蒋冬梅、王　跃、陈　俊、余莹婷、夏剑兰、黄红莉、袁小娇、兰雅淇、罗　莉、谢　静、袁晶琳、古文静、丁　丽。

医影三十二班

陈海姣、郭必红、何方骏、刘　星、欧春秀、计　策、陶　超、王运韬、李富强、叶　阳、袁其远、黄晓勤、辜钿芯、周　龙、陈　英、谭婷婷、袁　杰、邹　平、付　强、邹芳俊、蒋柱英、袁小平、陈　博、林　夏、郭　鑫。

中西医结合二十四班（班主任：周丽）

邱　容、屈莉媛、曾　丽、张晓霞、王小勇、张　轲、曾　超、石　利、高　杨、舒冬梅、潘利宏、李文平、李　慧、刘　艳、丁　莉、余　珊、廖　丹、张　杰、丁莉萍、邓　英、李　茜、罗剑英、舒钰单、倪祥春、邓真霞、龙洪锴、陈　英、张谦伟、雷永洪、朱顺利、杨兴涛、李正东、陈弟凡、李　建、夏　源、曾晓川、黄　平、李明华、龚　潜、何德海、徐　霞、张敬士。

中西医结合二十五班（班主任：周丽）

陈泽明、陈　翼、曹　洪、陈翠仙、刘小珊、荣锦星、谢晓峰、钟冠利、唐　勤、黄井方、裴敏娇、裴克杰、简杨威、甘小刚、付　宇、曹　翔、刘红利、高俊茂、龚旭华、蒲　淳、张大英、凌浩然、胡　静、罗　玲、张　耀、邹立英、周会英、文成玲、赵　涵、赵子谦、梁晓宇、罗　俊、王　忠、胡锦阳、熊维刚、曾　艳、杨文平、曾晓娟、杨金容、石小科、袁思倩、李　健、杨冬梅。

药剂二十三班（班主任：周丽）

李　强、胡　平、熊　梅、王　宇、曾婉玲、刘光林、杨　莉、刘玉婷、赵新芬、周刚伟、吴　瑕、宋　莉、周晓红、邹梅花、黄　蕾、钟晓杰、刘媛丽、张　川、陈文培、陈茂娇、王　玲、王　珍、陈　娟、刘　琳、滕美谐、周　艳、姚胜进、陈　娟、刘　杰、陈　勇、林　江、罗国亮、张　颜、颜　秋、王晓鹏、古德英、王　瑜、姜常春、周　风、罗斯续、刘　秀、朱丽佳、马思雅、肖　俊、刘　立、缪艳林、肖　瑜、宋信雨、邓　浩、赵群芝、陈　军、韩宗良、何　玲、邓　灵、钟黄磊、刘　星。

高影二班（五年高职）

曹　燕、罗　莉、舒　敏、林　强、张　炜、刘玉勇、曾雪锡、李孟玲、徐　慧、王　霞、李　新、罗艺严、周自元、刘曹戌、张　林、刁伟熙、张晔熙、余　波、沈丽霞、黄利英、彭　涛、陈　宇、李思齐、唐慧斌、李　义、钟　敏、李洪波、李　平、郭雯洁、许　慧、张婷婷、陈雪梅、张　健、赵秀英、王　超、钟　燕、肖　伟、王思樵、何　鹏、蒋　洁、蔡锡川、尤丽娟、周　建、曾发强、蒋柱英、刘　见、邬雪梅、陈昌慧、刘红燕、

王　花、曹晶燕、余　坪、付　强。

乡村医生一班

龚淑芬、王志荣、蒋富德、王　槐、赵淑君、钟　波、罗文彪、钟琼英、刘兰英、刘跃华、王　强、程锡华、王玉琼、李晓娟、陈志恒、王雪琼、荣　茂、罗　伟、卓俊超、林光明、张志铭、徐祖江、徐　艳、宋本平、魏家洪、陈兴富、王邦洪、张大群、李兴治、宋智容、张　科、周远根、王　桥、黄家容、刘雪梅、李曲波、何光华、郑才兴、蔡帮芬、李德富、蒋　密、王大志、邓世宇、洪均祥、张世良、程德山、周礼富、贺正湘、刘莉平、陈　莉、车小华、李玉兰、孙常聪。

乡村医生二班

钱丰永、刘俊修、杨心美、刘俊昆、刘成英、付光其、朱大学、邓　凯、李发友、熊润桃、包军芳、黄秀英、宋　军、黄祥礼、何光辉、李安涛、吴泽均、张　勇、蔡汝琴、谢久强、明堂容、郑才华、马义君、李淑芬、殷文书、唐　杰、童素萍、杨泽琼、杨世超、雷润之、廖永英、钟　庆、倪秀兰、陈世英、胡明芝、邓　伟、向长云、陈寒啸、应秀莉、曾　翀、陈润生、龙玉英、蒯泽林、黄显明、万　荣、吴平争、程锡芳、何　平、朱　丹、郭莉瑛。

高职中西医一班（泸医，五年高职）

刘　燕、邱承星、胥清连、雷定宇、章　涛、钟晓莉、谢泰羽、赖兴萍、肖春艳、张　超、刘　燕、黄　康、陈　帅、李　勇、兰　林、代　慧、徐艾丽、郑　燕、冉李霞、张大治、邹　海、叶　霞、刘　珊、杨理心、兰俊梅、彭维丹、王　珊、叶巧丽、李春华、缪 凯、李 倩、聂 艳、陈婷婷、余美贞、黄学斌、罗永娟、王 瑜、陈 惠、曾品慧、陈 艳、罗 华、李 哲、黄 霞、刘阳贵、张 星、胡 林、何志刚、屈津延、朱晓莲。

高职中西医二班（泸医，五年高职）

张 敏、谢 强、吴 平、汪洪梅、陈虹积、彭 娟、王 雪、周 丽、王家珍、林 梅、肖远涛、陈思曲、殷春玲、余秀玉、詹 勇、陈俊松、程 玲、倪春宇、余 慧、付 英、肖太良、邹佩芸、范海英、张 敏、虞晓辉、曾 玲、曾秀芬、袁 平、周炽铭、邹海斜、黄 丽、王 莉、童 庆、刘小漫、尤 敏。

助产十一班

詹玲俐、陈丽娟、林红利、张 雪、程 琳、李广梅、孔 迪、赖 冀、雷 雨、陈道英、左 莉、樊超英、钟丽梅、赵 倩、熊疆丹、黄 欣。

高护五班（泸医，五年高职）

钟佩珊、王 俊、吴雪琴、王 玉、殷海燕、钟晓静、张 燕、王 茜、荀茂君、易存凤、詹 蓓、宋丽炜、何 静、游雯婷、曾 娇、曾红玉、邬 霞、韩晓娟、邹 雪、陈颖丽、王 琳、赵婷婷、李 莎、晏 秋、余 讯、徐 娇、代 梅、王 杨、王 丹、胡 骥、罗玉娇、倪 佳、李春晓、彭 煦、王 悦、陈泽莉、刘 莉、董 瑾、吴雯婷、马 灵、刘 霞、邓丽娜、何婉琳、李 秀、彭雪婷、肖 露、廖 静、万丝雨、刘慧超。

高护六班（泸医，五年高职）

刘玉莲、周玉静、吴佳潞、颜 冬、代 璐、罗 莎、杨钰琦、

余　珊、李莹露、丁露敏、袁　源、张奕莎、李凤叶、陈　瑜、丁　红、张雅惠、李思易、王　琳、邓竞媛、万　茜、陈　莉、张　燕、周　惠、刘　琳、刘颖妮、黄宇婷、朱炫霖、余　丹、邹　琦、刘　玲、罗　曼、曾凤霞、张庭燕、刘春霞、杨水凤、刘　玲、彭婕敏、杨　睿、何　霞、刘　梅、李　雪、刘　蓉、黄媛媛、陈　洁、史涵维、舒　宏、何春燕、孙青青、徐　玲、周玉琳。

高护七班

赵　艺、晏其萍、尤玉梅、郭盛澜、闵　敏、郑国萍、喻　凤、周　桃、邓远虹、应　曼、关晓旭、杨　丽、朱　琳、黄　玲、夏梦翼、刘晓雪、熊杨意、马筱俊、刘霞英、陈　林、刘晓媚、黄　容、贺红娟、陈恒珊、王　迪、胡艳婷、洪茂婷、潘黎红、侯　孝、王　瑶、徐玉琳、万　妮、唐　吉、余靓雯、熊　怡、肖曼丽、余田丽、杨贤玲、缪　怡、卢　春、梁玮玮、缪　易、李　婷、徐、娟、藤莹芸、杨　雯、陈青青、刘春艳、张钰涵、谢　莉、曲小琳。

高护八班（泸医，五年高职）

黄丹利、曾如珏、曾慧敏、余　琴、龚　燕、陈红艳、刘　娟、黄　歆、代　玮、杨利娟、王　玲、谭　薇、谢瑶娟、黄琳灿、张梦阳、钟　丽、胡　盼、陈冬秀、万　玲、陈露雅、张　娟、吴　丹、黄　霞、范力力、肖祥梅、罗　珊、李晓琴、曹　平、黄　卉、雷　蕾、张　敏、杨　禧、李　娜、陈冬梅、郑琳玲、缪彦芸、曹　丽、徐文莉、李　敏、苏玉南、余文波、周雪梅、陈米莎、周懿雯、杨修霞、李　莲、曾　丽、刘娇梅、刘小燕、崔夏星。

高护九班（泸医，五年高职）

张晓双、李　倩、朱晓丽、江丽莉、曾　丹、陈　乐、黄婷婷、黄　帅、余　端、李运红、李　薇、谢英琼、汪春燕、舒仕梅、宋琦瑶、夏晓丹、曾晓霞、陈　玮、游薇薇、易忠琴、朱　谍、易竹青、邱中华、郑　倩、谢冬梅、杨　珊、李　艺、姜　燕、熊　燕、邓　丽、涂桃梅、吴晓梅、李鸿娟、罗　玲、张　燕、曾　丹、罗雅勤。

2005 级

护理九十六班

丁　玲、李　霞、关　双、陈丽英、谢念芷、邹　璐、李　蓉、李寒冰、黄　梅、陈位秀、陈姗姗、郭春秀、邓　丽、左智慧、陈　佳、李　静、杨　谦、徐　梅、徐　倩、程高翔、钟雪梅、刘元怡、张雪梅、范利平、陈玲洁、陈　琳、林　玲、李　丹、唐　莎、黄学英、兰　霞、杨　艳、廖小莉、涂　琪、邬　靓、罗帼英、罗莉丽、郑文艳、范道敏、朱　玲、邓　琳、黄雨朦、李　丽、崔玲莎、张　恋、王　红、曾尔聪、李　平、陈玲霖、郭　惠、刘　丹。

护理九十七班

钟　梦、陈秀梅、林　玲、胡　艳、黄文娟、刘婷婷、蒋　珊、刘　丹、夏　利、张　雪、苏梦琪、张　静、殷　毓、曾　丽、李婷瑶、曾郑霞、毛　旭、邱超越、袁　茂、费　丹、温玲俐、罗小丽、刘晓艳、谷红英、范秋泉、黄　梅、唐　杰、李　清、沈晓惠、李　莹、刘秀梅、余梦轩、郑常洪、张美宁、余　平、董春梅、周　丽、杜玉丽、禹雪珠、董　静、王典英、邹　勤、万晓莉、唐　慧、郭绍丹、徐贵英、吴　霞。

护理九十八班

杨　柳、钟　珊、涂云芬、董　莉、赵美林、李玖珍、罗选敏、赵利超、明　杨、涂　俊、黄　雪、冯　英、何　艳、焦　喻、胡媛媛、陈　利、雷　珊、古　林、王晓娟、赵　茜、王　兰、王　丽、张召群、林方圆、罗春苗。

护理九十九班

叶　菲、叶小珊、潘贤娜、毕巧丽、詹春梅、郭　珊、姜晓霞、吴美玲、项稀敏、廖晓珊、江莉丽、谢林莉、蒲　宇、刘　诗、刘　意、林　惠、段小娟、张　雪、黄筱惠、李　璐、李东霜、余娟娟、张　丹、陈　莉、詹　兰、雷　滢、崔秀梅、王　娟、邱　红、蔡林秀、杨德娟、张文秀、舒　慧、李　静、明祥娟、张　萍、徐建美、王良愫、冯　敏、冯　丽、游利梅、郭　燕、李　貌、蒋　黎、曹艳丹、郭理平、吴慧洁、何秀春、古良翠、杨象瑜。

护理一百班

李　雪、吴　丹、李　丹、车　锐、谢　瑛、万　静、黄　惠、任甜甜、刘月红、温　菁、范晓惠、曹婷婷、李雪莲、明　艳、胡　萍、陈珠双、明　梦、周孝芳、商　莹、陈慧敏、陈　俊、周玉琴、袁　梅、刘陈梅、郑　洋、张天津、刘路思、吴谢敏、何　月、陈　琴、龙春燕、郭　珂、李　平、万　益、宋　联、罗艾婷、江　岚、邓　霞、詹德莉、朱　丽、刘　茹、吴雯霞、江　真、刘星风、应　证、邱堋娇、李　倩、曾媛梅、王燕玉、胡　颖、李燕梅、罗拾玉、邓艺琳、江　洪、曹　利、胡丽丽、

江　雪、李翠英、吴　丹、李沙燕。

护理一百〇一班

陈　艳、陈爱玲、吕明珠、邓婷婷、彭雅儒、吴晓娇、周丽娟、王　莉、付　娟、郑文秀、卓　秀、巫　艳、陈丽坤、陈　丹、郑　莉、甘　霜、张　洁、王小丽、黄　梅、谢　燕、何　珊、何　莲、袁慧玲、李未来、刘　丹、彭　巧、张　敏、王丽莉、甘　雪、余　燕、周　静、李丽娜、金　笛、张　艳、李夜静、曾丹青、黄　英、黄　玉、李凤霖、谭　玲、马旭雅、杨　梅、蒋思旭、曾存春、邹龙霞、陈　玲、蒋思旭。

助产十二班

李　丽、郑文艳、罗帼英、朱　怡、郭　珂、罗艾婷、温　菁、王小丽、黄　英、周丽娟、黄　钰、曾存春、幸　娟、陈爱玲、陈　艳、吕明珠、邓婷婷、彭雅儒、袁慧玲、张美玲、段　敏、黄　丹、黄　梅、李　倩、刘　丹。

检验十一班

王先俊、刘亚琴、张林宇、金昌鸿、何　欢、陈　红、袁　菲、陈万敏、吴平聪、宋晓梅、段蒙军、李文婷、邹旭川、李　娟、潘　栋、肖　芸、梁　红。

医影三十三班

李浩天、郭　平、郭世聪、曾楚月、余　超、郑　奕、赵兰洁、廖钦鹏、刘玥阳、付　婷、翁思洋、张　针、林雪梅、徐云龙、王　鹏、毛　科、张　潘、赵　霄、王舒羽、兰志彬、吴秀平、郑新骥、雷　禹、周　琪、张　玲、毛　缘、李远琨、李鸿宾、

杨　帆、周丽平、钟文其、唐佩佩、王文姣、李　珍、聂丹萍、兰　林、王应维、付晓双、贾　秀、罗　珊、黄　莉、吴晓霞、吴　倩、钟永红、黄　聪、龚永梅、陈义米、刘　何、朱　怡、荣　琳、谢健英、缪俊涛、计　策。

高检一班（川北医，五年高职）

毛廷如、蒋雪琴、钟静容、李　珊、张力丹、吴　霞、游晓娇、胡资荣、刘国富、胡　燕、马海林、刘雪佳、袁海月、谢雨涵、郑　艳、陈　铭、陈晓秀、曾　莉、宋张妙、张雪莉、张　军、张　艺、胡梦婷、刘　娟、李秀娟、林红均、龙　云、曾建平、赵　艳、胡　涛、李成艳、何　倩、曹　丽。

高检二班（川北医，五年高职）

刘　杰、蒲　素、严　羽、黄　饴、张峻溶、李晓聪、胡陶玉、杨平燚、倪伟霞、梁　茜、兰忠学、许　倩、刘思旭、刘荣妃、曹　琳、李　松、郑燕梅、方双玲、许　智、刘　霞、罗　莉、李　芮、陈　燕、谭小英、徐秀丽、刘　敏、甯义娟、郑雪梅、韦　英、钟金芳、陈梦瑶、林致看。

高影三班

邱　运、王　琴、江克超、鄢迪柯、李　剑、唐键超、杨向希、纪　元、罗　炎、徐亚光、陈　琦、文明昆、张微茜、陈皓初、郑　为、王雨濛、何芳芳、宋　健、胡　伟、刘建伟、邓陈成、李　耀、何含月、陶一帆、付云涛、范玉龙、杨义豪、张宇熙、陈鸿飞、胡煜斌、杨　璟、邓享亮、安　鑫、何　弦、陈　瑶、付春秀、沈凌霞、雷春雨。

药剂二十四班

何爱丽、林茂丽、牟相荣、郭　琳、谢智磊、陈　瑜、甘林玲、殷千惠、陈　敏、欧阳欢、蒋秋霞、王　燕、林红霞、吕　游、舒乘飞、何凤娇、罗　红、曾芝玉、曾恒锐、刘　娟、艾小丽、赖　波、林　珊、余　洁、李　淋、代　曦、罗晓川、薄　睿、宋晓梅、曾　莉、肖　芸、李文婷、邹旭川、何　欢、刘亚琴、张林宇、陈万敏、李　娟、曾　朗、朱家勇、李源勇、段蒙军、金昌鸿、周　溪、潘　栋、袁　菲、陈　红、邹小雪、李　丹、李　靓、李　燕、吴平聪、张　娟、王先俊、唐　甜、杨思薇、吴晓鑫、吴海涛、邓　梅、杨才英、王晓鹏。

药剂二十五班

幸琬苓、钟晓彤、钟　莉、陈　伟、阳　旭、吴彧蔚、刘　伟、何洋琴、龚文臣、刘　航、但奇越、张超霞、牟春红、林　菱、黄　薇、钟晓枫、郭召辉、雷　梦、方　茜、王汝多、杨才林、钟　俊、胡　卉、桂梦璐、邓鹏高、饶　月、袁秀梅、魏雪玲、罗定佳、陈　玲、晏梦颖、宋雪冰、王　丹、张　雪、肖　凯、胡　霞、宋信敏、李　伟、杨海玲、李　玥、何　菲、缪　晓、陈　果、李　琳、唐登奎、罗娟娟、郑玉霞、傅　程、龚　林、贺　鹏、黄星荣、何东燕、曾祥林、王　洪、华秧强、陈麒任、程晓琳、刘　娟、缪　丽、刘　星、唐青松、雷雨风、卢　宇、程高翔、毛　缘。

高职中西医三班（泸医，五年高职）

黄钰霞、雷定国、陈　丽、林波有、刘　红、游　梅、杨　波、黄其虎、唐　源、龙　金、王　莉、刘　霞、许骏莉、丁晓霞、毕俊皎、许　维、彭文婕、程坤强、陈　杰、段　洛、周　然、牟晓旭、张雪乾、易洪亮、邓智慧、姚利奎、邓袁莉、张君轶、刘　茜、杨　梅、易雪莲、张　玉、邱塘洪、李　骏、唐　霞、闵云珠、彭雪梨、崔　丽、李　雪、林　丹、康玉玲、陈　倩、李晓春、陈能英、邹　海、覃华英、虞　毅、虞聂梅、卢红伶、何　旭、唐方健、黄学斌、张大治、朱晓莲、罗　华、扎布国庆。

高护十班（泸医，五年高职）

陈　静、罗　梦、吴啟林、吴华丽、丁代清、涂一梅、赵　燕、彭　璐、巫雨鸿、何春梅、黄清兰、孙　竞、杨　芷、刘梦甜、何燕秋、段平燕、张玉虹、余　俊、胡　静、谢梦婷、邱小春、李　霜、李堂琳、杨晓梅、黄丽娟、姜红玲、陈　城、李晓娇、杨　田、朱雅莲、张丰莹、杨向春、袁利君、陈　静、刘　莎、刘省其、曾　莉、王　莉、陈　维、李　梅、陈　英、陈　莉、林　霞、樊　虹、周　阳、周杨阳、张　丽、刘桂兰、周乾晓、郑晓霞、陈　燕。

高护十一班（泸医，五年高职）

黎　樾、黄　静、毛　颖、王　蕾、王蓝澜、谢孟君、周敬霞、吴晓辰、陈　丹、林　雨、杨会林、温　欣、李秦川、朱楚瑶、张莉丽、万　卉、肖佳媛、陈　玲、彭　杰、吴　月、王秋艳、郭丹绿、栗　粟、胡远陶、胡　萍、姚　满、童　颜、易　梅、刘　晶、曾　艳、刘瑙鲁、熊　方、韦丽君、候小林、晏　波、翁碧兰、甘兰兰、倪艳梅、童　锐、余　婷、李积欣、龚超玲、兰文琦、贺　皎、宋　卉、张雪飏、何　煦、龚晓英、冯　欢、罗　靓、曾利梅、刘　霞、李　莎。

高护十二班（泸医，五年高职）

林小青、黄丹莉、林　莹、谢利萍、唐丽娟、王　俊、李　燕、谢雅晴、胡　杨、郑　巧、朱家梅、钟　俊、何思雪、刘　芳、邱　曲、倪文秀、罗　玲、刘　倩、黄林玉、兰　详、黄茂瑶、陈婷丽、钟灵毓、郑婷婷、但梦涵、邓璐瑶、杨　佩、王雪飞、周　慧、江梦琳、李　杨、张林波、申玉梅、胡再丽、余红梅、彭丽君、付　娟、陈慧丽、何碧桃、范雪薇、陈　然、吴　晰、张媛霞、钟镒霞、李　瑶、舒　慧、李　旭、肖希茜、王宇梦、古　荔、林　丽。

高护十三班（泸医，五年高职）

张一川、戴　玉、晏　梅、刘天纪、程　妍、李　希、袁巧玲、王　维、邓艳美、刘　容、邹小燕、李　洁、陈　倩、罗　丽、雷　宇、王晓肖、廖　玺、周　然、王思念、朱　微、刘　然、王　瑶、曾俊芝、崔　灿、谭雅婷、李梦夕、马　娟、张晨欢、黄晨曦、胡　榕、刘玉涵、李　欢、赵文婕、陈　惠、彭　秀、刘雨莎、万　敏、熊方慧、王　轶、梁丽梅、陈林丽、杨　红、王玉立、李翔翔、程　娜、周厚敏、吴　梅、黄远红、何思琪、刘慧丽、邓　倩、何燕梅、廖　平。

高护十四班（泸医，五年高职）

母　丹、邓　稳、肖　舟、罗　瑜、伍　燕、吴　霞、曾杜鹃、陈婉曦、廖　俊、曾　静、肖川利、汤爽利、李燕岐、赵　秀、钱红旭、陈寒寒、彭宁馨、舒丽媛、曾　蓝、马珊珊、杨骏梅、李惠芸、徐　静、罗窕轩、温晓玲、林梦莎、温晓丽、贺　雯、唐秋菊、陈丽静、贺　梅、李　梦、陈　东、李　雯、张梦钰、彭翠萍、王筱晔、李凌睿、邹劲燚、毛黄莉、陈丽霞、钟　莉、

何　龙、曾亚琳、钟　霞、刘　庆、唐　梦、邓艳娇、邓　婷、黄　鑫、尤　静、陈　成。

中西医二十六班

周小霞、王　亮、杨朝群、杨郭军、温　和、王　艳、徐　梅、华　莉、吴志友、李永军、余海军、陈　杰、刘　萍、陈　娟、陈　伦、李　提、吴　淼、邹　勇、罗怀莉、肖君洪、李常珍、陈洁清、何泽宇、郑小艳、刘　琴、尹凤琴、陈　涛、罗春雷、左　坪、郑常林、叶香香、李　艳、李　貌、雷家慧、胡吉川、刘彩霞、梁　红、吴翰坤、肖　灵、朱顺利。

中西医二十七班　（专业为中医）

余美霞、阮礼婷、江　鹏、龚　华、王治清、陈　惠、虞　玉、吴小燕、陈　鑫、宋信权、黄　强、黄丽萍、胡丽梅、汤进有、雷贤聪、杨崇权、杨静宇、李　培、陈　敏、卢小梅、荣　林、李荣华、肖世崇、郭金伟、胡寅龙、缪旭阳、林杜娟、徐美齐、赵景聪、吴小燕、甘元梅、姜　伟、虞武能、陈玲霖、汪　霞、郭　惠、刘　丹、杨　琳。

乡村医生三班

蔡蜀希、杨雪峰、黄书荣、卓　丽、刘　英、张谦伟、宋会英、刘　利、祝国华、余　洪、杨宗利、罗凤华、邹修勤、邓远华、何　雷、肖　敏、龚　建、谢　林、陈房平、廖义梅、李淑容、董　超、蒋和新、李泽珍、洪　伟、李　瑶、杨忠于、成吉和、黄中富、宋　君、李仲华、江勇智、卢泽根、彭云红、朱立英、周　媛、朱　健、余其让、王秀芳、罗国安、何　文、陈志勇、宋廷蛟、邱昌友、王大彬、杨义英、李梦利、应洪丽、陈　刚、陈崇良、李荣贵、曾　科、李桂英、钟辉奇、姜玉玲、王世俊、陈万明、曾发贵、余红梅、付建平、毛茂荣、刘庚智、陈晓红、冷国强、邱少春、袁光明、李　兵、唐学清、何居海、宋秀梅、叶贵明、廖保荣、王祥安、严权林、黄　杨。

乡村医生四班

周　丽、曾宪敏、刘　军、黄　惠、陈　艳、方忠文、陈明朋、钟华英、宋春梅、钟　利、钟丽容、杨　俊、杨友国、黄　丽、肖　英、张乃权、肖玉梅、万莉英、刘桂英、邱忠芳、叶德君、王　芳、程忠华、朱世峰、董建华、邹　艳、曹大勇、宋利梅、王　建、李　琴、赵　萍、徐淑娟、张永华、陈　宏、张　利、古永秀、缪　波、邓　其、郭　华、朱利萍、陈　胜、黄祥华、张月清、王　飞、钟润明、邹淑琼、李晓娟、钟文飞、张　敏、黄　霞、刘　恒、廖春容、邹嫦辉、尹华富、张树平、徐明昌、荣晓红、杨孝聪、陈国进、刘丽君、邓晓英、刘中涛、邱世高、刘学林、虞丽霞、朱　丽、曹　洪、喻秀英、谢晓燕、李晓燕、袁安权、方育英、刘大明、沈杰刚、叶　容、李晓虹、陈　丽、范开萍、刘荣宗、苏　敏、张洁辉、吴才学、吕　兰、方世忠、曾道华、陈宗友、阳开成、赵永宁、魏正淑、黄方平、韩明英、詹常林、陈章聪、程德琴、周　燕、周　枰、曾春霞、肖极铭、黄　勇、杨俊辉、刘信勇、胡小波、刘　达、陈国栋、李先进、曾俊聪、刘　英。

2006 级

高护十五班（泸医，五年高职）

肖燕飞、谭晓丽、何孝红、李　敏、李　林、胡　茂、黄瑞平、戴　倩、黄　璐、陈　玉、涂莹玉、李召分、赵小金、陈秋林、郑良霞、熊　秀、钟　洁、李　慧、王雨伟、卢碧婵、谢宗婷、熊　烨、彭艳琳、何春艳、董艳娇、夏玉雪、陈世慧、刘　秀、杨　飞、王　青、余文静、廖　茜、王　丽、詹　霞、王晓玲、陈茂婷、陈玉娇、廖　玺、彭　杰、冯　利、雷利莎、陈　艳、黄春丽、徐葳藐、郑彦川、杨雪涛、朱雨东、杨　平、朱雪莉、王　燕、王　珊、黄陈辉、柏小芳、曾晓梅、阿以晓梅、阿合子石、陈　茜。

高护十六班（泸医，五年高职）
肖　旭、张利英、黄冬梅、徐　茂、丁晓莲、李茂婷、周　燚、钟佳莉、李成燕、李　虹、杨文豪、陈利红、骆　杰、宋维伟、罗　丹、肖　群、尹姝丹、付　丽、雷　利、徐利梅、谢　瑾、林　灵、黄玉静、郭瑜梅、郭佳玉、李　玥、舒　敏、陈巧媛、邹　虹、李思思、王　健、李兰英、陈茂伟、刘函莉、邱　瑛、刘　洁、廖利平、付道玉、欧阳茗秋、唐　靖。

高护十七班（泸医，五年高职）
姚晓宇、江春燕、余　玲、杨　英、郭　敏、李　丽、颜李会、申　川、钟　静、兰学君、张　越、杨欢欢、周思寒、翁雪莲、陈　霞、林　芝、马　娟、罗倩芸、杨小芬、陈　敏、潘一菲、兰　琳、肖晓蕾、黄晓霞、李　娇、韦士又、付晓娟、曾　艳、罗云霞、胡杜鹃、李盈莹、袁巧玲、余　俊、刘　莎、刘丽娟、陈骕骦、唐　静、段　霞、刘　璐、降香玉、徐丽莎、张丹妮、罗　华、叶梦娜、邓小玉、陈月皎、金洪佳、聂洪萍、黄雪梅、余亚琦、罗婉瑜、钟　敏。

高职中西医四班（泸医，五年高职）

陈　旭、陈　飞、赵　萍、李安敏、何杨杰、孔德辉、张清华、周　杰、黄小芯、张婷婷、唐　娟、颜　丽、郑兴群、刘陈霞、温晓晓、王　燕、伍晓珊、杨　茹、黄丽洪、胡　行、陈　倩。

高职药学一班（泸医，五年高职）

何玉婷、吕廷玉、张　聚、宋　丹、张媛媛、张令梅、欧雪芹、谷文鹏、曾　迪、刘雪梅、陈　倩、胡成利、武正意、邹　丹、陈艳梅、宗　霞、廖茂珊、廖艳梅、邓平平、何　剑。

高影四班（川北医，五年高职）

邹登平、李瑞刚、张孝雨、彭　宁、雷从益、胡　静、张　美、廖云燕、邓思雅、陈妙韵、罗晓玲、陈　星、袁艺皓、刘　梅、毛　越、杨银荧、宋京泽、范春丽、唐良权、李琪桂、荣　伟、李林栖、唐　哲、杨　乔、王春胜、何　野、汤　亚、陈　茜、李　杨、王　朔、杜　玲、张全钦、何　茂、钟雨婷、何　弦。

高检三班（川北医，五年高职）

吴　菡、李乐添、朱彦婷、钟　霞、宋　航、余文静、陈　薪、张璐露、童　静、唐　清、王　旭、王　洁、梁　亚、林晓毅、叶　铃、卓俊菊、邹　钢、顾小丽、陈秀英、范雪梅。

药剂二十六班

刘　兰、郑秋玲、文　雅、刘亚梅、罗　庆、邹　梅、叶凡知、钱丰雪、明相军、吕惠玲、陈伯韬、夏立平、刘晓珊、钟梦秀、胡小娟、李清英、严文均、姜　财、刘琴梅、钟书梅、曾　波、徐水莲、刘欣荣、刘　君、温建丽、付　钰、冯馨兰、陈　欣、曹鹏宇、胡贵田、张梦曦、付　莉、张康华、杨　繁、徐　芳、杨　蕊、邓婉齐、张金容、李恒超、江小琪、杨　漫、许　丹、杨丽娟、李　智、郑小艳。

药剂二十七班

邓　勤、王春艳、俞小芳、龚丽萍、梁　玲、刘赵萍、曾德俊、阳卓梅、葛　静、黄阳芳、杨　娟、何丽娟、刘　萍、陈梦婷、李　想、官梦乔、陈绪宇、李　涛、唐　霞、陈明月、刘春兰、张利萍、佘丽娟、雷　丽、陈　瑶、陈柠艺、朱　丽、林丽萍、徐　丽、江　琴、刘　敏、黄　艳、吴　娟、罗永强、葛桐汐、杨　敏、刘　静、王　启、罗桂玲、刘　涵、杨　林、李思雨、赵　宇、罗剑姿、罗宝湘、郭　娟、邹俊秀、黄盛夏、缪　雨、胡　丽、刁镓承、廖小英、郑本英、贺宗意、田大刚、莫皓月、吴　涵、袁　敏。

药剂二十八班

程　霞、曾　丹、王晓聪、王玉国、何金玲、李　燕、许　均、何　珍、钟晓丽、段太琼、赖丽娟、邹　杨、汤永梅、胡海霞、唐冬琴、曾　奇、彭　涛、汤　娟、张力丹、曾　珍、王雪梅、郭　俊、刘　洋、万文洁、林　洁、曾丽瑶、王晓静、何　超、张艳霞、蒋　波、幸　丽、张　丹、温　利、曹春媚、袁　婧、周晓凤、夏利英、江　玲、王　葵、黄荣华、洪　莎、李　敏、宋晓璇、胡　珊、史潇潇、陈智慧。

医影三十四班

王　俊、李　臻、段旭东、温康华、林永春、余晓霞、江　勇、兰　华、张　驰、林玉婷、潘杰东、肖　倩、李　艳、何明珠、

周　韬、包　娜、周承志、廖春燕、曾久鑫、张东东、付玉珍、蒋　恩、刘旭东、游红丽、周　祯、林　洁、许　琳、刘春梅、杨　兰、石庆东、邓展俏、曹益香、龙思洁、雷小鸣、韩朝刚、伍垸枢、黄绯洋、陈　玥、李　读、谢维波、兰祥平、刘红利、杨　丽、范　登、戴霞辉、李　科、向　丹、陈家盛、漆　亮、肖　玲、朱　超、陈万勇、廖　洁、刘鸿源、叶　阳、刘玥阳、毛　科、李　洁。

医影三十五班

余　亭、刘小林、张雪梅、朱昊旻、郭轶琳、王　馨、景明丽、丁　卫、肖廷惠、汪　洋、何　湘、周　灵、古少华、曾小凤、李丽娟、赵　勇、岳　敏、蓝宗敏、周　惠、邹代虎、胡　琳、郑　鑫、易从梅、邹建美、林建伟、彭万平、丁　瑜、宋昌炳、黄　易、邓洁露、李治泉、季　磊、何　莉、李敏杰、王　清、吴小红、向周兵、贾永亮、郑俊峰、谢　莉、罗　曼、郭　平。

中西医二十八班（专业为中医）

李从艳、曹恩瑞、李　友、郭亚林、辜周浃、李　浩、何　瑶、钟　鑫、黄文平、杨　英、杨轮雨、张　蝶、郭　霞、刘国建、余可文、周峰群、罗志龙、曾　琴、赵　珊、赵让通、张　勇、罗　岗、余亚丽、陈　珊、朱　军、何　玲、游鹏飞、张　梅、朱　琳、陈靖宇、罗　华、陈　珠、冯　苑、廖礼锋、易　缝。

中西医二十九班（专业为中医）

陈柏江、李富英、吴晓红、艾　利、陈俊超、汪茂蓉、易从飞、李　超、洪　莎、李　根、李　敏、欧阳雪、张晓霞、周　健、周小月、郝　艺、刘良珍、苏　波、刘　欢、宋志英、李丹阳、刘润梅、王亚男、雷光礼、龚梁英、曹世坤、张普超、杨　婷、曹晓霞、陈思宇、阿以木曲、郭格余、缪建英、孙　佳、周　洁、丁　瑶、曹　翔。

乡村医生五班

王光扬、唐文勇、吴照宣、刘　忠、宋延奇、熊应芬、朱　艳、袁贤聪、罗文伦、熊　静、姜启友、曾　桃、廖仲学、张和明、熊家明、陈廉世、彭述秀、徐厚群、魏　华、黄文谦、倪君朝、黄晓彬、但可文、徐　鹏、余科林、梁伯荣、兰国军、李德娟、陈　慧、冯兴龙、何　刚、李晓燕、龙小平、曹树文、刘兴辉、徐贵东、黄远但、陈晓梅、卞富贵、陈立桥、夏　俊、周润彬、罗　君、曾　红、李克超、余本昌、邹　荣、陈安友、叶　春、王玲琳、李良英、王进邦、王莉英。

乡村医生六班

吴从军、李晓红、曾小兰、李和高、雷家川、李文雅、温世华、欧海春、林丽乔、毛国锋、肖晓娟、黄永贵、龚达森、代玉容、毕常灿、周　敏、梅宗林、石　磊、朱刘裕、祝泽君、熊科举、宋仲良、雷先觉、陈平美、余翠华、童绍强、杨　平、罗立平。

护理一百〇二班

张　芯、任　丽、马潇潇、李　倩、王瑞雪、杨　璐、何　婷、袁永雪、朱丽梅、邱云秀、赖　敏、简　洁、林翠萍、邹　月、陈思琪、张秀英、罗　惠　康成翠、袁亚秋、陈　玲、曾　蕊、漆春兰、何　倩、吕延婷、刘秀苹、苏　曼、李　丹、曾智秀、明秀芬、杨晓丽、王　帅、曾文婷、雷　雪、李　艳、郭晓燕、张玲琳、陈燕红、雷　蕾、周婉秋、苟良咏、张莹颖、缪文婕、

何　梅、熊家会、袁　园、吴燕玲、刘书伶、程菊英、谭利萍、彭燕秋、童　婷、腾晓媚、卢怡伶、周　意、邱　俊、陈利莉、刘林梅、江家盈、杨　宁、杜玉丽。

护理一百〇三班

余　甜、邱慧聪、梁敏莉、黄　瑶、杨卢梅、姚佳琳、吴秀英、傅晓玲、练　霞、刘晓艳、王虹力、陈　珊、陈忠钰、邓玉勤、余　超、许　慧、何　丽、缪　霜、林　凤、杜　敏、刘思媛、明　艳、彭翠莉、吴　玲、高　敏、陈小霞、赵　敏、邹　颖、陈　悦、谢晨希、秦　洋、毕雪婷、王博群、肖春梅、应小霞、王　兰、刘　敏、李　洁、陈　悦、何　悦、曹诗佳、邹　琴、毛竹昕、代　莉、杨　莉、宋皇晔、王雪菲。

护理一百〇四班

陈钟慧、张维敏、郑　艳、官　玉、肖鸿阳、丁　湘、李美玲、詹　敏、林　凤、钟　萍、王　洪、卓　越、袁　卉、陈　李、古红霞、杨小丽、李春燕、吴　羽、蓝静梅、黄书玲、曹　焱、张天秀、周虹月、朱廷甜、朱秀萍、宋家惠、陈　琼、李玉祥、安　娟、郭　倩、胡秀英、张甫一、田　雪、杨　燕、钟健丽、周　玲、肖　燕、陈　燕、邹　益、卿颖皎、何玉兰、成胜秋、王　林、陶雪梅、吴克茂、朱芯雨、王小燕、范秋阳、赖　敏、张力丹、张　丹。

护理一百〇五班

李　洁、舒　瑜、曾雯雯、顾　霞、李　沙、邹　玲、车莉娟、邹青青、聂君兰、邓红英、张　叶、潘　玉、叶莉珠、舒林燕、曾　莉、熊　菲、李　茂、龚雪儿、钟玉征、黄晓旭、李万莉、

付　雪、腾滨惠、叶　星、黄杰丽、陈　蕾、陈玉庭、杨　娟、张　敏、赵艳琪、古茂薪、何顶芳、王　巧、王茂龄、田　亚、王世欣、周小凤、刘　莉、曾海漩、刘　洋、张家喻、余　敬、杨　川、谢肖燕、杨腊梅、余丽丽、林冬梅、汪开霞、陈　巧、邓　燕、徐小霞、彭　丽、但冬平、唐梦园、李云芸、李莎莎、叶凡芝。

护理一百〇六班

陈　婕、周　艳、徐雅莉、张婷玉、余娇婇、邹　雯、易红梅、钟　燕、刘　俊、涂　艳、罗宗丽、杨　玲、孙梦婕、胡静雅、马　旭、夏永梅、何明艳、邹申香、郑莎丽、曹力兰、熊　妮、许　双、刘晓茂、刘　云、蔡　尧、龚艾燕、谢晓琼、曹　笑、丁　瑶、曾　胜、姚　姗、曾　莎、王　婷、李雪萍、郑季杭、刘梦姣、袁　玥、张谢丽、黄　丽、李俏彤、刘晓梅、张　利、姚智敏、李金坪、宋　敏、葛　星、刘　婷、胡　平、付　丽、钟　敏、王旭红、周梦娜、张　亚、刘小惠、伍　霜、高　燕、王晓园、李　佳。

护理一百〇七班

俞小琴、肖杨杨、陈龙飞、黄冬旭、邱　霞、胡　珊、易博雅、徐　欢、罗　玲、牟媛媛、肖　杨、贺小丽、廖　敏、彭　霞、李开慧、钟洁颖、蒋　兰、李晓霜、赵晓燕、曹　艳、王　婷、刘玉凤、王小双、余　欢、张　欢、肖　兰、石靓瑶、黄俊珊、丁丽艳、黄运秋、王瑞琪、黄茂林、陈桔丹、戴晓丽、张　侣、詹　雪、周仁秀、王　丹、钟　辛、唐　琳、曹德平、蔡婷婷、赵肖彦、余杨萍、沈靓婷、邱温玉、蔡思宇、曹　宇、刘　敏、刘　洋、温秀梅、罗洪琳、李利辉、冯新月、刘姜琳、郑芳华、郑又宁、颜茂萍、徐　静。

护理一百〇八班

明　新、孔建梅、汤祥兰、陈　凤、张紫轩、陈　秀、杨利贤、李小平、尹　瑶、明　慧、刘亚男、陈丽交、官玉婷、罗　艳、徐　倩、邓　燕、蒋　茜、苏梦莹、王　茂、陈　娟、饶茂银、李旭萍、陈　萍、钟雪莲、代露婷、侯　敏、龙　慧、钟佳燕、钟佳瑜、刘代萍、刘艳梅、朱晓娟、颜　敏、汪　霞、赵静梅、陈　艳、黄　璐、陈良兰、黄晓霞、朱晓霞、谢　苇、陈晓红、岳玉琳、张　莉、陈　丹、刘　佳、杨　柳、张艳霞。

护理一百〇九班

余　蓓、缪存燕、万　秀、何　玉、曹妍青、彭巧丽、龚虹羽、周梦星、刘　莉、沈春华、宋丽梅、李　雪、祁晓红、郑夏娟、钟梦妮、邱万春、曹俊玲、王　婷、聂洪莉、俞惠容、刘　莹、郑晓燕、黄筱玫、许　翠、刘　意、何　燕、张　伟、黄　裴、何春林、梁　燕、宋　倩、胡祖育、陈双娇、梁峤嵘　张家欢、李晓娟、杨　雪、郭虹利、林弘娇、谢家春、黄晶晶、殷浩芝、付　燕、胡启超、刘文君、刘凡群、文　玉、段丽梅、彭　娅、罗　娜、钟秋子、张思敏、张　洋、朱　琴、谢琳娜、邹艾妮、江　玲、曾　奇。

护理一百一十班

邱晓旭、谢　敏、杨　蔚、刘俊宏、冯　丹、丁　霞、张　欢、周梦月、汪利娟、彭亚运、陈琳琳、彭　颖、田　吉、付　蕾、胡　叶、梁雪景、陈丽雯、伍　丹、李　杰、毕　戎、吴丽萍、晏晓丽、李　丁、何国英、马瑞娟、黄雪梅、查晶晶、陈　菁、李栩栩、钟佳燕、晏　黎、刘　倩、万　幸、李煜蒙、刘小丹、张艳丽、何　叶、郭亚玲、谢亚玲、陈燕琳、王洁馨、游孟瑶、杨　洋、易　艺、朱　丹、熊　慧、黄纯飞、袁艺槐、胡利昀、车建萍、何信英、李　倩、何　瑶、郭　霞。

护理一百一十一班

唐　楣、缪晓莉、邹丽慧、陈　雪、杨　婷、甘兆丹、周巧莉、汤　琪、王万莉、陈　云、曾小翠、王　怡、陈雪梅、喻顺芳、甘艳丽、杨婉媚、熊　畔、朱　玲、张慧琳、曾　洁、方代宇、史白雪、周巧羚、刘　思、蒋　霞、王晓娟、廖　丹、冯　旭、袁　媛、钟亚宇、罗乐瑶、钟　洋、曹　玲、俞　梅、夏　艳、徐　倩、丁含思、刘　茜、周　旭、余　鸿、王　霞、李　丹、宋丹丹、聂　欢、巫丽姗、许文霞、曾丽梅、兰　容、刘晓琰、邹　容、余小芳、辜吉萍、邹呈君、宋　莎、陈春晓、李　燕、袁　婧、钟晓莉。

护理一百一十二班

万丽珊、邓凤平、谭　瑶、余　丽、郝　丽、景茂兰、李万婷、林兰娟、万红丽、胡　嵛、刘　燕、陈小梅、王洪琳、黄玉红、莫　艳、罗黄菊、江小莉、雷莉红、冷梦梅、林晓珊、张　莉、何　叶、徐生红、余海旭、兰　梅、邓雪莲、龚秋悦、熊　丹、王　慧、王　秀、代晓莉、谢　萍、孙　莉、何　丹、赵春燕、郑　珊、罗　杨、但雪娇、赵菊容、缪　俊、尤　莹、龚　琳、邹　慧、付丽萍、荣　霞、王　丽、杨　青、唐　琪、周　磷、付　萍、明　敏、姚新利、肖　利、廖琪磷、沈佩玉、何冬梅。

护理一百一十三班

田　文、云秀丽、詹　玥、杨红英、黄　琳、陈　庭、陈小凤、侯　婧、林　侣、罗　燕、何　丹、詹　婧、张　洁、张　敏、王晓惠、王秋元、代启迪、刘　嫣、陈　薇、刘　莉、郭　燕、张　静、刘　倩、张　帆、罗丽容、曹　蕾、陈　群、韦　洁、潘咏梅、杨晓娇、刘　燕、刘　洋、黄小欢、罗明霞、陈兆倩、刘虹辰、徐　燕、刘　红、唐　洁、刘雪梅、曾　晋、刘晓琼、李淋淋、徐　丽、黄　芹、曹　丽、潘　莉、万秋红、王　钰、李晓庆、杨雯琳、钟承英、陈　桔、张莉园、陈小川、王韵梅、夏丹丹、涂杭莉。

助产十三班

陆　瑶、郭巧巧、游　媛、张　丽、陈禄燕、林　丽、倪　灿、胡泽珊、彭莎莎、李　静、钟　霞、廖　雨、詹燕侨、肖　婷、张爱玲、杨冬雪、游　礼、邓富香、朱　静、宋　叶、王　硕、李　雯、范清秀、姚　蔓、黄　婷、陆琳婷、曾雅月、刘晓旭、黄家莉、王　曦、曾　雪、陈　雨、詹俐娟、李　臻、刘亚婷、刘　叶、黄馨瑶、孟　莉、何　英、明祥静、罗亚玲、杨文静、石　莎、田　悦、梁　敏、陈　淑、易江岸、张成秀、张　丽、江家盈、杨　娟、刘晓珊、杨　川、包　娜、李从艳。

助产十四班

史潇潇、胡　珊、陈　容、林　琼、兰雪连、林　莉、王　梅、卢　丹、张婷婷、江新月、谢　彬、肖　容、付　诚、吴冬梅、张　琼、舒婷婷、曹　静、江　彗、林　密、刁会梅、刘载润、曾文燕、何　月、李晓华、戴咏春、谢佳丽、李　钰、彭可心、郭　敏、郭　丹、付　娟、叶小丽、游玉钰、何晓宇、唐　洁、

春　艳、余　红、王　雷、何春林、邓璇靖、孙　梦、王　英、陈思萝、徐民丹、刘洪莉、张莹莹、罗　艳、陈思洁、袁　月、张　晗、郭　蕾、张伶莉、黄　丽、刘梦媛、李　佳、谢小琼、刘小梅、张　利、曾　莎、李万利、刘　利。

2007 级

高中检验一班（两年制）

郑　淮、晏　虹、余航宇、黄堂春、杨　霞、曹　叙、方　敏、李　瑛、胡良秀、黄　萍、屈晓艳、虞朝位、田大刚、徐琴琴、陈小玲、陈文正、蒋佑莉、杜　欢、陈阅阅、刘小凤、刘秀英、杨天奇、梁　旭、谢　玲、李　智、梁　鹏。

高中影像一班（两年制）

付燕梅、蔡华君、陈桃英、罗元英、周　丽、包希禄、赵发群、尤晓娟、景鹞鑫、唐建强、李小芳、李中碧、王泽平、崔桓瑜、李　燕、万丹宇、曹雪林、王　婧、罗李平、赵学清、吴　娟、张晓冬、曹姣娇、胡金龙、王丽红、熊　帆、刘玉芳、刘天宇、张　旭、曹长龙、邹镏忆、李　勐、方　正。

护理一百一十四班

江　霞、宗毕然、卢　杰、罗雪梅、李明蕙、刘佳英、何　霞、蔡金汶、缪琪玲、杨坤燐、杨未平、罗　佳、陈乙侨、邹　敏、夏志敏、李　瑶、兰　新、邹林秀、李　雪、王贤霞、刘　丽、郭亚丽、彭　娟、钟杨帆、赵志春、林睿娜、邓　莉、李梦婷、张　梅、朱璐瑶、甘云莉、陈玉宇、李斯英、罗梦霜、张　丽、李　茜、吴雪菲、林　惠、肖　翔、刘雪丹、刘梦倩、范银娟、曹俊琳、王　平、丁　瑶。

护理一百一十五班

邓雨婷、刘　萍、代凤英、吴　茜、孙燕莉、郭思琪、郭思意、转专业、罗　丹、徐媛君、吴　婷、沈思娇、毛雪红、常冬梅、何　丽、江新宇、倪　敏、卢生超、吴　丹、吴玉熙、干琴梅、刘宝莲、古梦婷、王桂枝、杨　璐、廖艳秋、洪宇洁、卢玉琴、余丽霞。

护理一百一十六班

郑思祺、罗翔微、晏芳芳、杨巧玲、汤玲敏、周　敏、胡楚燕、张　莉、李玉梅、邹雪娜、邓伯莉、曾晓丽、项巧双、陈跃佳、陈玉婷、徐伊杰、大王婷、张　兰、曾　琼、陈　跃、李爱莉、李明娟、吴雯婷、朱　莉、小王婷、铁　敏、项　英、王　香、舒茂惠、丁永丽、龚美雨、雷　林、周雪梅、刘明勤、肖　文、刘　娟、刘洪莉、曾玉萍、魏君兰、王和丽、郑友宁、郭东梅、龚程益。

护理一百一十七班

田　原、汪　艳、颜　虹、辜　媛、陈晓娇、杨茂蕾、徐　月、缪　欣、吴　倩、彭万梅、李艳琳、刘　滢、赖仙琴、李洪堰、秦小丹、段陈霞、黄书华、吴　浩、李　靓、徐　蓓、谢思桐、范晓雪、杨白雪、张　晴、谢雯琳、雷欢欢、张　丽、王永庆、吴雪梅、陈　玲、林　茂、付　红、罗莉丽、龚笑茹、李　兰、余　浩、吴家安、王勋林、曾　珊、李　青、李　雪、龚珠丽、袁　静、张　燕、张添溢、宋柯佳、张　登、易、丹。

护理一百一十八班

余秋雨、彭选春、张增霞、汪晓琳、母前钱、郑露平、张文玉、范章秀、陈佳雨、余　敏、毛程玉、黄　灿、周晓菊、熊艳丽、郑璜琪、宋　静、沈　彤、胡　萍、余　静、江霖霖、张常会、马小喻、翁明玉、黄　梅、张凤霞、黎高燕、高雪源、缪雨廷、杜婷婷、雷　蕾、李芮菡、钱　薇、胡　玲、肖祥英、雷桃红、高　洁、童　鸣、罗丽秀、梁莉莉、何晓静、王明玲、李　巧、吕　敏、牛　玲、刘　艳、马代燕、胡雪聪、罗　丹。

护理一百一十九班

王　未、夏宗秀、缪　丽、张　雨、林文英、陈琬钰、余　婷、胡　雪、严　冬、宋　惠、李晓琳、沈　扬、明莹莹、颜粼睿、王若男、雷丽霞、郭冬梅、罗　婷、林秀梅、郭敏慧、梁晓玲、陈　姝、吴诗培、翁　洁、范　玮、车　霞、赵　英、邓久红、王　燕、韦臣燕、吴　丽、程　虹、李　会、周琬钦、任　霞、缪雨如、程思敏、郝建平、杨　冰、王菁晶、张云姣、宋晓溪、周　佳、吕月侨、刘荣秀、缪灵敏、涂晓莉、詹梦云、布火么勇扎。

护理一百二十班

宋金嶺、李春怡、余　捷、李　霞、罗桂丽、张　雨、刘　婧、杨　雪、余　苗、宋春燕、易　婷、黄　琴、郑　雨、胡　梅、张　敏、许婉莹、崔　新、张晓英、孙东菊、黄雪莲、张　静、杨娅秋、辜春容、杨太玲、冯　旭。

护理一百二十一班

刘立萍、徐俊杰、卿雨佳、杨晓丹、刘　娟、廖小珊、刘丽珠、王映春、罗世连、张　越、朱利思、李　琴、李晓丽、金　燕、

尤　舟、崔　映、叶东梅、范秋洁、程　敏、曾　珍、张　洪、胡秋玲、樊艳丽、李赵慧、钟利娟、兰晓敏、胡国容、张　莉、罗　靖、刘光健、杨　丹。

护理一百二十二班

杨　迎、金小燕、刘　丹、陈　静、尹潇平、古红梅、柯　莉、曾　丽、付艳丽、练茂杨、黄雪元、陈　丹、曾晓双、邱雪君、林　胤、杨　运、钟尚秀、陈　妍、廖国英、王书瑶、陈晓玲、龚明月、杨俊英、吴丽红、古　雪、张　利、温丽娜、李思巧、何晓丽、张　莉、杨　扬、李　桃、熊　骞、李　杨、唐均虹、王茂宇、黄　炳、任　兰、徐婉秋、谭玉琳、明　宏、肖利红、庞　虹、王　云、余　萍、赖　巧、李　静、陈翠蓓、何　莉、朱　玲。

护理一百二十三班

胡　磊、王婉婷、阮　雪、刘小聪、李颖萍、王雪如、吴　倩、王　春、蓝　雪、陈海月、叶　丹、雷　雪、刘文丽、龚　玲、林雅妍、黄巧珍、何　旭、李元丽、阳　娇、郭　燕、陈　梅、李婉婷、罗　曌、张　惠、徐　佳、廖彩秀、贺冰洁、游洁婷、余　琴、罗　雪、陈曦婷、曹　雨、钟永丽。

护理一百二十四班

林玉梅、邓宇丽、王晓玲、李季蕾、邹林洁、黄远君、黄　燕、陈　秀、赖丽莎、刘俊梅、陈　静、缪会平、温佳玉、余　媚、黄　丹、程雪珂、杨　艳、赵欢欢、黄晓燕、杨　琳、杨冬梅、夏　琴、李　艳、邹秀琼、李红育、张　敏、罗祺怡、江　兰、黄祥敏、张久慧、王　燕、陈谢玲、曾　静、梁　洁、代小岚、

翁　丽、丁　静、钟　琳、杨义苹、冯　祺、章　菊、巫冬妮、李　微、李美伶、朱　英、银登芳、阿以依福、唐　慧。

护理一百二十五班

郝丽娇、胡力升、郑　丹、龚华琼、程　惠、张万梅、廖倩茹、熊旭佳、林晓霜、朱雅俐、曾小洋、邓　梅、彭晓晴、梁函思、吴雪梅、何万秋、杨　阳、陶　丹、徐秋霞、郑　红、钟庆英、周　密、谢　玲、李　雪、黄　净、杨叶辉、杨　荔、杨依林、张凌琪、田世敏、杨　帆、许　静、钟晓媚、王　丹、倪小飞、张　卉、陈孟文、陈　敏、倪　莉、张　希、李杭蔓、周榕羚、刘　娟、方文静。

护理一百二十六班

梁　娟、杨绍星、王燕林、余　佳、陈　鹏、龙国莉、张林英、谷亭霜、刘　婷、朱丽娟、杨永春、曹力云、宋长宁、邓　鑫、邱剑萍、熊小玲、冯婷婷。

护理一百二十七班

陈珂丽、郑雅琼、黄文菊、王紫晗、邓　俊、王晓林、黄秀丽、余　洁、李晏葭、廖丽桢、徐　凤、涂　艳、罗含笑、陈　妙、童晓燕、缪　琪、罗　琳、卢拉洗、罗小容、潘雨欢、刘俊秀、邓彩霞、李晓艳、王小芹、陈　城、罗猴秋、李　莎、张　敏、张亭亭、罗　静、张　姿、陈彩娟、彭春燕、谢　红、邹　洁、童　丹、黄　珊、苏雪梅、王　丽、黄子凌、陈春燕、代雪莉、涂　歉、张琳英。

护理一百二十八班

薛梁玉、苏子木洗、的衣石、牟　淇、王琪可、肖　双、李红英。

护理一百二十九班

张　萍、宋利丽、丁　丽、夏　惠、周　燕、倪　俊、钟紫祎、罗　丹、叶丹丹、杨　梅、赵　艳、韩小琴、魏　琴、熊　烨、窦洋洋、李　杰、李　翠、李　雪、杨　琳、雷雪梅、余碧莹、冯孟娜、郑旭霞、徐三慧、杨　婷、许　麟、李芋瑾、吴　茂、徐　茂、李　菊、万若冰、胡雪琳、丁鹏菲、吴逸云、王元元、冯　玉、李婷婷、黄　婷、杨　蕾、陆　艳、杨俊浩、杨晓琴、王诗雨、王　艳、尹苑芝、吴丹丹、余　尧、冯　梅。

护理一百三十班

周燕尼、郝雪华、曾利萍、吕易曼、曹存英、罗　丽、何　旭、贺　晶、胡　颖、周爱云、叶凡知、张　洁、刘　曦、黄春艳、王　兰。

检验十二班（班主任：魏玉芳）

陈　敏、田　奕、刘香琴、余定朝、胡　月、杨　宇、邓佳莹、颖　楠、吴杉南、刘　兰、万小洋、胡　宁、赵　丹、张碧霞、洪荣波、吴　珊、张玲佳、刘惠波、余丽丹、沈祥林、吴良辉、谢小梅、张　莲、黄雪飞、兰祥川、舒　艳、唐学勤、向　敏、李　莉、冯　媛、李　涵、何　玉。

检验十三班（班主任：魏玉芳）

李竞馗、陈昌林、叶洋可、王相荣、王义浩、姚晶珏、余　霞、甘雨敏、杜勤思、罗李洪、邱乾伟、张　艺、罗雨涵、易小丹、

张　红、王媛媛、邹　强、徐　磊、张淳琪、袁忠发、邹　慧、马　真、谭礼伍、陈　鹏、杨成梅、冯　琴、江亨萍、林兴韵、徐紫龄、李什荣、钟小丹、刘芳利、何晓利、卢光旭、马晓雪、缪佳灵。

康复一班（班主任：朱国光）

程　华、王　静、胥惠敏、张华茂、郭格余、黄　丽、罗显虹、游正磊、吴　杰、刘翰林、蒲　霞、余佳韩、宋丹蕾、李　响、张俊雨、陈　玉、张　静、孔　娜、梁雨曦、尹利鑫、彭砚厅、荣小平、龚方园、韦汉娟、邬业勋、邱枫染、钟雪艳、郭金伟、曾　迪、温雨欣、喻　敏、阿尔尔主、阿以尔石。

药剂二十九班（班主任：王　宏）

高小波、陈红梅、何　霞、万　梅、兰　霞、刘　丽、李　梅、李　婷、何顺权、朱洪彬、曾雪梅、谢　芳、李佳霖、兰祥凤、王月莹、曾维丹、朱乔智、刘　茜、章淑捐、裴　丹、魏　超、罗　莉、陈萧帆、罗　丹、曹润仙、廖　丹、徐　蕾、何瑜茜、黄菊英、胡元丽、黄　敏、廖梦莹、钟　婷、杨　皓、廖元媛、张雪婷、付雨薇、李　彬、冯　力。

药剂三十班（班主任：王　宏）

张　雷、周启国、邹银丽、郭　丽、高　翠、周　飞、王丽娜、张丽娜、刘雪梅、陈　胜、黄　芳、张　苏、饶　娟、陈吕英、陈俊廷、杨晓梅、吕林榜、罗伟琳、詹　楹、邱智慧、刘　莉、何　莉、赵　艳、舒　杰、雷先成、杨茂玲、秦或涵、梁井富、荣之会、廖嫦容、曾雪梅、吴成波、陈阳雄、李建波。

药剂三十一班（班主任：周文芳）

高姝君、郭　丹、宋　洁、曾明燕、唐　梅、闵　雪、闵晓峰、陈　静、肖　栋、候　双、谢　敏、倪志鹏、缪明烨、粟倩湄、方朝雨、马　铃、杨　秀、熊超群、王　俊、曾饶饶、陈　燕、林升琴、饶　萍、黎艳梅、官　云、甘莉居、曹　兰、张　健、黄　洁、张韵琪、陈忠山、马兴秀、廖　勇、李　臣、田世丽、张　静、陈　倩、胡　益、夏丽惠、刘　玥、洪　莉。

药剂三十二班（班主任：周文芳）

李晓云、何婷婷、凌　鑫、李玉兰、熊　平、朱　宇、陈茂雨、袁兴桃、詹　亮、胡利秀、张　渝、曹海霞、万　玥、宋　梅、范方泉、陈　霄、胡俊秀、涂　莉、陈雪梅、姚莉娟、刘富梅、尹春燕、胡明华、龙小英、曲比古布、洪　丽、王　勇、邓　琴、谢　军、谢燕梅、李　雪、杨　凯、王应强。

医影三十六班（班主任：王宗楷）

梁雨弘、刘　静、唐孝江、唐忠彬、周燕琪、聂　凯、周科翰、张非凡、李发宇、熊　磊、冯　力、雷高律、陈　练、郑亚梅、温梦娟、何　艳、陈兴宇、游绍龙、黄　瑜、罗娟娟、胡雅洁、王　庆、高　袁、杨　玲、李　兰、周旭波、肖　平、肖琬韵、苟晋铭、廖文垚、胡建美、罗华恩、张　磊、肖春勇、何　俊、刘　凯、漆益莎、蒋梦莹、袁　斌、侯廷富、李　培、付学群、王邦迪、罗　敏、陈　亚、梁　英、舒　畅、何　静、陈　春、彭　珊、潘杰东、余朗琼、郑玉琴、阿述史轨、阿初尔拉、来布哈甲、尔日洛曲。

医影三十七班（班主任：王宗楷）

徐国洪、张　节、文　娟、宋利丹、郑瑞婷、廖　涛、袁祖鹏、张明海、朱启琳、何　飞、冯玉强、邓　伟、郑凯琪、牟云敏、李江城、游丽梅、王　锐、宋雨廷、李燕丽、赵永洁、严　玉、冯月媛、李　超、张晓佳、周　仙、陈科宇、李　燕、张　萍、杜光鹃、杨璐瑜、丁　静、刘玉春、周　月、赵秋思、黎　源、徐皓烨、周　兰、严加杰、周　博、唐　衍、蒋　彧、曹　骥、张　悦、韦　刚、范拉堵、赵丹祎、肖　双、恩扎克体、曲比格布。

高护十八班（泸医，五年高职）

郭　玲、张　倩、王　继、罗　琳、吴　丹、黄　笑、赵茂娜、张雪梅、李文慧、陈　钰、张苑蕤、郑净月、郑　敏、程晓芸、王雨佳、缪　玉、戚　瑞、明　霞、毛　锐、龚　慧、郭朝霞、张雪婷、王　娟、黄祥城、徐　慧、王　涵、宋雯曦、陈润林、张　旭、袁茜悦、程向红、王晓莉、刘婉梅、郑　琳、邹李梅、茅天颖、丁　琳、龚宇倩、陈　然、尤建丽、郭怡帆、代韵寒、赵　岚、石　佳、郭瑾婷、文　艺、罗糠莉、张　静、刘圭珏、涂　莉、李　雪、彭利霞、何　雯、谢孟君。

高护十九班（泸医，五年高职）

唐玉春、卢庆林、沈　洁、卢　宇、张晓瑶、郭又菲、刘雅慧、李　科、张文莲、杨静芸、曾川芩、陈　静、曾纯丽、何定怡、傅芸叶、熊婷婷、孙一榕、赵　丹、余傲蓝、江　丽、韩　璐、罗婉琦、邓　兰、曾晓岚、郝利容、张思斯、赵　萍、胡晓莉、林茂露、刘梦云、胡　莉、谢晓丹、李春梅、余　红、李莉娜、钦　影、倪雪娇、唐晓婷、吕雪敏、姚利秀、黄　静、肖　雪、吴　玲、兰　雪、杨春燕、王星月、沈娅红、陈琳尉、殷　维、

郭　丹、钟　玲、何　琳、钟　燕、吴　婷、宋秋红、熊天桢。

高检四班（川北医，五年高职，班主任：张　英）

盛秋莲、赵春萍、甘春雨、林晓琴、李　杰、何巧莉、彭丽萍、曾学英、刘华凤、陈　林、桂春雷、雷先芳、夏　雪、卢思宇、阿　珍、林　燕、杨于桥、曾琳莉、刘欣妍、黄　颖、罗　丹、卓惠丽、杨　雪、冯学敏、曾　艳、戴德勤、曾　臻、朱学英、吴　骏、陈　智。

高中护理一班（两年制）

范冬梅、钟　毓、何小露、曾　巍、罗蜀秀、李秋凤、胡梦雅、罗　娟、龚雪梅、蒲丽娟、张　莹、秦铃娟、王　丹、邹　燕、赵　睿、兰　洁、王　鑫、张　迪、宋小霞、毛　丽、冯　静、黄利瑛、杨　静、吴　岚、魏　丽、郑良义、杨冬梅、万里鹏、王晓梅、王梦颖、李　蕾、佘　慧、杨　倩、王　梅、熊　玲、杨　馀、李云平、陈小惠、苏雅舲、刘春旭、黄春艳、宋　莉、卿志超、吕　娟、倪丹丹、赖艳梅、巫小利、宗仁翠、代　洁、廖　惠、刘　吉、毕兰霞、徐惠玲、杨增清、李　丽、徐　静、温雪梅、黄小霞、陈　茜、雷　威、雷　丽。

高中护理二班（两年制）

杜　娟、杨　洁、张　玉、袁伦凤、唐　佳、黄玉梅、胡俊兰、朱东梅、廖晓聪、雷秀梅、李　川、朱清瑜、李莎莎、吴利英、缪　静、甘黎春、兰　梅、邓秀萍、钟雯忻、钟佳容、余　丽、林　霞、宋　洁、罗　静、杨　静、陈丽娟、邱　月、龙琼莉、邓先静、黄俊兰、叶林玉、陈　瑕、党富兰、曾燕丽、古秀丽、毛春明、杨小梅、舒　悦、陈丽洁、李唯一、龙　燕、邓海燕、冯锦秀、曾晓霞、付晓霞、何　莉、苏　佳、张　珊、刘佳丽、叶盛红、万冬梅、徐其清、吴红英、江　雪、钟　柯、何　敏、张　莉、罗　涛、张　洁、余　静。

高中护理三班（两年制）

孙　婕、刘　艳、陈　雪、梁　燕、刘汝萍、袁德慧、李　红、吴　杨、陈　颖、钟春英、刘　莉、张学琴、鲜　彦、杨宗梅、吴晓霞、张平江、彭玉凤、许淑平、钟巧丽、钟华英、杨俊辉、胡　净、陈梦玲、魏　莹、董　超、高明燕、廖丽丽、叶　旭、何　苗、明兴兰、刘小群、刘晓玲、廖姣姣、万青春、黄吉燕、邓　奕、刘小梅、刘声翠、何　霞、王瑞琪、游正莉、王晏茹、郭又菲、唐浮仙、童　艳、何　丽、马雯霞、何　艳、张海容、廖　莉、荣　茜、王小莉、蔡常英、朱佳莉、陈其珍、刘　美、魏询娇、郑　娟、陈　巧、刘静雯。

助产十五班

廖若奇、余运红、万　玉、龚丽梅、赵　力、李雪娟、徐缘廷、陈珏璇、李　丹、陈欧旭、黄小雪、吴奇玲、尧林欣、宋　徽、谢莉莎、曾美煜、梁　丹、王莉梅、聂华华、毛　莹、魏　巍、张　滢、张卜芳、陈　静、刘小芳、朱　玉、周　霞、龚　琴、胡贤惠、杨文超、钟游双、廖　磊、刘倩岚、杜晓玲、周会敏、邓　鑫、孟　莉、游　媛、曾吉梅、谢　婷、陈秋霞、房佳琪、颜妹立秋、张　力。

助产十六班

冯　燕、邹　悦、颜　涵、杨　燕、严　馨、李雪菱、罗　丽、张琦敏、胡　玉、郭　英、伍海霞、邓玉莲、曹文君、殷秀梅、

陈　婵、朱　彬、喻晓雪、甘秋萍、赵瑞婷、廖映萍、肖永凤、吴思羽、李冬梅、粟雪梅、陈　珊、梁梦雨、吴靖雯、刘静茹、金　瑶、杨夏意、张　敏、胡梦莹、雷　莉、李　苑、闻　娟、张巧麟、童　燕、甘　露、梅　燕、王晓燕、郑铃秀、刘俊利、刘　丽、陈晓惠、李　梦、古　丽、邓　珊、冯秋萍、郑小娟、陈　曦、朱　蕾、郭静雅、刘亚琳、冯　梅、余　尧、吴丹丹、李洪英、王晓娟。

2008 级

高中检验二班（两年制）

刘　秀、邓绍琪、李艳雪、韦　珊、刘　媛、陈素梅、陈小娟、韩小梅、陈红艳、罗春梅、李冬艳、杨安艳、周　岳、陈晏寰、胡　涛、田　莉、周　利、邹文颖、毛雪红、梁书艳、王　悠、曾雪萍、张　协、魏文婷、刘沿麟、童闰兰。

助产十七班

刘傲雪、罗　西、朱　靓、黄伍旭、曾梦琦、钟　倩、杨晓梅、余　欢、龚华琴、何贝思、代佳丽、程述兰、张　莹、罗　倩、赖晓霞、刘梦梅、甘晓丽、聂　宇、刘　新、龚配涛、陈　敏、李　漪、简　阳、倪　惠、黄莉娟、张　川、李倩云、李　燕、潘　美、周明明、舒晓丹、杨茜茜、曾腾叶、马秀丽、张　欣、王　平、陈雅茹、何光丽、龚艳梅、王永秀、王　喻、文　欣、兰海燕、肖顺花、吴秀娟、朱　秀、历光艳、王晓霞、杨慧星、吴茜茜、陈　玲、李　珊、朱宇琴、余紫薇、古家香、杨芸迪、陈　霞、杨　燕、陶　云、张　一、钟雪颖、郑倩薇、董兴宇。

助产十八班

宗　静、林　玲、杨晓玉、黄　静、明秀娟、刘琳妮、华佳颖、吕　佳、廖尚灵、曹晓琴、陈晓霞、吴佩珍、杨雨丝、袁冬梅、沈秀清、曾艳丽、邹　星、郑　月、邹　寻、周敏慧、陈熠丹、朱梦琦、刘思言、代春梅、李魏梅、邹晓娜、宋　秀、黄　维、李婧雯、肖　逸、姚双雪、祝茂鲜、虞晓芳、吕泾屹、邹　印、李　岭、杨　菁、漆莉娜、詹罗莎、莫龙玉、廖　婷、李青盈、吴思蒙、周丽珊、张　利、范玉兰、李　燕、钟　娆、陈　晨、陈　姣、陈　娟、谢　琳、胡雅洁、刘艳梅、顾依娜、廖碧丹、周苡羊、吴丽娟。

护理一百三十一班

何其莉、方茂霞、明　艳、杨清清、夏银美、黄　琳、罗　丽、吴　娟、钟　玲、梁　月、李　娟、万　柳、王　圆、陈　林、邹隆雨、刘　柯、毛　佳、胡雪梅、龙　婷、杨宗霞、钟莉莉、李　丹、黄佳丽、廖小雪、邓　珊、孙　林、程梦婕、刘亚男、张丽华、郑秀娟、杨贵岚、舒　弋、刘　娜、魏　玉、严小雪、曹露珊、甘　露、裴静含、李思晨、崔　粲、钱君君、杨　甜、张小玲、肖雅兰、陈　敏、刘深思、管正秋、曾佳茂、曹雪梅、詹俊秀、雷词健、曾茂梅、黎佳玉、赵梦叶。

护理一百三十二班

李小凤、王　雷、杨蕴绮、陈　婧、陈倩倩、吴　燕、何晓霞、唐　丽、邓银丽、廖梦娣、王　月、许晓霞、李　丹、宋　静、陈　卉、孙晓玲、王　娟、郭雨婷、宋　丹、丁　雪、陈　艳、周文蒙、邓　雨、杨　旋、刘雨薇、曾　鑫、廖春燕、胡梦月、温玲敏、张贵琴、张倩媛、陈玉玲、毛　蕾、叶　倩、刘　恋、

黄　静、熊春艳、张　莉、钟亚华、李晓丽、王　琪、陈海伦、李　凌、陈　烨、谢筱玉、熊　艳、虞雯惠、王　青、曾金钰、蒋书倩、罗家英、龚梁惠、赵　丹、范孟兰、卢　松。

护理一百三十三班

张学莎、李明阳、韦　艳、曾玲莉、刘　慧、张　敏、曾圣芳、宋　利、李运梅、李　昕、钟月佳、赖　丽、王照秀、姚玲椿、范梦瑶、钟小洪、李升英、林小燕、伍　佩、李娇妮、韩元琴、祁　虹、李莉梅、聂洪玲、周明英、徐　琴、曾秀梅、李盼盼、胡玉琴、邱　雨、林炎瑶、林文婷、邓　杰、宗庆莲、万　娜、朱洪丽、于　月、于　嘉、杨婧茜、张　静、左芪于、毛　颖、陈叶玲、刘　莉、王梦莹、龚　琴、许渲林、段明惠、唐子雯、夏　瑜、钟雪瑞、谢茂娜、倪佳佳、王文尧、姜　红、余含洁、邓春梅、郭婉琳。

护理一百三十四班

章迪丽、李先凤、刘翠绿、刘陈金、胡雪婷、陈　霞、邹倩倩、舒海燕、陈倩倩、崔林丽、顾玉霞、周　欣、陈　思、蔡明春、胡　俊、廖　芮、王　洁、周　丽、曹　蝶、赖晓梅、梁　谢、张文秀、付良平、罗秋红、刘晓英、王亚南、王莉霞、侯文俊、张瑞雪、徐　佳、曾睿婷、冯雪莲、刘　倩、赵明月、高艳齐、周　鹭、魏　敏、刘晓喻、曾昭月、赵　玉、童惠玲、匡前红、张　倩、倪茂露、黄　玉、万若冰、徐诗涵、周弈菊、李　露、吴艳萍、周小琴、李　绢、王　宇、李梦圆。

护理一百三十五班

黄　丹、易晓双、朱　玲、杨姗姗、吴红梅、黄　娟、叶小燕、

缪　雪、李　鑫、张贝佳、杨　琦、陈　焰、吴　锡、舒　静、程　培、李　萍、曹　益、周　敏、甘　俊、雷　雪、莫易可、刘　丽、赵　玲、彭嘉丽、王　艳、张晓燕、罗　敏、刘　娟、何巧燕、廖小林、刘　虹、陈艳春、余　晗、毕凤飞、鄢钰菡、邓珂玉、张　雪、吴　云、赖茂丽、毕瑗霜、文丽蓉、邹梦露、毛　利、赵　君、陈　霞。

护理一百三十六班

刘修红、卢　林、黄雪梅、何　蓓、刘洪秀、唐书霞、余洪燕、汤蕙绮、刘　兰、张维琴、叶茂秋、李小玲、刘其伟、李雪梅、宋秋妍、明登珊、张　林、张梦钱、王　琳、谭　倩、罗　霞、王　凤、廖恒娜、张玉婷、王春梅、刘毕容、甘俊平、张　霞、罗　丽、刘婉雪、段雨洁、舒　宇、叶思懿、张倩莉、杨婧雯、余雪欧、刘俊梅、艾巾又、吴　悠、钟雪娇、王茵静、李冬梅、李晓丽、黄光迪、陈　雪、张　宇、谢　珊、黎成英、龚小君、高利月、陈　容、刘　丽、李思洁、陈　俊、李娇子瑜。

护理一百三十七班

刘秀英、牟　燕、罗丹伟、刘　佳、李　瑶、刘　鑫、王翠萍、幸　洁、谢丽萍、程艳梅、曾　珊、陈　倩、郑朝霞、胡欣怡、应慧玲、张世倩、曹存英、黄　巧、甘雨云、罗星群、唐　洁、陈长会、李金兰、夏　宇、刘联莲、吴　玲、丁　林、唐钰茹、王　楠、李思谊、雷　媛、陈曼馨、周　露、沈延庆、袁　珍、谭颖凤、蓝　萍、潘利萍、袁诗慧、李雯莉、曹松源、龙翔飞、余婷玉、舒　晗、罗　兴、曾　熙、黄　娟、吕　红、文　雯、李蕊曦、罗　羽、陈　芃、杨　聪、李玲玉。

护理一百三十八班

陈文君、王　旭、唐纯俊、李　芳、潘　菊、李妮娜、马　萍、杜玉霞、王　芳、胡玉庭、徐　说、吴　旭、魏　钰、彭丽娟、杨　禄、刘邦凤、张　英、朱小玉、杨凤莲、钟雪梅、陈晓瑞、曾　彤、陈雪莲、张　丹、任　莉、张美玲、余佳芩、钟文川、朱　雨、王秋霖、陈茂华、刘玉珍、谢　钥、岳小艳、高　敏、陈　静、周雅绮、张　月、龙　杨、李　丽、刘　畅、张碧妤、喻　元、杨永娇、林　霞、陈钰婷、但雅宁、刘　益、张梦云、容　榕、王冬梅、刘露遥、伍利杰、魏　怡、黄艳丽、王楚乔。

护理一百三十九班

刘旭春、潘　丹、杨　欢、陈　瑶、朱燕丽、李　林、胡玲丽、王丽莉、李　燕、彭飘飘、李　西、鲍　艳、蒋　珊、吕　静、袁利先、周克秀、吴静玲、叶　丽、钟　倩、黄显茹、唐雨馨、林晓樊、宋春丽、郝婷婷、卢雪梅、曾　莹、张兆曼、龚美玲、李梦莹、刘　倩、段晓丽、曹　侠、邱　敏、黄双兰、刘　凤、胡文丽、曾　静、张凤瑜、丁　慧、林子意、甘雨静、李文乾、赵　平、祁　婷、谷佳忆、王亭月、温　婧、詹思圆、陈秀莲、王　悦、曾宇莲、陈　珊、李文彬。

护理一百四十班

廖　婧、郑　敏、李佳静、巫　翠、罗承玉、张　杨、姜　杉、向　丹、陈婷婷、郭秋霞、吕　东、甘雯玉、黄许可、黄梦娟、钟苑菁、刘　勤、李雪梅、代雅俐、胡鸿娣、张淑谦、陈俊蓉、唐　赛、李　兰、杨　丽、李沐珊、潘云英、刘　娟、何巧燕、代　丽、廖小林、刘　虹、张耀尹、颜　颜、冯　文、赵　君、郭　丽、陈艳春、邓雨萍、余　晗、毕凤飞、杨　阳、李　雪、鄢钰菡、唐流月、邓珂玉、张　雪、吴　云、赖茂丽、毕瑗霜、胡春艳、文丽蓉、陈佳秋、胡利慧、邹梦露。

护理一百四十一班

舒奇尔、刘小珊、郝学媛、郝丽君、周　林、毛　娟、范　鑫、张　影、邹　珊、吴春容、吴　艳、刘　馨、钟　杨、曾　圆、杨尚平、周　虹、田　琼、黄　霞、谢邱莲、李美凤、陈一春、陈　露、邱　静、祁秋燕、吴廷焰、彭　悦、隆正霞、刘兴容、代孟伶、张　霞、郭　杰、聂楚杭、李　璐、陈嘉雯、周　茜、唐春荔、唐翠翠、柏雪冬、林子意、何　敏、韩　夏、张洪钰、曾桂萍、邹　敏、万燕梅、甘　甜、程　颖、钟婉婷、宋　玥、李黄媛、林春一。

护理一百四十二班

陶　薇、陈光菊、赖　琴、张志敏、卢　珊、黎小娟、张　丽、关　丽、刘梦婷、童　莉、王　欢、赵　玲、余　婷、肖　涛、徐瑞嶷、王　玲、曾梦玲、何丽婷、王雪蓉、闵梦娟、张　莉、陈念如、李　丹、谢　丹、税晓燕、易梦婷、张坤燕、罗媛媛、阳忠梅、邓　敏、曾明霞、何冰雪、黄玉兰、廖　沙、刘　玉、关椿人、张　益、张　燕、李　梅、甘梦婷、陈　丽、冯　娟、徐　静、徐　硕、张利霞、郭　倩、杨　琳、严淑梅、欧阳晓满。

护理一百四十三班

曾睿曦、刘　娟、黄梦云、李　巧、李思谊、郑朝霞、刘　佳、余佳芩、钟文川、徐　说、朱小玉、彭丽娟、钟雪梅、陈晓瑞、刘　益、王楚乔、陈　林、王　圆、张丽华、雷词建、严晓雪、甘　露、刘亚男、李晓丽、王　琪、刘　恋、杨　旋、刘雨薇、吴莉萍、林　美、王　丹、何佳珍、万弟琴、郝学媛、苗　丽、殷雪梅、黄　静、程梦婕、魏　玉、刘　柯、夏银美、廖小雪、方茂霞。

高护二十班（泸医，五年高职）

黄　玉、何文月、郭　珊、李春梅、周　倩、何　俊、宋可嘉、丁　洁、杨钰娇、赵　卉、鞠利平、李云川、袁梦菲、雷小雨、黄怡阳、廖仕莲、杨　丽、张钰倩、徐君澜、张静瑶、陈科锫、刘春玲、罗丹悦、杨雯昱、周雅嘉、周佳霖、张　曼、陈　丹、洪　良、杨　艳、傅正慧、曾瑞芸、黄柯然、陈　玲、魏　莉、陈晓宇、胡　杨、陈浩然、王思思、刘明星、刘芳李、刘金佩、张雪冬、胡良春、张梓悦、谢晓霞、王霜旭、张雅娇、王　耀、胡荣书、刘　旭、陈　秀、缪　莉、张丹妮、冉晓希、张思佳、魏晓红、廖乾莉、王冬蕾、汤　莉、林　丹、陈　洁、罗媛媛、江晓茹、李　莉、陈思羽、周　艺、李雨倩、文莉皎。

高护二十一班（泸医，五年高职）

温嘉雯、倪梦婷、周婷婷、周德红、黄　丽、舒　惠、钟晓霞、刘婉琳、蔡玉婷、罗　霞、李雨倩、佘丽娜、胡　赛、钟　杰、张钰林、陈思羽、刘熳娜、薛祥萍、黄钟琼、张　霞、韩　君、胡诗月、陈义梅、何馨逸、童沛艳、邬汶秀、丁晓君、吴思雨、李冬梅、邓雨婷、何　林、杨　洁、文莉皎、周　艺、程　燕、陈　莉、王　霞、杨佳琦、叶慧楠、彭　莹、应　洁。

高护二十二班（泸医，五年高职）

姚　蕊、肖芸利、张　兰、陈　瑞、陈玉婷、朱碧雯、廖　叶、王　静、詹　茜、曾晓霞、吕　游、古力丹、陈思含、郑盈灵、

兰　雪、黄小珊、廖国群、宋梦雅、罗丝雨、明兴玲、朱晓倩、冯　悦、党雯琳、袁　媛、倪　瑶、杨巧琳、谢琦妮、廖　蕾、陈　玲、黄筱璐、陈　梦、俞　静、余　旭、郑　霄、李梦娟、李宏羽、贾安娜、徐高华、童　丽、蔡正萍、李佳霖、惹格尔智、周　婷。

高影五班（川北医，五年高职）

杨婷婷、肖　柯、李和淑、何岳丰、陶柯燃、李杨燕、黄安飞、朱泠惠、赵　铃、廖　颖、左京田、谢城洲、罗婉双、郑体媛、王　悦、赵红利、陈　悦、罗　娟、姚　瑶、崔玉杰、郭小燕、黄小瑶、赵红艳、熊妤颖、李晓娟、杨孟妮、刘洪兵、胡晓杰、王真银、冯小桐、张碟梅、张莉丽、洪　丹、林登玉、唐俊丰、王露旖、杨　萍、何　秀、冷文印、刘浩巍、吕秋月、杨升旭、何　春、林　利、黄　婧、邓　静、郭美丽。

检验十四班

彭　燕、张　旭、黄晓艳、吴园园、蔡　红、蒲富英、郭　丽、刘　利、刘晓英、石　霞、李玉霞、易　军、郑　兴、何　丹、罗南红、陈记超、雷　艳、李虹莹、胡　涛、张　玲、尹玲玲、陈华玉、陈　瑶、白　雪、谢　静、汪　翠、岳小琴、张　艳、郑先梅、简肸巧、王俊茹、范兴成、胡宇航、赵　雨、周其美、任　翔、陈雨轩、廖　丹、余　韵、赵兰洁、辜　琳、李承翼、曾　然、张文君、张雪琴、熊婷竹、肖　莉、张　玲、孙　红、詹世伟、阿力日沙。

康复二班（班主任：潘国良）

肖富强、潘雪欢、朱晓莉、邓腊梅、彭吕娜、杨春梅、梁　丹、

李　恒、敖　啸、张馨悦、张迎凤、代李惠、邓雪蓉、代茜雯、王春羽、李　萍、黄雪梅、牟瑞洁、曾国良、汤正军、张丽梅、周　源、倪诗尧、庞　欢、曾乙川、李　松、廖清海、杨　玲、江云秀、刘　怡、王颖舟、罗智琼、刘俊宏、王慕瑜、朱新轶、朱香穆、陈宽茂、黄　锴、伍珏洁、胡　玲、何　乔、吕红英、刘思语、倪　燕、代晓双、秦诗媛、明俊儒、李美玲、色尔依祖、李源静、杨　爽、谭　庆、曾　珊、万　路、李菊英、张道秀、俞佳洁、唐梦园、王　玲、李思怡、曲比铁布。

药剂三十三班

李晓雯、赵　艳、李　欢、彭惠婷、朱　敏、冯晓媛、张文琼、卢　艳、王　超、李莉莎、刘梦玲、张　燕、沈祥珊、胡　敏、雷玉佳、刘香玉、徐丽燕、叶晓琴、高一心、李　玲、王佳妮、罗　欢、余　欢、甘雨霞、蔡　越、赵思倩、陈　蕾、曾博超、王　倩、夏　雪、李宝毅、万雯娟、缪　新、朱世伟、谢红霞、文　婷、陈　雪、余寒露、宋　双、李幸梅、杨利娟、张春燕、冯　瑶、林　陈、杨静静、林希敏、陈江慧、曹瀚文、罗雪莲、刘清雅、彭　悦、倪　桥、冯　力、罗　丹、徐　鑫。

药剂三十四班

陈小梅、邓巧梅、刘映雪、钟秋月、许小英、杨　珊、何　敏、李胜利、刘益霞、郝晓琴、朱本超、曹　丹、陈　旭、梁　林、宋　超、蓝　兰、邹红丽、尤卫萍、肖　琴、陈　燕、曾靓玉、朱　林、肖　霜、向　洪、李　莉、陈熙颖、刘惠容、李其红、李雪莲、郝　航、朱德英、张莉娜、尹俊宏、周　露、李　娜、丁乾富、王宇彬、龚华利、陈燕秋、代　明、龚　雪、颜　敏、梁　艳、杨　力、宋　丽、田嘉伦、张加进、周中炳、吴　珊、

张　华、邱媛源、张轩浩、陈阳雄、王书磊。

药剂三十五班

罗小菊、康清秀、陈家利、余美玲、张　静、江文林、陈　琳、吴雪玲、曾雪娇、李　丹、罗　婷、钟　艳、陈映竹、程燕秋、罗　惠、屈晓玉、段婷婷、肖永红、张梦瑶、欧　琴、张建羽、王跃凤、明兴宇、郭洪浩、吕　丹、唐　莉、许前梅、雷　娟、钱小莉、李朝灵、吴　娟、张　慧、梅竹松、李　芳、王思遥、肖琴瑶、王浩蓁、陈璐靓、杨佳益、施佳妮、龚雨婷、周志远、康　傲、高爱平、朱　莉。

医影三十八班

钱明鲜、文得会、熊　棋、滕　一、李雪婷、周雷砚、黄春露、王慧钰、姚永超、胡晓炜、彭怀远、杜　玲、佘易林、张世英、钟　喻、税少勇、费　丹、何朝梁、贺　莉、李　雪、杨小建、彭雨琼、舒　川、刘国玲、刘思佳、周　敏、任太伟、刘　超、熊玲琳、彭　梅、许　强、杨小聪、邓雨琴、刘　蕾、何　飞、江　琦、孙正英、许　红、陈晓璐、徐皓烨、黄　斌、徐皓宇、杨　锡、龙　凤。

医影三十九班

郭世权、陈思燚、尹艳梅、邱真雄、刘　芳、吴　旭、李　彬、蒲美伶、蒋孟东、周　欣、唐雪梅、缪　影、安　乐、龙海波、李　珣、蒋　婷、罗　莉、田　洪、胡　伟、黄雪梅、李　岚、蔡俊飞、唐　艳、邓艳梅、王麟翔、胡秀珍、林跃果、的尔布、苏真奎、黄　丹、蔡梦姮、王　姣、曾凡刚、李江城、郭　磊、殷德坤、张　旭、肖松苡、张春燕、何府灵、何梦能、宋邹晓儒。

高中影像二班（两年制）

朱虹雨、郝明英、刘宇轩、江川红、吴　东、陈　亮、郑　艳、曾祥林、黄　智、卢小刚、许　华、邓家瑞、曾春燕、周旭梅、温　丹、余伟滔、邓　霞、陈曦艺、马元英、朱文君、杨晓龙、陈　红、罗　勇、黄玉梅、杨光英、陈建梅、罗　丽、许　燕。

2009级

高中影像三班（两年制）

程　伟、何　高、林　婷、江小兰、李　超、袁　立、杨　强、崔　夏、黄文佳、陈　超、刘　琴、林远恒、兰婷婷、刘　燕、朱海峰、邓　鹏、王小梅、詹　丽、龙洪萍、刘　霞、张桂英、牟泳帆、蒋成凤、罗　浩、黄国靖、倪健平、李　月、胡晓霞、潘子豪、曾　敏、康　琴、赖晓丽、曹宏波、杨　超、陈玉婷、杜经伟、唐　潇、李　瑜、尹　恒、刘　楠、李　鹏、杨弟春、陈　程、蒋　宇、许　轲、胡　敦、葛汪晔、卢　林、梁峻川、曾永红、张红英、唐宏亮。

高中检验三班（两年制）

张　轩、张　希、黄汝凤、邱明川、杨　伟、陈文博、陈天工、郭　娟、陈依玲、刘子岭、袁俊贤、王　敏、章星月、郑本英、周　莉、黄仙颖、周正源、胡朝梅、胡航治、罗棉欢、曹凤梅、罗明仙、温雪琴、高礼华、罗　茂、朱　媛、江　雪、王　一、朱　丹、倪梦雨、代贺霞、向　荣、舒　贻、曾良红、周　李、詹小彪、刘启林、金　丽、黄保剑、张兴燕、罗　丹、罗　欢、刘峰岑、潘甜旭、李童莉、曾　宇、张应敏、张春燕、王深桥。

助产十九班

李旭红、龚玉环、胡　婷、赵孟婕、龚雪梅、陈媛秋、陈　丽、廖　敏、王　润、代小霞、但雅倩、肖　硕、陈　悦、刘　利、杨　洋、罗　艳、何泽艺、李　旭、赵晓霞、郭叶林、陈智林、叶　倩、曾　梅、蒋莉梅、高　静、周　旭、朱　琳、李　旭、车必辉、叶　丽、郑棋棋、苏　欢、周宝敏、李福利、曹琴丽、肖　瑶、杨　艳、郑　敏、朱朝琴、曾华容、周　瑜、李　珊、张小红、杨　雪、幸凤丽、刘　丹、兰　瑶、袁国秀、陈　茜、钟　霞、宋司红、陈　婷、胡佳敏、龚　红、黄思晗、郭玉姣、胡崇敏、拥修措、林　茂、张　利、曾艳丽、杨　燕。

护理一百四十四班

温兰兰、刘佳慧、明　月、彭雅梅、郑　艳、何媛媛、刘　敏、李　月、李　敏、刘　阳、代　玉、雷小琳、邱晓玉、陈　霞、徐丽慧、周烙戎、刘业慧、陈奇琪、艾　霞、颜学敏、郑华秋、徐凤霞、杨春燕、胥冬梅、王　倩、吴　映、陈思琪、吴　霖、黎　鹏、王贵民、周玲乐、林　艳、张晓云、余晓敏、喻　菲、黄　颖、廖　雨、游馨怡、朱晓敏、林红春、刘秀娟、蒋路遥、何长虹、谭园园、刘　莉、唐晓慧、廖粒汁、胡琼文、黄雨馨、刘　玲、陈　英、樊倩园、缪青芸、李文莉。

护理一百四十五班

李悦梅、李　苹、张　筠、虞佳梅、王代敏、刘莉芳、刘思洁、苏晓凤、郭秀梅、邓　宇、廖海燕、陈　梅、李　婷、朱秀琴、廖德慧、商金玉、丁　琦、刘世美、刘　玲、李杭聪、万小英、蹇　瑞、吴　香、郑杜毓、陈鑫雨、龙宝利、陈析宇、刘泽燕、李清先、陈思静、陈　静、刘文平、陈　鹏、李妮娜、吴　丹、甘敏玉、钟 丽、罗 嫚、潘晓洁、李 攀、罗 琼、张雪钰、林 圣、陆 园、龚 蕊、王 霞、熊珍艳、谭丽莎、吴金凤、邹 昕、郝 勤。

护理一百四十六班

李 娟、何 秀、张向玲、牟婷婷、李 燕、胡 颖、王慧娴、吴金萍、徐平萍、李琪琦、吴 珊、李柯蒙、王 绪、屈艳艳、刘思雅、钟宇杰、甘利珠、黄玉婷、梁新敏、李 霞、胡杨梅、郑尚俊、彭 旭、曾 琳、曾雪梅、林琦思、魏采红、阳 洁、王 莉、李 娜、雷 婷、张原原、黄绣玲、魏 银、刘 俊、张婷婷、刘智慧、李能巧、刘梦玲、倪 姝、刘倩茹、刘 妃、龙 霞、王 芸、邓馨怡、伍亚西、陈 婷、唐子雯。

护理一百四十七班

江 园、王 洁、张科梅、代思雨、陈 傲、王 珂、郭文娟、李 艳、曹竞月、宋玲琳、陈 珊、王雅慧、丁智慧、黄 雪、周 慧、王 辰、李兰茜、陈素梅、涂琬柯、魏红云、张宗燕、吴晓琪、李璐希、罗智英、甘晓珊、李燕双、张 越、罗 雪、吕丹平、代秋玉、丁静奕、朱 丹、曹 敏、曹 蕾、李和政、宗 敏、曹陈美、陈月娟、但雪梅、何汶宣、谭 秋、张 琳、黄 欢、赖 丽、袁向勤、高彩霞、吴秋亮、胡安琪、丁 玲、伍 璇、黄佳乐、曾英杰、赵维静、张蕾、周婉霞。

护理一百四十八班

刘 娟、宗 政、刘婵娟、张文红、周丽珠、刘小燕、林晓杰、熊 琳、林春梅、卓 琦、朱 欢、肖延琳、颜莹桐、樊 雪、李奕坊、吴 敏、胡利娟、赖柯汶、宋旭贤、刘召玉、张莹秋、谢金豆、阳桂梅、陈月秋、程秋建、龚　颖、黄爱美、邱燕媛、缪晓薇、刘秀烨、丁小惠、朱　虹、李春霞、杜　敏、张　婷、黄秋玥、华　琴、任　卉、阮　霞、张　璐、陈祥丽、姚　燕、刘俊利、吴　平、王　霞、王蕊雪、甘雨翠、刘梦秋、黄雪莲、廖光瑶、张智慧、张　敏、胡雁瑶、陈晚霞、王佳丽、林子意。

护理一百四十九班

罗会聪、李　贞、刘玉林、柳　艳、陈　媛、漆　燕、左嘉丽、张　瑜、李俊梅、罗　霞、缪晓丽、寇　霞、申　前、郑　倩、万思玉、张和玉、肖敏贤、罗　杨、高　丽、黄仁群、谭　丽、王　雪、陈　艳、曾凤翎、晏　丹、詹晓敏、谢　菡、彭　艳、谢玲宇、曾玉萍、章露帆、祝　惠、何燕林、廖　丹、高　雅、杨桂辉、陈紫云、朱　琼、毛晨囡、王佳敏、邱振英、付　蕾、雷　蕾、郭　旭、胡　琪、郭巧秋、童　丽、兰　佞、兰　俊、周雅典、刘潇潇、金建英、李晓怡、陈　霞、周跃佳、罗　茂、陈晓桐、李蕊曦。

护理一百五十班

蒋绍娟、陈汉美、陈雪菲、曹伟丽、杨雪梅、龚雪梅、牟　桦、曾　荟、孙浴慧、张秀丽、黄　敏、李　婷、吴　莉、张耀尹、万晓彤、吴　婕、赖　淼、许　悦、曹潇文、王　曾、黄　欢、陈玥嘉、袁小英、余艳玲、朱　琳、倪　萍、王浩静、李新月、侯苏桂、黄　城、郭亚玲、王　佳、王慧媛、冯彩艳、钱小燕、万春燕、赵益梅、马丽萍、蒋云英、代相月、刘云珍、易　红、张　丽、宋　燕、卓小群、石其屿、周晓敏、何云茂、林　雨、刘　娟、周孟莲、李旭聪、叶双双、李伟风、刘成霞、张晓玲、韦　钰、钟婉婷、曾宇莲。

护理一百五十一班

龙秋红、程　莹、曾燕文、唐已岚、罗　燕、杨　丽、刘　敏、杨　敏、曾　琪、赖洪银、黄　艳、刘汉聪、沈彩云、曾国秀、赵佳丽、李袁秋、黄润兰、张玉红、卓婉婷、刘　洁、李玫玉、郑晓玲、聂启燕、吴弟梅、江　雨、杨　丹、李　雪、虞腻侨、刘雨秋、沈冰霜、曾雪梅、罗念念、刁小芳、赵　燕、虞　杭、何　敏、赖玖莲、胡　雪、郑燕梅、文静萱、黄　萍、张婉莹、郭思琪、魏　霞、刘庆欢、黄　玲、丁　焰、钟亚玲、张凯月、杨　杰、关礼茂、刘　欢、黄晓梅、王佳妮、李应梅、赵　丹、李　燕。

护理一百五十二班

唐　倩、丁晓娴、何晓梅、何思佳、刘玉君、范静文、郭　雷、邓　燕、刘　丽、罗利英、吕亚男、陈叶平、何　倩、王　静、王　敏、王清青、李春梅、万　敏、李　惠、龚　蕾、范雨琳、郑林燕、丁　兰、粟世敏、孙婉茹、李玉玲、郑　茜、王海露、陈　霞、孔慧丽、王俊瑶、李　燕、李粝秋、丁椿芯、殷　虹、蓝小妹、陈　夕、雷文俊、曾颖婕、刘杨洁、梁　瑶、毛富春、李亦杉、邓　丽、钟文霞、江　红、王思源、朱　珠、谢　燕、钟　麒、杨　睿、邓　庆、邱晓梅、李万梅、范永玲、林　丽、代春梅。

护理一百五十三班

刘　燕、刘　敏、刘　娟、张前凤、陈　倩、李　意、祝　宇、丁　丽、陈益梅、刘　敏、曹思雨、吕　雪、田　华、陈文婷、陈茂廉、朱礼燕、周　怡、冯　周、冷小艳、卢子渊、王润霞、蒙凌茜、何　媛、刘　璐、彭　丽、黄　晶、胡小梅、张　莎、胡燕萍、黄梦飞、张永强、杨宇红、杨　毅、夏俊秀、曹　婕、张文祥、周美娟、廖永晶、谢梅梅、许汝娟、曾梦婷、晏秋萍、刘　馨、杨　燕、李慧敏、刘秋梅、王　媛、李雪丽、李清秀、王　萍、姚婷玉、熊万芬、邓彩兰、丁　香、曹　君、刘陈金、胡玲丽、黄旭莹。

护理一百五十四班

林梦婷、刘　梅、朱　莉、黄燕秋、刘红艳、廖红梅、喻　晗、张海琳、王　璐、丁　莉、曾　旭、曾建敏、王玉竹、龚玉兰、邓　洁、卢　瑶、陈　洪、张　艳、舒小红、杜　敏、欧阳庆、熊　芮、吴　英、曹冬丽、冯　霞、邹　益、李康萍、杨思圆、肖茜柔、叶丰言、晏万静、郑斯琪、汪雨惠、杨泽兰、杨　希、郑贤辉、吴　燕、刘玉梅、张小梅、赖　悦、詹海露、熊　雨、张　钰、饶春玲、钟文可、江　秀、陈　娟、黄　利、王思源、李小凤、蒋　芬、蒋梦婷、林晓雪、党　飞、王泽莹、王　倩。

护理一百五十五班

童　玲、王婵荥、肖晗月、牟静雯、曾小莉、王　霞、刘国艳、廖升琴、邹丽佳、胡馨月、宋思明、陈　凯、王雅园、倪琳杰、龙　霞、邹晓莉、雷燕红、陈齐燕、潘常平、傅　琳、吴依洁、赵　言、黄　霞、熊小燕、周雪莲、廖　蕾、陈晓华、谢嫦玉、曾　馀、王佳丽、刘智辉、刘　茜、詹　颖、付玉佳、黄　霞、李梦洁、华春林、陈昱颖、林　浠、卢文丹、胡治琳、韩　露、钟荣巧、谢　茜、罗　茜、罗茂粼、代梦娜、孙　丽、彭蔓伶、龙　敏、刘　聪、喻　晓、徐　静、陈　晨、张小英。

护理一百五十六班

王小琴、王　希、陈　静、陈　玲、侯清蜻、肖永珍、刘神美、古蕾莉、李小回、石　凯、拥　珍、妹　妹、刘　琴、汪小平、罗威琴、邓祖锦、坡巴初、泽　友、白玛措、切拥措、拉姆措、蒙　呷、泽仁拥错、德吉卓玛、达绒卓玛、扎西巴姆、仁青志玛、扎西班鸠、德西志玛、泽仁曲珍、志玛拥忠、多吉拉姆、海来业色莫、志马曲初、降初卓玛、志玛她姆、充翁巴珍、充翁拉姆、拥召娜姆、泽仁拥召、降巴拉姆、泽仁翁姆、泽呷拉姆、单孜拉姆、扎西曲珍、青珍拉姆、伍金次姆、康萄仁青下姆。

护理一百五十七班

陈　颖、张国敏、陈红梅、何秋霞、张莉莎、沈　思、李　雪、唐　琴、杨乔燕、龚兴英、康　珠、拥　拥、喻　怡、周　睿、尼玛措、郎　久、倾中、倾忠、拥初、拥色、哈　免、阿　招、拥　拉、次曲珍、泽仁郎措、卡珠曲措、丹珍巴姆、白玛曲珍、扎西曲珍、秋吉卓玛、泽仁卓嘎、降拥绒姆、降央翁姆、仁安卓玛、甲格卓玛、志玛次姆、格桑友珍、次仁志玛、次仁拥忠、旺修志玛、扎西曲措、土登卓玛、向巴拉措、巴松恩则、赤乃则玛、亚玛则措、泽仁拥措、扎西拥珍、泽郎夏姆。

护理一百五十八班

陈妍瑜、黄丹崎、蔡宇秋、胡贵英、宋　丹、金丹妮、代雨寒、缪　玲、熊永雪、汪清燕、钟志琴、李玲积、谢坪宏、但俊梅、李宝芹、林丽青、王玥玲、荣尊英、刘　霞、罗少芬、张海燕、刘月琦、王秀秀、邹　艳、胡　敏、杨雪梅、范陈丹、郝蓝燕、林佳琳、张金迪、童钰珂、杨　柳、胡　青、许　梦、刘　果、陈艺嘉、王　莉、邱　珏、彭小月、陈巧玉、周　婷、胡　月、陈晓黎、刘小琴、李　平、吴　珊、赵倩云、牟清容、卢　燕、周　洁、邹婷婷、周春丽、赵茂利、帅海萍、陈佳雯。

高护二十三班（泸医，五年高职）

李　琳、廖　辛、刘丽华、杨　悦、王钰莹、龚聃妮、彭　蕊、张　裕、王一茹、陈婉秋、李　颖、袁国荧、彭利佳、冯秋桂、明兴丽、颜　静、李　珊、银　莹、陈雅雯、游铁文、陈宁茜、杨钟慧、罗志勤、袁　偲、杨　静、邱　雪、罗茂之、周　欣、彭　緦、何晓婕、吴　道、何青芋、张　娟、张海燕、周　洁、田茂霞、饶　杰、黄　山、周晓敏、陈小琼、蔡　清、陈　雪、韩　珊、王冬梅、何春梅、曾晓霜、卿雅玲、陈　怡、颜海艳、李恩甜。

高护二十四班（泸医，五年高职）

王欣雨、李诗瑶、周雨恬、杨雪梅、陈丽丹、谭　敏、谢　梅、李　玉、刘永春、陈虹宇、郑　兰、韦　翔、陈　孝、罗　婷、龚　平、廖茂琳、徐　敏、陈　霞、宋　丹、陈　梅、郭秀玲、余媛媛、李雯婷、邓思琪、杨家家、张　静、詹　鑫、刘俊琳、宋世敏、卓俊丽、刘桔香、明丽萍、刘　燕、王冰青、胡雪莲、赖　艳、曾大琴、杨　林、何　晨、苏　萍、杨燕萍、蔡梦洁、晏　璇、陈思佳、罗　丹、曹卓敏、郑力月、郑　敏、张雅伦、赵丹妮、蒋　越。

高护二十五班（泸医，五年高职）

廖梦钰、王媛媛、曾艳秋、陈　丹、缪　洁、崔丹婷、赖丽佳、陈鹏琳、刘　凤、郑雅雯、王　丹、林　敏、李梦慧、廖冰青、万宗慧、王璐婵、曾　英、邹　燕、梁启红、黄纯倩、宗思妤、李丹丹、邓　莉、沈　丹、曾薪潼、曹艺钏、杨婷玉、梁聪慧、宗　丽、蓝雨婷、李馨睿、陈　灿、樊玉珠、刘珊君、黄美静、杨丽瑶、李涵旭、黄梦蝶、倪艺银、张雯玉、陈　姚、黄韵羲、李　年、黄　丽、孙　静、游庆月、陈　艳、马　林、幸　磊、缪宇轩、李　琳、杨钟慧、卿雅玲、龚　平、詹　鑫、郑　敏。

高影六班（泸医，五年高职）

康佳雯、周发建、何　然、张　旭、邓梦璐、蒋贞俊、赖星宇、林　静、罗利明、秦红州、沈杰强、陈鑫萍、吴思义、刘　华、王克辉、罗　陶、鲁宇薇、黄　仝、曾　柳、应修泉、邹　俊、游　露、孟丽萍、曾　旗、江春龙、袁晓川、王　悦、扎西彭错、吉都英杰。

医影四十班

谭思言、廖　芳、何　超、余勇波、余逢春、张　菊、杨岱鑫、陈　杰、丁　枘、张雁林、王睿智、冯　双、吴旭平、肖　汉、叶林蜂、曾　宇、陈　凯、李睿希、胡　俊、魏　波、陈　红、李丹琪、晏　超、郑　歉、雷含旭、张　蕊、陈妹仙、李　伟、张松涛、熊　竹、岑　陶、王　珍、李懋丽、李思序、张　旭、雷　均、王　洪、冉　延、向　丹、曾蕴嘉、钟　旭、钱　星、吴志祥、陈　林、肖秋爽、潘璐瑶、袁　野、王程婷、邵连杰、伍思远、肖春勇、刘思佳、宋邹晓儒。

医影四十一班

朱百浩、陈　权、明蔺焱、彭秋月、柳　新、刘苓勇、廖　捷、陈思哲、文　珂、陈　静、罗联新、贺晓春、林　彤、李宇飞、宋英杰、邹　丽、向煜薪、凌基磊、李博伦、张宗其、费一涵、

周　松、邹奇兵、吴礼贤、何志航、朱宇凡、胡云哲、朱　强、丁秀君、张　悦、赖　兴、蒋婉妮、周文俊、何红丽、黄宇佳、徐勿恙、袁利娟、杨　雪、杨　宏、胡　皿、钟　健、何长宇、杨少霞、杨巧妹、喻勋连、陶用梅、卢冰瑶、韩　博、宋春丽、刘　晗、黄沙洁、李尧尧、漆秀芳、姚永超。

康复三班

曹文霞、潘运芳、钟超月、吴　梦、龚晓林、刘玉叶、申曼娜、曹玉婷、汪婷婷、钟思思、刘　丹、郑万芬、何松林、黄秀林、廖茂琳、韩传勖、肖　丹、古茂灵、刘祥庭、何梦宇、杨星星、杨　洪、曹可雄、顾正英、袁君莲、钱美君、曾晓凤、罗思宇、邓雪玲、罗小玉、巫雨莎、罗建梅、李奇洋、赵延顺、郑瑞雪、李虹瑶、晏晓兰、曾堰冰、罗陈素、王　莉、江　红、祁武惠、顾语嫣、周利娟、王　静、王　丹、陈秉熹、张　毅、张　弋、贺明建、张明鑫、张　洁、陈永涛、丁　杨、牟　姣、袁苑著。

康复四班

余茂莲、卢　飞、宋　扬、蔡　秀、马　莉、邱　杰、李海熙、张　杰、惠俊义、林　叶、周　荣、刘　丽、童　飞、涂　文、胡小炎、雷　雪、陈　文、刘思钰、朱茂源、王玉婷、王小凤、江　梅、俄奇木沙、陈　霞、熊　敏、高仁宇、何　阳、邹龙丹、吴晓丽、何万洁、张　雪、徐　燕、张　洁、倪　丹、余　琴、杨　岚、王　远、邓淼鑫、杨　梅、徐　杨、杨坤莲、李春霞、周　桃、倪慢玉、周亚雄、钟　琴、李碧玉、林志兰、罗雨佳、周小玉、陈　霞、彭钰茹、王慕瑜、樊乘川。

药剂三十六班

练江航、曾海睿、程忆文、王 艳、李正平、黄丽华、曾一梅、刘 瑶、李碧文、虞力萍、车 莉、杨家珍、虞 萍、魏晓雨、杨 兰、韦强利、罗 丽、陈 丹、舒泽茂、谢莲圆、郭晓琳、陈 玉、吴冬梅、谷 燕、杨远秋、肖利利、杨煜林、唐 伟、杨金玉、王 霞、谢晓红、曾 洋、周梦洁、黄 梅、周 秀、雷 雨、谢 霞、李 杰、宋 宇、李 雪、虞 文、张 欢、任友莉、郑 洁、李晓兰、宋婷婷、蔡润英、林莎莎、李 毅、周梦茜、梁雪景、梁怀英、刘 丹、许 娟、巫恩瑶、刘伟星、李宝毅、郭 艳、阿说阿迁。

药剂三十七班

吕朝艳、田小双、蒲 丹、肖 红、刘寒霄、牟 燕、胡春燕、罗朝艳、伍洋雨、黄 敏、江 丽、翁雪倩、刘秋霞、陈晓鹃、洪荣珍、邹文凤、范韵秋、徐施黎、黄 缨、舒 敏、杨 婷、官艳萍、李倩雯、余婷婷、林叶秀、彭 莉、钟易莲、何 倩、刘 燕、邹慧玲、何 萍、何远征、吕小英、应 欢、刘玉兰、王 晴、刘莹秋、杨曼琪、曾虹钰、陈琦阳、邵 璐、刘丽霞、周亚玲、廖玉婷、李思婧、陈明菁、郭 燕、代杏羽、殷凤娇、刘 芬、刘 婷、代 洁、曾 娇、莫俊艳、张轩浩。

药剂三十八班

毛虹锦、韦汉波、邓红江、周 炬、陈 杰、刘自强、陈 磊、王 胜、杨柳焰、刘娜姝、钟可婷、刘丹华、刘建梅、朱春玲、李 玉、万艳琳、曹文婷、罗 勇、余林秀、杨 雪、陈铭鑫、付山红、张 莉、袁 梅、刘春霞、刘冬梅、兰慧珠、李 茂、邹 丽、曾 梦、肖 云、杨 兰、吴芯颐、范文星、肖既娴、黄琬芸、黄　艳、蒋雪梅、曾　兴、曹　洋、何梦林、冯文思、杜　丹、姚单单、赖红宇、邓丽娟、林　陈、王亚萍、曹　静、许青容、王　超、林思雨、徐　丽、张召月、周煜鸣子、阿布么尔扎。

药剂三十九班

万　春、杨可宇、朱海烽、冯　超、王镭静、黄　浩、邹　建、张　林、李　霞、梁　蓉、何　旭、李素月、杨　雪、丁玉粒、丁　丽、易月鸿、彭柠菲、蔡奕丽、李竺遥、何　园、肖　倩、陈　星、郭长香、曾雪梦、刘清凤、邓秋梅、曾晴雅、张雪林、黄明霞、张晓清、胡　丹、钱　莉、杨　慧、谢晓丽、柳惠敏、李　娴、沈丽霞、张　燕、陈玉婷、周　敏、邱　玲、刘露应、邱琳玉、陈　瑶、张　敏、丁贵玲、黄梅湘、丁秀云、罗旭聪、林梦妮、黄　梅、舒利平、赵　宇、江　莉、伍　敏、钟国涛、林　敏。

检验十五班

高　星、阳玉秦、罗　桃、王雪梅、吕　梦、丁雪莲、苏　梅、龙秋燕、张雨辰、龚秀珍、陈秀梅、张　悦、陈天浩、郭仕裕、何禹翰、谢春芬、严利平、毕钰坪、罗　婷、邱　林、宋　倩、雷崇莉、刘　晓、孙思偲、王舒扬、曾莉莉、江萍萍、李　磊、廖　静、范泽慧、李小兰、陈　宏、付　翠、李月华、苟世豪、袁碧钰、虞　婷、王圆圆、丁丽媛、段艳梅、苏　琳、王　洁、黄　雪、向忠林、何朝玉、罗俊芝、易　菊、宋　琪、牟云屏、程春凯、曾　叙、缪佳林、张正航、秦　曦、周小铃、王思宇、杨　婷、陈　欢、王俊欢、李　欢、黎珍秀、钟丽燕、杨耀嫦、向喜燕、缪星美、熊婷竹。

高中护理四班（两年制）

何　英、陈燕梅、陈　洁、舒晓波、贺　丽、谢　艳、黄　敏、刘若霖、刘秋梅、张文霞、王东梅、毛凤霞、方双婷、詹蔚莲、王谦益、宋春妍、罗红霞、程　瑛、林　婕、高毕立、饶　堃、邹雪芹、朱炫璧、徐　敏、何　霞、王　丹、姚远丽、罗娉婷、李　敏、李秀梅、唐　君、李　舒、明　月、何晓娟、罗　玲、周　莲、聂海霞、黄宇鑫、李小琳、刘佳雯、周　沁、王　莉、龙　飘、李　雪、谭葭文、曾　平、漆建春、郭贵琴、张　霞、曹艳梅、胡莉霞、范　影、刘腊梅、范雪梅、彭　香、宋照玲、杨小兰、罗宇婷、舒　敏、龚锦辉、熊扬会、虞晓蕾、陈立娟。

高中护理五班（两年制）

曾敬阳、周　娟、钱　平、姜　燕、江先萍、李　巧、罗梦娜、黄梦云、林雯静、黄晓艳、潘　洁、朱　丽、缪　瑜、陈翠玲、范正娟、李　璐、刘梦煜、阎　钏、邓　丽、陈　秀、朱金梅、陈　健、张　燕、邬欣余、宋世秀、余　茜、刘　洋、余　敏、刘　娟、余　芳、熊晓燕、邓舒云、王苑卉、余丁迹、吕　欧、魏国来、李世妹、易　锲、黄　薇、黄雪敏、罗明月、姜　曼、杨王梦、邬　婷、程超霞、朱红双、曾　倩、余夏鹃、但　蕊、谢　玲、胡　蕖、刘春霞、夏川山、王　庆、吴丽苹、彭　倩、张义红、杨　雪、刘天秀、马雪莲、曾睿曦、王　婷、黄　敏、王　慧、宋　娟。

2010 级

护理一百五十九班

廖钰婷、顾新儒、徐　宏、周家惠、张雪梅、陈梦霞、吕　慧、郑申梅、倪　玲、黄　蕊、李惠敏、杨付梅、曾明兴、郭义茜、陈杰梅、曾　俊、刘思雨、张红雨、刘　莉、王　霞、雷梦莉、廖春霞、缪信慧、张　雪、杨廷凤、王若兰、毛春梅、黄文逸、刘国敏、张　艺、李茂梅、杨仔津、刘　捷、胡　燕、余　娟、杨　沁、蒋红燕、颜　鹭、赵倩云、王　丽、易家丽、邓　林、刘　茂、张旭艳、李发蓉、卿小艳。

护理一百六十班

张茂婷、黄荟静、普　艳、赵　梦、谢晓倩、周丽霞、蒋　丽、雷　敏、向乾凤、吴自征、邓晓莉、杨　洁、陈余龙、曾　霞、何　颖、李川玉、熊国媛、罗　丹、叶　婷、何　梅、陈　政、谢文萍、罗思萌、钟晓雪、马　庆、黄　玲、刘　梦、邱玲玉、代　月、王　丹、刘　静、刘　艳、刘文毅、刘文瑶、江　源、王　霞、张晓莉、陈　丽、聂吉楠、林美能、陈静茹、吴　茜、钟　莉、张　洁、阳欣原、聂　莉、张　菊。

护理一百六十一班

冉子言、罗林利、黄　林、吴成琼、鄢良艳、苏秋笛、吴　群、李　洋、涂代玉、邓　丽、兰　青、兰语丝、陈燕春、江周宇、兰家园、兰　秀、陈　婷、刘力嘉、刘　兰、刘永丽、林　珍、杨　惠、沈爱珊、韩　霞、郑　敏、梁钰凡、廖　益、黄　亮、曾　莉、何艾雯、付益男、雷　霞、肖　凤、肖昌婷、张佳慧、彭春红、应　丽、陈　霞、邹远芬、罗　瑶、陈红英、李　洁、张蓝澜、杨贞英、向　月、李小英、彭　来、文静萱、欧阳霞、布伍么友作。

护理一百六十二班

曾佐梅、蔡永红、李宛霖、鲁周兰、徐文芳、杨春雪、刘佳玉、

谢　菲、杜　星、刘叶平、罗清月、黎俊兰、龚　霞、林　芝、杨慧君、王　丹、冯　丹、汪　倩、刘晓燕、吴沅秀、徐　燕、陈彦存、刘相霞、谢沛沛、曾　燚、苏雪梅、赵　珊、熊　敏、李巧玲、代涵颖、游　红、缪晓玲、徐晓梅、石燕群、李　蕾、邹　莉、刘　悦、毛金梦、朱庆凤、甘　秀、鲁小雪、郭晚秋、李思瑶、罗　敏、江莉琴、彭俊兰、刘晓芳、胡婷婷、彭　玉。

护理一百六十三班

詹金梅、江凤英、张文霞、李德凤、漆彩玉、黄丽娟、邱婷婷、唐华英、陈秀佳、吴康丽、邓　炜、龚钱梅、张　艳、李梦芊、雷　珊、钟汶娟、胡红玉、雷婷婷、曹思琪、李明慧、罗章秀、杨　齐、廖秀莉、唐小旗、王彦力、代　雪、郑　巧、何雨莲、董　双、刘冬婧、龚政婷、雷　欢、傅礼贞、余思琪、魏菊容、杨　霞、王　敏、张　霞、任俊娜、布　姆、措　支、色　九、覃孝燕、四郎初、李东秀、李晓娟、代　娟、王天花、龚建琼、杨　丽、罗关秀、殷　虹、四郎拉姆、四郎卓呷。

护理一百六十四班

龚德珍、但文娟、袁玮泽、陈双霜、黄　燕、罗雨田、闵晓莉、吴雨苇、段　慧、官晓晶、黄玉珍、赵玉婷、游梦婷、王艺丹、刘晓芳、李璐茜、钟琳馨、张　琴、刘家莉、刘　英、张宇婷、卢　倩、刘丽梅、余　婷、曹文梅、李万莉、漆椿鸿、陈　静、鲁璐丹、钟敏婕、黎　巧、陈珍利、尹　丽、彭　懿、董　萍、邱家惠、李雪莲、吴碧芹、周　燕、杜秋萍、黄　霞、朱　仟、陈　玲、刘　丹、李柯贤、刘白杨、邱华平、谭春燕、杨　星、陈　丽、范玉梅、李天燕、达瓦翁姆、尼玛德四基、呷绒拉珍、格绒拉姆、所郎绒姆、四郎泽机。

护理一百六十五班

郭志敏、唐梦源、刘小芳、冯香琳、曾德娟、伍美吉、范梦瑶、罗　洁、兰　强、陈静兰、罗象荟、罗　雪、杨　艳、邹良慧、陈思语、张玉洁、甘　旭、钟　林、黄文君、罗文琪、黄文星、熊艾琳、张　玲、周昕同、文　欣、万鑫玉、彭　静、胡小莲、杨钰婷、肖春秀、代秀玲、吴巧莉、徐　琴、谌春霞、蒋景慧、邹　琳、廖秀兰、余沁霜、刘　洋、周　娜、姜　敏、徐　芳、依　玛、罗　萍、降　初、罗云冰、李　敏、刘思梅、缪馨懿、梁　洁、黄小梅、李　丹、扎西拉姆、尼玛拉姆。

护理一百六十六班

王玉珊、廖小飞、陈　林、罗　艺、潘思奇、李茂宇、欧霞宇、张　玲、李　希、陈　婷、曹家英、余　潞、丁　煜、廖　丽、宋　词、秦　晓、黄清聪、王　相、罗艾婷、黄小丽、陈　旭、彭思意、曾易花、郑媛月、陈晓霜、詹　威、刘雪玲、祝　霞、罗　梦、李宗智、胡　婷、温　敏、黄　莉、谢　枭、康　莉、汪梦蝶、刘　洁、何春兰、周　艳、廖　敏、彭　静、杨　巧、骆运思、钱天凤、朱晓燕、曾　兰、兰梦夕、龚梦颖、张静纹、游清文、袁　瑶、桂　珍、杨　兰、穷卓玛、斯朗拉色、泽仁正呷、卓玛泽仁、泽仁卓玛、扎西德措、呷什初。

护理一百六十七班

冯馨颖、何　蕾、钟历芝、刘　琴、涂　瑶、张钟月、万　婷、刘　莉、官　璇、李斯琪、聂丽莎、邹　俊、兰俊伟、李朝莎、向俊洁、朱丽红、林小又、王婷婷、丁　萌、张文莉、廖雪莎、倪　宇、唐　澜、何婷宇、韩微玉、何佳穗、张筱颀、唐书燕、

温　苓、莫　英、甘文杰、倪仙意、王　梅、李　惠、何思宇、吴纹毓、吴丽霞、黄建琳、邓　欣、游其丹、周艳丽、杨　慧、田宇佳、沈　霞、陈　倩、缪梦孜、魏　强、杨小灵、宋　燕、李万秀、陈美艳、拥　初、田　华、万　洋、王有翠、泽仁藏格、泽机志玛。

护理一百六十八班

唐燕梅、王凯桥、赵　倩、陈　珊、江　茜、王　丽、李　婷、谢小娇、徐艳倚、周莲英、罗俊萍、王依婷、李　悦、张　婷、赵兰灵、甘　红、曹　霞、邹　敏、朱巧玉、黄　丽、沈雯婕、王婷婷、李佳蓉、虞　航、唐　惠、温曌婷、杨　璞、代纹宏、曾晓芳、肖琬弋、钟越云、叶　馨、唐海月、林小青、李柳梅、陈春燕、闫丽莎、陈　平、黄家巧、熊　莉、张秋燕、朱翠莲、李　云、叶秋艳、陆诗怡、何　萍、忠　初、洛汝拉西、杨丽梅、益西则马、朱小芳、李青尉。

高中护理六班（两年制）

宋学梅、赵　静、张　丽、张艺川、朱金容、丁玥裔、夏彩莲、王　娟、宋　超、张凤至、刘　瑚、甯晓琼、李菁卉、蔡丽娟、陈万杨、李　婷、周　莲、龚　筱、钟　燕、黄培根、陶晓丽、邓宏宇、邵　敏、黄月香、彭远清、潘万霞、程　莲、罗　娜、周家琦、于　阳、周宝秀、丁旭洪、赵　玥、刘　圆、刘　洋、王骐宁、张熙悦、杨　靖、陈小双、周　欠、羊　莉、张玉梅、游　燕、夏晓婷、周　洁、张莉丽、黄静翔、龚　雪、刘庆梅、黄　芳、龙丽环、刘永连、刘芮利、向　璐、陈　雷、吴　双、陈晓娟、杨小芹。

高中护理七班（两年制）

刘晓慧、韦　鑫、唐艺梦、刘婷玉、杨婷婷、陈思佳、唐一禾、郑　燕、甘玒艳、张小红、陈木凝、钟思慧、何　苗、何　丽、兰　珊、黎慧灵、柏粒苹、沈丹萍、简汉龄、黄艳霞、余宇飞、徐　燕、张　娜、钟楠珠、魏丽媛、余　芳、杨明英、陈文丽、温俊美、陈　露、刘　敏、黄莉芸、倪雪梅、何春宁、刘丽红、缪体萍、周　郡、荣素瑱、杨　婷、刘　璐、吴　皓、董晓蕾、官晓玲、胡潇越、曹　燕、余伯璘、王璐鹏、余　倩、李　莉、赵伟霖、黄秀媚、雷啸宇、温　丽、蒋远志、卢　禹、付静倩、周　莉、罗　欢。

高中护理八班（两年制）

张　娅、刘　青、刘晓娟、林秋霞、张　玉、谭晶云、王晓燕、曾　敏、曾　涛、潘　佳、梁先飞、蓝　梦、刘　亭、刘腊梅、王修华、谢箫潇、林　佳、黄雪梅、杨情情、李　芳、刘恋斯、朱雪玲、姚国慧、张　洁、刘　丹、杨晨苓、张巧玲、郝敏泉、李红霞、巫巧慧、袁晓玲、周彬华、缪文丽、牟梦悦、李　丹、李玉梅、代小婷、李沁芸、黄丹丹、董　燕、黄　琪、卢　静、陈利春、周忠幸、蒋　静、陈骏海、谢红梅、钟　琴、代　丽、颜　霞、李　钰、兰　林、余　丹、刘曼玲、屈春秀、肖　焰、吴小玲、陈晓敏、李虹蕾。

2011 级

高中护理九班（两年制）

郭　玲、张　帆、左　维、代　婷、李　茜、袁冬梅、杨　益、林美燕、王永琴、冯光红、张　玉、欧莉沙、闵真洁、舒莉莎、周　容、夏　萍、李　雪、车正芳、贺川秀、张莹兰、蔡　婷、吴李芳、伍珍苇、陈茂婕、刘　丹、王丽萍、王玉蓉、曹　雪、吴倩媛、粟小燕、朱　丽、杨　巧、李雅灵、程　竞、王　娟、李丽媛、曾远芳、李　萍、李任杰、黄　娟、杨光霞、杨雅倩、刘桂伶、唐丹丹。

高中护理十班（两年制）

余　珍、聂棋莲、姜雨薇、程小凤、邱东笑、邓丽娟、李秋莹、李　霞、蒯　茜、彭　增、赵梦媛、沈怡青、朱　瑜、吉梦云、颜　杰、陈　英、王　丽、邹丽梅、钟传洁、张沥文、曹存霞、陈　丹、江小方、郑文娟、郑燕秋、袁　莉、彭　霖、谢秀丽、黄　萍、陈　雪、李　俊、李兴凤、莫向漫、黄　丹、潘　霞、赵艺婷、邱丽娟、邓　利、蒋　辉、陈　梅、张斯梦。

高中护理十一班（两年制）

龚　后、何红霞、舒凌云、张俐莉、冯　立、贺丽娟、陈　睿、周颜玉、王晓娟、晏　铭、郝钟萍、王文萍、陈　雪、王　静、钟瑜玲、吴玲玲、宋凤仪、樊　雪、余梦婷、谢翠翠、韩家艳、张厅菊、周　莹、夏远琴、叶建梅、杨思佳、罗　扬、代东玲、李　楠、李明鲜、杨　秀、黄　琴、吴芳霞、廖永丽、聂仕江、李金俞、朱云瑾、张　雨、陈明蓉、颜学利、袁　丽、谢　梅、唐　志、郭长燕、杨俐欢、李林波、黄　文、李　敏。

高中护理十二班（两年制）

林慧敏、邓　莉、钟　雨、吴中萍、徐　熔、汪　慧、陈　燕、向茂玲、王梦丽、邓莉萍、张雨寒、余迎春、谢　奕、程清清、曾单单、江　颖、马　杰、陈　芳、李光勤、郑朝平、张　艳、付顺存、杨小英、杨　柳、淡　静、范嘉玲、王雪梅、郭　丽、游国英、卓　琳、罗夕恋、江雪梅、邹明月、刘　俊、郝　丽、周小玉、王林会、曾小英、彭雅阑、舒　燕、张红杏、陈　希、罗　旋、胡梨萍、刘　洁、许　丹、童　宇、张智骥、李龙梅、陈　红、唐丽萍、李春霞、树子子里。

助产二十班

汪中滋、王乾利、王婷婷、冯岚杰、谢　蕊、熊晓莉、张　俊、陈腊梅、郑家玲、黄晓梅、陈婷芳、陈　曦、李　雪、胡　丽、钟春慧、吴云倩、杨　芳、徐梦媛、李　雪、刘东梅、黄莉莉、李　芮、幸　靓、黄琳玲、曹文丽、宋小玉、周筱雯、李　敏、邱开梅、刘文燕、宋晓云、邓　丽、李海燕、罗玉婷、宋倩倩、郭　莉、苏小容、蔡　蓉、夏　宁、明亚星、古家玲、邓梦娟、吴明霜、杨开静、陈　林、吕　梅、陈洪霞、王明园、黎昌梅、樊　萍、何　珺。

护理一百六十九班至护理一百七十三班（暂缺）

护理一百七十四班

杨嘉琳、邹　珊、李秋婷、方　芳、卓肖秋、方　艳、何　倩、钱婷婷、胡丽娟、林　丹、张婉婷、黄燕秋、罗　雨、陈新秀、林路遥、张兴培、胡定红、钟　睿、杨玉珠、万晓凤、刘彩莲、陈　敏、朱　林、杨鸿杰、明　莉、江芜婷、陈　雨、张　维、刘　俊、陈　兰、刘建英、周　杨、刘雪姣、涂　婷、宋清新、杨　华、甘小璐、张　羽、朱　倩、王婷婷、黄晓莉、八海燕、李寒方、刘云芳、梅　朵、杨远鑫、杨雪阴、赵　琴、宋君怡、四郎清初、占马拉措、杨楠志军。

护理一百七十五班

潘　玲、彭玉凤、文茂倩、尤宝玲、王喻珍、陆宇鑫、陈玉莲、王秋霞、黄　玲、周晓红、杨群朝、代淑岐、胡　莉、李链婷、李晓雪、刘虹霞、童　茜、万丽丽、郭思蜀、赵桔欲、刘永芳、胡　慧、宋典玉、田　宇、杨　方、陈思薇、莫　莫、卓　多、陈晓霜、余　潞、汪梦蝶、黄小丽、泽仁曲珍、海日石珍莫、泽仁扎姆、泽仁青错、尼玛娜姆、次　乃、格登拉姆、伍思谕、德吉央珍、格拉得姐、罗　梦。

护理一百七十六班

刘雅娴、虞　娇、杨玉梅、邓焕丽、罗代平、宋　丹、李林晏、王茂玲、王修兰、温雪梅、巫寿相、刘　颜、丁　凤、肖雨芹、杨吉英、杨洁霜、杨　珊、杨益静、尤秀绮、曾杜鹃、曾　漭、张　炜、钟妤禧、周婷婷、周　霞、朱思媛、朱秀丽、邹　丽、卓俊梅、徐丽莎、丁云秀、王佳莉、代　敏、梁翠娟、刘芮池、贺先军、罗　欢、万　莉、黄纯素、王维琳、张馨月、曾翠莲、张丰艳、肖　清、甘小宇、唐　蕾、胡松琼、仁青措、泽旺下姆、张友琼、熊　丽、德呷娜姆、昂旺娜姆、阿瓦泽仁、泽仁拥珍。

护理一百七十七班

李清晨、梁　湘、曹　维、莫　丽、陈　凤、陈金财、陈启铃、陈　雪、程秋雨、程晓珊、陈　宇、刘姝伶、胡　钰、赖　超、赖春夏、刘维敏、陈滟娇、龚　珂、何　意、罗　琴、刘　磊、刘小荷、罗　欢、曹思雨、郭小敏、明思梦、申宇龙、刘加燕、庞钰莹、张　瑞、周　兰、虞　丽、胡　艺、何茂兰、龙丹娜、陈思雨、张萌宇、周　霞、刘钰清、张彬梅、王依婷、独　英、陈雪倩、青　珍、下　姆、余顺莉、李雪美、张　敏、马松春、

马　丽、任尔玛、严红梅、泽郎夏姆。

护理一百七十八班

郭亚男、于　琴、林晓英、管　兰、王清敏、刘琦凡、拉　珍、王兰绒、巴　托、阿　玲、昂曲措、穷卓玛、程俊丽、兰雪苗、曹瑞瑜、吕雨倩、马　丹、周　莉、陈永凤、陈雪梅、卿　林、艾春秀、曾晓杉、王　欢、王翠翠、詹　桃、陶旭莉、陈　炼、袁　鹏、谢光娟、赵樱霞、黄晓娇、李思雨、白　艳、钟美燕、徐　晓、陈莉萍、张世秀、王　丽、张宇遥、泽仁拉姆、彭措志玛、彭错拉姆、甲拥志玛、罗绒拥中、白玛拉姆、桑珠曲珍、益日翁姆、扎西拉姆、泽仁拥忠

四川卫生康复职业学院

（2012—2017 年）

2012 级（说明：从 2012 级开始，若未特殊标注，均为三年大专班）

2012 级康复一班

邹旋锋、王浩林、段玉丹、周有义、罗　雪、杨　兰、龙　滢、刘龙飞、何璐娟、屈　萍、周　朗、危亚星、曾停婷、李婉玲、孙　蓉、罗雪丹、殷宇琪、廖　丹、李佳钰、于　进、王和全、卿珊珊、石　露、张　微、刘　晶、王一雅、陶　玲、段誉峰、彭钰莹、李雨亭、雷雁妮、陈　天、伍斓博、王彬力、陈昱光、肖玉兰、刘　艳、秦荣浩、万　茜、李晓雪、马传奇、张　静、魏　娇、张　艳、柳黎雪、王麟可、黄　林、母晓艳、唐利华、全亚梅、阴鸿雨、苏　劲。

2012 级康复二班

袁国林、王亚丽、刘雪琴、蒋　籼、李　洋、赵丽萍、闻皓羽、先进宇、伍维凯、莫宇星、杨楚涵、曾子靓、胡茂成、张倩如、李　潇、饶鹏辉、邓小月、李雨虹、夏旭媚、桑杰琼、何英超、聂　琼、方泓林、荣　晗、何　鹏、游其芝、邹雨龙、杨　惠、程　瑶、任彝良、王国强、王　秀、郑双琳、赵智玮、李　丽、胡婷婷、张玲玲、朱洪良、刘　青、黄　薇、任玲珑、何　平、邓　琪、徐　静、杨　均、贾国庆、王丹雅、张留英、刘瑶垚、王慧芳、杨　烁、王雪如。

2012 级康复三班

周　丹、李小勤、陈　思、陈勇超、杨　超、张泽原、刘小燕、龙春燕、卢雪卉、翁琴琳、童晓娇、曾茂滢、张　航、骆星宇、张显丽、袁　莉、袁玥颖、杨彬艺、王　鑫、张　萍、朱子琦、朱鑫鑫、邱　玥、刘　悦、龙　华、刘婷婷、张吟旭、蒲雪梅、冉洪宇、肖　宇、徐小听、王　婷、曾秋月、伍洪才、黄鱼峰、邹爱宣、王天宇、杨　欢、刘　旭、谢美琪、蒋美绮、舒　旭、唐家瑜、卢　思、陈　玲、侯戈玲、黄　亚、徐　茵、张蒙养、古　培、林　茜、刘　琴。

2012 级药学一班

彭彩虹、魏　阳、熊阿干、杨　豪、马杨君、刘红梅、陈　琴、黄婧钰、邓森兰、谢洪芸、钟艺吉、任东梅、陈鸿雁、邓　宇、江　航、段　瑜、刘长秀、杨付琼、项利莎、张　婷、李　丹、张银冲、蒋卓然、曾华萍、刘　敏、刘　翌、谢　珊、罗晓兰、罗显凤、程钰钞、王　丽、颜　浩、秦玉凤、曾　丽、张楚颜、谯成红、张　琴、荣之超、徐理静、杨　英、陈　婷、徐国庆、李政阳、胡翠娟、罗　丽。

2012 级医学检验一班

阳晓倩、任　璐、张　淼、张　玲、邓　慧、任春艾、黄　琳、李正宇、邓如玉、李茂丽、徐黄鹂、王乾红、马　芸、王　欢、杨婷婷、罗　恒、方　心、杨贵杰、龙俊秀、吴巧玉、闵梦兰、袁东东、李　婷、伏泳霖、尤盈云、兰显亮、陈　莎、江洪平、周秋香、邓　云、袁华佳、胡　迪、李国宇、唐光织、刘桐巧、

陈　静、何茜影、邹兴玉、屈健灵、陈　静、张　燕、汤　曼、陈明胜、张　英、马雪娇、彭　静、杨绍芸、郭常英、赖佳婧、陈益增、邹　婷、刘峻瑕、李　月。

2012 级医学影像一班

袁建强、刘仁蓉、徐　强、王雅馨、罗　晶、李　科、邓　迅、丁　慧、何　龙、刘泽栋、范振东、罗显梅、李　曦、余　刚、汤世宁、蒲潇天、李星月、李　榕、易昭旭、郭文澜、张靓贤、刘晓清、邓　锐、毛　雷、殷媛媛、刘胤有、陈雨欣、兰九钧、卢成美、刘庭芳、黎小燕、马富龙、余志鹏、陈　皓、粟兴伟、任　娟、肖亚丽、周思旖、吴春艳、荆晓玲、王　丽、苟绍军、刘翔宇、何思雨、郑祥美、杨　毅、龙惠玲、赵寒箫、余千驰、陈贵莉、勒格建虎、沈品初玛。

2012 级助产一班

涂长莲、贾　娅、卢信君、唐　玲、李佳欣、梁凤英、张　霞、李　林、余秋平、叶玉琴、张美银、罗　睿、杨彦玲、李蝉娟、邓　雪、童　莉、李　敏、孙帝翠、易秋艳、徐成芳、李蓝飞、周玉琴、饶　芹、杜　葱、王　颖、周雅清、谢婷婷、李　敏、郑　艳、谢晓聪、刘文君、黄梦秋、李东钰、唐　萍、梁　玲、孙运琴、孙　娜、朱　佳、李　丹、杜扬扬、柯杨丽、张天欢、王梦菡、邱鸿雁、冯佳钰、曹　月。

护理百七十九班（2012 级护理一班）

幸荣秋、陈丽斯、冯梦玲、苗成琼、杨依婷、彭宁霞、谢　玲、曾丽君、侯　莉、李婷茜、冯琳莎、宋丹丹、倪陈婧、黄　运、杨　琴、向　茜、蒋　丹、张婷婷、陈　萍、郑声源、罗　袁、冯仁优、党倪虹、刘若萱、徐　茜、吴　慧、王春萍、李喜梅、郭　敏、钟文秀、舒亚群、陈晓璇、陈雪敏、彭　嘉、陈　波、王勋强、李惠玉、王　倩、吴　琳、鄢雨寒、吴　悠、虞　霞、古永菊、刘芮杉、吉觉作古、阿海金洛。

护理百八十班（2012 级护理二班）

胡雯雯、梁春梅、张　位、李　敏、王　苗、屈　丽、邓茹文、周　静、邹子涵、房　丹、张艺耀、普建敏、谭　燕、葛　倍、李　操、李虹渔、冯　玥、卢昌敏、肖　虹、黄　蝶、凌　浪、吴　丹、夏诗韵、柏　露、李　智、段秀华、乔　凤、徐　梅、云　洁、林雪梅、左爱民、张　慧、李南洁、申小容、代世榕、魏文雯、余　红、谭国玉、赵小宇、林　懿、朱　丹、肖贤蓉、张　苗、牟小会、唐晓清、朱　丽。

护理百八十一班（2012 级护理三班）

陈　丽、谭　旭、朱　贤、倪　梵、谭青青、刘泓秀、卢丽娟、黄维希、廖小丽、李婷婷、池涵淼、何　潘、刘湘月、周林佳、李晓梅、姚　婷、郑可佳、刘　颖、贾彧馨、朱丹丹、张健玲、沈世丽、段梦琪、雷　平、肖　华、张书婷、冯　佳、陈　亮、王秀君、段慧玲、黄　薇、周小琦、顾明香、刘　俊、刘金容、黄　伟、罗钦权、魏　敏、李　红、张　露、江　雪、罗春燕、吴　灿、潘　熙、刘　婷、谢世春、张雪莲。

护理百八十二班（2012 级护理四班）

高　桃、徐　婷、李　姗、颜　蓉、彭梓霖、余珊珊、陈秋茂、何　星、梁　琴、王　婷、邓　欢、魏　姿、郭世茹、陈　莉、罗世林、汪晓敏、陈　丹、丁美玲、李雨桐、杨晓欣、毛仕湘、陈清艳、邓　茜、田倩茹、谢林芯、邹　阳、黄玉琳、胡　廷、邓晓玲、杜旭梅、曲　蕾、林星妙、龚红益、李生霞、吴　忧、何　敏、尹　嘉、杨　琴、张乙鸿、文　俊、周　丹、彭志勤、郑佳雨、张　丹、邱　平、李　湞、曹　莲。

护理百八十三班（2012 级护理五班）

唐海燕、范世美、周　倩、刘润莲、王　静、徐庆梅、胡言琴、章　红、何　怡、文　丹、周　铃、高　霞、张海燕、周小茗、冯　欢、曾钰婷、张　凤、徐梅杰、汪金莉、何　薇、蒋　露、黄　华、马洪艳、付　秋、卢　倩、谭　红、刘　丹、陈　倩、黄联梅、但　欢、汪　婷、伍玉莎、邹　敏、卫思梦、陈　希、刘亚丽、宋春梅、杨　霞、袁　梅、王　丹、聂茂媛、钟文芳、付仁飞、刘琼秀、陈　莲、廖　娟、日比莫尔洪。

护理百八十四班（2012 级护理六班）

陈　敏、肖雁翎、刘　静、林　盈、邓玉艳、刘清华、刘　敏、赵春秋、冯　靖、胡　蓉、朱晓丹、曾　愉、韦汉英、张源媛、权国蓉、陈虹伶、朱丽平、周容朱、杨　波、黄　洁、陈代云、马樱芹、黄　耀、魏　悦、李　丹、田交胶、吴椿樱、禹　燕、王　娅、何冉妍、刘诗颖、周素娟、鄢　荣、唐晓红、冉　蛟、张加琴、林　瑜、高　俊、刘雨蒙、刘凤霞、唐　珍、廖家瑜、廖云云、文　洁、胡建英、徐安丽、郭王韵格。

护理百八十五班（2012 级护理七班）

蒋　敏、聂川棚、吴月琴、熊　樱、陈秋岭、黄文静、刘　星、李　羲、黄　菡、龙大维、张婉茹、田　霞、赵雪梅、何　洁、马丽萍、周文艺、甘孝兰、杨达丽、佘跃萍、梁　娟、何文娟、

罗　雪、马开艳、邓丽君、黄学梅、吴海燕、邓　华、李小芳、何　娟、曾　辉、刘美君、何徐娴、瞿　瑶、李廷竹、王卓瑶、杨　洁、李　晨、张　艳、雷　蕾、杨　杰、张诗婧、胡启楠、张艾吾、袁小丽、王　尹、鄢　璐、拉马莫子洛。

护理百八十六班（2012级护理八班）

曹丽佳、李　赞、兰梦婷、梁　亚、陈　霞、陈　爽、舒茂珊、冯俊雄、李艳辉、金艳玲、王　茜、杨利萍、郑家静、于　婧、马婷妮、张梦莹、姜卓萍、夏　玲、蒋　敏、罗林莉、薛　梅、徐　艳、邓　卫、张春艳、宋嘉雯、陈　慧、李玉蝶、高永春、谭　容、张艺坪、周　欢、杨　柳、聂洪菊、周　洁、何俊娇、卢　曦、张永红、冯　丹、管　雪、谢　欣、温智涵、李　瑞、李璐璐、张学英、许惠敏、日么尔作。

护理百八十七班（2012级护理九班）

唐　立、唐　婷、许勤宸、胡诗月、曾裕洁、郑　玲、彭　萍、谭　丹、魏　敏、龚晖婷、黄　杰、李　建、刘　惠、李晓蕾、刘蕊琪、肖红英、兰晓丽、彭　利、易　倩、钟佳饶、陈喆涵、张皓雨、刘晓琼、胡　敏、李雪英、杨　琴、尹小华、唐　琴、李　娜、刘露平、周　媛、何叶红、徐莎莎、邓亚兰、魏芯竹、张雨琦、付　琴、赵玉秀、王　梅、刘又萌、李贝悦、饶　棋、刘　静、罗　苗、魏兰书、李　雪、管沁月、曾　瑶。

护理百八十八班（2012级护理十班）

陶虹燕、王雅楠、刘小姣、蒋生旭、杨　雨、代舒瑞、杜潇潇、李新月、吴孝翠、曹雪萍、吴莉珊、张富琳、李韵浓、王启芬、任　燕、郝莲溪、陈　敏、陈　娟、高　锋、宋　丹、李明霞、黄馨梦、曾　婷、罗　坤、杨卓岚、王　虹、陶玉兰、徐文秀、李富珍、郎莹莹、杜钰蓉、柯　珊、严　翔、龚萍媛、邹小凤、陈绪琼、梁　芮、杨　兰、刘冬梅、杨晓利、鄢德佳、喻　敏、王文霞、冉秀林。

护理百八十九班（2012 级护理十一班）

文永涛、童　漫、杨迎春、叶　宇、黄春兰、王晓芬、徐　畅、吴治梅、蓝　茜、王志芳、张建玲、杨庆红、张云娥、蒋　莉、卢晓珍、罗　欢、杨　婷、兰玉琴、程　梅、陈诗华、刘　婷、易　鑫、顾本瑞、何文凤、罗丽沙、梁青青、冯香梅、叶珍贝、黄　婷、刘伊琳、刘　扬、赵文静、敬　玲、尹婷婷、钟玲玲、张　丽、杨　均、吴凤芳、王姁姁、冯　丹、吴　勤、牛　莎、龚路燕、余　婷、陈思思、马　雪。

护理一百九十班（2012 级护理十二班）

王天敏、王　月、刘　娜、曾　帅、杨合军、唐川慧、卢　润、王宗玉、刘久琳、卜　莉、胡月红、陈　萍、廖和丽、潘光亭、赵　敏、牟丽平、郑　珊、周　艺、钱　玲、梁茂梅、郭　婷、刘　飞、饶　蕾、李红玲、高源佳、曹婷婷、刘冬梅、马　旭、余莉娟、周　梅、李　蓉、谭雪婷、强　雯、李　纯、黄　燕、黄　菊、薛淑敏、李精健、程　锐、林　梅、万凤丽、汪晓月、黎珊璐、曾晓雪、孙异黎。

护理一百九十一班（2012 级护理十三班）

许　静、徐安明、胡方芳、侯桢樾、李　影、朱雪曼、崇　灵、冯　滨、丁佩玲、罗　丹、邱　煜、李　萍、郑　煦、李丹菁、周　菊、朱　雯、叶艳梅、张紫涵、姜远凤、陈林霞、王　静、陈蓉秋、闵春玉、范莉苧、蒲丽嘉、刘德强、黎　俊、张　艳、刘　曦、曹　杨、叶静雯、高晶晶、徐宁阳、温　雁、王　瑾、杨　玲、廖　可、陶　梅、李雪梅、江春燕、卫继华、肖虹玉、刘小旗、高　燕、任　洁、陈媛莉。

2012 级药学二班

周鸿丹、肖文秀、张俊秀、胡博锐、杜　婷、陆道富、罗　薇、王　维、陈秋霞、周　杨、奉　燕、高树芳、王　柳、周小芳、杨　英、黄秋菊、熊浩翔、幸　鑫、王　艳、郭俊萍、彭　尹、叶　瑞、龚秀丽、许婷婷、蒋艾利、李坦煌、方　琴、刘怡秀、赵　艳、陈　庆、杨玉霞、廖俊睿、聂红玲、陈　浩、郭全芝、罗　英、刘君涛、黄　赟、罗　宏、胡学慧、郭　钱、蒙学敏、马海扯沙、尼尼石拉。

2012 级医学检验二班

肖　林、曹秀绣、张　婷、刘义娇、付东洁、祝晓丽、赵晓凤、李　雪、黄　夕、唐云莉、陈　梦、李　姝、闫　悦、梁文彦、张鑫忆、李雅兰、陈孝梅、刘　勇、周利娟、詹　乐、文丽琴、余　晓、张　慧、徐　泽、王梓文、胡　琴、杨　静、王　迪、罗紫薇、温菊芳、李　月、左　鑫、李　佳、李　林、邹星梅、毛　毅、陈　易、陈茂林、李　蓉、沈晓燕、杜武军、范仕艳、廖文静、张洪铭、陈泰来、彭露瑶、王皓雪、周远红、何纹苾、樊建毅、唐敏捷、符　畔、贺宗杰。

2012 级医学影像二班

邓志东、张小华、周　琴、徐　霞、蔡雪雪、吴　昊、邓明友、卢柯印、刁志甜、缔妞洗、刘虹巧、熊　倍、周　润、陈宗仁、

杨　倩、曾兴科、杨　磊、衣晓萌、梅耀芳、赵颖梅、诸　林、喇彬玛、王禹洋、汪万恒、江　钿、江卓朕、肖　雯、珺　洁、袁　瑶、汪文秀、张卜语、胥玲娟、周文月、曹　娟、吴　勋、罗　伟、姜子潇、蒲泉洁、刘　敏、文　放、王　敏、邱焕春、龚　杰、赵锦烨、吴　钦、但虹甫、代世斌、颜　皓、廖禹舒、刘迎春、肖　磊、阿毕木洛。

2012 级高护一班（五年高职）

缪　琰、周严璐、兰　岭、张红梅、钟桃萍、张　燕、钟华丽、肖　雨、游小燕、明禄梅、罗启燕、李　俊、陈　静、程龙坤、梁小燕、赵　丹、何启娴、张秀利、叶晓肖、李　杨、张凤元、罗月苓、杨梦雪、杨盛丹、简春艳、卢列珏、杨秋月、蒲雪婷、冯培濡、夏　雪、陈　莉、罗　丽、罗　珊、熊礼婷、张梦忆、陈家慧、李玉婷、刘　莉、梁雪梅、周　琴、周贤丽、邹文铷、廖睿萌、林　芝、崔倩茹、王梓韩、郭　婷、邹芸蔓、熊　霞、林丽梅、周　瑶、赖　丹、卢自珍、张召艺、李　慧、虞　婷。

2012 级高护二班（五年高职）

马　丽、廖　璐、唐　莉、张　婷、王予希、邹　轶、谢集霞、刘怡伶、梁福萍、曾虹丽、蔡丽斯、郑　灵、刘　珊、胡贤慧、王　岚、蔡雯静、唐婉如、郭周玉、先梦叶、胡思婕、黄　丽、曾开欣、龚　俊、蒋敏丽、王　霞、李　洁、张　雪、刘　梅、李　艳、何梦霞、万米露、许雨峰、余　彬、徐　媛、吴　欢、邓春兰、张春燕、何颖先、黄小倩、杨婷婷、谢心琪、兰国苗、黄静怡、邹学燕、肖丙城、杨璐瑶、钟艳梅、冯　宇、曹　丽、邓志玲、邹芝怡、黄丽丹、舒婷、扎西拉姆。

2012 级高康一班（五年高职）

陈　羽、雷　黎、唐　萍、李丹丹、陈　杰、巫玉冰、母榕芸、陈襄芮、郭　迅、钟抒乐、林　静、陈静红、彭禾苗、冯寅芮、丁美伶、周　杰、李　铃、毛　丽、王雪梅、钟婉婷、陈丽梅、罗馨宇、粟　婷、易　航、柳　洁、牟　怡、查不悔、彭佳瑞、吴黎洁、江　华、陈　瑶、唐可薇、曾林司宇。

2012 级高影一班（五年高职）

吴小洁、朱小翠、倪欢欢、张樱侨、邱　文、张文兴、彭继兴、余　洁、蒲钥颖、张春燕、于文静、谢秋芳、吴秋萍、黄莉香、黄科扬、单文杰、林　莉、明凡茜、刘金权、郭　静、李　强、牟　霞、刘美琪、杨　攀、谌雪峰、胡　彧、黄晓维、鲁健康、万麟娟、吴西娅、曹　霞、邹佳利、黄利平、王晓妹、张若男、陈星宇、林　君、付青松、徐桂兰、肖　蝶、江依婷、宋丽梅、曾嘉馨、许锡德、胡小艺、杨静远、陈昱安、杨可心、沙马业哈、阿衣以卡。

2012 级中护 1 班（三年中职）

徐荧霞、袁　梅、刘楠楠、陈　悦、张丽梅、赵冰池、叶　准、郑凯丽、崩　色、柯晓雪、热　缅、康　宁、刘　欣、冯　晋、王云菊、康　青、曲　西、拥　章、李建敏、刘　扬、杨　艳、郑　静、刘金鑫、王继艳、丁红英、泽拉措、雷　莉、唐拥琴、毛　星、其麦西、吕梦蝶、黄　勋、李佩叶、宋华梅、何洪雨、陈德英、游颖圆、王依婷、代　敏、周桂莲、格王剑沙、丁估拉姆、泽让旺姆、泽让拉姆、普布志玛、罗绒卓玛、扎西拉忠、罗绒扎姆、泽仁志玛、占玛曲西、兰加不尺、益西曲措、泽仁拥忠、协绕翁姆、尼玛错姆、呷松德西、白马其珍。

2012 级中药 1 班（三年中职）

肖正林、谭海洋、王秋韵、刘梦玲、邹浩然、王思静、晏云涵、叶晓丽、冯　伟、吴超行、张家欣、刘培钰、荣　婷、陈晓翠、生　呷、拥　初、陈　莉、德青措、卡四姆、拥　色、周　燕、曾　敬、陈薪羽、陈思凡、代睿琦、陈章艺、游　钦、廖　丽、巫佳莉、胡玉园、陈春梅、赵　一、江金霞、刘　霞、李　莉、龙雪琴、邓婉宜、吴通生、孙　云、龚林瀚、格绒曲西、扎西志玛、泽仁扎姆、尔金康珠、泽仁拥珍。

2013 级

护理一百九十二班（2013 级护理一班）

黄子玲、钟燕西、沈家霞、朱秋燕、陈香宇、陈茂犁、刘思利、吴　敏、代　霜、杨青云、黄　月、刘　莉、朱虹静、谢　菲、郭　燕、费荣苹、刘雅倩、田　婷、赵　芳、喻秀灵、种瑞雪、仲　谦、向语城、李晓敏、陈晓昱、赵　阳、姚鑫惠、张　姝、杨　欢、段　科、张　倩。

护理一百九十三班（2013 级护理二班）

刘陈杰、王兴鑫、秦婉柔、孙晓贤、田　慧、王冬梅、严　芯、明从英、毕　萍、文　琴、杨兰芳、李　怡、杨　琴、彭川南、廖　未、杜　娟、邓　洁、刘　佳、李　敏、李梦雪、周　杰、陈界旭、曾　月、曾　眉、赵云霞、虞　玲、任思薇、邓咸钰、张钟丹、李宛霖、赵　双、李　青、杨　欧、邹友菊、王李洪、吉克阿曲、扎西曲珍。

护理一百九十四班（2013 级护理三班）

孙晓刚、刘秋蔓、谭晓琴、刘　雪、姚　瑞、冯　蝶、邹美玉、罗玉杰、刘　芳、曾远丹、李　静、陈　珊、应艳梅、黄国梅、罗春燕、周超群、邱　鲜、肖雪梅、黄俊霞、刘　姜、赖璐霞、林　慧、余思洁、杨亚玲、魏灿玲、杨春菊、谭　秋、王艳红、唐　菊、刘樊平、魏　萍、张　琼、郑依林、贺杰丹。

护理一百九十五班（2013 级护理四班）

胡婷婷、罗　英、王　飞、宋婉琴、王传俊、蔡　超、高　嫦、赵梦静、胡　燕、施朱滨、晏静月、黄晓蝶、邹雅兰、刘莲艳、陈鸿雁、代　娇、景桂琼、邓顺丽、陈　洁、王　柯、范文清、刁义林、张永芬、王　超、江媛媛、杨　茂、向欢欢、谢　娟、帅玉茹、杨　丽、梁小梅、邓汉友、周　丽、廖生燕、梁园园、田心怡、覃　瑾、黄　娅、刘甜甜。

护理一百九十六班（2013 级护理五班）

文　慧、陈琳钰、龙国菊、叶发美、程佳俐、卞全霞、曾　红、邓俊惠、邓　靓、刘　平、刘　忆、王世姣、辜　温、熊茶梅、王　霞、王茂兰、余海联、陈玲琳、何小兰、林　艳、舒榆婷、周　杨、张伟琦、刘　茜、梁梦璐、刘　颖、王端富、鞠雯雯、王玉镁、杨　静、张亚兰、夏秋萍、周　莉、杨福川、朱文丽、王　芸、蒙燕妮、张坤丽、谈陈丽、张　敏、杨天艳、应　琴。

护理一百九十七班（2013 级护理六班）

汪　燕、杨　杨、陈　诚、刘　玲、曾　珍、胡倩秋、阿仼模、侯　杰、林玉函、何　丹、奉　洁、黄雅梦、陈意林、李志聪、韦月霞、何启超、张明珠、李晨雨、周小琴、彭艳春、陈胡春、

袁　婷、周　洁、付静静、陶　丹、蒲晓蓉、何玉玲、朱晓霞、杜筱红、付潇莹、廖　玲、张书婷、杨　力、王兴平、代　静、王芹芹、阿衣布哈、王建玲。

护理一百九十八班（2013 级护理七班）

赵国雪、张佳琪、黄　莉、张　丹、陈红艳、胡　燕、拉马初、宋　婷、谢海燕、陈　燕、王　强、罗　婷、李亭亭、钟佳廷、查杨萍、曾　萍、余　游、侯　乐、刘光兰、张　玲、杨润春、邹佳珂、黄宇倩、刘红梅、何思逸、冯丽林、陈睿涵、张　锐、胡茂菊、范茹洁、金　萍、黄　艳、赵鸿雁、任　盼、张　蕊、辜　月、冯燕琴。

护理一百九十九班（2013 级护理八班）

杨亚希、郭年辉、李琼琼、杨　倩、皈镜宏、王先礼、胡飘飘、陈利霞、黄　楠、彭娇娇、曾　香、刘　佳、杨彩霞、袁陆燕、曾正丽、唐国丽、宋　敏、刘　静、丁　艺、杨润芝、蔡茜茜、蒋　苗、李汪钰、王林萍、徐小林、张婷婷、薛宇婷、刘　梅、张　静、赵莎莎、何海霞、周　琪、黄桂坪、尹佳乐、易馨措、蒋小红、陈寿芹、万　英。

护理二百班（2013 级护理九班）

郑小娟、闵雅芯、李文燕、钟梦旭、杨毓秀、罗鑫宇、邓成琼、陶　殷、雷　敏、何钰琼、罗　兰、陈　杨、罗　敏、林　琳、何雪莹、赵　清、江兴秀、张　莉、周　敏、倪春梅、吴再梅。

护理二百〇一班（2013 级护理十班）

张思瑞、张敏慧、黄秭钰、邱　睿、刘　珠、泽斯满、杨　莹、张琳敏、周希希、范玉梅、易建英、熊巧琴、刘　欢、李　静、蔡铠鸿、尹曾玲、夫　翠、周露琴、杨　秋、先顺兰、王　炯、张　静、钟汉英、王　婷、徐　超、钟建雄、陈　华、尼玛央宗。

护理二百〇二班（2013 级护理十一班）

刘小霞、王冬梅、巩丽君、杨凡逸、明玲玲、李文倩、李　会、李　珊、周　瑞、王　亭、李　兰、罗馨蓉、陈晓凤、张茂勤、董　巧、龙　蝶、杨　凤、罗姗姗、王广林、吴　洁、李　清、龚　肖、周天维、秦　欣、董玉梅、王潇潇、向雪艳、黄学惠、陈　悦、王　缘。

护理二百〇三班（2013 级护理十二班）

骆运思、胡　婷、谢　静、赖成琳、李淑媛、杨　蕾、郭仕冬、曾吉友、吴　丹、蒋甜甜、刘　唱、杨　娟、李玉霞、刘　起、李　卓、赵　馨、王雪梅、彭书莹、任玫霖、王　芸、文　霞、陈柯颖、刘　悦、胡赟梅、胡　莉、江　艳、苟铭誉、李冯艳、邓睿琦、蒋雪梅、郭　静、刘　蓓、张　蕊、王　科、代　晴、陈　洁、徐思梦、陈　月、李　婷、刘　佳、石应琼、张　岚、陈　瑶、刘　莉、伍云瑶、普　涛、赵晨戈、莫喻麟。

护理二百〇四班（2013 级护理十三班）

庄家怡、刘　郁、王　倩、谢　菲、彭思敏、龙春丽、陈　俊、李　靖、王显君、林　燕、郑晔兰、夏鳗玲、郝　珍、邹　杰、邓馨鑫、童　立、李孝欣、李思维、李　乐、陈　婷、李树梅、邓　莉、张雪楠、林　佩、丁智慧、蒋　涛、张家元、赵若君、李　琴、陈思洁、王雪琴、邱晓霞、高　晗、赵堉雯、曾迅言、陈易莲、周兴亚、任　婷、雷　翼、唐　楠、赵　倩、唐慢莉、李琳琳、何玉清。

护理二百〇五班（2013 级护理十四班）

陈　莎、任秀娟、刘　欢、杨　阳、余　宁、何春兰、吴　莎、陈晓丽、周　静、任荣会、刘丽丹、刘彩羽、曾利智、徐　娜、徐　洁、赵　敏、刘　艳、何香蓉、余潇潇、刘秋润、余　乐、蒋亚文、乐艳玲、胡　茜、杨　西、滕　雪、董小菊、张宇翔、佘　鹏、赖政骁、陈婕莹、钟蕊泽、王　剑、郑　静、王佳慧、倪杰铮、邹　俊、李　玲、吴世馨、李　倩、江小凤、谢　丽、宋　丽。

护理二百〇六班（2013 级护理十五班）

张茗春、李思怡、黄慧春、黄丽容、陈丽欣、何　腾、张智龄、姚　瑶、赵　睿、庞兰澧、周福玉、冉雪梅、梅　红、黄晶晶、雷　念、向　利、王海叶、朱　宇、梁　琼、黄心语、易　萍、胡　敏、白　杨、谭　杰、杨兴月、李彩凤、黄诗慧、黄　婕、杨在梅、文　美、赵力萍、袁巍涯、肖　宁、刘　莹、李　晶、宋梦涵、贺　倩、朱　亭、刘仕燕、余欣鑫、夏　琦、尹佳丽、郭晓庆、李颖敏、黄玫瑰、杨惠云。

护理二百〇七班（2013 级护理十六班）

廖开阳、曹海燕、聂路琪、赵诗露、徐　宾、徐　翔、段金凤、汪姿伶、谯　瑾、姜　丹、罗　倩、阳露雨、钟兴怡、方丁玉、刘　萍、郭　霞、赵晓霜、张　蓉、肖玉珊、张慧敏、邱　礼、钟　蕊、吴小辉、任孙秋、鄢进美、唐雪梅、李　翊、朱永亮、郭　欣、赵　映、方巧利。

2013 级康复一班

肖　攀、刘　静、张寒奕、张　杨、代琳琳、张鹏楠、熊　鑫、王佳磊、孙艳艳、李骁骁、张　婷、王苹羽、范春联、廖　清、付小琴、杨晴双、向小雨、耿立繁、沈跃红、雷　霞、余洪宇、周书利、韩　杰、高世强、岳　黎、刘家旭、莫兴敏、任添怡、姜丽娟、王　琪、刘　佳、胡梓熙、张馨月、何慧芳、杨佳艳、代倩倩、王晓莉、宋正祺、马泽兰、桓雨茜。

2013 级康复二班

阳　瑞、饶志恒、王永翔、李元岚、秦　睿、何家兵、吴雨航、邹定松、王　静、谢欣圜、聂梦婷、谢鹏飞、高仕美、蒲　翻、杨　祥、夏铧茜、梅　澜、张成璐、冯民霞、徐佳伶、李　月、王明杨、赵枝莉、粟　欣、刘　淼、罗雯琳、邱　静、胡　莉、薛　珊、李燕林、郑　容、邹小青、张志秀、廖恩会、刘　瑞、顾圆圆、罗香璘、宋应彩、李　枝、向　莉、彭友娟、高云芳。

2013 级康复三班

刘礼芬、吴　巧、郑晓霜、韩思娟、王玉媛、邓莎莎、唐佐兰、陈佳茹、罗小利、邱枫叶、尹红芳、唐茂珍、何紫薇、杨洪林、张佳丽、牟　馨、赵　雅、曾常丽、王旭东、华彩铃、顾　梅、陈　兰、陈　婷、肖　静、罗倩玉、夏入川、王　雪、唐　钊、李洲锐、蒋　萱、彭开燕、周　会、李　瑶、徐传洪、陈　杰、徐琼双、肖　莎、谢李佳、候鳗芝、代　璨。

2013 级康复四班

唐　钰、刘雅蓝、田　园、李　媛、周　鑫、夏绪祥、曾　慧、刘　糠、吴刘丽、江汶卓、苟于芬、耿业红、魏小勤、王　欢、李懿鹏、卿 萍、廖 勇、刘 洋、刘泽欣、向 鸿、葛新玉、何怡橙、钟国文、郭露洁、李燕玲、毛华婷、赵 言、吴奕秋、黄 瑶、苏 萍、张 瑶、李 莉、熊 娟、王 蓉、邓 青、文中千、郑继敏、魏欧毅。

2013 级康复五班

张正馨、肖智勇、周佳英、贾 佳、谢肚芳、王 铸、陈黎平、李星星、周 静、李 巧、吴 昊、朱洁凡、刘新颖、张鹏林、周光凤、龚红玉、谢 珊、蔡廷燕、代传林、杨光玉、李忠菊、周庭竹、唐雪源、范思悦、杨亚玲、陈燕霞、罗林方、邓 雯、廖文蓉、罗仲洋、李 丹、潘青霞、李文选、王卓轩代涛、介觉柳儿、王撒打次尔。

2013 级药学一班

李 敏、陈 兴、周 然、万 伟、高玉玲、文 力、罗 茜、刘雪梅、樊贵宏、侯 莉、江晓灵、胡 岭、刘泽华、赵 杨、李晓梅、何 利、兰思莹、蒲慧琳、廖蕾蕾、张 丽、李 学、丁 梦、杨 翠、范云梅、段丽萍、廖 娟、吴 婷、加斯伍且、沙马吉沙。

2013 级药学二班

宋予希、肖 瑶、周小同、叶 露、傅雪梅、李科梦、吴晓莉、谢娅丽、何玲萍、梁继生、廖志高、陈 瑶、王光婷、郑 林、王 秦、范嘉兴、丁兴聪、胡慧雯、车建琼、陈 虹、马 杨、余龙会、张 婷、董小康、王飞飞、李天黎、彭霞玲、黄之强、范 香、杨 红、刘 婷、鄢 雪、曾 靖、罗 园、吴 凤、程 波、吴茜娅、邓 欢、胡 娇、何艳丽、陈晓琴。

2013 级药学三班

向坤飞、王　莉、龚　宇、刘琳玲、杨丽蓉、陈　杰、罗　菊、胡　莉、陈　敏、王　莉、邓　月、罗忻仪、韩付艳、张雪梅、宋　迎、武　艺、戴晓华、陈　静、邓　婧、冯亚亚、何雯琦、曾付云、候顺兰、廖　秋、胡晓艳、赵和艳、胡　玲、马　培、张忠奕、邹佳利、林玉媛、王　燕、袁高千、刘联荟、胡国瑶、杨丽裙、陈元琴、高丽苹、杜志威、叶槿涣、魏燕梅、凌华联、周红梅、杨建琼、黄俊玲、莫书燕、岳双萍、肖清韵、彭丽娟、苟　瑜、殷　虹。

2013 级影像一班

王　娟、胡　琪、高　静、刘　丹、钟胡义、陈俊洪、张　真、李茂炯、宋西洋、刘　鹏、刘　丹、李秋悦、何　彬、高　超、蒋思思、苟秋容、王巧华、左秦秦、郭峻岑、潘　池、向　端、黄一凡、张傲然、黄小凤、杨　桥、向莹莹、高怀宇、卿芳玉、郭远坤、张远林、江　洪、李　茜、米佳琳、周炀先、李双霜、王开红、蒲雪燕、田维云、窦　月、古　谱、肖　莉、姚　兰、曾广国、何啊会、卢　丹、付　群、冯　铃、陈建宇。

2013 级影像二班

陈杰尧、王娜娜、李粱漪、李宗睿、陈明阳、冯毓玥、冯兴伟、易晓文、晏茂文、郭家静、蒋　倪、胡中阳、梁　睿、王梓婷、邢　丽、王兴杰、李　鹏、钟　云、刘东林、苏真朋、刘　赛、杨　琪、刘　礼、赵怀渝、刘再鑫、邓　洁、任　桢、张丽婷、李修科、叶　姣、宋　艳、张艺琼、青凤琴、邓银梅、马嘉敏、唐　亮、熊　园、郭三娟、姜　瑶、王珩璇、唐伟尧、苏　娟、布授尼布、阿劣衣伍、达瓦泽仁。

2013 级检验一班

杨　榕、王　明、刘诗文、巩利来、罗兴宇、余志均、代　琴、邓佳瑶、伍元波、骆　欢、杨　洪、任　梦、缪　奇、赵　婷、袁海宁、韩秀莲、邓　婷、周芃宇、冯成昕、孙　笑、石开慧、汤文星、易兴鹤、李梦缘、袁　凤、杨安梅、熊　针、任莉华、王　宽、李金真、钟艳灵、袁艺菡、胡斯涵、黄梦林、肖　洋、母艳菊、罗　琦、张　俊、刘晓同、王　珺、万莉萍、许官瑞、刘　洪、王雪莲、王岑栖、刘嘉惠、夏燕红。

2013 级检验二班

宗曾艳、王　丹、吴　丽、刘　娇、柳思豆、谢雨洛、张　旗、张凤玉、张子娟、张月露、唐　婕、黎洪银、谢兰兰、邓志红、曾汗箐、王阳山、王　俊、王俞丁、饶　凯、张　宇、肖　秧、刘　怡、谭　欣、马春梅、廖雪淞、袁天琪、张　权、杜　瑶、张仕丽、贺纯星、苏宛强、肖忠宇、刘　燃、倪思策、舒文艺、罗正培、杨观红、王雪欢、肖　瑶、李政昊、周倪帆、李基荣、周　蜜、黄艳玲、曾　婷、安　芳、邹茂成、吉拿共果。

2013 级助产一班

谭雨婷、史旭琳、杨　会、郝春玲、欧子甄、蒲开琴、范丹丹、喻兰兰、敬芙蓉、刘　婧、陈高凤、古　艳、王　瑜、罗雅铃、王　娟、沈寒天、姚　静、张娟娟、李依已、邹　敏、邱桂勉、朱贵艳、吴虹瑶、梁　爽、蒋　晴、李晓青、胡　玲、孙小梅、李义萍、杨蕊菲、胡苏琴、刘　瑶、杨　蓉、唐莉萍、徐友群、葛婷婷、李姝婷、阿支石哈莫。

2013 级中护一班（“9+3”藏区，三年中职）

罗焦璐、王玲玲、陈　英、刘　莉、肖　鸿、刘小敏、色　卓、罗　依、仁　青、藏　格、卓　姆、西绕初、龙阿花、称次翁姆、朗珍翁姆、德西拉姆、扎西拉姆、琼雪卓玛、呷绒拉姆、巴登占玛、泽里志玛、松龙巴姆、格拉群忠、次仁卓呷、四郎格曲、泽仁曲错、泽巴卓玛、达瓦康珠、拉初泽仁、益西占马、卓格拉姆、四郎卓姆、益西志玛、扎西央宗、益西汪姆、康瑜佳。

2013 级护理（中职）〔说明：借用盐校校舍办的三个专业（护理、影像、药剂），系三年中职，2013 年分班情况不详〕

倪添赐、刘露丹、廖　红、程　洁、廖杨敏、赵　钰、杨琳鑫、文　雷、廖雅丽、龚雅婷、杨　惠、吴春宇、郑万秀、王　敏、谢科全、刘金凤、罗利梅、陈晓溪、沈丽娟、林　雨、黄雅丽、刘　欣、付　林、黄琳丽、钟余兰、黄茹芸、刘春梅、吴　丹、邱俊英、刘　莉、赵婉茹、王庭秋、张　真、贺雨薇、朱疆璠、邱世择、李　萍、管慧玲、王　利、虞珂清、王小英、唐海株、唐海洪、张莎莎、文成进、明虹利、黄　梅、陈　祥、杨倩瑶、牟越灵、李　燕、黄明星、徐茂雨、曹李会、张维意、杨丽娟、杨沁茹、历梦洁、游雨莎、张　馨、陈　玉、程新娇、赖晓真、王旭绿、刘艳秋、胡妤婕、李佳玥、黄　巧、蒋　静、李梦娜、邓艳华、廖鑫渺、曾楚涵、阳　倩、陶旭敏、刘　珊、汤　燕、郭福玲、黎莲馨、李　洁、李莲玉、曾雅兰、袁　敏、袁　维、曾晓雯、韦　燕、郑维兆、黄晚露、李易婷、廖斯琪、臧梦娇、罗世兰、江　何、郭李平、兰俊吉、汤思雨、陈丽萍、熊　雯、邱夕梦、黄纯静、甘　杰、周定琪、陈梦丽、熊婷婷、王进伟、夏金玉、刘恩凤、伍桂玉、肖丽珊、高　欢、黄菲菲、吴　颖、钟家敏、李雪茹、杨兴宜、陈贤勤、闫玉玲、易子月、余思婷、刘佳玲、徐文雪、何正秀、何　霞、林秋露、陈　霞、杨惠平、邹梦涵、文云珠、赖　铃、刘　利、曹仁芳、周文闻、吴　悦、王　卉、万　旭、雷巧丽、周文珊、王　丹、杨鹏燕、王祥琴、黄歆涵、夏　敏、陈　婷、陈惠霞、刘红梅、袁洪伟、徐炎君、王宇琳、周玉婷、张　燕、闵　钰、程文雪、刘芷君、何鑫怡、曾雪洁、罗柯湘、李　丹、余春霞、胡荣嘉、谢寒月、杨　旭、曾品虹、梁伟琼、周钰婷、董志芬、陈　敏、应昕燕、李晓莹、邹红玲、刘美伶、刘司伟、李雪竹、聂　蓉、詹　玲、王华莲、曹钰莲、黄兴香、陶永平、谢方霞、龚慧敏、许园园、吴思贤、张　雪、杨　静、陈映茹、刘会梅、龚靖宇、刘亚萍、周　茜、曾　萍、李　琦、陆晓雅、罗希然、王　杰、刘永贤、万文倩、卞玉梅、毕芝榕、曹　洋、张渝蕾、王思琪、陈小慧、李珍珍、何彬强、龚健聪、张祖琴、潘　婷、泸佩煜、邓梦雨、杨　莉、甘瑜琦、游雪梅、余媛媛、童宇杭、罗　霞、张文静、刘晓清、冯雨婷、钟元利、王　星、王明君、李铭瑞、杨　欢、罗雅鑫、虞鑫琳、刘　楠、袁冬梅、高　余、张益娇、罗圆超、胡竹欣、张曼宁、罗　丹、舒春莉、胡玉婷、李　楠、江秋霞、金仕博、王虹权、曾旭辉、林　琳、陈　潘、苟　瑞、罗星霖、邓乾丽、黄　瑶、李林盈、刘奕麟、吴杏春、范秀瑜、黄　萍、付婷婷、梅瑞倩、李泽茜、邬玲玲、罗馨悦、李青青、田丽丽、吕　明、文义茸、孙　燕、李琦珍、钟玉霞、杨乾菱、李家辉、何晓倩、王艳平、明　雪、喻　洁、钟雨辰、易诗雨、黄佳音、罗红英、文艺诺、王向洋、韩涛艳、魏　栩、冉　楠、彭古英、吴小铃、罗俊川、王　宣、毛聪燕、李守聪、彭伟琳、郑家碧、殷瑗萍、刘　茜、乔月秋、张　强、王　香、肖杨扬、王　欢、曾能悦、刘　浩、孙蔚秋、王庆琳、张玉婷、童林益、谢晓玲、蔡佳蓉、虞活力、虞朝莉、龚春燕、官　莹、吴　宇、兰　敏、李淋英、张　粤、刘　敏、宋香玲、王　鸿、刘思敏、钟秋琳、周红君、杨倩如、陈慧玲、李博妮、周玉艺、刘秀英、罗　娜、殷　昊、邓咸盈、周阳琳玉。

2013 级影像（中职）

刘晓敏、邓诗意、罗桠文、周孝谦、俞佳成、付博文、伍从进、吉若雨、刘　珊、胡　琳、杨　硕、刘英传、罗崇洋、匡震宁、梁万建、高云飞、张泽果、程政兰、毕　成、欧　明、王　松、王　天、卢　琦、陈柳燕、赵　沁、陈　宁、丁　鼎、罗游平、陈学清、方宋毅、叶永济、罗　政、罗　洋、虞　驰、易从烜、郑成松、李　欣、代志强、李世宸、刘心怡、宋信雨、李润林、颜　惠、刘俊辰、冷　鹏、秦　正、汪琪丁、张　雪。

2013 级药剂（中职）

陈立春、陈中正、陈自强、程　曦、范宇浩、郭家奇、华　林、李富贵、包　益、曹思琪、陈　静、陈小玲、陈　艳、陈艳琳、邓富琴、邓星艳、丁　会、丁诗分、丁雪莲、甘慧敏、葛　粤、古月秋、郭　露、韩　琴、李　慧、何思琪、胡　婷、胡雨虹、黄小雪、邱　雨、易飞燕、李流荣、钟　敏、胡晓婷、郭文杰、黄思雨、程雅琴、胡俏丽、赖娇娇、林　玲、龚　春、邓贤松、郑晓凤、余　霞、曾逸凡、张蕊婷、张　鑫、张宗兰、曾文豪、殷雪梅、周树川、张天元、缪　雪、范霞林、钟玉梅、赵静兰、周文琪、周　雨、邹兰辉、钟东兵、段柔岐、张丁双、余　慧、黄　夕、游小红、曾茂芳、张　鹏、杨　婷、张许涛、陈　丹、赵冬梅、许江媛、应玉兰、张　琴、易礼坤、曾上乘、曾俊霖、郑雅婷、张刘义、杨晓燕、叶前梅、杨元桃、张　政、张文洁、

张　晴、曾祥萍、姜　河、李海月、缪　露、刘沼利、李　垚、刘海峰、刘凤玲、刘　丽、郝利秀、江　华、唐　铭、龙顺联、刘梦雅、刘羽朦、李文林、江润萍、唐敬伟、刘小雨、刘玉凤、李　燕、刘　倩、江先群、高齐蔚、黎　霞、赖　茜、李丽萍、吴浚彬、程一桃、张巧英、雷　苇、李　阳、刘　玲、雷　雪、李　洁、王　丽、江　雨、刘　旭、兰文玉、刘　玉、刘俊林、刘敏裙、刘　倩、张　锐、缪金穗、王美金、张召文、吕　瑶、徐兴国、万旭川、王光英、王艺璇、邬志杰、乔　越、甯　丹、付斯敏、唐流均、徐小倩、徐慧芳、万会林、明玉莲、曾劲松、涂亮吉、王思路、徐礼娜、姚　放、谢雨杭、孙宇晗、万嘉伦、王肱湞、乔　鑫、万诗雅、王　欢、漆召悦、王双麓、彭晓霞、袁　圆、缪缘慧、陶晓庆、邓鉴峰、吴骏森、王俊莉、王　杰、王秋霞、卿　怡、吴宏达、吴春燕、彭妍婷、黄　龙、王停焱、罗　雨、刘　芬、田　雨。

2014 级

护理二百〇八班（2014 级护理一班）

赵　鑫、葛　彬、贺菊兰、肖　尧、黄郅家、白　洁、陶　鑫、倪　欢、任子涵、李蕤谷、吴佳勇、苏　玲、伍跃妹、孙　毓、蒋　燕、吴　静、李晓英、刘小静、涂惠敏、刘爽西、韩星月、唐　雪、段雨虹、林彦霏、刘媛媛、曾　丽、蔺欢欢、张　宁、李超育、张　一、邓姮俐、黄凤芸、李玥虹、王　燚、刘川玉、龚　丽、陈　姣、马　丹、孙　阳、谢坤玲、伍若曦、鄢德柳。

护理二百〇九班（2014 级护理二班）

胡　月、王　敏、李佩遥、张云瑶、李　洁、涂会君、陈　珊、秦莲舫、罗　鑫、詹艳玲、宋雅馨、欧静华、段　议、李春波、

刘　巧、杨　印、张枣棠、张　易、项丽婷、彭艳萍、郑　雪、罗　玥、赖　茜、张　懿、李　赢、苏莹飞、杨　艳、岳　娅、郑慧群、代燕俐、倪　丽、刘舒萍、魏　欣、刘　鑫、伏雪玲、赵　蒙、杨风青、陈　雨、付洁尘、余珊珊、赵梅玲、王雪莲、陈　丽、刘　英、张思洁。

护理二百一十班（2014 级护理三班）

陈穗苓、卢　璐、许文佳、杨　敬、陈　琳、叶艳霞、彭　艳、李　佳、曹　露、郭　燕、黄利平、辜兴燕、徐昭坪、孙　婧、何　平、李俊慧、毛贺容、刘燕芬、李贵勇、张吉祥、范星宇、梁　燕、刘叶茂、杨　静、刘　洁、郑　星、蒋　敏、赖银银、杨　斌、李福会、徐中恒、胥红蕾、毛　静、吴丽萍、彭逸雯、魏红梅、开心雨、张晋华、梁　榕、王冬梅、周　杉、廖淑仙、梁淑华、瓦渣阿支莫。

护理二百一十一班（2014 级护理四班）

杨　蓉、杜　丹、陈思雨、蔡金慧、谢　佳、曾　艳、金永芳、黄林珍、刘　琴、曹鸿莉、冯　梅、沈小雨、陈恺洁、雷婷婷、王禹涵、郑　娟、何佳薇、李明雪、叶晓琴、张　艳、杨　攀、吴雪莹、周小路、扶　丹、廖嘉惠、叶茂杰、赖　婷、汪艳艳、陈　明、刘廷美、林　霞、叶宇杰、杨思梦、潘虹洁、黄艳灵、杨　艳、赵倩倩、邓媛铭、付园华、张佳玲、吕美景、董晓青、周　群、贾　嫄。

护理二百一十二班（2014 级护理五班）

缪　雪、罗丽明、秦　彬、张利丹、范　玲、刘　懿、沈成娟、谢佳玥、陈小燕、何　艳、赖晗璐、杨晓庆、王　希、夫飞艳、冯俞芸、舒　利、李　鸾、魏　妙、唐　娇、肖梦玲、曾令英、钱甜甜、罗小英、吕晓蝶、陈　西、罗　俊、王　霞、张学兰、薛　鑫、胡国玲、梁　欢、朱　俊、汪　洁、罗　欢、李顺连、刘梦梅、万琪佩、张　瑛、黄泽慧、吴满凤、刘洪英、邹　燕、刘　鑫、李　静、翁　馨、李汶遥、卞婷婷、拉尔尔布、李　英。

护理二百一十三班（2014 级护理六班）

张　玲、黄雨琴、彭　山、肖越元、蒲　婷、王瑷琳、刘亭廷、邓　倩、陈　容、魏　彤、白　敏、古永会、舒丽金、徐　芳、陈　明、李　颖、文　婷、李　丹、潘　婷、周　易、曾　燕、聂文娇、钟　倩、杨　洋、廖　雪、卓玉敏、左裕伶、宋　丹、任　李、李　茹、郑　丽、李志强、曹　琴、罗　容、李爱玲、刘　婷、李　青、王健杰、吴晓燕、熊永霞、邹　悦、黄建菊、刘　苇、潘香容、李晶晶、谷昕奕、郝宝霞、干日衣体、林　巧。

护理二百一十四班（2014 级护理七班）

杨志雄、黄　红、刘子凤、周　莹、谭依依、李　倩、梅映雪、瞿庆泽、廖天宇、何帮梅、曹　煜、何晓庆、赖俊辉、刘　艳、聂小龙、李　燕、蔡春艳、刘慧芳、王品春、罗　娟、左　思、刘　文、蒋　巧、陈　娟、陈　芳、张梦琴、刘　珊、刘凤诗、蓝　婷、胥　谦、丁陈阳、梁　芳、邱　婧、江　艳、刘　莹、文　蓉、欧阳杨、黄雅梅、陈　玉、李　娇、段艳茹、罗　雪、李玉蓉、康钦剑、贺　珍、胡　强、刘飞阳、胡　楠、冯芸洁、梁龙会。

护理二百一十五班（2014 级护理八班）

漆　莉、刘　丹、郭　庆、王茂霖、李俊蓉、吴承壕、杨　琴、张丽萍、汪丽君、杨青青、汪守婷、雷　红、徐翠琳、倪　燕、郭　珍、谢超月、付　娇、陈秋如、常　磊、苟春燕、罗瑞琳、包和能、王　欢、叶　珊、张　慧、朱显梅、李　梅、陈　欢、李姗姗、刘　一、关　琴、刘　琳、陈慧琳、毛　琴、叶　澜、雷林翰、王　伟、吴淑珍、王云秀、杨海霞、韩庆龄、郑明月、何祉霖、宋丽庭、黄　源、郝娇莉、何　莉、陈　静。

护理二百一十六班（2014 级护理九班）

袁小玉、王　娇、李小婷、胡　静、刘佳慧、倪　锐、刘灵会、李　莉、李小兰、陆建灵、张　兰、贺文洁、张如英、李冬雪、赖美杉、王青青、李冬红、童慈媛、童　慧、夏　玲、熊　琼、胡绍炼、胡明秀、何　婷、舒　馨、陈　琴、梁　露、张　欢、吴　娅、黄　琴、黎雪梅、刘当忠、岳　倩、周鑫林、刘　敬、汤晓翠、王　玮、廖雨婷、徐娜娜、张　婷、李冬梅、罗杜娟、徐小洁、阿呷里扎、李　斓。

护理二百一十七班（2014 级护理十班）

仁青正、闻　楠、王　倩、母　玲、黄川芹、徐艳鑫、刘　霜、常燕婷、李　昱、刘小凤、张　星、周欣欣、颜诗棋、池　瑶、刘　新、万玉婷、刘田园、罗长力、钟洪琴、陈兴初、邱慧敏、陈　建、代昌平、张金蓉、李梦迪、范青容、李佳欢、徐春叶、雷定贤、黄屿婷、姜文西、王　成、周婷婷、任　苹、邓小玲、李红霞、陈　莲、林　巧、唐　静、唐小香、邓　敏、王　静。

护理二百一十八班（2014 级护理十一班）

苟明静、刘　鑫、郑家玲、文素玲、夏小媛、田美玲、黄玉琴、曾人杰、陈　瑶、杨　川、唐丹丹、吴　羽、谢　红、雷　怡、

张　萌、高　婷、周　钦、王　创、杨　兰、梁　杰、刘园园、李　廷、陈　倩、熊亚兰、钟嘉有、张林霞、张羽菲、吕春艳、张玉婷、屈芙蓉、郭　凤、郭术连、伍　静、李　滢、康玉敏、陈　桔、唐绍菊、杨　红

护理二百一十九班（2014 级护理十二班）

杨丽瑶、王　霞、万　蕾、卿　帆、李　潇、李文玉、何世童、赵　涛、贾　丹、唐　羽、王　爽、张杰欣、王乾妹、朱春梅、王　怡、何诗琪、杨意羽、朱　宇、蔡维琴、李　瑶、张海密、王　琪、黎丰烨、万冬梅、陈凤霞、丁　莉、何丹丹、黄　垒、钟明月、谢玲艳、李双秀、向甜甜、罗贵荧、林可欣、张雅楠、刘　静、郭　桢、陈　莉、伏　杨、邓　钰、张　敏。

护理二百二十班（2014 级护理十三班，对口高职）

赵雯君、杨银凤、罗丽亚、白崇岑、刘　芳、缪玉婷、龚万丽、宁显焕、陈　琪、王照贤、孙　丽、陈代飞、冯　蕊、严玉苹、贾思琪、潘婷婷、李梦瑶、曹海燕、张燕慧、蒋侨丽、王亚丽、刘　凤、沙学英、李佳蓉、钟佳旗、高　青、时　娜、余　邈、曹春霞、代佳慧、胡文琴、陈秋燕、万如意、季文鑫、鲍思芮、陈　珊、杨　琴、余延妹、谭美宣、王茂郦、于馨慧、张诗琪、李川玉、郑　潇、吉古阿前、阿约姑格、吉克阿子、尔惹惹布。

护理二百二十一班（2014 级护理十四班，对口高职）

熊阿敏、罗　琴、张婉茹、周巧兰、李可玉、李世玲、蔡　清、夏冬琴、范共牛、李　馨、葛玉茹、安吉作、张　莉、方　睿、蔡亚航、张　蕾、宋　静、李欣容、赵　宇、周　琴、夏政洪、夏秋妹、谢尚珍、张雪琳、罗拉清、胡梦瑶、王　燕、鲁礼君、

李　琴、陈启铃、蒋　凤、杨　雪、王永会、雷云涛、赵佳莉、李晓苗、吴兴兰、程　静、邹　雪、欧　睿、袁　佳、李雪微、张　敏、罗婉茹、白长作、景芙蓉、陈雨文、刘冰雪、喇比马独直、阿尔洲英。

2014 级检验一班

蒋欣宇、张先怡、曹红梅、秦玉燕、卢　春、刘晨君、张　玥、张　珊、马礼娟、李晓雨、肖青青、罗　茜、吴思琪、杨茗茗、吉前成、孙　鹏、黄　静、冷奇虹、范红艳、李　英、胡道萍、唐世宇、罗全凤、吴　琴、黄　月、屈春梅、江　燕、石凤英、雍镘歆、邓小松、李有建、吴晓慧、陈慧婷、宛勤源、陈玉婷、杨　玥、宋瑞雪、陈萨宇、廖西茜、曾　媛、詹栩秋、郑　岚、吴雅婷、肖佐英、童花兰、黄　莉、郭越毅、王　一、陈小东、练文旭、郭　鑫、阿七秀华莫。

2014 级检验二班

张　静、严圆圆、蒋　乔、杨瑞琴、邱兰清、陈　敏、李小燕、罗艳秋、任玉姣、黄恒竹、刘　璐、张　婧、唐　密、谢莹莹、徐楠星、陈　蝶、吴　菱、洪粒仁、张仕薇、蒋晨皓、尹　慧、蒲世芸、李　珊、曾腾飞、龚小霞、庞文静、陈芷漪、令狐锐、吴小玉、黄秀英、彭　琴、曾华英、袁本亿、彭美杰、杨　威、胡　恒、胡礼沙、牟俊峰、李怡欣、杨小庆、梅　扬、周　甜、刘正秀、王品华、陈晓梅、许佳悦、熊修平、马小花、朱　海、杨诗杰、明宏源、克其吃布莫。

2014 级检验三班

余志英、杨沛丰、刘沁涵、舒小玉、袁如玉、罗茂林、李艾洳、罗传绘、龙梓暄、徐　丽、熊兰兰、张　宁、王　敏、郑　欢、司　靖、代天琦、赵玉霞、聂　欢、程　忠、李　丽、蔡卓熹、祝晓琴、袁　里、朱沅丽、卢娇娇、周津瑶、刘　懿、曾剑锋、方　琳、韩金豆、胡鳗珍、杨光东、温颜竹、陈玥茹、樊　旭、张　露、严晓玉、刘佳利、罗乃豪、赵诗倩、周昌梅、童庭方、明　玥、周　雪、曾婧莲、王　桃、唐唯珂、曾煜文、杨　婷、廖和久妹、泽郎若尔玛。

2014 级康复一班

谢明洋、罗雨珊、何睿琪、江　维、李　桃、胡　睿、黄小燕、任双艳、邓　强、罗　易、杨　雯、甘　宁、伍晓容、张　群、宋应茶、王小梦、毛鹏凤、李林艳、王　欢、周兰珍、甘论芳、蒋　萍、孙　倩、梁　倩、唐　玲、伍万军、肖海霞、喻梦丹、周　璇、杨尧舟、莊雅倩、阮红宁、杨胡栏、房　芮、李　涛、孙辉洁、王　科、雷　琦、徐　娟、杨　丽、付　晓、尹杨鑫、代佳宇、刘露心、陈　帅、王思琪、井克阿锋。

2014 级康复二班

关　琴、胡　林、张立平、曾怀林、李晓凤、李　顺、刘晓红、邹　勤、李文静、范　勤、张婷婷、文　兰、范春华、庞天文、曾丽娟、俞良璞、黄显能、石永歆、王偲译、江贤松、张　耀、陈　雪、沈冬梅、熊　陈、韩　鲜、陈　著、卢佑慧、王婷婷、张　兰、何海朝、郭宇霞、余　婕、刘　黎、陈思伽、秦　姣、魏诗宇、钟玉婷、王　旭、徐梅霞、李　凤、顾国兰、朱冰玉、康　怡、王　瑞、赵　杰、陈霓煌、周禄峰、俄的扯吉。

2014 级康复三班

宋晓华、周俊秀、叶　丹、陈　利、程兰杰、程　银、杨　娟、谢　青、孙玉婷、张小双、花　明、李　雪、李夏霖、宋春雨、吴　杭、黄　燕、肖　瑶、杨　琴、陈　珍、桑炯坤、李进奎、游　欢、孔彦琪、杨明武、刘　松、王海涛、袁秀梅、袁　强、肖凡婷、赵　银、刁维巧、吴思瑜、薛　欢、牟雨柯、张梦婷、陈　莉、钟雨宏、杨林蓄、赵　蔻、马　俊、张　铎、郭宗承、郑兴琳、熊远辉、唐胜男、祝发艳、张清波、梁　霜。

2014 级康复四班

何莉萍、陈秋月、万润平、郑　翠、赵　丽、邬　静、王小琳、张　萍、陈　凯、吉梦婷、王芹芹、谭亚黎、张莘艺、彭茂婷、杨　璐、汪　京、杨　珂、王　利、魏兴月、雷红梅、罗润秋、周　丽、胡小娟、刘晓燕、李雪超、朱　云、肖顺利、卜达芮、杨雯圯、张　冲、包翠银、李燕宏、查欣利、赵蔓淇、叶　倩、舒　萌、汤国铭、黄　益、周　青、张宏伟、邓承曦、陈玉莲、彭诗淇、罗　维、朱　婧、倪如迅、李晓霞。

2014 级药学一班

胡　垒、姚　亭、何亚男、余　婕、邓　敏、罗　娅、饶亚萍、岳亚娟、龚　俐、刘　倩、傅　惠、曾顺利、张民渝、唐晓宇、李朝琳、徐自琴、段禄红、苟　然、唐瑞雪、胡梦寒、唐俊霞、曾　利、许梦煜、唐　盼、肖　虹、陈夕涵、郭　飞、魏文净、刘梦铃、卢　垚、朱　玲、牟媛媛、周　乐、罗秋月、罗翰瑶、贾　敏、赵玉春、巫俊其、高　山、文金艳、何晓菊、赫德秀、李　黎、刘　琼、史鑫婷、杨　也、蔡茂娟、肖　阳、曲比石西、吉克格沙。

2014 级药学二班

戢湘芸、杨垚燕、姚慧敏、周鑫磊、金　容、邓小俊、王　丽、易召翠、刘鱼田、罗雯丹、郭　琳、付冬梅、牟兰兰、张　倩、杨　超、唐青青、丁　婷、刘　粮、何　咪、龚富欢、张珍梅、黄　玥、周健成、赵　艳、郭　鲍、寒　松、夏　宇、李雪梅、刘　莉、唐　玲、王　倩、杜思宇、胡德祥、夏祖蕾、陈胜兰、杨　婷、李　雪、王　凤、付　莉、陈小丽、吴镇宏、张　玉、颜婉婷、周天羽、余　洁、陈建飞、党晓燕、李　维、周　红、曹斌旭、廖莎立、贾　雪、杨　晶、周炼梅。

2014 级药学三班

何师伟、丁凤娇、林　玉、张丽丽、何翠霞、何玉芬、丁柳丹、姚亚梅、罗颖轩、邓沙丽、马利英、田　雯、王　琴、高　莉、谭　莉、陈　茜、舒红梅、何　强、刘燕苹、周丽萍、魏万莲、梁巍腾、邹金秀、张荣瑜、李　钰、谢凤修、巫富建、李　莉、李成龙、刘　艳、杨婷婷、李婷婷、王　利、阳　雪、鲁芳慧、郑　璐、王　桃、蒋　晨、祁　越、贺　璐、陈晓晗、先思钥、唐　敏、陈跃沙、胡　茜、陈　婧、黄子芩、赵婷婷、王润雨、刘　焱、曾文武、王　杰、余昌叶。

2014 级助产一班

蒋　梅、贾　雨、李虹颖、刘　川、李再娟、卫　萍、刘　娟、黄　枭、胡雨花、李　倩、樊红梅、陈思宇、王思琪、刘　香、戚桂芳、陈思瑶、王　艳、厍　艳、陶春巧、张信心、熊青青、顺晶晶、尤仙琪、程春静、刘万欣、林婉霞、谢　谦、袁丽辉、赵芊芊、周春梅、张艳梅、王　婷、范　琳、兰明欢、苏阿学、

李　莉、蒋雪梅、王　丽、伍晓艳、张恩琼、杨　昱、杜星星、徐　欢、廖俊秋、高　蝶、蒲　洁、王梦瑶、秦　雪、杜美慧、彭　慧、李　俊、李　瑶、曾渝茜、瞿希曼、潘红有、郑家捷、王　旭、田　莉、周　婷、楚雅雯、马天云、邬小庆、袁　捷、鲍旭琴、张水铃、王尔晓、朱　莉、陈　娇、唐艺方、乌尔乌牛、玛赫小英、吉日阿依、勒格阿果。

2014 级影像一班

陈雨云、赵彩宏、龙思宇、赖红艳、袁小琴、雷瑗菡、陈中山、赵爱玲、何佳蔚、刘能镜、雷金凤、舒丹妮、钟　静、王梓鉴、程书亚、吴瀚洋、王　越、周　钰、郑宇翔、张　娟、赵家兴、青　玥、王思思、刘佳思、邬智灵、郭雅兰、詹国庆、贾庆东、钟燕秋、王爔卿、吴天宇、赵燕琳、杨　旭、施　雨、龚　慧、林子珺、周晓艳、陈运娟、寇爱民、吴延葱、周　颖、罗　倩、吴剑梅、徐丽玲、周恺博、任　杨、虞　柯、黄恒洁、李　欧、杨梦潇、余　梦、吉明惹娘。

2014 级影像二班

袁　英、王　龙、李　杨、罗云虹、宋雅娟、徐智成、孙仕林、韩昌敏、罗淋枫、蔡　淼、郑玉洁、胡孝丽、谭　霞、罗承志、文渝涵、陈　倩、蒋　巧、瞿　莉、黄冬梅、李　铮、王　铛、李文心、覃　春、周　露、张游慧、廖　鑫、罗小琴、刘雨赐、刘　川、刘雅雯、彭　婷、罗　杰、肖贵萍、王茂雷、伍　鑫、王程霜、吴家文、李兴艳、张代辉、杜雨柔、宋思敏、曾玉倩、黄　筑、吴倩莹、郭成芬、简秋洁、杨宁玥、刘　春、彭小英、苟　莎、邱文帝、王敬尧、撒特拉批、沙马克底。

2014 级影像三班

殷小丹、陶天琴、王鑫垚、蒋尚萍、涂惠洁、王莉茗、罗　彬、张金晶、余　欢、张芸舜、伍芹利、刘　洋、罗子尧、孙鹏程、肖丽玲、李玟嫚、袁　萍、罗辉辉、张婉怡、杨文亲、樊　砚、杨　昭、杨　洁、潘玉飞、邓旭东、兰祥宇、林　婷、梁俪潇、刘　林、刘周丽、顾　益、胡　碟、邓　宏、甘雨茜、曹琬翊、谢　斌、庆　浩、何古友、冯　兰、张　静、张　霞、张雨晴、张青瑗、王　琴、郭育佳、徐梦瑶、王小月、简　阅、张　涛、甘嘉盛、张　桃、周永丽、土比子曲。

2014 级影像四班

刘彦燊、何杰豪、龙永凤、赵　徐、贺小漩、吴亚新、赵春霞、王熹同、陈思灵、靳汶蕊、李　晓、谢沁伶、邓佳丽、曾江柏、和健文、李　娟、李　宽、邓佳鑫、王建国、刘　亮、徐翠莺、赵婉丽、宋雅坤、苟　瑄、张新敏、陈微微、赵芷菡、李　由、孙莉萍、刘健慧、米　枘、李孝梅、何逸瑶、马金英、夏　川、张念斌、文源红、彭海琳、杜金隆、胡婷婷、刘芮伶、张　静、廖小虹、荣诗佳、马　瑞、刘　倩、李　翔、王浩杰、彭韵丹、余智勤、勒者阿比。

2014 级中护一班（三年中职）

张　也、岳　雪、李玉兰、泽　卓、包忠蓉、次　日、泽　中、忠　改、勒让志玛、四郎拉姆、泽仁切珍、洛绒扎姆、志玛拉姆、鲁让拥珍、公纠联忠、格绒友珍、泽仁措姆、多吉拉姆。

2014 级中护二班（三年中职，盐校）

杨雨玲、晏琳钰、高礼丹、王玉玲、袁　婧、邓炎利、余　燕、江欣月、杨秋怡、刘洁妮、罗　莉、田云强、刘长鑫、曹　莲、傅恬恬、刘　银、罗雅兰、钟羽萍、罗月乔、刘方媛、黄　琳、张代玉、黄　萍、袁洪玉、张神淇、范焱玲、冯薪雨、杨润清、吴克停、刘玉梅、钟秀颖、钟玉岭、刘美娟、刘　霞、谢雨蔓、贺　昊、李玉薇、郭　亿、赵　颖、黄佳音、陈文艺、宋　婷、商茂君、黄　佩、江　欧、朱雨梅、黎春蕾、程莉娟、唐　静、桂孟婷、余　丽、黄　萍。

2014级中护三班（三年中职，盐校）

胡桂英、付　琳、杨燕嘉、周尧鑫、谢　静、陈　琳、万　巧、周　伟、朱芹瑶、姚双奇、钟　珊、简雯琳、黄　一、周雅玲、游茹雪、陈媛园、郑　玲、胡　秘、方文俊、何　萍、赵　兰、赖　莉、董晓娟、何明燕、唐韩杏、杨玉莲、林　洁、林　敏、候怡庭、杨柠洁、严　宇、徐茂玉、廖常俊、周　浩、张敏薇、何　薇、戴炎峨、谢慧婷、王明惠、张浩伦、刘　蕾、郑文钰、徐　倩、高　玥、甯　姣、龙谢宇、罗玲玉、罗莉莎、黄宗兰、李代钰、毛鑫怡、林　艳、韦　乐。

2014级中护四班（三年中职，盐校）

廖坤旭、代丽萍、罗桂英、万羽娇、刘　燕、吴军燕、杨月莹、晏嘉励、张　莹、黄铃萍、闵幽静、陈　梅、江　航、雷悠笛、李隆娟、刘微微、赖　玉、黄羽婷、刘嘉欣、陈　倩、罗文秀、王艳萍、陈明亮、韦　旭、张梦琴、朱晓丹、聂婷婷、余倩敏、钟小林、陈国燕、蒲杨森、欧雪萍、肖莹娜、雷思雨、林诗敏、郑国萍、史璐瑶、卢　勇、张苹湲、余丽雯、钟秋钰、张晓红、李　婷、杨　红、陈　梦、陈　奇、付　艳、周茜茜、李彩云、郑元玲、熊晨曦、毛　静。

2014 级中护五班（三年中职，盐校）

唐宇童、林　玥、黄　琳、毛　虹、肖　红、何家秀、刘　静、杨　雪、罗莉萍、彭泽萌、钟晓慧、周　庆、陈　静、邹艺丹、舒　婷、雷玉婷、林　鑫、唐　平、程　静、陈吉丽、王宇帆、李芝雪、杨芯雅、黄凤林、程康琳、段伟仪、张　英、王圆圆、秦丝静、游国静、曾馨云、刘　莉、谢江会、谢士怡、曹凤云、蒋　嘉、杨漫丽、钟玉玲、宋京霞、申媛飞、刘巧莉、马甜甜、鲁尚涓、黄春玲、周雨寒、陈雨佳、谢　勇、张　丽、王文英、李叶兰、余寒雨、谢　丹。

2014 级中护六班（三年中职，盐校）

朱晴怡、卿梦婷、黄雨柔、张　悦、洪雨靓、王　琴、周　丹、王　珊、甘玉梅、张　燕、刘思源、曾存秀、贾晓秀、舒海燕、付雪梅、胡乐欢、王佳佳、殷道芳、宗思雨、袁婉婷、王　威、贺佳蓉、陈　珊、刘可欣、陈金秀、张芯翠、巫雪莲、廖　毅、曾　莉、李玉霞、李凤莉、张玉洁、何雯琪、李继红、马　鑫、申媛丽、彭泽贤、张　月、刘　奇、杨　雪、邓林莉、董玉婷、陈攀宇、朱　菊、瞿睿洋、郑　雪、向诗婕、刘　垚、代　静、陈玉静。

2014 级中护七班（三年中职，盐校）

钟　恒、何　雨、温春莹、傅　麟、刘吉莲、龚林铰、尧守源、程　玲、郑　宇、曾　楷、黄梦婷、何　珂、蔡泞菡、唐　懿、史继媛、李　想、梁雁玲、曾　宁、雷　燕、罗　磊、徐时柱、朱　菁、冉惠莲、王清连、吴　雪、黄　俊、郭　俊、袁　婷、高建波、蔡　沁、李　雪、严　欣、陈婉鑫、郭传琴、张航玮、苟艳凌、王会廉、范虹霞、陈淑贤、丁　影、郝冬梅、范金玉、温静旋、李金津、邓婷婷、黄冬梅、杨　晨、周　燕、洪关平、刘　茜、陈荟先。

2014 级中康一班（三年中职，盐校）

张　怡、邱　滟、钟庆洪、兰　瑞、胡　润、詹正平、黄宇娣、曾舒格、郭雨浓、廖　凤、胡元敏、田燕茹、康　帅、钱礼鑫、蒋　宇、余　梦、郑雨培、程万权、荣　媛、黄文鹏、先乐勇、杨峻杰、冯舜宇、张　杰、熊　卓、李　霞、贺　健、徐　浩、王　迪、曾红英、胡　杰、明永胜、刘城希、王心悦、钟伟杰、吴文杰。

2014 级中康二班（三年中职，盐校）

罗广旭、税宏英、吴宇康、邹钰杰、缪瑞雪、马玲玲、徐　敏、程晓娟、肖　宇、曾卓琦、张铃敏、明红宇、曾志敏、雷程淋、伍诗婷、李　茜、张　林、赵云洁、陈　秀、邹　莉、唐麟杰、王礼秋、刘尚佳、郑袁智、熊缪琦、陈曦洪、李梦雪、熊　杰、张　宇、袁　瑞、邵梦娇、林　巧、刘发彬、潘钇钢、张　甜、徐远志、张清霞、陈　洁。

2014 级中药一班（三年中职，盐校）

吴　柯、陈文佳、卢　霄、杨平燕、丁　洁、曾　婷、陈张棋、周志丽、鲁尚芬、刘　瑞、唐　卫、虞淋心、李明靖、杨　丽、王丙兰、李　霞、林姝羽、邓智芳、王文秀、邓忠燕、杨诗洁、余青青、刘　旭、李　霞、邓佳林、钟洪梅、李世娴、王　燕、钟　健、付　饶、张鑫萍、代　毅、邹永珍、罗琳莉、詹茂霞、沈子阳、刘续婷、黄学铃、宗　红、刘　瑞、赵涌江、刘　英、刘力铭、付玉兰、王　靖、黄作文。

2014 级中药二班（三年中职，盐校）

郭海兰、李晓洁、倪思薇、王月秋、李思怡、曾安琳、张　涵、黄俊巧、周　建、张周慧、江文静、陈　珊、黄丹丹、陈小敏、罗雪莲、张浩伟、何晓露、黄小倩、徐艳梅、邹兴玉、邓智茂、王小珊、张莉红、袁　捷、陈莉萍、王　玲、刘　奇、温　雨、李南星、黄维平、曾铁晴、龚雨涵、陈柯好、刘晓瑛、何林屿、李宗群、朱家敏、严佳琦、王　晶、甘文英、邹晓霞、毕佳苓、雷　燕、刘师奇。

2014 级中药三班（三年中职，盐校）

江　巧、张家佳、曾友权、田　婕、刘茂霞、伍云辉、何小敏、邱利娟、陈　林、黄春秀、李玥菡、闵睿智、刘雅兰、刘月林、罗文玉、刘丽萍、唐铭铭、雷春蕾、冯　平、邓咸利、吴　雪、罗美丽、刘玉婷、龚雪梅、赵　娟、李宝权、杨　霞、廖生燕、颜昆梅、肖　倩、周　杰、郭小杰、罗春媚、舒秋霞、黄　洁、钟孟雪、王　静、谢玲莉、张佳鑫、郑陶英、兰文燕、陈浩然、叶　飞、谭艳玲、杨　航。

2014 级中药四班（三年中职，盐校）

廖文蔚、董　兰、何燕秋、钟莉莎、杨镰霞、钟雨欣、古　雪、林雪容、张美丹、邓　鹏、李明凤、陈文英、王加秀、黄　燕、龚　珍、张　银、童　灿、饶远惠、刘朝霞、马学明、罗张慧、陈　伟、谢　玉、曾铁梅、杨　程、林云霞、邱清秀、刘　静、王梦婷、甘小雪、刘金梦、邹莉佳、郭　悦、雷郦娜、张惠婷、李晓娟、马　宇、伍贤梅、刘笑华、钟雨薇、邓　锐、周佳乐。

2014 级中影一班（三年中职，盐校）

陈茂丽、但钰彤、王旭东、张恩凤、罗文静、陈钰莲、赵秀莉、熊　兰、曾钰茜、曾小洁、徐　瑞、许　雯、江玉亭、虞　敏、范灼琳、张小芹、郭志轩、林　倩、何川兰、刘正帅、罗显洪、郭　静、黄　琴、杨　恒、叶军男、郭　露、林茂钰、沈荣华、廖超俊、田雅婷、王国龙、王清凤、钟维骑、严蓉宇、徐定伟、张向良、杨玉婷、刘　松、林炜堡、林金锐、车　敏、韩庆阳、陈垚霖、刘敬业、龚　雪、刘　兰、王　豪、吴光一、朱小琴、宗　艺、王　锐、江　杨。

2014 级中影二班（三年中职，盐校）

刘明杰、杨嘉怡、王　铃、范新莲、冯　创、余　靖、刘　欣、余　芳、陈雨轩、余松霖、罗　军、朱腾山、汤雅婷、罗　森、宋先琼、江晓玲、吴晓蝶、申雨琳、宋代君、刘招财、李安书、李　然、廖云生、潘小川、廖　丽、陈庭庭、王　新、龚玉婷、邱　林、江华鑫、许益梅、敖嘉杰、李文雯、曾有为、全　敏、甘浙川、黄　兰、吴　莉、李弦奕、邓义和、张洪强、陈驰野、王军杰、许云杰、郝家聆、陈荣杰、张靖麟、沈子洪、周　林、银培超、陈悦英子、欧阳亦秋。

2015 级

护理二百二十二班（2015 级护理一班）

方一茜、胡宁玲、白圳平、夏晓蝶、梁　妍、李　红、吴秋霞、罗钏丹、邱玉洁、李　艳、李　佳、袁江玲、罗志依、张立君、周亚心、陈　倩、陈泽丽、刘书宏、吴佳莉、向丹玲、刘思鹭、杨欣悦、刘诗聪、范雅倩、黄诚浩、陈晓西、黄彦霖、谭　颖、

张 青、蒋 艳、侯贵琳、邓景名、勾梳隐、赖若欣、唐雪利、何朋珊、代艺璇、李 庆、刘真希、郑 蓉。

护理二百二十三班（2015 级护理二班）

林金柱、杜 雷、蒲 佳、杨 露、汪 静、冯 晨、吴妍玲、张机几、邓 琴、何 俊、潘艺璇、兰长萍、易冬萍、陈 馨、缪亚琳、廖燕梅、唐 翠、李小凤、王 娟、钟智慧、丁昭品、刘静雯、谢小莉、熊晓玉、唐晓霜、赖雅涵、韩 洁、陈早春、廖 珊、赵艳君、杨清霞、尹志强、李冬妹、刘 炼、刘 霞、李 芳、万巧月、韦竟明、刘 坤、陈思逸、陈智梅、何 力、罗 端、林媛君、左冬梅、王万敏、何 敏、王 巧、文 婷、吴 燕、吴钦芮、范 晴、刘 璐。

护理二百二十四班（2015 级护理三班）

张馨月、毛学娇、蒋 帅、郭 芸、何丽娟、陈敖雪、李 仿、张 月、贾 丹、朱佳婷、唐丽红、斯 怡、鲜雨君、李美玲、彭 雪、魏玉玲、左 芮、李 玲、张娅男、曾莉茄、刘建君、代学文、李钱涛、周元林、王 秋、曹春红、周 慧、张 霞、杨小英、郭 锐、杨 笛、吴灵芝、杨胜英、李 翠、李孝聪、张 伟、郑 岚、黄国萍、王路鹭、袁崇颖、张兰羽、肖 琴、曾美玲、罗 霜、田维清、罗友会、唐 婷、许 梅、冯小燕、王 露、赵娟娟、王丹月、吉克阿机、李 玲。

护理二百二十五班（2015 级护理四班）

岳 丹、郭 拯、李林妹、刘靖岚、荣 玥、冯 静、蔡雪莲、刘平兰、冉莲莲、陈新悦、段 芳、粟 鹏、唐蒋明、曹 腊、田 甜、朱 兰、谭朝霞、向 勤、范娌嘉、黄 萧、姚锦凇、

郑　玉、程婷婷、周　雪、阎　霜、韦章梅、冯子馨、程树凌、谢　宇、张星宇、马克补、乔筱筱、李柯静、张　微、刘惠钦、任雅茜、郭雯静、杨　柳、刘　苗、孙远秋、何洪贵、冯全维、李婷婷、赵志坚、胥琰梨、林京玉、梁晶晶、唐　玲、胡惠钰、闫奕汐、蔡　玥、丁嘉钰。

护理二百二十六班（2015 级护理五班）

曾丽燕、胡元超、赵　璐、周杨杨、张金钰、邓兴荣、杨金兰、朱红潞、李　霞、陈　芳、吴金蔓、杜永梅、蒲　静、杨瑶瑶、游梦霖、刘　蚓、唐　静、匡　虹、侯长义、杨丁竹、张彭涛、黄薇薇、吴　敏、李英悦、黄　怡、肖起芳、肖　燕、杨妍琪、杜　萍、郭启洪、王仪军、封其欢、乔　彤、李　科、刘　谦、景丽秀、马雪梅、谢林宏、王雪婷、林宝玉、阮潇潇、贯　慧、杨红娟、曾丽颖、康照丹、侯金玲、周　鹏、钟红霞、袁书意、李　燕、何泽群、刘　洋、张光慧。

护理二百二十七班（2015 级护理六班）

刘　红、宋旭阳、蒋熙尧、李呈淼、陈学峰、何　玉、张　雨、尹　佳、曾玉娟、冯庆兰、王凤铃、彭　玲、杨珍珍、何盛艳、唐冬梅、钱　宇、张德蓉、徐兰兰、张静婕、侯　丹、何云肖、江媛媛、黄倩倩、罗　玲、许　莹、刘中余、代勇辉、崔付美、李月新、李金华、张文丽、沈兴林、程明芳、向明珠、冯珊珊、胡文清、李安萍、李晓琴、徐晓亦、卢雪君、杜　婷、张　萌、王　莹、赖梦秋、石文妹、刘　霞、周　越、彭慧琳、冯　霞、林艳丹、黄　玲、周雅童。

护理二百二十八班（2015 级护理七班）

蔡　环、曹　珊、陈艳青、陈　燕、陈　杨、甘翼凤、何扬竟、何　瑜、何玉婷、贺贤文、蒋瑞琦、李　成、李佳霖、李　文、李　翥、廖家慧、廖梦婷、刘　睿、刘润连、刘　婷、刘艳萍、龙　燕、罗婷方、缪洁云、彭　凤、彭玉錾、屈小艺、陶　燕、王　艳、肖　萍、谢　澜、胥　丹、薛萍萍、颜君蓉、杨国桃、杨红丽、杨　科、杨　迅、曾国静、曾新茹、张君蓝、张　露、张　培、张兴瑶、张紫桐、赵冰艳、赵若芸、郑小梅、周　迪、周　慧、邹红杰、阿衣以扎、阿衣子金莫。

护理二百二十九班（2015 级护理八班）

付诗雨、周　静、何丽琪、王　芮、蒲　佳、李廷玉、夏　平、宋　玉、刘晓平、夏春艳、张润平、罗　鑫、胡　琴、赵四月、殷艺华、杨凯英、丁易颖、张　桢、冯颖静、曹亚男、周　颖、羊　莹、尤冬梅、张　婷、苏金福、陈莎莎、曾玉娇、田　鑫、陈原野、张　琳、前能美、唐世沛、黄　亚、高希然、林　瑶、陈　茂、唐莲英、陈彦羽、陈开榕、邓冬梅、文钰莹、袁欢欢、白丽君、刘贵兰、李紫琳、刘倬材、彭文纳、余枫琴、蒋　英、吕家兰、吉伍五呷莫。

护理二百三十班（2015 级护理九班）

李茜玉、吕莞童、刘文秀、张盼盼、肖　箫、曾小芹、张　琴、和东玉、唐含秀、张　巧、吕晓天、权玉婷、乔位雪、余菲燕、文　婧、尹　珊、苟　丽、姜秋利、王晓玲、符晓丽、黄大辉、白　欢、张　艺、冯亚玲、石　英、刘　欣、李秀敏、胡红玉、日嘎初、马　莉、杜伍秀、曾杨存、于　雪、赵青青、陈　倩、兰锡静、徐光燕、徐　静、李　佳、曲思思、陈凤娟、李潮宇、

王　涵、顾旭琴、周　鑫、李丽娟、牟思静、宋　杰、钟华敏。

护理二百三十一班（2015 级护理十班）

肖雅文、许　林、曾祖玉、罗　旭、张雨微、唐小艳、蔡　琴、刘婉莹、宋庆红、马文鑫、易姝含、万孝春、袁　萍、王莎莎、郭盈迎、王媛玲、熊春霞、李华平、范誉龄、涂清清、李雨桐、雍　雪、徐　瑶、柏兴琪、银学英、张　禄、陈　蕾、陈小兰、黄显兰、杜　莉、赖建月、王金迪、周芯竹、付丹亭、王　婷、陶成英、甘　倩、李有华、廖　溢、任　倩、邱小红、郭双双、罗婉媚、阿热尔阿木。

护理二百三十二班（2015 级护理十一班）

高路华、杨春梅、刘　娟、梁婉君、吴玉铃、庞秋月、黄华利、许多淋、陈　越、郑爱玲、陈乃君、徐树伟、胡顺敏、詹雨悟、肖　郑、母冬梅、谢文静、侯　璨、周　欣、李桂花、刘万雪、肖　婷、郑灵聪、李　雷、魏仁丁、左周超、赵胜荣、高铭蔓、周燕梅、王浩廷、舒　艳、张　露、徐梦莹、王　娟、宋丽梅、谭　莉、万继珍、李　琴、蔡小琼、刘　潇、蹇斯麒、苏　玲、葛朝霞、欧阳铭梓。

护理二百三十三班（2015 级护理十二班）

陈思慧、米桂菊、钟孝君、罗胜蓝、朱　蕾、胡利梅、贺秀清、曾贤玉、李智颖、黄金燕、郑家杰、张　琴、李　静、李　梅、范欢欢、罗艾林、丁丽勤、向　楠、唐　莉、李攀伟、丁　欢、罗　丽、黄莉娟、唐元凤、董　惠、张利平、饶慧姣、陈亚珍、张海燕、唐乙菱、杨　婷、杨　维、李相柔、周　辉、林　鑫、吴晓芳、廖学翠、陈学红、王　杰、彭小航。

护理二百三十四班（2015 级护理十三班）

朱　丹、杨宇澜、龚宗雪、李晓燕、李　兰、谢云梅、李啊玛、黄雪琪、王　晴、广　婷、王誉程、李玉琴、杨雪凌、黄炳睿、李　霞、周任莉、王露萍、宋晓兰、王　语、邓　燕、何明容、粟成燕、陈美君、唐　睿、何建彬、俄　玛、杨忠红、罗　瑶、万成梅、苏金姑、杨欣怡、徐　瑞、曾　阳、李　慧、彭玉燕、杨　琴、王　月、易园程、胡思露、何汶娟、徐　玲、王雪容、刘东莉、徐　敏、李　薇、吕比布西、使乙布西、阿衣以金、罗珍玉秀、阿克牛牛、阿罗阿干。

护理二百三十五班（2015 级护理十四班）

王清穗、纪　琴、赵晓艳、张佳琪、吴艾娟、李　逸、薛紫薇、张芷菲、王　涵、何林秋、罗　玲、张　莉、黄茂玲、邱巫子、李云琴、郝蒙蒙、沙　林、袁天茹、侯世巧、黄　清、吴艳琴、侯　瑞、黄文倩、黄文春、熊　宇、罗亚兰、柴　上、袁　涛、杨　瑶、李欣雅、邹　露、林雯雯、起虹艳、尹　萌、吴丽萍、毛小兰、毛兴琴、马　艳、杨红芳、卢　希、罗　萌、李志敏、刘　敏、卢其阿哈、黑其依洛、阿堵日拉、比者小明、吉那西洗、吉布阿加、俄木日年、娄者石牛。

2015 级康复一班

刘发东、龚劲雯、程晓婷、邱　凤、唐玲玲、曹　鹏、郭登娇、程宗尧、陈丽历、任琳琳、胡雪梅、罗馨怡、刘　琳、明江璐、程俨竹、刘晓玲、张宇星、陈　巧、钟传英、侯力业、何　晗、缪佳男、温镕璧、刘钱英、周跃双、付莞祺、唐雨涵、沈锦秀、黄夏宁、方佳颖、孟星颖、童译庆、王虹宇、黄译萱、龚梦微、王鑫磊、钟宇晨、祝　梦、张　伟、韩文贤、何　曦、李　丁、郑彩萍、欧阳星月、羊　飘。

2015 级康复二班

杨月滢、程杨宸、李　强、廖天群、胡浩伟、舒　垒、魏滟苏、杨　雪、樊鹏程、凌　洁、虞　棋、周忠焰、李　亮、杨　萧、熊书涵、黄佳梅、胡宇婷、马　敏、林　为、严　窈、周　娜、蒋英龙、何博为、张轩崚、吴　谦、宋朝琪、王　燕、赵敏会、罗　珊、唐伍凝、夏有富、郭伍轶、王婉秋、袁　月、龙　程、王江妮、龚　婷、刘越丹、曾文力、许　颖、杨红英、杨　钊、张李豪、额其小俊。

2015 级康复三班

燕泓池、钱燕妮、何　姣、范　佳、李的树、刘汝慧、周忻怡、王登燕、任思缘、郭　宏、肖　盼、柯晓丽、鲍娜娜、郭琳莹、罗圆圆、侯晨勇、杨　丹、李　琳、刘　汉、何华玲、刘洋洋、雷　阳、吴　芳、梁　敏、潘娅明、张　玲、王棋阳、赵　聪、杜欣仪、庄小迪、李　召、蔡秋雪、刘冰洁、李玉琴、陈雪莲、许　莉、吕　君、周嘉伟、任薛儒、张　敏、罗李平、杨　星、阿牛古布、吉勾石千。

2015 级康复四班

冉冬梅、曹杨洋、郭　雨、罗世丹、熊飞扬、彭　怡、李存瑞、程心媛、杨国虎、阮　荻、徐兴珍、邹　雪、周俊秀、梅加鑫、王江平、廖　甜、刘洋宇、李　敏、杨天罡、苗　红、吴　腾、黄　恋、牟　倩、谭晨洁、王　秦、刘　杰、郑本晟、王　佳、罗　兴、易冬梅、张渝琦、封　霜、卢香利、左　庆、曾　利、张梦霞、黎珂汗、李　茂、杨双宁、许　盼、苏新皓、王　电、张　美、假沙土日。

2015 级康复五班

刘　盼、谌业俊、陈　露、张兴菊、郑晓蓉、聂　婷、杨必冉、莫振鑫、罗　倩、黄大玲、江以荣、先洪霞、刘　冕、吴　贤、赵　宇、王巧琳、曾渝雅、郑皓天、周楚力、康力丹、唐　杰、甘雪晴、邓秋兰、荣佳凤、王钰琦、肖　雪、朱师瑶、罗　丹、徐秋蓉、石洪林、王旭帆、魏　沙、卢诗航、邓琴元、廖阳光、杨　敏、彭良薪、肖若婷、李　信、朱虹霖、李君华、段　玉、罗补合、伍俊杰、赵　亮。

2015 级药学一班

钟　映、李　洁、苏　宁、陈　婷、杨　洋、钟建斌、曾顺红、雍悦伶、刘彦宏、杨　脆、高太兰、田井存、张　娟、万　娟、罗　皓、雷　薇、周秋伶、周玥佟、易　寒、赖　鹏、武　莲、郑国庆、吕紫韵、雷灿民、付洪雨、钱　芸、向明珠、何勤慧、程　洁、张思洁、高　杨、李　丹、王伦豪、黄　蓉、杨　锞、朱菲菲、潘　惠、龙凤英、廖　艳、吴丹丽、陈晓妍、伍冬梅、王　星、邓高琼、朱　倩、杨小梅、鲁会林、钱　琴、周　威、王婷媛、马吉曲布、阿力子你。

2015 级药学二班

罗　琴、张元辉、罗高阳、何彦仪、黄　其、陈　玲、文　丽、李琴琴、康　桥、唐　英、刘小清、朱建蓉、蒋芯雨、先利容、杨学梅、周巧玲、张　钦、刘芮鑫、余艳梅、伍　跃、唐建均、范永秀、于　澜、苏　瑶、蒋思琴、杨　潇、张　灿、马玲琪、龙先益、杨婷婷、刘文多、卢　庆、黄艳丹、余沛瑶、李依璘、张石局、冯雨婕、官　敏、李　静、魏雨翔、张书锐、杨双霜、熊　涛、杨文娇、严登枚、李　旭、陈　雪、左　悦、陈　鑫、范红利、次尔降初、额其尔子莫。

2015 级药学三班

曾禾苗、罗　萌、王梦娟、李阳芹、罗近秋、文良丹、温新元、郝明凤、孔德平、冯　珍、毛巧敏、何　静、罗玉梅、江红梅、杨玉婷、刘文华、赖　林、王　鑫、陈　晨、汤浩红、杨　萍、彭　鹏、邓文静、唐　莹、包东玉、刘志杰、何　宁、郑　玲、陈　静、冉萍萍、饶　思、李　亚、李　兰、石秋霞、杨卓雨、郑红丽、谢　文、刘梓腾、王　成、谌　雪、陈洪英、解超碧、邹汶均、徐世英、边愿霖、谭　珍、骆　佳、唐　艳、陈家瑛、王　敏、方　红、胡露露。

2015 级药学四班

周诗祎、谢　曾、黄　秋、鲁章霞、赵　培、梁　晨、杨咪秀、贵成愿、李红莉、李文静、彭　焰、向生明、张鹏飞、张理鑫、刘　飞、郭思薇、蔡多多、田　杨、谢　磊、牟秋红、王　敏、杨君霞、陈家琪、朱　林、向丽容、姚　红、龙　丹、谭　欣、李　帅、任　越、郑　佳、邱　甜、杨育琼、王　雪、杨晓兰、徐　进、顾迁玉、程晓曼、何　垚、谭清秀、张　敏。

2015 级医美一班

李金蓉、唐园园、李　杨、车思敏、杜　宇、李　倩、冯文琼、陈雪莲、李静涛、刘倩如、邱　雪、汤舒棋、吴天航、汪　曦、孙文洁、付莎莎、吴永惠、郭雪蕊、肖　杏、彭　杨、林　玲、

唐　雷、田李燕、魏　源、邓萍萍、刘　丽、张亚萌、唐　静、杨会敏、杨　洋、蒲　帆、宋梦婷、罗丽佳、蒋娅楠、李文静、廖孟郸、王乾春、吴智伟、殷永瑶、曾朝江、张　凤、张　燕、周　慧、吉子土呷、杨　玲。

2015 级检验一班

唐　梅、陈志鹏、唐永龙、刘　天、黄永思、张明杰、宋慕琪、吴菁菁、李彩霞、邹启文、罗元婷、胡　婷、田　婷、李怡梅、李丽平、胥伶玉、赵冬梅、刘　琪、黄梦雨、王李琼、代　媛、李声茜、陈　燕、刘　芸、陈正艳、江吉梦、毛晓琼、刘雨馨、徐小莉、雷秀琴、李瑞轩、苟如梦、陈红君、蒋小凤、刘　娟、郑宇航、陈　爽、罗　琴、叶二妹、林　利、李　锐、曹　杰、叶小彤、李　杰、安阳秀、赵洪吉、郑永欣、吉克伍呷、吉日青倩、海来布吉、加拉里色、沙马作玲、陈　映。

2015 级检验二班

韩　鹏、王诗雅、陈　曦、刘　兴、屈可诗、张雪丽、张晓银、王　宽、周永莲、张小梅、邵玉鹏、周　圆、李　乐、俞　璐、何相垚、邓力源、刘山禾、吴丹艳、杨明芳、胥冉培、陈　永、李文美、李先会、陶　涛、何倩芸、李宇婷、谢　晨、陈　琴、肖昌雨、田金梅、蔡瑶清、沙长英、胡礼婷、李杰莉、李天蓓、张　玉、雷　兰、郭　平、巫静雨、周官钰、何　倩、任　妮、张爱琼、唐一嘉、蒋云静、王雅如、杨剑秀、雷香颖、代思宇、丘书林、赵艺舒、阿古妹妹、莫口阿子。

2015 级检验三班

沈怡霖、魏丽君、屈婉秋、陈红梅、杨梦洁、李文迪、张小林、胡梦婷、罗皓玥、周兰静、王晓丽、孙建秋、王　晓、万玉洁、蔡利容、黄中静、杨　颜、陈　睿、陈　霞、刘　娜、李小玉、李海龙、马　雯、杨杰芳、王　雷、石　艳、陈俊桥、张　蜀、范映雪、蒋恒仪、蓝心雨、陶　倩、欧东海、许文蓉、李　霞、谢　玲、李　婷、杨　晨、樊　茂、何　巧、戚珊珊、余　倩、杨　鹏、雷　宇、谭晓庆、李　娟、蒲海燕、杨　眉、王浩丞、沙玛衣学。

2015 级医影一班

黄玉佳、张木散、胡刚华、王桂华、康慧娴、李　青、陈军良、李茂鑫、孔哲诗、杨　斐、马林志、叶梦兰、张　静、陈坤尧、张　雪、张宇祺、吴　霜、高　琴、高　英、李奇龙、陈　瑞、胡晓艳、何　亮、付田甜、何清朝、高雪妮、赵杨禄、莫丽娟、虞莹萍、杨　艺、苟凤梅、吴　雪、张瀚月、李美佳、何雨玲、陈姝钰、钟　丹、冯文新、高志凌、朱　鑫、李　庆、高健雄、张逸萍、胡建丽、刘昶言、朱敏雪、王　娜、周　俊、杨　杰、胡春红、胡耀文、阿木热古。

2015 级医影二班

杨雪梅、陈蕴源、徐　睿、张富吉、林　杨、朱泽轩、董春阳、何李怡、曾子鉴、唐炫宇、朱　皓、李　娜、龙镇江、罗　棱、田秀华、黄　静、刘　航、杨　倩、景　雨、黄婷婷、郭志超、胡　悦、夏燕梅、曾　蕾、张梦婷、王　鹏、张义非、郑智文、郭　丽、朱思瑶、姚　倩、曾　岚、罗　丹、李　怡、张　杰、张枭宇、王　兰、敬小庆、张俊杰、张燕琴、梁亭岚、张青容、刘雨晴、侯梦娟、周越然、张雨涵、文　星、李雨桐、黄美灵、钟　花、刘晓天、沙马金珠。

2015 级医影三班

魏　秀、李　璐、陈剑锋、罗浩月、王志杰、付春琳、王乐嫣、王　琪、王彬汉、何玉波、王亚琴、李　羿、张冰岸、马　涛、吴正钧、李　英、蔡　羽、肖　阳、李银花、刘艳君、朱坤凤、单　瑶、徐天瑞、徐　瑶、徐德君、李　虎、蒋雪丽、蔡　悦、贾小熠、张文娟、卢富华、黄月华、孙　珂、高　瞻、王家君、杨　敏、李　强、张艳琴、唐兴月、曾代星、郑佳佳、彭政川、马　桃、罗智丽、袁杰祥、王　婷、张艺红、肖婉君、陈洪兰、代文彬、比尔拉哈、海来子付。

2015 级医影四班

刘万金、马沙作、冯程宇、杨　杉、陈心铃、魏美玲、唐思涵、罗永杰、李文博、李　智、应章杰、李泽原、胡耘凡、廖　蝶、王红利、陈　美、粟潇慧、陈紫葳、刘柯君、梁　港、谢　敏、孙富婷、倪鑫越、钟鑫悦、熊　瑛、张　丹、的尔布、何　香、黄　露、黄睿颖、刘建洪、方延红、罗芩茂、李韩笑、胡钰蝶、任春晓、唐　洁、朱　琳、周　艳、丁　雨、周文静、易鉴雄、李　枚、袁明丽、罗兴龙、周子钦、邹慧容、余游情、明香竹、李　湘、王嘉欣、阿力日组。

2015 级助产一班

徐文燕、曾昌梅、王兴秀、陈　霖、毛秋员、李　敏、牟欣悦、杨　萍、陈　瑶、王思思、谢　静、覃裕婷、石钦蓥、杨　琴、胡　倩、吴　静、石美玲、韩　敏、蒋青清、王胜敏、李宗燕、鲁小敏、彭奕琼、张　琴、马德俊、兰　敏、朱娅丽、魏橙橙、贺　丹、童庭兰、邱红梅、龙拾英、陈冬梅、唐荣霞、程逸凤、

洪　萍、罗　亭、全洪菊、易小敏、曲　倩、王　雪、彭　美、廖正玲、李　欢、肖燕丽、文　洋、李　婷、寇安安、李开艳、吉巴石子、吉木伍子、阿以机机、阿余以子。

2015级助产二班

李　琴、雷思羽、沈梦汐、秦宗贤、郭明贤、魏佳欣、肖　莉、豆美琳、前能超、孟元菊、郑　严、刘煜玲、应传玉、白　慧、王玲英、张　靖、朱园园、周叶交、刘　艳、唐小勤、黄　利、袁艺梦、灌小兰、闵　姝、宋倩玲、林雨衡、杜美慧、彭　慧、李　俊、李　瑶、曾渝茜、瞿希曼、潘红有、郑家捷、王　旭、田　莉、周　婷、楚雅雯、马天云、邬小庆、袁　捷、鲍旭琴、张水铃、王尔晓、朱　莉、陈　娇、唐艺方、吉日阿依、沙医生莫、乌尔乌牛、勒格阿果、杜基边玛。

2016级

2016级全日制普通专科

2016级护理一班

刘云丽、宋　青、曾易雪、袁北洁、张　莹、郑利锐、龙　燕、李　静、冯　莉、罗兰桑、左嘉欣、龚小蝶、周　楠、谭春蓉、李巧林、罗曾琪、蒋　玉、刘　敏、寇　侠、张濒心、李　丹、李若琳、毛　岚、雍小丽、刘　晓、宛若云、唐　丽、胡　茜、罗　念、钟　怡、文思怡、文媛媛、喻毅鸿、游宇卓、杨　苹、肖力佳、余　莉、陈嘉媛、贺　超、付俊岚、梁菱柯、袁　梅、刘　东、杨　鑫、谭艳铃、唐　玲、廖渝蕾、钟珊林、邹雨辛、廖仕红、符　莹。

2016级护理二班

蒋李慧、许雪莲、陈圣英、王　敏、屈　晴、顾晶晶、吴晓芸、张艺川、何　杨、史　杨、杜秋霖、陶誉洲、李　霞、刘　敏、陈欣涵、聂青青、肖　雨、蒲玉兰、黄丹丹、陈　霞、苟　婉、王丽惠、万华志、张　雷、何晓秋、刘中慧、周佳莅、苗渝曼、张　娜、谭　鑫、刘　芳、代苓苓、华彩艳、丁　惠、曹静雅、李佩云、邹滢璐、彭玉艳、牛鑫宇、易小洁、殷小会、王　茜、付俊澜、陈　颖、贾宇航、彭穗娟、李俊杰。

2016级护理三班

宋庆红、肖　鹏、袁丝鳌、屈炜翔、李沅净、吴欣芮、付琳红、马　燕、张潇文、刘　芸、杜秋璇、文　培、王　姣、陈采玲、李　港、黄　兰、刘　淋、代佳苗、李　燕、夏　慧、代佳宏、赖　彤、杜　梅、赵珍慧、兰　玲、黄　欣、邹玉婷、曹园源、兰沁霖、龙　莎、王梦捷、陈丹敏、屈晓慧、何利枝、胡　燕、曹慧丽、官双萍、曾　慧、王小文、桑扎初、周虹燕、陈　倩。

2016级护理四班

王　梦、吴　敬、魏宇希、张甜耘、魏　艳、喻正蓉、袁　萍、郑　凡、倪文萍、夏红燕、杨　敏、梁　敏、丁成飞、杨世敏、饶春梅、王罗丹、唐冬菊、王　莉、王大超、谢天秀、刘　涵、廖建玲、杨富平、周国香、何　倩、向洪兴、黄　艳、胡　静、刘　颖、孙艳春、刘　露、李　慧、安色牛、花茂兰、余登发、李晓艳、胡海风、刘　颖、王冰梅、潘冬梅、王霜罂、袁　楠、邓玉婷、文睿彬、甘居林、谢梦蝶、敬　萍、苏　羽、杨雪梅、容中哈姆、郎吉卓姆。

2016 级护理五班

王凤铃、王　秋、梅康玲、郑凤华、罗　敏、曾　欢、朱　株、陈　琳、张晓琦、苟锦英、张　磊、李国庆、张天雨、王　琴、高林榕、赵俊娥、李　瑶、李　勤、杜　菲、田悠杨、林富静、范汇烽、郝雨思、罗婷婷、王　莎、张艳萍、胡启凤、陈　佳、杜　娟、王　会、冯丽梅、黄　婷、杨欣雨、何自豪、郑照艳、孙帮琪、张　梅、张昌兴、欧　超、曾小桐、张琼双、郭艳婷、陈　双、周沁诗、罗长松、谢恩杰、向东梅、陈华琼、韩朝美、高　芩。

2016 级护理六班

朱春梅、谢　迪、周家名、杜永鑫、李雪庆、邓洋红、宋晓雪、何欣桐、段　锐、陈　艾、黄苏慧、赵　宏、王　锐、李其超、魏诗雨、向　莹、徐唐妹、潘雪梅、张开莲、金旭辉、石梦琪、韩　喻、罗　静、郑晓华、犹　毅、徐智才、谭庆富、涂瑞瑛、岳　媛、陈　欣、邱　悦、曹祺阳、邹丽慧、罗　沛、党晓慧、陈　茜、李仕婷、曹　静、黎佳欣、黄孝曦、薛冰玉、李灵芝、余　霞、刘　佳、李　元、李　怡、李思思、李万巧、徐黎旭、罗洪齿姑莫。

2016 级护理七班

李心芮、田筱菁、刘　佳、王　芳、彭小梅、蔡　粤、刘　莉、王光伟、李洋曦、李嘉熙、袁　翠、康　琦、吴晓琴、周　婷、刘　卉、余　阳、杨丽媛、刘　江、彭　贞、尹　东、唐虹美、陈　萌、钟　瑶、王　蕊、曹丽濒、王　婷、郭潇奕、田孟丹、李　媛、李　成、杨　倩、张宗银、郑付强、林佳佳、唐益华、向　芹、李粞文、黄春晓、刘广霞、朱传娟、周金华、蒋　蝶、刘美珍、王　霞、代　鑫、鄢晓雨、李　湘、王海镕、罗　芳、刘　晴、刘凤丽、魏一娟、霍肖芳。

2016 级护理八班

唐　婉、文　峻、孙　娟、周　烨、陈怡琳、许　甜、周　鑫、龚　叶、李蝶蝶、罗　敏、廖金秀、安　杨、晏启学、郑　杨、朱　倩、刘鸿菲、余　丹、杨宇涵、吴雯君、宋　丽、徐敬雅、李佳伟、唐　宁、罗　渝、欧欣娅、陈　莉、陈燕春、张　萍、叶慧敏、陈　帆、罗小龙、旷　玲、王飞扬、黄　丽、柳　东、蒋杉杉、陈春前、谢雅婷、王义明、陈艳霞、詹真沁、方凯红、谢　毅、杨　丹、文秋菊、胡　缘、周小琼、张　玲、李生学、王　丹、李红润、罗学斌、刘芊芊。

2016 级护理九班

冯　港、艾世玲、杨盛莉、周　磊、黄春燕、宋青洋、谯孟丽、王　静、石清华、韩图兴、罗　新、龚欣悦、周陈领、代春燕、刘潘攀、龚　琴、赵　倩、张洪英、冯琼瑶、周　艳、王秀琼、王　芳、潘建伟、周　凡、陈文涛、伍鸿椿、陈　杰、张爱灵、蔡晨曦、王雨婷、侯涵芮、杨静雯、郑　倩、龚　雪、周凤鸣、罗安琪、刘慧林、杨钰晴、张力宣、陈坚豪、李林娟、彭　婷、李香玲、古　月、杜芋洁、曾钦梅、丁　乙、杨颜鑫、陈悦婷、陈　倩、欧阳维萍。

2016 级对口高职护理一班

唐吉慧、黄兴香、臧梦姣、周　艳、陈　晨、詹　彬、王　姣、艾思宇、孟　敏、周小椰、李松兰、涂　欣、付婉玲、杨　阳、汤袁袁、彭　秀、陈　祥、兰俊吉、刘艳秋、汤　燕、熊　珊、

王　函、汤亚玲、王思霞、吴清华、李文静、林　琳、范秀瑜、甘瑜琦、陈冉芯、罗　垚、周丽芳、喻林秋、曾旭辉、杨　欢、刘晓清、张在梅、邹红玲、沈梦香、陈　霞、杨欣艳、张文洁、徐　阳、吉胡小龙、土比莫富英、吉友么日牛、耿吉么子洛、惹尼石古莫、吉瓦一西、吉克达西、阿海么阿干。

2016级对口高职护理二班

王丽霞、李莎莎、杨春梅、陈晓梅、刘白蕙、任美琳、沈诗韵、胡智慧、李　燕、王　琴、陈　潘、张益娇、李铭瑞、祝母莫、刘贵珍、齐桃美、罗君梅、吴玉莲、钟玉琴、陈佳洁、罗冬梅、庞　林、林子月、张鲜艳、罗　停、沈雄英、金晓璐、贺雨薇、李佳玥、徐茂雨、陶旭敏、文艺诺、曾品虹、祝品春、杨　旭、胡荣嘉、刘司伟、柯贤巧、冯韵璇、沙　燕、赵学毅、吉克阿子、咪咪惹古、吉扎阿呷木、吉后金花、毕子克木、吉木金作、吉克金曲。

2016级康复一班

杨振宇、王　露、张再恒、何欣怡、余晓红、雷　焱、鲁坤树、兰　尧、李　兰、陈相文、易小凤、邓　荻、刘　爽、周　慧、彭鑫鸿、苏煜梁、冯国梁、周棕源、薛孝全、邱宝山、周国辉、李成林、邓孝禹、胡　敏、王元梦、李秋静、杨国慧、赵　娟、李艳萍、李　甜、杜　佳、林鸣琴、袁　雪、罗菊漫、易　婷、左舒梦、聂　蓉、何　璐、王　利、雷茂华、桑　薇、黄辉燕、张治琳、张　然、任嘉鑫、唐贵川、吉克学松、吉夫布格、阿罗宇林、勒格尔作。

2016级康复二班

贺　浩、刘　磊、田得城、张浩东、李钰鑫、刘金凤、石　桥、刘芸瑞、万　闽、江　淯、邓勤勤、刘雪文、曹建波、张　丽、刘　亚、马建林、甘钰洁、张　洁、袁　婷、刘　庆、张洪滔、周思敏、杨昌燕、张　鑫、胡　怡、殷　熊、黄五洲、王小凤、陈嵩月、尹佳玲、刘文杰、陈　浩、罗馨萍、罗成张、魏　利、唐　婷、甘　罗、周亭锐、张乃文、李成霞。

2016 级康复三班

漆丞蔓、刘欣妍、江　婷、罗竹君、喻　莲、王婷婷、祝小兵、洪毅婷、王大地、李　静、李书娴、欧阳洁、曹　蕾、彭发雄、胡艾杉、袁仕聪、王雅洁、胡　艳、陈能吉、李　丽、雷婷婷、郭　瑞、李金桓、李蓝鑫、鲜易庆、赵　芮、肖钱梅、王紫星、薛　文、钟少榕、李　哲、张　剑、张沛雨、许　珑、张伟杰、杨胜兰、李家兴、蒲云钦、周进鹅、彭　燕、陈佳丽、陈丹妮、李欣怡、曾春华、刘　旭、贺飞扬、杨　柳、吉克克达、惹格石色。

2016 级康复四班

高宇宁、申开良、李帛阳、徐慧萍、秦　怡、何富玉、张　宇、敖晓铃、程丽桦、文　业、李玉春、陈　玲、陈　锐、李荷薇、程玺仲、罗玉婷、王晓蝶、杨　敏、陈红旭、袁泽文、高婕妤、罗晓琴、杨章毅、陈　俊、曾俊波、史小慧、刘默恒、魏　萍、王芳芳、张　娜、雷庆余、程　洁、黄应兰、黄文婷、刘　茜、杜亚淋、晁云超、赵俊杰、邹雨梦、倪壁源、齐　燕、彭　霞、杨　鑫、李雅雯、李青青、毛少东、殷皓玲、沙马妈麻、胡　吉、罗阿子莫。

2016 级康复五班

黄　昭、蒋　鑫、杨欣文、张　杰、朱荣娟、阳燕镁、余　玲、

刘　淦、王文凤、宋永港、陈思霞、郭元笛、贾清龙、陈　松、廖　鑫、潘芝花、冯鑫蕊、殷久晴、邓禹远、林红君、熊万秋、陈姝梅、梁　玲、康小虎、黄兰鑫、胡　宇、李文奇、吉泽此且。

2016 级临床一班

朱光英、秦　添、李　露、任鸿飞、张　恒、邱　琳、吴　杰、郭　瑶、刘清泉、方松媛、夏平源、禄启琼、何智铭、邓安林、阳书辉、徐　会、蔡叶懋、邱定清、张　婷、胡　杨、李嘉鑫、沈辉辉、苏湑梦、张　聪、朱芩承、赵莉民、钟　琴、王　竣、何晓艳、吕海英、方　园、任世全、段　鑫、刘庆玲、何　谦、刘建均、吉那布前、吉尔乌各莫。

2016 级临床二班

丁　锐、沈座焕、赵　欢、汪婷婷、杨　坤、周滢灏、岳仲材、郑　万、罗　语、张浴鑫、任金凤、李　灿、朱拉古、陈跃东、何杜玲、陈　倩、唐梓萁、陈韵如、樊　英、沈麒麟、龙　华、林婷婷、耿　雷、陈　余、李孟翠、古　旭、罗　燕、赵长龙、李　峡、杨国成、朱　旭、马　菲、袁　野、付光琴、郭思嘉、李　欢、张　婷、张衣哈木、吉子日聪。

2016 级临床三班

范卓民、悦青梅、周玉巧、钟宇卓、王钰菲、罗亚琼、杨彩鹤、杨兰香、林子钰、曾　刚、王继羽、李林成、郑　艺、邱铃涵、侯晓宇、石恺玮、石桂榕、曾　馨、王文泽、雷　平、周雪萍、汪　莹、邱荟旭、向雪冰、潘愈君、刘　靖、尹茾燕、陈朝丹、卿比彼、吴富春、肖　义、罗　奎、沈　淋、孙伍牛木、克其尔古莫、吉米果呷、胡艺馨。

2016 级临床四班

马银琪、郑虹雯、李祎玮、代丽君、曾晟垚、杨洪涛、张荣昌、杜秋玥、刘洪著、皮丽霜、邹　莉、魏凤辛、徐永斌、黄亚平、李祖雯、刘永玥、吴　静、何　雨、肖兴艳、李　白、帅　秀、何金平、孔湘松、陈嵩祺、邓福港、张　义、许　超、杜雪露、虞咏芝、舒昌勇、杨佳敏、杨松林、卢　芳、李吉平、温和蕾、王西啸、陈世川、杨艳丽、阿苏阿衣莫、把拉取古。

2016 级药学一班

吴玉琳、张　琪、王华莉、包渝雯、寇小丽、陈　贤、周锦杰、陈　荣、周　琴、孙雨飞、曾韵旭、刘　吉、王茂丽、周梦庭、黄元生、卢　燕、王婷婷、常位莉、刘　艺、叶利君、倪小晴、唐光明、肖　祝、王秋茹、唐　瑞、刘　敏、苏玉林、和袁倩、于　佳、廖梦均、邱　杨、刘林东、李林文、冯志鑫、宗庆钰、兰全意、梁　雪、刘　刚、吉布子布、刘　婷、王思路、杨　燃、悦　婷、陈镜宇、余　兰、杨家容、麻差木黑作、高曹璐偲、马海曲地、吉俄也兴、邓珠曲批。

2016 级药学二班

何秀梅、张春连、叶秋霞、余　倩、刘　艳、黄　青、廖　敏、颜福帅、张　婷、沙阿英、马依胡、陈　洁、陈　灵、陈丹丹、黄莎莎、陈志雯、周川鸿、李　燕、杨佳佳、李佳静、何丽娟、任冬琼、徐杨鑫、雷利琼、姜彦羽、卿　怡、王迎香、薛秋桂、高　敏、谢菁菁、王　娟、朱春容、徐萍萍、秦　昱、彭　容、李　猛、陈银珍、杨　霞、陈　博、黄文静、江　婧、王文杰、李　丹、严丽萍、杨　宽、徐思禹、乃古嫫友作、张凌慧美、吉木吃沙。

2016 级药学三班

宁　凤、王　桥、杨晓芳、文　雅、余美泉、黄　秀、章馨允、刘　洁、唐燕梅、刘　磊、李　磊、杨　婷、龙思雨、张　鑫、王苗竹、杨　帆、王思铃、季　欣、李开鑫、陈　涛、朱香霖、刘　蕊、黄小霜、杨　峻、韩　琴、雷　苇、彭佳佳、杜　铃、鲜　浩、李经兰、唐安芬、胡　鸿、李伟豪、吴秋影、姚松鑫、熊开敏、王　霖、谭建瑛、雷智颖、雷　萍、文阅桂、任从林、余如霞、杨　梦、刘佳瑶、何　雨、余梦洁、王　静、阿西阿华、勒则克西、曲比金石、吉木阿呷、张　敏。

2016 级药学四班

徐茂茹、杨　琳、李　垚、李松蔓、丁小芸、周　宏、刘俊林、谢本会、周春言、梁茂娇、杜广丽、陶兆霞、李锦元、夏语蔚、唐　妮、何俊良、刘江兰、刘　薇、杨　柳、任宏鑫、杨　梨、万会林、杨　梅、赵　毅、杜　娟、康春燕、钟丽娜、龚红勤、杨孟宇、任　琴、易美燕、刘何欢、李　想、徐泽兰、刘　坤、王　晶、高　源、杨玉林、朱蓉娟、刘刚成、吉克伍甲。

2016 级医美一班

赵婉茹、张渝蕾、纪学美、黄梦玲、高松艳、袁　鸣、王　利、张　琼、闫玉玲、伍桂汶、罗　丹、邓梦婷、邓雪梅、张佳惠、刘　潇、方雪梅、罗义名、何晓英、杨晓惠、李慧玲、刘宴菱、何　杰、郭凤霞、刘英燕、杜　月、李　吉、杨　俊、陈　露、熊颖慧、罗胡秀、梁雨薇、马　欢、郑红梅、张巧林、杨　瑶、阿尔古布、曲别林信。

2016 级检验一班

蒋　玲、谭红霞、赵婉婷、唐明莲、董　萌、耿　倩、唐艺予、胡新梅、薛道利、周伍洪、杨茜涵、薛霄立、王永梅、丁文康、汪在坤、高茂然、田建钰、黎剑波、邹婷婷、杨雨露、刘力源、方贵婷、曾爽令、胡胜男、卢婷婷、曾　玥、张启晗、杨玉芳、涂闻莉、范琳琳、强军奇、彭渝港、全　森、王橹豫、王　娟、苟　浐、万宇浩、阳信虹、王思蕴、桂晓杰、何佩芝、张　坤。

2016 级检验二班

杨　静、罗　单、黄　杰、张　誉、李宇航、李婷婷、何　琳、曾远凤、朱宇轩、胡成宸、周芋君、杨　惠、吴昭琨、王　珂、张　瑜、倪　燕、石　鑫、马玮兴、王雅茹、廖兴雅、杨　敏、向　熙、陈　兴、魏　洁、陶　丹、袁心愿、王　梦、尹雨石、罗　媛、赵迪雅、熊友作、安　宇、钟　秀、赵　晋、杨　颜、陈其超、王　蓉、汪琪丁、赵　娜、曾雅欣、高　铸、曾　梅、何力君、曲比呷呷、阿洛尔叶、曲比古格。

2016 级影像一班

覃　春、刘鹤骊、董德志、罗　银、兰才爽、吴南琳、杨再德、李　彧、尹晓兰、唐雪婷、饶丹妮、杨玉婵、谭思丽、揭　俊、龙心雨、魏榕慧、刘俊梅、营雪雪、胡定潇、刘江山、缪牧文、曹　婷、周　巧、曾　意、刘自强、赵彬灼、泽银子、张　清、岳阿散、罗　颖、张　琳、陈秋玉、齐海玲、李　平、刘剑锋、邱宏莲、黄永会、杨钰婷、赵德远、徐行允、刘春成、谢龙玺、佘　珊、蒋　宪、王雅诗、吴庚洋。

2016 级影像二班

刘星辰、代　玲、王　婷、郑　维、匡震宁、王大平、陈良芳、彭　点、李明宇、龚应何、刘嘉丽、王姿懿、姜孝民、郑森淼、童　勇、刘　灿、尕　措、李　怡、赖春宇、郭玉霞、刘　垚、蔡德鑫、刘　丹、袁应秋、张　兴、毛晓超、罗雪丽、黄加兴、吴爱霖、王淙灏、邓利娟、王　黎、刘芳利、钟　健、李德宁、马永珂、高　梦、周　欣、庞玉梅、何　畅、代　贇、刘一蓁、宁馨珏、王　盼、王　凤、蒋林杰、周紫娴、李　艳、沙　磊、胡成娜、八连莫忍作、俄尼伍各莫。

2016 级影像三班

蒲羽阳、孙　粤、吴卓杭、钱宝莉、梁　媛、魏　鑫、王美凤、吴　忧、蒋新琴、雍银燕、廖　钺、徐雨晗、罗吟垚、陈善慧、李艳萍、杜亭阳、杨泽友、唐晓艳、潘　婷、陈佳玉、向　尚、朱芮瑶、马复全、钟　兵、王薛涵、阳　红、刘正川、申飞扬、王　童、伍　亿、马　恒、左茳樒、张晓诗、陈奇凤、邓露纹、左德超、李　岚、王姝骅、陈　洋、邓佳佳、王煜婷、朱红武、邓梅兰、李思思、更秋卓玛、次召郎加、吉木阿呷。

2016 级中药学一班

杜丹丹、何巫各、刘　强、刘　杰、瞿春一、王慧玲、王玉清、甘芙于、严听雨、郭联虎、陈星恺、曾石宝、高露珠、黄世钰、赵　津、王　翠、朱婷婷、万玉红、蹇袁梅、张颖涛、刘卓艳、田湖文、姜永怡、韩　琳、周丽华、胡佳佳、侯雪莉、程凤莉、徐张宣、李　杰、彭思露、贺丽娟、莫超英、张忠良、辜宇骄、郝沁雨、陈晓雨、林欣瑶、杜　果、王西亚、朱思晓、吴静雪。

2016 级助产一班

张　旭、张　婷、张西贝、刘小芳、杨成花、刘成旺、谢思进、杨欢欢、程煦淋、侯逸涵、雷　雪、陈小雨、杨　蕊、乔　英、梁鸣洋、安　娇、刘　春、刘晓玲、杨冬霞、蒲华芳、唐　林、杨祖妹、黄雨婷、赵　倩、谢　烨、赵　雨、郑环平、叶小菁、张秋阅、李凤林、石奇星、刘嘉玲、王月梅、赵洪菊、龚静萍、宋　晴、缪　麒、于清玲、李　静、陶丽芳、来伍阿机、吉觉石历。

2016 级助产二班

罗小菊、郑丁梦、巫凌菲、何　叶、赵东苹、潘美霖、王　培、曾　珍、张若楠、梁　葳、鲁洪美、夏　维、贵嘉鑫、王　葶、苟春莉、邹　琳、蒋金凤、曾　晖、胡　敏、沈　露、向　政、伍文洁、唐梦婕、程靖雯、罗　丹、林钰知、吴　巧、徐婉萍、王　静、周　鑫、刘　佳、赵美玲、秦　媛、钱　芳、刘万红、刘　欢、苟贾泺、罗盛榆、杨茹惠、杨　红、詹　林、泽仁作玛、阿西哈曲、马黑小妹。

2016 级助产三班

田　倩、颜　佳、任红钰、钟婉怡、丁　玲、魏其伟、刘　颖、樊　雪、王　盈、文言辉、李天雨、何　梅、熊妹妹、王　溢、王曦镒、张　利、林　敏、彭兴燕、鲜金员、李青青、刘鸿兰、唐蔓琪、黎夏钰、史嘉阳、杨　倩、杨嘉璐、张宇婕、李丽萍、武湘雨、许庭婷、杨　芹、孙　慧、吴成贞、李启娴、黄荣华、赵东梅、李　欢、周娇娇、向明慧、陈倩文、赵怡欣、邱　清、潘　月、达别子西、洛合也洗、格衣石铁木、苏呷么子扎。

2016级中职护理一班

曹交地、拥　忠、李梦倩、杨丽琼、拥　忠、谭小红、拥　吉、益　洛、泽仁卓玛、丁真曲西、卓玛拉姆、益西拉姆、次仁翁姆、达娃拉姆、美多措机、白马拉木、扎西志玛、扎西阿依忠、泽仁拉姆、泽机卓玛、格桑志玛、泽丹翁姆、泽汪拉姆、洛绒志玛、四郎拥中、吾热卓玛、三郎翁姆、泽仁拥忠。

2016级中职护理二班

喻　凤、王莉琪、胡文懿、陶勇杏、郭　凤、罗　艳、李建翠、姚海燕、杨　宇、邱　霞、张世叶、魏冬梅、聂之于、宋汶汶、文　淼、刘雪慧、肖雪儿、何舞艺、代春萍、吴雪兰、王春燕、龙　余、钟雯静、何国平、李雨怡、朱丽蓉、吴雨芹、曾梦洁、何幸格、聂梦婷、幸鹏程、吴　霞、欧阳灵、罗兴玲、熊芯茹、贺　翔、杜瑗莲、朱升源、钱李连、李诗佳、邱玉洁、冯　瑜、成雨珠、王美玲、程雨萌、肖　茂、曹玉坪、陈晓娜、谢　霜、刘思雨、郭慧秋、漆　洪、邵佳欣、黄　莉、肖　欣。

2016级中职护理三班

彭思语、王　丹、曾　茂、钟幸蓉、伍小裕、但云婷、邓红玲、车　丹、颜秋玉、涂天娇、卢佳佳、张娅岚、张鸿琳、钱礼元、周姝杞、徐慧潾、刘娅茜、陈　梁、颜冰倩、林娇娇、梁　瑕、王　琦、朱正兰、伍思棋、陈生容、明禄会、邹　睿、胡舜函、程倩倩、伍小倩、杜心宇、毕　悦、刘　婷、陈菲菲、黄灿琳、陈会元、梁艳玲、张美琪、钟梦婷、张玉娇、卢　婧、张代术、邱　婷、王珊珊、田　娟、虞俊芳、毛丽全、杨鑫兰、彭义杰、袁家惠、王　娟、杨　帆、陈春雨。

2016 级中职护理四班

周　鑫、黄展鹏、雷宇涵、刘楠馨、罗　艳、刘嘉慧、江晓艳、朱微苹、刘　通、车梦莲、唐子涵、杨　星、徐小芳、刘一晓、周证朋、林思睿、黄苏洁、宋小倩、徐　婷、张　群、李清宇、罗　岚、赵煜林、李大伟、邓慧欣、郑思蕊、蒲运怡、钟馨琴、刘　莹、潘小敏、甘心玉、韩　露、李奇秀、张凤斌、曾　坤、代平静、刘忠玉。

2016 级中职康复一班

陈有娟、谢惠玲、胡　沛、舒　望、彭朝钰、王　倩、蔡小丽、王永芳、吴军莲、刘一铮、王茂玲、李若兰、陈　丽、郭书宏、卢佑山、杜　平、李　征、丁　楠、郭衍志、余凤茹、陈　霞、黄　榕、何竺修、刘乾琳、李世伟、肖紫璇、余烨东、邓　霞、邹鹏程、刘亚梅、邹艾耘、殷晓倩、黄云川、刘　梦、李　峰、张美玉、李远丹、彭　丹、杨运杰、许洪揭、叶明珠、严红霞、王一帆。

2016 级中职药剂一班

黄涌鸿、何婷玉、黄辰雨、范士卉、李安馨、邵　敏、张正珊、王雨冰、罗安婷、付倩倩、丁缘录、徐佳莹、陈美琪、郭靖宇、罗　佳、杨　敏、熊　敏、徐贵英、夏溧溧、张文贤、李　阳、沈玉兰、陈思雨、张慧婷、邹　玲、罗小燕、张北洋、钟　峡、王欣瑶、张鑫云、曾利红、张利娟、胡　蓉、吴燕玲、程枭芸、袁庆秋、李　洁、龚渌渌、龚肖配桥。

2016 级中职药剂二班

付玉娟、钱俊宇、张　霞、廖家英、刘京川、刘　玲、兰心婷、李来聪、赵惠莎、杨燕子、牟　月、唐秋月、曾　悦、余梦飞、郭利华、刘　湘、陶　翠、李万莉、徐　霖、周茂丽、彭　航、何义琳、余冬梅、张前雨、唐文曦、汪杨梅、彭胜兰、刘灿均、朱丽源、廖俊娴、罗春怡、郭　恒、舒钰涵、许　楠、杨思琴、张夏林、刘浩东、张　祥、姚　丹、钟小婷、邬　旭。

2016 级中职影像一班

刘敬业、潘宇轩、刘杨美、周罗琴、魏彦舟、曹国薪、古啸龙、曾　辰、钟　晋、张　蓉、罗焰伦、孙和兴、徐逆安、陈治宇、杨　治、田钦雨、李雪梅、熊茂兰、陈晓玉、聂之梦、刘　杰、徐如俊、曹一弟、黄守琴、周思敏、肖　薄、曾　卓、谭婷婷、肖福川、倪　兰、赖星雨、罗吉莉、彭圆圆、明　巧、江梦玲、熊利丽、张智文、廖瑶怡、李　瑞、郝培杰、刘　洋、苗桂莉、陈怡宇、周小育、饶倩云、梁嘉桐、林　欣、黄学珍。

2016 级成人大专

2016 级成人大专护理一班

杨　洁、陶永平、李　琦、李　洁、温雪梅、张莎莎、万文倩、黄　静、沈丽娟、吴小铃、邓艳华、刘永贤、阳　倩、周文闻、王依婷、刘亚萍、刘　静、张茂婷、胡梦兰、徐　倩、邹倩倩、钟家敏、曾思芸、王　蕾、刘　丽、李晓霞、吕　明、龚玉环、邓梦雨、周桂莲、邹紫香、朱红双、陈映茹、代　露、梁晓芸、刘　燕、李博妮、程新娇、孙蔚秋、黄　梅、罗世兰、余燕玲、毕芝榕、周会敏、曾　萍、邓义凤、高　欢、肖米雪、李雪竹、朱疆璠、谢义平、李　燕、王华莲、胡　平、廖斯琪、黄丹丹、杨廷凤、王　倩、廖　红、刘秀英、李琦珍、王虹权、郭李平、熊永雪、杨兴宜、钟秋琳、胡玉婷、黄茹芸、牟梦悦、余秋雨、龚靖宇、陈　英、刘会梅、余雪婷、毛聪燕、刘晓琰、谢筱玉。

2016 级成人大专护理二班

缪向阳、肖丽珊、曾　翼、何鑫怡、王旭绿、康瑜佳、龙阿花、黄　巧、陈小慧、宋续益、刘恩凤、黄　萍、周钰婷、王婵荥、刘思敏、陈惠霞、赖　玲、周玉艺、李　燕、胡雪梅、拥　初、王庆琳、陈腊梅、杨　惠、陈　霞、刘春梅、李　丹、胡红玉、刘奕麟、杨小灵、王向洋、曹钰莲、潘　姿、谢　珊、李　敏、刘　欣、毛　星、但冬平、张晓霞、刘　茂、刘美伶、潘钰林、梁　甜、虞鑫琳、陈　敏、应昕燕、杨沁茹、钟元利、余俊利、王　星、陈晓樱、陈丽萍、李　玲、雷巧丽、王　卉、郭丽梅、陈　静、吕　佳、刘玉芳、杨钰婷、龚雪梅、郝春秀、王　曾、兰天赐、邓义萍、罗秋红、漆　燕、杨宗玉、刘　传、曹映雪、桂　霞、张　真、郎珍翁姆、松龙巴姆、格拉群忠、泽让拉姆、泽巴卓玛、格王剑沙、丁估拉姆。

2016 级成人大专康复一班

陈　洁、万嘉伦、胡　艳、莉　莎、龚方园、张　弋、倪　诗、吴　平、邵晓刚。

2016 级成人大专药学一班

曹思琪、黄小雪、陈　羽、肖既娴、陈笑非、万思煜、张蕊婷、邓富琴、张　鑫、赵静兰、许江媛、丁　会、张　锐、王艺璇、张　淋、李丽萍、何　敏、龙顺联、肖正林、陈宇潇、王　欢、郑晓凤、兰文玉、李晓莉、唐流均、刘　玲、漆召悦、缪　雪、万旭川、雷　雪、佘丽娟、滕俊梅、张　晴、胡晓婷、姚　放、王停焱、陈　鹰、刘　丽、古月秋、王肱浈、谢雨杭、丁诗分、

王　杰、廖佳玉、张宗兰、陈　静、钟　敏、王明远、甘　杰、万秋岑、邓　俊、舒　娟、赵冬梅、吴宏达、牛　婷、曹玉林、张　琴、邬志杰、王朝林、张　鹏、周　静、丁雪莲、钟玉梅、王端萍、郭振丽、张文洁、翁星月、曾茂芳、周文琪。

2016 级成人大专检验一班

王菁菁、甘雨敏、邱家满、杨雪英。

2016 级成人大专影像一班

余勇波、刘英传、代志强、程政兰、宋信雨、王林虎、李世宸、方宋毅、李润林、易从烜、周孝谦、陈科宇、罗　洋、刘心怡、贺　阳、黄顺钊、陈　宁、吉若雨、李　娴、潘天柱、刘俊辰、王　天、梁万建、赵　沁、叶永济、李洪莹、何婉艺、敖嘉杰、虞　驰、伍思远、刘　超、陈　棋、史国隆。

2017 级

2017 级全日制普通专科

2017 级护理一班

周浩东、黄玉婷、冯冬梅、胡珠莉、刘　娟、熊　敏、肖　瑞、戴绍红、李虹霞、韩声宇、吴　婧、何佳玲、苏　雪、黎　圆、周　杨、杨　群、刘　丹、邱　淋、向唐煜、黄欣仪、陈　蔓、黄　凤、龚　磊、唐　静、徐澳梅、谭铃千、邱倍麟、王雨玲、彭　月、何　丹、张佳俊、彭玉慧、万兴梅、李芋杭、王宇嫣、夏星宇、张　雪、刘　倩、唐易谋、徐廷蓉、何芳璞、曹雨璨、史国强、柯木紫婷、黄　堉。

2017 级护理二班

王诗雨、卢敏月、刘澎华、何恒兰、董婧铃、谢　艳、郑显涛、杨可欣、李培琴、李丽莎、胡家璇、陈思宇、周　岚、付晨雨、史治巧、赵莉娟、方　乐、杨凤萍、李　锐、赵　璐、陈　佳、邹奇梦、尹国莲、付清华、郝文琴、林　鑫、王利君、毕玉珍、彭　勇、李婉钰、严杨佳、李　静、陈思戎、陈远琼、郑　楠、莫秋艳、潘忠霞、傅朝洋、李林翰、曾　鑫、宋家月、罗玉吉、欧阳瑞瑞。

2017 级护理三班

苏　月、吴　倩、蒋玲俐、卢亚琳、伍俊霞、李　敏、刘彩虹、赵鑫月、张燚昆、王琪琪、辜香鸿、肖张梅、杨　爽、罗　丹、包兴月、杨　倩、陈　玉、李函鸿、张　媛、田　莉、张启慧、杨　鑫、曾安吉、张雪梅、巩丽君、刘　娅、黄莉霞、张　梅、李金洪、兰　清、余米莉、汪泽秀、刘　航、龙泉鑫、丁书洪、沙彩虹、谢鑫春、卢秋含、张荣菲、白梓铃、曾俊宇。

2017 级护理四班

王　艳、廖　艳、肖　雪、代萃英、杨金钰、胡　红、何　婷、刘玉玲、文　丰、李秋岚、张奇雨、阳　芮、郑雨婷、游　娜、陈永玲、徐　洋、陈茂凌、苏有会、曾笑圆、许　敏、黄南琴、李鸿峰、王清清、先立娟、段彩虹、杜娇娇、王　红、邹苗苗、毛慧敏、向　静、龚钰玲、张梦灵、王　芳、刘钰文、邱玉茹、黄　麟、刘婷婷、罗积红、赵巧玲、叶倩颖、李亚婷、蒋唐丝竹。

2017 级护理五班

周　芸、李文丽、李　多、阙梦莹、罗　兰、童思敏、曾　悦、

蔡　英、陈富萍、石璧铭、张　静、李　霞、王廉柯、余天涯、曾凡玲、夏兰兰、王平君、艾虹伶、张欣雨、聂佳慧、黄云莲、田海艳、卢佳蓉、王晶铭、陈　燕、瞿　萍、徐寅峰、龙奕竹、温晓瑜、李佳佳、王　娇、程　霞、胡小慧、贺　宇、王欣悦、傅　晋、肖　祯、王　媛、彭玲智、余　丹。

2017 级护理六班

文　珊、许明洋、彭　静、闫萍萍、崔　蓓、李　鑫、梁建梅、徐　平、孟晓蝶、杨　凤、林　波、邝　琴、殷晓慧、张新月、叶春梅、唐　毅、曾春霞、郑　静、陈新媛、黄　瑞、何　倩、余　红、陈　扬、刘　敏、侯江明、丁柏钰、张　榆、冷选卫、刘　媛、吴明杭、聂　嘉、杨广兰、钟艾玲、李仁月、喻　棋、彭　亮、曾其陆、王文霜、卢　凤、唐　帆、黄　静、杨　洋、邓　灵、李　田。

2017 级护理七班

樊　萍、张　影、董　慧、蒲　睿、雍霜钰、陈兆龙、董德清、田丽娟、王　鸿、王家豪、彭　睿、杨露晨、王文君、胡　钱、马　芸、徐佳艳、黎鑫宇、唐凡琦、张燕华、邓　丽、万思慧、李　静、周荣杰、代梦蝶、向鸿艳、李　琦、陈彩玉、胡　矩、李小金、谭琳莉、潘　阳、李　艳、胡明珠、吴奇亭、万　佳、魏芳华、阚丽娟、刘靖怡、江　巧、李　璇、陈伍拉、杨　逸、李晴晴、张晋阳、王丽苹。

2017 级护理八班

吕　念、廖　倩、陈清铭、刘　娇、苏文发、王德贤、何玉玺、刘美玲、邓杺夏、季　芳、李　慧、王　琴、蒋　静、潘　婕、祝沁圆、周雪梅、孙钰童、安　星、熊　倩、叶海松、宋婉文、易兴月、刘雪梅、刘恩临、纪　娅、蒋　敏、梁春兰、黄丁梅、安　涛、李　燕、余琴丽、方　庆、唐　晴、马　竞、吴菁花、张雨慧、蒋家丽、向颖红、周诗韵、彭　兰、陈香岐、刘　琳、兰义炽、夏　露、拉马莫依只。

2017 级护理九班（对口高职）

管慧玲、马　雷、廖　敏、胡　蓉、李梦杰、贺燕红、吴小英、黄友妃、黄丽莎、马克的、苏贵菊、王雪萍、张维意、江　何、郎　红、李清清、王　迦、杨　敏、王　玉、殷道芳、王清连、易家兴、杨丽娜、李闽虹、杨秀美、黄　灿、马嘉蔚、秦玲玲、董潇羽、陈春菊、吴　倩、邓晓凤、刘吉莲、何　雨、杨燕嘉、罗莉萍、林　鑫、吴克停、高建波、周　丹、钟　恒、夏金玉、陈友生莫。

2017 级护理十班（对口高职）

王圆圆、郭传琴、邓思益、陈　杨、胡　桃、周雪琳、刘　林、陈　瑶、邓　茭、张　曼、吴叶敏、胡桂英、杨雨玲、李　梅、曹　林、张海伦、马　兰、袁　媛、张　玲、樊苠汶、杨晓煊、陈阳丽、易　鑫、郭　欣、刘　鑫、徐　燕、马小洪、程秋云、刁世玉、汪　慧、代佳欣、陈萧乐、谢婉琳、龙能美、卓　玛、张梦蝶、蔡石牛、马小列、更　登、杨丽萍、刘洪强、沈尔哈。

2017 级康复一班

钟凌宵、高东漫、火古都、毛海罗、岳圳川、禹华彬、刘　陈、李琳玲、陈体智、姜仪美、喻　先、周小琳、王先龙、付　静、徐小玉、张慧敏、游王欢、胡　枭、罗洪锋、李美燕、罗　钰、

王　西、朱冰玉、曾子涵、黄　梅、郭忠明、杜　豪、杨何莲、刘思行、王定琴、吴展平、黄宇娣、龚玉婷、张玉丽、陈桂珍、许　雪、蒋　宏、赵玲洁、沙玲兰、袁　伟、邓　湍、刘　欢、吉俄衣曲静、阿力莫子作、阿木尔日。

2017 级康复二班

周　琴、周川惠、杨　杨、邱子西、王庭敏、李孟婷、王　昆、徐廖强、杨植惠、冉启财、袁佳玲、梅书婷、罗　建、罗　森、张荧佳、胡诗宇、潘高友、赵烯芮、黄　莉、曾　洪、张梦丽、谢　琴、马秋霞、肖化玉、范　政、白季平、丁　博、潘佳琪、谢发蓉、单丽荣、罗　岚、吉柯全、黎　浩、刘万双、吴俊凤、罗兴琪、刘宝莉、许茹芸、黄柏银、吴　丽、林宣合、邓禹玺、姜宗辰、蒲伟平、马川岚、确莫格日。

2017 级康复三班

潘盅锫、聂凯琪、刘秋萍、赖卓凡、贾　雨、季文雅、许洪梅、陈　磊、王文杰、王治钧、苏建华、潘冠琪、罗金磋、李　娟、邓　珂、田盛丽、卢坤琳、贺隆东、杨蔼伟、程　玲、曾红英、张清霞、刘晟钦、吴星宇、彭　宽、罗国瑗、刘金权、赵定川、董成庚、万天萍、乔梦蝶、郑永欢、王　鹏、金世玉、朱　玲、聂付林、张　喆、贺宏森、陈常露、钟　玲、杨　芳、张家兴、胡　腾、沙马石布、罗汉子衣。

2017 级康复四班

康冬学、王　秀、杨玉香、刘袁浩、李京梅、许玉林、粟　敏、周玉琳、彭　杨、侯林玲、谭钧耀、文雁儒、许峻捷、何紫燕、李秀林、杨再香、马正华、曾欣欣、蔡　鹏、杨　翠、郑富铭、何福妙、张雪松、赵　颗、陈虹秀、何　琴、马秀英、李巨红、李玥桥、王万良、吴艳萍、伏　绳、高永健、付国欢、周长腾、王　琳、吴　婷、付燕玲、肖天容、郭　露、欧其尔喜、翁古克古、贾巴龚薇、吉克曲坡、德西拥措。

2017 级康复五班

李启柱、王　鑫、樊　婷、刘业佳、汤斐媚、万星月、李　皖、龙康杰、汤　勤、朱海宁、周　慧、倪剪梅、孙礼红、杨玉苹、蒲乾生、何康慧、谭秋菊、张　藐、徐卿梅、王志越、任　蓉、李成银、廖若男、廖常静、黄　雨、黄语涵、张语真、向泓锦、徐　虎、周　胤、林智慧、郭沙沙、邱宇洁、郑　敬、黑日阿支、阿来布都、骆巫留莫、巴江建措。

2017 级临床一班

李丽丽、沈靖源、熊明清、袁　佳、代春兵、黄星宇、苏　琴、曹琬羚、谭欣雨、汪良敏、曾俊杰、李悦平、罗中欢、石洪宇、郭茂利、黎明慧、黄　易、李　婷、贺　蓉、郑　杰、王玉辉、杨　兰、陈俊宏、康钦金、赵红霞、莫亚星、王昱丹、张　健、曾正香、邓　丹、陈思名、方丽真、李春犁、刘　红、赵小英、陈　强、何蓓佳、伍飞宇、唐雯钰、晏　麟、陈滢潇潇。

2017 级临床二班

苟朝学、何　磊、张正旭、卿世燕、马雨琪、杨　柳、王洪登、邓　鑫、潘黄琪、何　超、刘　明、谢　凡、刘玉婷、范小琼、文　雪、张　耀、陈　艳、李定禅、黄云龙、穆小龙、马　莉、罗凯文、石　佳、杨晟锟、张济川、谢　飞、邱悦成、唐玉霞、陈补伙、黄小婷、古　斤、刘申松、刘曼娜、彭　恒、文　西、

梁　敏、方琬莹、牟永乐、周平江、白　道、谢泽超、饶晓华、车婉睿、吉木小龙。

2017 级临床三班

蔡　昊、王志菊、陈　荻、高胜辉、王　棋、陈巧巧、甘国宇、汪　豪、李　莉、熊浚雯、罗青青、王丹丽、陈　慧、何金华、吴建军、邓思燕、雷清鑫、肖棋文、陈　柯、胥永桃、王杏如、陈佳琪、庞　优、耿加梅、杨中路、孙诗俊、李　倩、牟相州、郑时雄、白益柯、李云娇、蒋　涛、黎　明、祝文宇、岳　群、陈　然、杜志刚、钟柃玉、周亚兰、向明祥、王　月、李永华、欧阳滕林、李东林、刘　诚。

2017 级临床四班

谢梦香、邓　鸿、赵得智、余慧婷、游　杰、刘建康、廖洪宇、杨　茜、陈勃宇、杨贵元、谭　蕊、陈欣伟、邱　丹、沈中骏、毛　勇、杨志华、周　仟、高贵玉、杨兆琴、赖慧丽、聂红阳、杨玉梅、项劲杰、姜　浪、李进财、邱志伟、蒋　睿、张美玲、谢皓翔、罗秋霞、陈全清、陈建全、邓玉婷、郑梦玲、袁　媛、任桂香、方顺琪、曾晓添、帅炆林、陈　军、严落小波。

2017 级药学一班

陈　鑫、李　悦、邱俊霞、肖　月、郑　容、邓邦翠、赵鑫磊、侯吉红、周　莹、黄倩倩、王珊珊、田桂浪、周晓容、杨　丹、李霞梅、朱　涛、庹凤兰、许国芝、李玥菡、杨嘉伟、曾薪萍、徐馨怡、郑远琴、郝文财、陈佳会、沈登情、刘　敏、王　艺、童　丹、曾靖萍、王思雨、起加全、王凤玲、王任怡、柒木占、熊欣玥、邓西谨、母海燕、张钦霞、薛小婧、张　芳、程单元、林雪容、何燕秋、李明靖、王文秀、彭　霞、海乃木呷、司堵左石、曲尼绒姆、白玛泽旺。

2017 级药学二班

兰秀英、李德友、王雪菲、张　梦、万佳鹭、李明凤、林姝羽、张　敏、张玲欣、高镭衡、李　茂、吴　鑫、姚晓丽、叶梦玲、代菊芳、陈　岚、赵本会、刘道娟、黎陈凤、陶彬勤、杨福鹏、黄春秀、李思怡、廖生燕、诸红玲、葛婧宇、张　媛、杨　迪、扈又川、杨　政、金　莉、伍　洁、徐秋月、周阳红、顾永兰、李　武、张华健、王　莉、李晓琴、夏园园、王梦婷、王　娟、丁　静、曹永宝、罗艺伟、王　美、李俊敏、范玉琴、姚忠翠、唐德容、阿西支地。

2017 级药学三班

罗　梅、丁　洁、赵　娟、张　银、徐　静、黄锦屏、杨　青、徐玉娇、雷舒雯、林文静、谢秋玉、唐　甜、彭江豪、邱　涛、席利丹、张珠会、钟雨欣、张家佳、倪思薇、黄　燕、刘　英、杨　梅、樊剑英、蒋　琳、张静丹、王荣明、范朝芬、李菊陈、宋浩蝶、刘薛谊、张　瑶、王怡雯、张维兰、刘　鑫、李荣敏、郭　静、吕宗锭、钟雨婷、何　鑫、庞茹宣、何　玥、刘功贵、杨　旭、陈敬学、向　瑞、刘国凤、高光会、杨欢欢、周　欢、尔其阿布。

2017 级药学四班

向俊萍、郑雨林、谢琳颖、陈艳梅、向坤兰、陈琴琴、权　琳、周　灵、左　琴、周　婷、肖森山、陈　梅、杨治洪、江吴霜、张广进、左　新、张诗逸、蒋杨兰、祝秋兰、矣丽媚、李晓洁、段胡兰、林心系、赵　莉、李俊萱、温　群、杨　红、肖　丽、罗欣麦。

2017 级检验一班

朱俊洁、吴骆怡、朱文超、胡远文、陈　莹、黄小宇、李崟豪、曾禧妍、毛　晴、冯　扬、徐沄彤、张家川、朱　宇、李　杨、银金凤、徐　杨、张　宇、李蕊君、曾晓芬、张月芹、邓科吉、王一萍、雷东婷、胡光乾、陈　菡、杨先凤、姚鸿霄、赵炘妍、郝　辰、柴玮宏、金桂秋、王丽娟、周振雄、杨龙甲、陈　虹、杨发菊、陈雨汇、王媛媛、刘　庆、周　洁、李　焱、饶西梅、雷舒涵、赖　祺、王丽晶、张梅燕、贺　丹、唐　淋、黄蓓蕾、付红梅、梁　爽、肖　芳、邓歆颖、饶仁权、沙马吉古。

2017 级检验二班

邵　薇、钱　雪、陈洪香、齐晶怡、欧　梅、蒋祥元、曾钰茜、廖　静、谢文莉、陈春燕、李宝平、苟小艳、周发贵、李鑫雨、李　莎、何宇航、吉木伍达、张　雪、余国芮、蒋菁菁、付慧敏、饶　秘、邓孔平、冯叶涵、周雯靖、沈秋帆、张桂美、徐鹏程、程书锐、付　睿、袁　亚、何　鑫、陈　洪、龙开林、程旭虹、杨婧怡、邹　豪、杨涵钰、林虹岑、唐　雪、胡万容、张文凭、尹婷婷、王晓凤、赵银凤、邓菊蓉、白成交、杨晨烨、周端妹、冯胜豪、张　琴、陈星宇、阿的伍支莫、毕子子布。

2017 级医美一班

余林茂、范媛媛、陈俊柯、周忠杰、马俊洁、郭梦秋、李世勤、侯秀兰、李越香、赖梦瑶、蒋小芸、廖　琳、龙　文、青轩轩、高汇川、冯仁英、卢婷婷、余璐璐、罗雪雪、陈　冬、江文静、张娅玲、洪雨靓、肖 红、张 怡、周尧鑫、吴 雪、张敏薇、范虹霞、任 荟、谢崇林、张 楚、林雨慧、刘若璇、方苑泠、晏梦婷、游 茜、万华丹、赖 蓓、刘 丽、徐碧烨、车召敏、周 旭、曹钰萍、李淑婷。

2017 级影像一班

刘新宇、钟苏芮、包雅萱、杨冬欢、冉陈可、谢 帅、刘丹丹、彭丽睿、代金娜、周焕雨、郭芳会、刘亦乔、郭 怡、唐 敏、李佳美、赵小路、舒俊秋、程诗皓、毛小琼、马明燃、周 娅、余欣龙、钱 磊、曹家铭、周 宇、刘玉鑫、雷海英、赵 琴、向茂玉、刘洪兆、马 勇、郑万能、何金芳、邹 鑫、江述鹏、杨婉婷、施建美、饶世蓝、杨玉婷、杨 涛、陈 蕾、赵雪苹、唐晓英、孟 刚、沈上扬。

2017 级影像二班

李 飞、李鸿飞、杜雪铭、张学连、杨宇婷、王 悦、卢 一、周国辉、郭静霓、肖词文、王棱茜、马世棋、任一平、杨敬耀、冯天祥、吕玉玺、曹 郊、陶兴雨、王 浩、熊彩林、聂雪莉、李昭蝶、罗雨菲、任冠虎、鲍佳敏、田卓婷、李 洁、涂婷婷、邓鹏程、沈 梅、郑舒琪、周 昊、刘 薇、刘 华、张文熠、施文静、徐佳雯、郎 敏、王梦瑶、唐 宇、周梦妮、张语琰、舒 梦、陈兴云、张友胡、汪贵凤、卿 曦、曾小洁、彭 燚、彭措卓玛。

2017 级影像三班

胡友坡、黄莉爽、王鸿锋、蹇林容、邓黎君、刘 艳、字云芳、王 娜、郭 静、赖福婷、王 茹、朱洋平、王 洁、张 露、马仁聪、田　梦、向　杰、梁玲丽、刘　翼、梅　佳、敬嵩山、侯林君、何　磊、高　丽、陈星莹、张余森、肖　琳、钟立臬、郭思琦、邱文玉、黄　汞、夏愉明、罗　雪、舒　霞、唐　怡、陈倩玉、罗代菊、杨小青、李钟豪、曹奕豪、李蕊静、张　巧、蒲　勋、莫伍甲、吕莲琪、吉布格批。

2017 级针灸一班

严　琳、夏　雨、王茂林、谢佳美、王敌弛、张亚伶、张富埌、王丹凤、张苠予、廖勤玉、陈馨悦、马　鑫、梁思雨、石付杰、杨　红、谭莉滢、黄铃悦、程　琳、陈　菊、李　港、吕　琪、宋炙炆、朱恒贵、张劲松、李　烯、杨欣玥、胡　瑾、黄晓兵、赵英惠、陶瑞幸、骆　宇、万　蕾、黄琴玉、赖颗星、刘　阳、杨宇豪、徐亚梅、冯　峻、陈姝霖、周诗乔、罗　鑫、杨子阚、余玮玲、王志波、赵艳秋、王露思、陈雪婷。

2017 级针灸二班

明　煜、赖高全、杨馥榕、符耀文、谢　丹、杨　渊、王　英、赵慧敏、李红梅、邓寅森、何圆梅、李智杰、苟佳富、杜　莉、何招阳、乐　桃、郑　楠、肖　晋、鲜　琪、黄　城、谭启云、汪　梦、任洁琳、王　婷、黄　石、邹　铃、孙黎明、李庭秀、李雪妮、张淑溢、王思敏、冯刘慧、屈子艺、王圣翔、彭兴莲、田　姜、甘文文、张洪斌、陈耀锟、王　洁、李　丹、陈思佳、陈　蝶、朱兴芳。

2017 级中药学一班

郭佳佳、朱代钦、张　芳、李小兰、杨　雪、沈佳敏、陈燕梅、王　屹、骆敏亚、蒋佳颖、李庭龙、聂晓雨、张艺佳、吴文敏、刘永强、刘汉方、曾　艳、江　杨、徐　敏、谭婷婷、张　鑫、杨　丹、雷振燊、郑杨秋、彭　魏、高建锋、肖雯雪、王双岐、苏伍妞、张忠华、张美琦、明　星、唐　辉、何峥岩、尔惹惹西、杨　倩。

2017 级中药学二班

彭　玲、雷　彬、朱俞珈、唐　蝶、李宗健、卢俏丽、罗　琪、李婷婷、孙秫焱、邹　鑫、候巫合、代龙焱、何梦涛、余　周、周　玲、唐茂林、刘帮江、冯睿秀、缪祥保、卢明莉、侯　静、王美婷、代自强、雷校涵、蒋泽萍、郭银芳、王　跃、何添星、周　导、杨　洪、杨玉婷、胡　会、尹　琴、周付云、央青拉姆、孟古泽里他。

2017 级助产一班

高仁义、王宗红、黄　露、陈小芳、王月雅、代雨涵、李开婷、杨路常、夏孝琼、伍珍孝、陈　欣、曾　杉、邱　星、胡　楠、安万存、任　驰、邓光美、陈晓丹、刘艳梦、羊宜双、丁铭莉、刘媛媛、阳　婷、刘丽珠、余平君、明玉平、朱茂颖、杨翠琴、李　凤、马延立、吴　巧、唐　俊、郭　芹、邓文俊、赖慧敏、曾　涵、彭小翠、陈　岚、任思郡、王欣雨、张金凤、吴　旭、龙虹利、勒勒惹弟、拉依伍各木。

2017 级助产二班

刘又波、黄　倩、雷茂琳、蒋　雪、张文稳、欧国群、汪　霞、林婷婷、周　娜、李海霞、张艺馨、肖庆玲、宋诗艺、胡正莉、何　历、伍珈雨、钟含露、邓程程、马　容、任慧铃、李　梅、唐　红、何惺娜、张　苗、刘　毅、魏　敏、毛　雨、罗　妍、

彭　倩、周如意、李晓漫、徐文霞、苏安琪、冯芯瑶、李笔洋、封传雪、刘冰旭、李世燕、汪梓馨、刘芮含、胡秋悦、钟俊宁、胡江鸿、马木乃。

2017 级助产三班

秦李珊、方　琴、董晶晶、张红艳、周任荣、刘佳玲、雍海霞、李元锐、陈金凤、王诗惠、李兴玲、赫红花、梁　加、邓　希、李奕洁、唐　倩、冯沁媛、付丽娟、蒋小清、何菁瑶、张小凤、王　苗、李萱萱、吴小柳、叶建霞、郑　敏、刘　银、赖水琳、冯　耀、周泽利、王可心、周　文、杨欣雨、蒋梦玲、孔孟月、邓　静、张久银、袁　华、王昌琴、秦运洁、邱旭阳、龙艳茹、向　聪、袁　维、李　婷、肖陈陈、汤　薇、许丽姝、曲比尔西。

2017 级全日制三年中职

2017 级中职护理一班

曲　珍、清　初、何小英、马　秀、呷　绒、柔　谢、刘　欢、拥　青、张慧娟、龙　太、李香林、其麦措、丁真志玛、降央志玛、次仁志玛、拥金卓姆、格让花姆、德西拥措、郎色翁姆、泽伍则瓜、扎西巴措、启米翁姆、扎西德青、泽洛卓玛、康珠拉姆、扎西翁姆。

2017 级全日制五年高职

2017 级五年高职一班

刘思雨、袁玮熙、黄祥奕、王泽露、陈　霜、颜凯怡、刘　丹、范国敏、李丽君、雷翔雨、陈霁颜、姜湲湲、曾婷玮、卢小莉、黄海英、杨　雯、殷梦萍、但雯丽、李梦珍、陈家惠、余　林、瞿　孟、彭云熙、周冰玉、余　杰、肖雨婷、李中一、郑静文、张文洁、何国华、黄玉玲、邹文艺、陈　琴、罗丽岚、游旅平、

熊　涵、黄晓玲、曾心怡、毛奕遐、李若然、余　玥、任冬玲、廖　艳、李星缘、王　芯、曹家萌、邓秀秀、陈梦婷、舒天桥、张婧歆、陈家敏、文俊欢、刘光玲、宗文晰。

2017 级五年高职二班

李艺玮、徐　青、吴佳鸿、罗　娜、陈欣冉、郑笃利、阳　浩、廖云蕾、吴思影、龚玉佩、钟荣川、刘光丽、郭　悦、周慧玲、吴礼娟、程新芮、曹耀尹、王思荟、陈炫霖、廖灵锈、吴彩云、邹琦玲、苏凤姿、陈　平、罗小雨、潘晓洁、胡　敏、赵雨婷、姚　霞、冯　蕾、邱万苹、刘育珠、赵伟宏、刘新月、张　雪、郭又菲、贺婷婷、张欣雨、缪经英、杨国英、刘　艳、张　蜜、胡君妍、陈翠莲、李　萌、黄　霞、兰一鑫、格绒拥忠。

2017 级五年高职康复一班

李柯伶、张　磊、邓　兴、郭　敏、肖子木、赵显东、黄俊良、邱　越、吴睿霞、袁德红、黄思涵、刘芋秀、谢吉韦、陈　璐、谢宇佳、魏银银、李兴叶、华茂佳、王　凤、徐晓萍、杜雪婷、罗培浩、丁晨航、黄　韩、夏欣悦、汪家治、罗杨洪、刘　影、徐　森、陈　奇、廖子豪、卓　丹、谢婉茹、杨　毅、刘　意、张意林、王金山。

2017 级五年高职药学一班

陈倚慧、吴玉涵、唐　洋、殷珮铫、郑梦洁、刘　琪、陈佳俊、赵东祥、杨成文、祝　萱、刘燕婷、张培媛、宋长萍、曾星蕾、刘汉英、李　琦、胡小珊、邹桂红、程丹丹、管　钰、张雨佳、彭作莉、刘　慧、张　旭、丹　增、陈林涛、范　伟、熊彩霞、李　帅、宋　娆、吴梦丹、张耀元、魏　绪、杨　娜、葛春艳、

刘　敏、龙　丹、赵　庆、刘思悦、黄承益、曾超杰、丁　璐、吴晓清、邵雨思、李贵秀、丁琳力、四郎拥忠、洛绒汪堆、乌尼约真莫、扎西尼马。

2017 级五年高职影像一班

罗慧聪、蒋　鹏、熊　琳、曾兴雨、胡　钰、邹　敏、周馨绮、王雯钰、龚　彤、陈　融、何璧玉、牟世美、潘庆辉、黄思洋、八雪峰、肖　鹭、傅天宇、冯思翰、陈思懿、李浩坤、黄真珍、谭玲玲、陈欣兰、沈祥婷、陈俊熙、廖丽军、曹代佳、贺云丽、丁丽玲、邹巧琳、伍俊龙、赵钰婧、卓吉明、熊家伟、张　钰、欧　婷、杨棋勋、郭伦瑞、周　婷、冯浩佳、朱　照、孙晓铃、王俞惠、何　瑶、刘政恩、张　田、何小芳、高翔飞、马茂富、来让泽仁、尼木乌牛、巫期伍且、冷则约古。

2017 级成人大专

2017 级成人大专护理一班

李海燕、甘敏玉、曾国东、李　玲、历梦洁、冯雨婷、雷文俊、袁洪伟、罗雅鑫、张　燕、田丽丽、周文珊、曾雨曦、刘金凤、刘　玲、倪添赐、曹仁芳、周玉婷、邓乾丽、黄菲菲、杨倩茹、张　雪、刘　浩、曹可薏、何彬强、王　跃、黄晚露、张　馨、李金兰、王　莉、刘签秀、罗　娜、李　萍、陈　玉、黄明星、程秋雨、孙　燕、邱婷婷、熊婷婷、邹梦涵、梁伟琼、龚慧敏、杨　莉、刘　丽、张玉婷、钟余兰、谢晓玲、吕泾屹、曾能悦、罗利梅、丁缪芮茜。

2017 级成人大专护理二班

权敬英、孙蔚秋、谢寒月、龚健聪、冯　静、蔡周玉、雍　琴、吴梦蝶、胡茂雅、黄雅丽、曾雅兰、童林益、熊小玲、黄琳丽、黄展鹏、王思琪、王　鸿、李晓莹、李　楠、谢方霞、张　粤、郑家碧、邓咸盈、陈慧玲、张　丽、王　莉、宋　婷、晏琳钰、余媛媛、龚程益、万　益、杨琳鑫、邱世择、林　雨、刘林玉、李守聪、何虹莹、周茜茜、余春霞、邓　雨、罗雅琦、魏　敏、黄　琳、赖晓真、陈晓溪、彭　懿、龚　雪、赵　爽、刘　杨、李建敏、罗绒卓玛、周阳琳玉。

2017 级成人大专康复一班

曾思颖、钟杰莹、何　杰、赵延顺、黄云莺、黎晨峰、胡　婷、宋小凤、梁琼英、阿尔尔主。

2017 级成人大专药学一班

童　灿、毕佳苓、邓贤松、程雅琴、郑雅婷、邓咸利、邱　雨、曾逸凡、王　丽、曾　凤、邹晓霞、彭妍婷、吕　瑶、赖　茜、田　雨、刘　平、唐敬伟、李文林、胡玉园、万诗雅、曾　敬、贺正菊、郑秀梅、吴　珊、李　娜、陈　丹、刘　旭、刘沼利、李双桦、廖　蝶、胡俏丽、朱云霞、杨　婷、李　慧、梁　宇、周志丽、彭晓霞、王俊莉、江　华。

2017 级成人大专影像一班

刘　珊、吴　莉、张泽果、俞佳成、申雨琳、邓诗意、张　蓉、林　倩、田小燕、周思敏。

2017 级成人本科

2017 级成人本科护理一班

李　珊、曹雨晴、黄　灿、王晓梅、郭春琴、潘　林、刁会梅、谢嘉欣、甘雨云、彭　香、赵玉婷、黄玉珍、郑季杭、贺杰丹、余思洁、谢　颖、曹斯婷、王　相、陈彦存、张梦云、冯　丹、杨慧君、杨　霞、杨晓娇、刘喜娟、赵　芳、蔡欣芸、郑声源、吕　倩、周基莲、宗毕然、龚萍媛、虞斯琪、代相月、郭　燕、姜羽平、范玉梅、熊　丹、邹丽梅、彭钰红、赖柯汶、廖秀莉、赵婕妤、但雅宁、林　霞、马兴燕、潘　霞、马　庆。

2017 级成人本科护理二班

邓璇靖、蒋绮雯、李清秀、龚　雪、周玲乐、谢家春、牛　玲、简汉龄、胡　丽、陈燕梅、张贵琴、刘　倩、曹　益、毛伟强、王彦力、许钰林、余思琪、李能巧、姜　岚、钟游双、陈　佳、王　婷、聂洪玲、杨凤莲、罗　兰、李　清、吕秋颖、景代英、刘　平、郑玲秀、兰孟婷、曾　红、黄　敏、黄　莹、宋维伟、黄春燕、程小芸、宋　悦、黄红丽、袁　茂、李　苹、何　苗、蓝　洋、何丽婷、兰语丝、刘彦蕾、廖琪磷。

2017 级成人本科护理三班

廖　莉、黄　茹、毛程玉、梁　秀、闵莉娟、郑　巧、官晓玲、何玉玲、雷　林、张　琼、陈艺嘉、陈修慧、黄学惠、牟小会、袁　丽、查杨萍、袁永雪、刘傲雪、王玉镁、钟佳廷、李臻梅、刘东梅、罗　娟、钟　燕、钟　玲、张玉梅、邹佳珂、黄　倩、阮　霞、郭　玉、李志颖、袁诗慧、周　瑜、游玉珏、陈俊蓉、吴诗培、王　丹、刘茂婷、杨艳梅、周雅嘉、杜晓玲、袁国秀、邹莹丽、钟　燕、赵晓霞、巫雪梅。

2017 级成人本科药学一班

曹青青、曾　丽、陈　航、陈　维、邓玉珠、洪　莉、黄　培、兰伯恩、罗　丹、彭　玲、魏　阳、袁家慧、张忠奕、赵晓玲。

附录三 荣誉谱

1952 年

是年 选出立功创模先进人物：乙等模范侯勤修；先进工作者：冯事卿、何开庠、何玉书。

1957 年

6 月 自贡卫校被自贡市增产节约办公室评为自贡市节约煤炭先进单位。

1959 年

是年 自贡卫校许肇先获省劳动模范称号。

1960 年

是月 市一医院谢永昌代表儿科出席全国文教群英会。

1961 年

是年　自贡卫校喻淑芳被评为市劳动模范。

1974 年

是年　自贡卫校出席卫生系统表彰会。基础课教研组、临床课教研组为先进集体。8 人为先进工作者。

1975 年

是年　市卫生局先代会表彰自贡卫校开门办学教学组、基础课教研组为先进集体，齐仕元、李远志、曾凡伟、张应桐、罗光仪、徐成新、谢信清为先进工作者，刘梓华为民兵积极分子。

1976 年

1 月　市卫生系统先代会表彰先进集体有自贡卫校行政组、临床教研组、中医教研组；先进工作者有刘梓华、张应桐、徐成新、魏明杰、温绍文、李远志。

1977 年

是年　自贡卫校获自贡市卫生系统 1976 年度嘉奖单位。出席教育工作先代会的有先进集体中医教研组；先进个人徐成新、谢信清。

1981 年

是年　自贡卫校侯帮清被共青团自贡市委表彰为1981年度优秀团干部。

1982 年

是年　自贡卫校被自贡市政府评为自贡市先进单位。

是年　自贡卫校被自贡市人民政府防空委员会评为1982年度先进单位。

是年　市职工生活工作领导小组批准自贡卫校为1982年度职工生活工作先进单位，自贡卫校师生食堂为市先进集体。自贡卫校工会被评为卫生系统先进集体。

1983 年

是年　自贡卫校被评为1983年度市先进单位；自贡卫校外语教研组被评为省卫生先代会表彰的先进集体。李远志、齐仕元被评为1983年市科学技术协会先进个人；自贡卫校被评为卫生系统1983年“全民文明礼貌月”活动先进集体；曾凡伟被市职工生活工作领导组评为先进个人；市人防评自贡卫校为战备宣传教育先进集体，文仲北、晋火祯为先进个人；自贡卫校教工团支部被评为市卫生系统先进团支部。刘玉梅被评为优秀团干部，王镖、张玉兰被评为优秀团员；市卫生局临时党委表彰自贡卫校马骁、曾和竺、肖淑泉、刘梓华为优秀党员，刘格非被评为1983年度市保密工作先进个人、文书档案先进工作者。

1984 年

自贡卫校被评为1984年度市人防先进集体、档案工作先进单位、自贡市第三个全名文明礼貌月活动先进集体，自贡卫校食堂被评为1984年度市职工生活工作先进集体，罗玉才、文仲北被评为人防先进个人。

1985 年

11月　刘俊茹被市委、市政府表彰为优秀教师。

是年　谭言海被四川省委、省政府表彰为省级优秀教师。

是年　专业课教师党支部被评为1985年度市卫生局先进党支部，刘格非、刘俊茹、冯国贵被评为优秀党员。

1986 年

是年　自贡卫校被命名为市级文明单位。

是年　自贡卫校被评为全省中小学三防教育先进集体。

是年　市卫生局党组表彰：自贡卫校专业课党支部为先进党支部，专业课党支部第二党小组、行政党支部第一党小组、基础课党支部第一党小组为先进党小组；刘格非、刘俊茹、严晓薇、张伯远、彭译、齐仕元为优秀党员，谢信清、谢淑卿为优秀党务工作者。

1987 年

2月25日　团市委表彰自贡卫校为共青团工作成绩优异单位；表彰的特色团支部为自贡卫校放射5班团支部，胡耀光为“为同龄人贡献光热者”。

4 月　詹国锦被评为 1987 年全国卫生文明先进工作者。

同月　中共自贡市卫生局临时委员会，表彰 1987 年“创先争优”先进，自贡卫校有基础课党支部、专业课党支部第二党小组，优秀党员刘俊茹，优秀党务工作者谢信清。

1989 年

6 月 20 日　詹国锦被评为全国优秀教师。

是年　自贡卫校詹国锦、刘俊茹被评为市卫生系统 1989 年度“三八红旗手”；陶学清获市勤工俭学 1989 年度自贡市财务、统计年报三等奖。

1991 年

3 月 24 日　自贡卫校被市爱卫会评为 1990 年度爱国卫生红旗单位。

10 月 4 日　张光被自贡市教委评为自贡市先进工作者。李观富、曾孝亮获市卫生系统 1991 年度“两学一赛”活动先进个人。曾孝亮被评为市 1991 年双增双节优质服务竞赛先进个人。

1992 年

6 月 16 日　四川省人民政府命名自贡市一医院为“省级文明医院”。

6 月 30 日　市卫生局党委表彰自贡卫校政工党支部为 1992 年先进党支部，缪尚元，张伯远为优秀党员，刘格非为优秀党务工作者。

12 月 19 日　市教委表彰自贡卫校为招生工作先进集体，齐仕元为先进个人。

是年　自贡卫校获省卫生厅“学雷锋、学白求恩、树新风”活动优秀单位奖，张伯远被评为先进个人。

是年　齐仕元被省教委等5个单位联合表彰为四川省职工教育先进个人。

是年　自贡卫校被自贡市人防办表彰为1992年人防工程先进单位。

1993年

5月　兰金容被国家教委、人事部审批为全国教育系统劳动模范。

1994年

自贡卫校工会财务参加系统检查评比，获市一等奖。专业课工会小组被评为市“先进工会小组”。

1995年

4月　自贡卫校被自贡市政府评为自贡市无偿献血先进单位。

1997年

6月　自贡卫校被四川省人民政府批准自贡卫校为省部级重点中专。

9月10日　市一医院钟永被评为“四川省职业道德建设十佳标兵”。

10月8日　市一医院被四川省卫生厅批准为首批“文明单位”示范窗口单位。

是年　市四医院创成国家级“爱婴医院”。

1998 年

7 月　市四医院被四川省卫生厅表彰为全省卫生系统“讲文明、树新风”活动先进集体。谭伦获先进个人称号。

10 月　四川省人民政府批准自贡卫校为省级文明单位。

1999 年

3 月　四川省教委批准自贡卫校为省级校风示范学校。

2000 年

12 月　市四医院《单孔锥颅 CO_2 置换术治疗慢性硬膜下血肿》获四川省卫生厅科技进步三等奖。《可吸收内固定螺钉的临床研究》和《强化加局麻下喉显微手术与血氧变化的相关性研究》分获 2000 年度自贡市科技进步三等奖。

2001 年

5 月　市四医院被四川省护理学会评为“四川省整体护理先进集体”。

同月　市四医院被省卫生厅、省残联授予“2000 年视觉第一中国行动”省内医疗队先进单位。邓新民、陈祥杰获先进个人称号。

是年　自贡卫校被自贡市人民政府评为自贡市职业教育先进单位、自贡市“九五”期间职业教育和社会力量办学先进集体。

2003 年

1 月 2 日　市一医院被评为“四川省 2002 年度残疾人康复工作先进集体”。

2 月　自贡卫校被中共中央宣传部、中央文明办、解放军总政治部、共青团中央评为全国学习雷锋、志愿服务先进集体。

4 月　自贡卫校被四川省教育厅、劳动和社会保障厅、经贸委评为全省职业教育先进单位。

4 月 10 日　市一医院徐成新被评为 2002 年度四川省全国五一劳动奖章获得者。

11 月　自贡卫校团委被共青团自贡市委评为五四红旗团委。

2004 年

2 月　自贡卫校被自贡市爱国卫生运动委员会评为市级卫生红旗单位。

12 月　自贡卫校被四川省人事厅、教育厅、劳动和社会保障厅评为四川省职业教育改革创新先进单位。

是年　自贡卫校团委被共青团四川省委授予四川省青年文明号十年成就奖。

2005 年

1 月　自贡卫校被教育部办公厅评为国家级重点中等职业学校。

4 月　市一医院外科主任徐成新获全国劳动模范称号。

4 月　市四医院肝胆外科主任、副主任医师赖钊在四川省劳动竞赛办公室开展的群众性经济技术创新活动中被评为“窗口服务标兵”，成全省 10 人之一。

10 月　自贡卫校被自贡市爱国卫生运动委员会评为自贡市卫生先进单位。

11 月　自贡卫校被省委宣传部、省精神文明建设办公室、省教育厅、团省委、省学联评为大中专学生志愿者暑期文化科技卫生“三下乡”社会实践活动先进集体。

2006 年

是年　自贡卫校团委被共青团四川省委评为增强共青团员意识主题教育活动先进团组织。

是年　中心工会获“自贡市模范职工之家”称号，被省总工会评为省职业道德“双十佳”先进单位。黄志国被市总工会评为“自贡市优秀工会工作者”，中心主任曾晓奇被评为“重视支持建家工作的领导”。

2007 年

2 月 27 日　市一医院周维良被评为“四川省援外医疗工作先进个人”。

2 月　市四医院耳鼻喉科主任梁国庆被评为第六批四川省卫生厅学术技术带头人。

8 月　市四医院急诊科获四川省“五一巾帼奖”及“四川省五一劳动奖”。

12 月　自贡卫校被四川省教科文卫工会委员会评为四川省教科文卫体系统工会工作先进集体。

是年　自贡卫校被中共自贡市委评为 2006—2007 年度“四好”领导班子。

是年，中心工会获市总工会宣传工作一等奖、“四川省模范职工之家”、四川省教科文卫体系统“工会工作先进集体”称号。

是年，舒亚君获四川省抗震救灾“五一劳动奖章”。

2008 年

1 月　自贡卫校被自贡市劳动竞赛领导小组评为自贡市 2007 年度劳动竞赛优胜单位。

1 月　自贡卫校团委被共青团自贡市委授予自贡市共青团工作考核一等奖。

7 月 29 日　市委、市政府授予仁济医学中心“市级文明单位”称号。

12 月　自贡卫校被团省委、四川青年志愿者协会评为优秀抗震救灾志愿服务集体。

2009 年

年初　自贡市仁济医学中心团委被共青四川省委、省青年志愿者协会表彰为“四川省优秀抗震救灾志愿服务集体”。

2 月　市一医院检验科获“四川省十佳青年文明号”称号，成为自贡市唯一省级十佳青年文明号单位。

9 月 1 日　原仁济医院、人民医院、市一医院院长马君牧被评为“自贡建市 70 周年十大杰出人物”。

12 月　自贡卫校被自贡市教育局授予中等职业教育教学质量考核一等奖。

2010 年

6 月　仁济医学中心戴晓艳、郝红、罗成莉参加自贡市卫生系统“迎省运、文明礼仪、优质服务”知识竞赛获第一名。

7 月 9 日　《人民日报》时代先锋专刊公布：四川自贡卫校荣获全国中等职业教育德育工作先进集体（教育部、人力资源社会保障部授予）。

7 月　中心冷蔚、舒惠娟获市委宣传部“迎省运，讲文明，树新风”征文比赛第一名。

9 月 7 日　自贡卫校张光被中共自贡市委、自贡市人民政府表彰为 2009 年优秀教师，罗天蔚被表彰为优秀教育工作者。

10 月 30 日　段河军代表自贡卫校参加全国中等职业学校医药卫生专业“创新杯”说课比赛获一等奖，为四川省唯一一等奖。

11 月 1 日　自贡卫校高职护理 18 班被共青团中央、教育部联合表彰为“全国先进班集体”。

12 月 7 日　市一医院和自贡卫校通过市级最佳文明单位检查验收。

是年，中心血液内分泌科被全国总工会授予“五一全国巾帼标兵岗”称号。

2011 年

3 月　自贡卫校被四川省藏区免费中等职业教育计划领导小组评为四川省藏区免费中等职业教育工作先进集体。

是月　市四医院《经皮锁定钢板治疗胫骨干中下段骨折的临床研究》科研项目获 2010 年度省医学科技三等奖，此系自贡市卫生系统 2010 年度在四川省医学会上唯一获奖课题。

6 月 22 日　中心党委副书记、工会主席李华被自贡市妇联评为妇女示范标兵。

6月23日　中心外科党支部、教学党支部被中共自贡市委表彰为先进基层党组织，病理科副主任张雨涛被表彰为优秀共产党员，党办主任方晓君被表彰优秀党务工作者。

8月8日　市一医院病理科张雨涛、朱建华、唐云主研项目《凋亡相关蛋白XIAP/Smac在乳腺非特殊性浸润性导管癌中的表达和意义》获2011年度自贡市科学技术进步奖二等奖，该文章被英国SCI收录杂志《Diagnostic Pathology》发表；杨明全、曾永红、郑刚主研项目《上腹部手术全麻恢复病人早期鼻面罩无创通气预防术后低氧血症的临床研究》，程新、唐志刚、王应国主研项目《不同血液净化治疗方法对尿毒症难治性高血压的临床疗效观察》，周利民、伍欢、李叶辉主研项目《血浆置换治疗重型肝炎的临床研究》分别获得2011年度自贡市科学技术进步三等奖。

8月22日　自贡市仁济医学中心党委书记、副主任姜晓燕被评为四川省优秀党务工作者。

8月29日　市一医院心血管内科科研项目——“社区房颤之家”获欧洲“同一使命，百万患者”基金1万欧元支持。全国仅有两个项目获此殊荣。

9月17日　由四川省教科所主办，自贡市教科所、自贡卫校承办的2011年全省中等职业学校医药卫生类专业教师说课比赛在自贡卫校举行。代表自贡出赛的自贡卫校3名选手肖骞、唐虹两位老师，分获说课比赛第一、二名，潘燕老师获二等奖。

11月15日　自贡卫校被四川省委宣传部、省委统战部、省民族事务委员会命名为“四川省民族团结进步创建活动示范单位”。

11月19—20日　在济南举行的全国中职学校医药卫生类“创新杯”第二届教师说课比赛中，唐虹和肖骞代表四川省参加比赛，均荣获全国一等奖，自贡卫校荣获优秀组织奖。

11月22—24日　在广州举行的2011年全国中等职业学校德育课程

“创新杯”教师说课比赛中，自贡卫校教师常潇丹代表四川省参加比赛，获二等奖。

12月　自贡卫校被全国教科文卫工会委员会评为全国教科文卫体系统先进工会组织。

12月　自贡卫校被自贡市教育局评为2011年度教育教学质量综合考核一等奖。

是年　自贡卫校被自贡市卫生局直属机关党委评为自贡市卫生系统先进党组织。

2012年

1月　中心工会获2011年度全国教科文卫体系统先进工会组织称号，系自贡市唯一获此称号单位。李爽乐获“全国五一劳动奖章获得者”称号

3月　中心被评为“自贡市计划生育先进单位”。

3月　中心工会副主席何平被市工会评为“2011年度自贡市职工文体先进个人”。市一医院被自贡市总工会评为“2011年度职工文体工作先进单位”。

6月26日　自贡市精神文明建设办公室通报，自贡市仁济医学中心为2011年度市级文明单位。

6月　川卫康院德呷拉姆等3名同学参加全国民族地区职业院校学生手工制作大赛，获银奖1个，优秀奖2个。

10月　川卫康院李琴获全国医药卫生类专业教师说课比赛一等奖。

11月　川卫康院被四川省委宣传部、统战部、省民委评为四川省民族团结进步创建活动示范院校。

12月　川卫康院被自贡市教育局授予中等职业教育教学质量考核一等奖。

12月27日　市一医院被国家中医药管理局、卫生部、总后勤部卫生部命名为全国综合医院中医药工作示范单位。

12月31日　川卫康院招就处副处长黄小波被四川省藏区免费中等职业教育“9+3”办公室评为四川省藏区“9+3”学生顺利就业省级先进个人。

2013年

1月　川卫康院被四川省外国专家局批准为省级引进国外智力示范单位。

1月　川卫康院被四川省教育厅批准为四川省中等职业教育学生内务管理示范学校。

3月7日　中心团委获团市委2012年度共青团工作综合考核特等奖。

是月　市四医院ICU李劲松获卫生部等3部门联合表彰的全国卫生系统先进工作者称号。

4月12日　市一医院神经内科黄琳明被省卫生厅批准为第十批厅学术技术带头人；耳鼻喉科鄢斌成志被批准为第十批学术技术带头人后备人选。

4月15日　市一医院被省卫生厅2012年四川省艾滋病检测实验室室间质量考评为优秀。

5月23日　市一医院2012年度档案事业统计年报工作获自贡市档案局通报表彰。

6月28日　由教育部、国家民委等部门举办的2013年全国职业院校学生技艺比赛决赛在天津启动。川卫康院5名参赛学生（含“9+3”学生2名）共荣获二等奖1个，三等奖3个，优秀奖2个。

12月10日　市一医院被评为“省级卫生先进单位”。

12月18日　川卫康院获工业和信息化部电子科学技术情报研究所、全国医学信息技术考试管理中心四川省分中心颁发的2013年度“全国医学信息技术考试”项目模范基地奖。

是年，中心手术室获四川省巾帼文明岗称号。

是年，叶秋棠获四川省“三八红旗手”称号。

是年，何平获“四川省教科文卫体系统先进女职工工作者”称号。

2014 年

2 月 1 日 中心手术室获四川省“三八红旗集体”称号，李爽乐获四川省“三八红旗手”称号。

9 月 4 日 教育部公布 2014 年国家级教学成果奖获奖项目名单，由川卫康院邓小利、蒲建萍、黄昌平、罗天蔚、陈洪、秦丹主研的课题促进中职卫生类“9+3”学生学习适应研究获国家级教育教学成果二等奖。

9 月 9 日 学院庆祝第三十个教师节表彰大会在 113 阶梯教室举行。共表彰市级优秀教师 3 名、2014 年高校新任教师职业技能培训优秀学员 12 名、“三育先进个人，优秀辅导员（班主任）”53 名。

10 月 30 日 川卫康院康复系代表队首次参加第二届“天瑞杯”全国康复治疗专业学生技能大赛，获高职高专组第一名。

11 月 1—3 日 教育部在南京主办的 2014 年“凤凰创壹杯”全国职业院校信息化教学大赛中，川卫康院药学系教师陈丹获三等奖。

11 月 14—16 日 川卫康院护理系教师郑笃永、王华栋，参加省护理学会举办的全省高职高专教师说课比赛，均获一等奖，郑笃永获第一名。

12 月 川卫康院被四川省卫生计生委员会批准为四川省住院医师规范化培训先进基地。

2015 年

5 月 10 日 护理专业学生在乐山职业技术学院举行的四川省高职护理专业护理技能大赛中，分获一、二、三等奖各 1 名。

5月30日　在山东济南泰山医学院举行的、有30所高职高专院校参赛的全国职业院校医学影像技术专业技能大赛上，学院影像系3名学生获二等奖1名，三等奖2名和团体三等奖。

7月　市四医院神经内科林玉全获四川省优秀共产党员称号，为全市卫计系统唯一获奖者。

9月10日　庆祝第31个教师节，学院表彰各类先进人员67人。含先进个人58人、优秀辅导员3人、“三十年教龄”教师6人。

10月23日　中共四川省委教育工作委员会授予学院第四党支部“四川省高等学校优秀服务型党组织”称号。

12月20日　在首届大中华地区腔镜疝修补手术视频大赛西南区决赛中，市一医院普外二科张发强获西南赛区一等奖，成为川渝两地唯一的一等奖获得者。

是月　市四医院朱玮玲获“四川省优秀团干部”称号。

是月　市四医院健康管理中心获省“巾帼文明岗”称号。

2016年

1月18日至22日　护理系14级大专护理10班学生李红霞参加“四川省首届巾帼家政服务职业技能大赛”，获养老护理组冠军。

8月10日　团委组织学生赴福州参加挑战杯——彩虹人生全国职业学校创新创业创效大赛。川卫康院创业项目“颐养健康管理公司”获全国二等奖，暑期社会实践调研报告“养老机构医学专业人才现状调研——以上海九家养老机构为例”获全国三等奖。

9月10日　学生赴成都西南石油大学参加第二届四川省“互联网+”大学生创新创业大赛决赛。川卫康院创业项目“医养结合居家养老——基于互联网+模式”获省二等奖。

10月30日至11月3日　康复系学生在“第三届全国康复治疗学与

运动康复学专业学生技能大赛”中，荣获高职高专物理治疗组一等奖。

11 月 4 日　在输出职业教育学术论坛会议上，四川高等职业教育研究中心进行首届科学研究优秀成果颁奖典礼，学院课题《院校深度融合背景下高职康复治疗技术专业学生临床实践能力培养研究》获优秀成果三等奖。

2017 年

4 月 7 日　2017 年四川省高职护理技能大赛在学院举行，川卫康院 3 名选手分获一等奖 1 名、二等奖 2 名。

5 月 5—6 日　医学检验系主任殷明刚带队，到重庆参加西南地区医学检验技术专业学生技能大赛，获二等奖 1 个，三等奖 2 个。

5 月 15—17 日　全国职业院校技能大赛中职护理技能比赛在江苏南京卫校举行，护理系 2 名学生代表四川队参赛，1 名学生获“全国中职护理技能比赛个人二等奖”。

5 月 19 日　韩国大邱市美容美妆大赛在韩国大邱市举行，川卫康院护理系医学美容专业 1 名教师及 3 名学生代表参赛，徐玲老师获由大邱市地方政府颁发的唯一一名“皮肤管理类特别优秀奖”，系大赛最高奖项，3 名学生均获韩国美容协会颁发的优秀奖。

5 月 25 日　学院医学检验系主任殷明刚带学生参加第四届全国卫生职业院校“人卫杯”检验技能竞赛，获团体三等奖，个人综合二等奖和三等奖。

6 月　在全省高职高专思政工作年会上，川卫康院辅导员获学生工作案例竞赛 1 个一等奖，2 个二等奖；学生工作论文竞赛 2 个二等奖，1 个三等奖。

10 月 26—28 日　学院承办“第三届全国康复治疗技术专业学生技能大赛”。川卫康院第三次蝉联大赛团体一等奖及多个奖项。

是年，在市工会、妇联组织的各类评优、竞赛活动中，学院保卫处获自贡市“安康杯”优胜班组称号。学院学工处（团委）、药学系、基础医学部病理、临床、药理3个教研室获“市级巾帼文明岗”称号。

后　记

四川卫生康复职业学院肇始于1917年“自流井雨台山医院”自办的看护训练班，仅招5名男生。1918年，医院报中华护士学会备案，正式办校，并取名为“自流井私立仁济高级护士职业学校”，学院办学历史即追溯于此。百载春秋，沧海桑田。它一个世纪的风雨历程，展现了自贡地区职业教育的发展轨迹，成为医教高度融合的典范，为服务抗战所需，为新中国医疗卫生事业培养了大批医务人员。编修一部百年院志，既是为她百年华诞献礼，也是一项总结过去、指导当前、开创未来的千秋大业，对于增强广大师生对校史校情、地方风情、党史国情的学习和教育，深入开展爱国主义教育、培育和践行社会主义核心价值观具有重要意义。

《四川卫生康复职业学院志》（以下简称院志）的编纂工作始于2014年7月，初稿成于2018年11月百年校庆之际，修订完善于2020年10月，定型于2020年底，定稿付印于2021年10月。本为百年校庆献礼之作，因种种原因推迟出版至2021年12月。故其主体内容上讫1918年，下至2017年，其后内容待来日修订再版时再为补充。此项工作先后经历了创建编纂机构、组织人员、拟定提纲、搜集资料、编写长篇、撰写初稿、完善修订、审稿定稿等阶段。

2014年7月，经学院党政联席会议研究，同意成立以时任学院党委副书记、院长曾晓奇为主任委员的校志编纂委员会（以下简称校志编委会）。2015年9月，学院党政联席会议再次研究院志编纂事宜，决定由学院党委书记刘建辉和党委副书记、院长曾晓奇分别担任校志编委会正、副主任委员，全面领导院志编纂工作。同时成立校志办，设在人文社科部，具体负责院志的组织协调和编纂工作，包括拟定目录大纲、收集校史资料、整理文档、培训修志人员、编写校志、召开相关座谈会和研讨会等。

编写过程中，学院先后聘请院外修志专家3名，抽调院内2名教师作为兼职工作人员共同参与编写，协调院内30余人参加搜集、整理资料等工作，邀请5位退休老领导及老教师担任编辑顾问，面向社会和院内各处室系部广泛征集修志资料。修志历程体现了在院干部职工之间的上下沟通和民主集中，学院开放办学和服务社会的宗旨，共同编写出一部集思广益、兼顾内外的合格院志。

2015年10月，校志编委会审议通过了校志办拟定的编纂提纲，并发至学院相关部门和人员广泛征求意见，在此基础上不断修正和完善，将《四川卫生康复职业学院志》的正文拟定为10篇27章。同年12月，经申请，学院被中国高等教育学会校史研究分会正式吸纳为会员单位，成为全国仅有的几所专科院校会员单位之一。2016年5月，学院邀请国内两所著名高校的校史研究专家到院开展“校史研究与展览”学术讲座，指导修志工作。同年10月，学院派马应安、罗智凯参加中国高等教育学会校史研究分会第14届学术年会，学习其他高校修志撰史经验。自2015年9月以来，校志办先后采访学院离退休教职工及相关知情人员30余名，查阅自贡市档案馆、两所附属医院档案室、学院档案室各类文字和影像档案上千卷次，远赴加拿大多伦多访谈学校3位早期创始人后代，在多伦多大学图书馆、教堂档案馆查阅数十卷档案及其他资料。此外，校志办还通过召开座谈会、网上发布征集公告、电话采访、邮箱联络等多种方式征集各类资料和查实考证资料。

2015年9月，校志办向校志编委会提出严格按照修志的编写规范，采用横排竖写、述而不议的行文方式，力求做到体例规范化、学术规范化、用语规范化，力争写出一部合格的院志。2017年8月起，校志办组织人员整理、分类已经收集到的各类资料，并按照编纂提纲和目录进行材料归类。2018年1月开始，院志的插图、序、凡例、总述、大事记、各篇章、附录、后记陆续经历了初稿、审稿、拟定稿阶段。经过反复修改和完善，10月，院志初稿经校志编委会审稿、自贡市地方志办公室（以下简称市地方志办）审订后定稿，并于11月初交付出版社暂以内部资料形式印刷成册，发放给校内师生员工学习阅读。2020年3月，学院再次聘请2名院外修志专家指导校志办开展院志修订与完善工作，分别于5月和7月完成修改稿第一、二稿，校志办也分别组织校志编委会同志进行审稿。9月，校志办将修改稿再次提交市地方志办，请其给予审稿与指导。11月，校志办根据市地方志办意见完成修改稿第三稿。2021年1月初，校志办将修改稿第三稿提交市地方志办进行终审。1月18日，市地方志办组织审定后同意出版，并出具终审意见。校志办随即组织人员按照市志方志办终审意见进行修改，正文最终定为8篇19章，并将最终定稿一一报送学院领导班子成员最后把关。4月20日，学院党委会决定：原则同意出版《四川卫生康复职业学院志》（1918—2017）。

在本志的编纂过程中，有幸得到市地方志办的指导，得到市档案馆的支持和帮助，得到兄弟院校修志专家和人员提供的经验和帮助，得到学院及附属市一、四医院各级领导和广大教职工、离退休老领导、老干部的关心和支持，特别是学院党委一以贯之的坚强领导、坚定支持和正确指导，在此一并表示衷心感谢。全体修志人员众志成城、不辞辛苦、边学边做，尤其是具体参与编写和收集资料的人员绝大部分都是利用工作之余，以无私的奉献精神投身于学院百年修志的大计之中，他们大多数都是学院的年轻教师，在此项工作中留下了最靓丽的青春印记。

修志既是学院对于百年文化的传承，又是总结办学经验，开创未来的重要基石。编纂百年院志是一项非常严肃而庄重、极具科学性和学术性、十分庞大且复杂的系统工程。学院办学历史悠久，历经风雨沧桑，而修志时间紧迫，特别是建校早期资料遗留国外，加上校址几经迁移，资料搜集和考证难度很大，由于我们修志经验不足和水平有限，存在疏漏之处在所难免，恳请大家批评指正，以便我们以后修改完善。

《四川卫生康复职业学院志》编辑部

2021 年 10 月